三维超声心动图图谱

ATLAS OF 3D ECHOCARDIOGRAPHY

三维超声心动图图谱

ATLAS OF 3D ECHOCARDIOGRAPHY

原　著　Edward A. Gill. Jr.

主　译　吕秀章

主　审　杨新春

译　者（按姓名汉语拼音为序）

蔡绮哲（首都医科大学附属北京朝阳医院）

孔令云（首都医科大学附属北京朝阳医院）

李一丹（首都医科大学附属北京朝阳医院）

梁　玉（中国医学科学院阜外心血管病医院）

吕秀章（首都医科大学附属北京朝阳医院）

王怡丹（首都医科大学附属北京朝阳医院）

叶晓光（首都医科大学附属北京朝阳医院）

北京大学医学出版社

SANWEI CHAOSHENG XINDONGTU TUPU

图书在版编目（CIP）数据

三维超声心动图图谱：Atlas of 3D Echocardiography/（美）吉尔（Gill，E. A.）原著；吕秀章译. —北京：北京大学医学出版社，2015.7

书名原文：Atlas of 3D Echocardiography

ISBN 978-7-5659-1128-6

Ⅰ. ①三… Ⅱ. ①吉… ②吕… Ⅲ. ①超声心动图—图谱 Ⅳ. ①R540.4-64

中国版本图书馆 CIP 数据核字（2015）第 122397 号

北京市版权局著作权合同登记号：图字：01-2015-2792

ELSEVIER
Elsevier（Singapore）Pte Ltd.

3 Killiney Road

#08-01 Winsland House I

Singapore 239519

Tel：(65) 6349-0200

Fax：(65) 6733-1817

Atlas of 3D Echocardiography，1/E
Edward A. Gill. Jr.

ISBN-13：9781437726992

This translation of Atlas of 3D Echocardiography，1/E by Edward A. Gill. Jr. was undertaken by Peking University Medical Press and is published by arrangement with Elsevier Inc.

《三维超声心动图图谱》（第 1 版）by 吕秀章

ISBN：9787565911286

三维超声心动图图谱

主　　译：吕秀章
出版发行：北京大学医学出版社
地　　址：(100191) 北京市海淀区学院路 38 号　北京大学医学部院内
电　　话：发行部 010-82802230；图书邮购 010-82802495
网　　址：http://www.pumpress.com.cn
E - mail：booksale@bjmu.edu.cn
印　　刷：北京强华印刷厂
经　　销：新华书店
责任编辑：高　瑾　　**责任校对**：金彤文　　**责任印制**：李　啸
开　　本：889mm×1194mm　1/16　　**印张**：23.75　　**字数**：713 千字
版　　次：2015 年 7 月第 1 版　2015 年 7 月第 1 次印刷
书　　号：ISBN 978-7-5659-1128-6
定　　价：256.00 元

著者名单

Tara Bharucha, MB Bchir, MA (Cantab)
Congenital Cardiac Centre, University Hospital Southampton NHS Foundation Trust, Southampton, United Kingdom

Nicole M. Bhave, MD
Cardiovascular Imaging Fellow, Section of Cardiology, Noninvasive Cardiac Imaging Laboratories, University of Chicago Medical Center, Chicago, Illinois

Alicia A. Bourne, BS, RDCS
Harborview Medical Center Echocardiography Laboratory, University of Washington, Seattle, Washington

Jennifer L. Dorosz, MD
Assistant Professor of Medicine, Division of Cardiology, University of Colorado Denver, Aurora, Colorado

Renata G. Ferreira, MD
Assistant Professor of Anesthesiology, University of Washington Medical School, Staff Anesthesiologist, Department of Anesthesiology and Pain Medicine, University of Washington Medical Center, Seattle, Washington

Edward A. Gill, MD
Professor of Medicine, Department of Medicine, Division of Cardiology; Adjunct Professor of Radiology, Director of Echocardiography, Harborview Medical Center, University of Washington; Clinical Professor of Diagnostic Ultrasound, Seattle University, Seattle, Washington

Judy Hung, MD
Associate Director of Echocardiography, Department of Medicine, Division of Cardiology, Massachusetts General Hospital, Boston, Massachusetts

Carly Jenkins, PhD
Senior Research Fellow, Cardiac Imaging Group, University of Queensland, Queensland, Australia

Rachel Karl, RDCS
Harborview Medical Center Echocardiography Laboratory, University of Washington, Seattle, Washington

Cliona Kenny, MB
Cardiology SpR & Echocardiography Fellow, King's College Hospital, London, United Kingdom

Berthold Klas, BS
TomTec Corporation, Chicago, Ilinois

Roberto M. Lang, MD
Professor of Medicine, Past President, American Society of Echocardiography, Director, Noninvasive Cardiac Imaging Laboratories, University of Chicago Medical Center, Chicago, Illinois

G. Burkhard Mackensen, MD
Chief, Division of Cardiothoracic Anesthesiology, UW Medicine Research & Education Endowed Professor in Anesthesiology, Adjunct Professor of Medicine, Department of Anesthesiology & Pain Medicine, UW Medicine Regional Heart Center, University of Washington, Seattle, Washington

Gary S. Mak, MD
Echocardiography Fellow, Cardiac Ultrasound Laboratory, Massachusetts General Hospital, Harvard Medical School, Boston, Massachusetts

Denise McRee, RDCS
Harborview Medical Center Echocardiography Laboratory, University of Washington, Seattle, Washington

Luc Mertens, MD, PhD
Division of Cardiology, The Hospital for Sick Children, Toronto, Ontario, Canada

Mark J. Monaghan, PhD
Professor of Echocardiography, Director of Non-Invasive Cardiology, King's College Hospital, London, United Kingdom

Ernesto E. Salcedo, MD
Professor of Medicine, Division of Cardiology, University of Colorado Denver; Director of Echocardiography, University of Colorado Hospital, Aurora, Colorado

Ivan S. Salgo, MD
Chief, Cardiovascular Investigations, Research & Development, Ultrasound, Philips Healthcare, Andover, MA

Florence H. Sheehan, MD
Research Professor, Department of Medicine, Division of Cardiology, University of Washington, Seattle, Washington

Eric J. Sisk, BA, RDCS
Harborview Medical Center Echocardiography Laboratory, University of Washington, Seattle, Washington

Lissa Sugeng, MD, MPH
Associate Professor of Medicine, Section of Cardiovascular Medicine, Yale School of Medicine, New Haven, Connecticut

Terese Tognazzi-Evans, RDCS
Harborview Medical Center Echocardiography Laboratory, University of Washington, Seattle, Washington

Mary-Pierre Waiss, BS, RDCS
Vice President for Clinical Development, Ventripoint, Inc., Seattle, Washington

Lynn Weinert, BS, RDCS
Research Technician, University of Chicago Hospitals, Chicago, Illinois

Elisa Zaragosa-Macias, MD
Cardiovascular Disease Fellow, University of Washington, Seattle, Washington

译者前言

经过半个多世纪的发展，超声心动图已成为心脏病学和心血管影像学的重要组成部分，在现代心血管疾病的诊断、评估、治疗和随访中发挥着重要作用。随着超声显像技术和计算机数据处理能力的提高，超声心动图技术不断取得进展，其在临床与科研中的应用也不断深入，应用范围进一步拓展。三维超声心动图尤其是实时三维超声心动图技术是近 20 年来超声心动图领域取得的最重要的突破性进展之一，可以允许我们在三维状态下更全面准确地评价心脏结构与功能。

随着三维超声心动图技术的发展和成熟，目前其已越来越广泛应用于临床诊断和治疗决策中。

三维超声心动图是以三维的思维和视角评价心脏结构和功能，无论是图像采集还是对感兴趣区心脏结构的显示，都与传统二维切面超声心动图有很大的不同。由华盛顿大学 Harborview 医学中心超声心动图室主任 Edward A. Gill 教授联合本领域内权威专家共同编著的《三维超声心动图图谱》，以图文并茂的形式全面生动地介绍了三维超声心动图的技术发展、数据采集、分析方法以及临床应用。尽管本书书名为“图谱”，实为一部内容丰富的三维超声心动图专著。全书共 17 章，涵盖了当前三维超声心动图的各个方面，每位著者根据自己的临床经验并结合大量临床病例，全面介绍了三维超声心动图在临床中的应用，具有较强的实用性。相信本图谱对超声心动图医师、心内科医师、心外科医师等均会具有很强的参考学习价值，并对我国三维超声心动图的发展和临床应用起到积极推动作用。

本书由首都医科大学附属北京朝阳医院心脏中心心脏超声科的医生们翻译，对于他们在繁忙的临床工作之余利用宝贵的休息时间高质量完成本书的翻译工作深表感谢！感谢北京朝阳医院心脏中心主任杨新春教授对本书翻译给予的热情鼓励并担任本书的主审！感谢北京大学医学出版社高瑾编辑对本书出版的辛苦付出！翻译中尽管我们仔细斟酌，反复推敲，但仍可能存在某些纰漏，恳请各位同道、读者批评指正。

吕秀章

2015 年 6 月

原著前言

在过去的二十年间，三维（3D）超声心动图可能是超声心动图专业最重要的发展领域，对心脏病学的发展发挥了重要作用。20 世纪 80 年代，当我还是一名住院医师时，超声心动图激发了我对心脏病学的兴趣。因为当时还没有什么技术可以如此全面地评估心脏的结构和功能，并如此精致地将它显示出来。时光飞逝，这一观点直到今天也未改变，超声心动图技术一直在不断发展，显示的方式从视觉角度也越来越舒服。3D 超声心动图是这一领域的佼佼者。20 世纪 90 年代早期，第一代 3D 超声心动图开始进入心脏病学临床领域时，我很清楚地意识到，我们的超声心动图室需要这种技术。从 1995 年早期的门控经胸 3D 超声心动图问世，到 2002 年实时经胸 3D 和 2007 年的实时经食管 3D 技术，我一直非常荣幸地推动这一技术的发展，提出反馈，并最终将它作为常规应用于临床。《三维超声心动图图谱》一书是多年来应用 3D 技术的工作总结，我们在数以千计有趣的临床病例中应用了这一技术。我相信本书将大大提高读者对 3D 超声心动图的理解和认识。

Edward A. Gill

致　谢

衷心感谢本书各位作者的不懈努力，他们分享的专业知识和经验让本书更加完整。同样感谢我的行政助理 Carla Griswold 在所有原稿、图片、参考文献和其他材料的准备过程中的娴熟处理和付出。感谢为本书提供图片的所有 Harborview 医学中心心脏超声检查技师：Elenese Berther、Alicia Bourne、Rachel Karl、Denise McRee、Eric Sisk 和 Terese Tognazzi-Evans。特别感谢 Harborview 医学中心行政管理人员为本中心开展三维超声心动图检查所提供的支持。最后，也是最重要的，感谢我的父母，若没有他们的支持，医学院对我来说只能是一个梦想，更别说编写本书了。同样感谢我的家人——我的妻子，Kathy，和我们的两个儿子，Matt 和 Marcus——感谢他们无尽的爱、支持，以及最重要的，对编写本书给予的耐心。

原著序

1953 年 10 月 29 日，Inge Edler 受到第二次世界大战中雷达技术应用的启发，记录了第一个“超声心动图”并在 1 年后发表了他的团队的发现。从那以后，超声心动图技术一直都在发生令人鼓舞的进步。正当大家认为超声心动图技术已经发展成熟的时候，出现了一个重要的突破性进展——实时三维超声心动图（RT3DE）的问世，把 RT3DE 说为突破其实还是低估了它的重要性。RT3DE 可能是 21 世纪心脏病学领域迄今最重要的技术突破。在 2002 年 RT3DE 问世的时候是经胸型，后来在 2007 年出现了经食管型。从文化的角度来看，它出现得很及时，因为它的发展和引进与办公自动化时代、“永远在线”时代正好同时发生。

开发一个可用于临床的 3D 超声心动图技术非常重要，因为其他心脏影像学方法，尤其是心脏磁共振成像（MRI）、计算机化断层显像（CT）都可以以三维的形式显示。然而，RT3DE 的两个独特优势在于实时显示和观察瓣膜，尤其是用实时三维经食管超声心动图（TEE）观察二尖瓣。

RT3DE 的优势目前已得到全球范围的认可。看到 RT3DE 在欧洲和亚洲的发展比美国更为繁荣是一件很有趣的事，至少部分是由于后者在新的成像技术建立过程中的经济投入不足。

Gill 医生及联合作者在本图谱中全面系统生动地介绍了三维超声心动图（3DE），使本书成为初学者及 3DE 专家必不可少的学习工具。本书涵盖了几乎所有内容，从 3DE 技术和发展历史，到检查基础和高级应用，还包括 RT3DTEE 在介入术中的应用。当然，3DE 已经取得了巨大发展，已经从一个可以产生有趣且有启发性的图片新技术，演变成了对一些高级介入操作来说必不可少的技术，尤其是涉及二尖瓣操作的技术，如放置二尖瓣夹和置入血管塞封堵人工瓣膜瓣周漏时。

Bernhard Mumm

Roberto M. Lang，MD

2012 年 9 月

目 录

第1章 三维超声心动图历史回顾

Edward A. Gill 和 *Berthold Klas*

（吕秀章　译　王怡丹　校）

引　言

三维超声心动图（three-dimensional echocardiography，3DE）最早出现于20世纪70年代，尽管当时的图像并不太像一个心脏。在整个20世纪70年代和80年代，3DE在工作站以及超声技术水平方面都受到计算能力的制约。到了20世纪90年代，随着二维超声心动图（two-dimensional echocardiography，2DE）图像质量以及计算能力的显著提高，3DE在临床方面开始取得很大进步。在3DE的早期阶段还无法做到实时成像，而是通过获取心脏的多个二维（2D）图像，描记心脏线框结构或用插补法拼接2D图像来创建3D图像。20世纪90年代，杜克大学的von Ramm等人首次尝试实时3DE。使3DE由科研走向临床的重大改变发生在2002年，当年首个方便用户使用的实时3DE（RT3DE）版本问世，这也是第一代具备诊断级3DE图像的RT3DE系统，由同时具备2DE和3DE功能的超声系统完成。

早期方法

3DE始于20世纪70年代，当时所用的设备及生成的图像都很原始。到了20世纪80年代中期，早期的3DE由标准的B型超声和用于定位探头空间位置的追踪装置完成。最初获取3D超声的方法是采集多个2D图像后重建为一个3D图像，这是通过记录2D图像完成的，这样可以识别各个图像是如何拼接在一起形成3D图像的。这种图像的记录通过机械、声学、电磁或光学探测装置跟踪探头的空间位置来实现。采用机械方法时，探头与一个机械臂连接以支配探头的移动（图1-1）。Dekker及其同事[1]在1974年用这种机械臂的方法发展了第一代的3DE。后来在1976年，Moritz和Shreve[2]尝试应用声学定位，即“火花隙”（spark gap）技术。该技术中，探头的定位通过一个支撑探头的设备发送脉冲声学信号来实现，这个设备也称为笛卡尔网格定位器的火花隙（图1-2）。这个方法理论上允许自由臂扫查——也就是说探头不必要遵循预定的路径，这实际上是电磁定位器自由臂扫查的前身。扫描时常常用到心电图和呼吸门控技术，或屏住呼吸采集图像。最初只能采集左室（LV）舒张末期和收缩末期的图像。后来逐渐可以获取完整心动周期的图像[3-4]。这段时期有多个研究小组发表文章，他们应

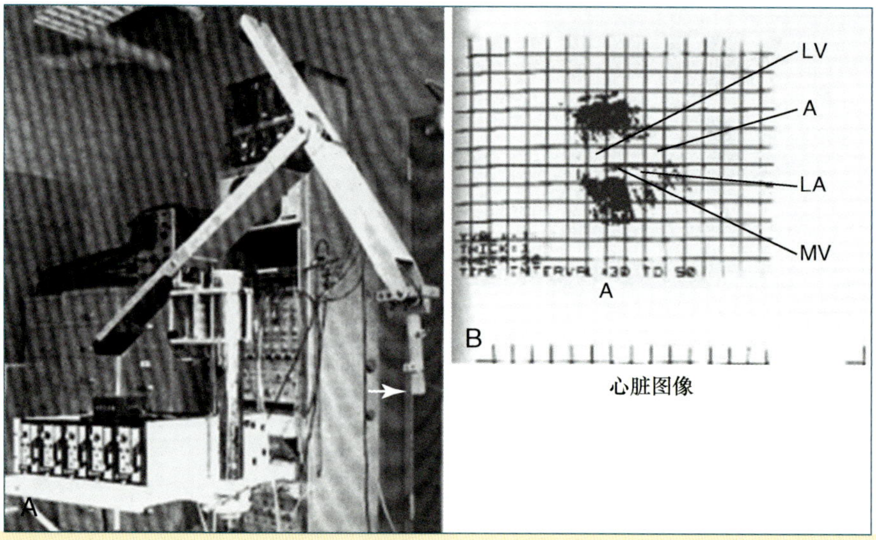

图 1-1 A，Dekker 和同事[1]为追踪超声探头所使用的机械臂。注意箭头所指的是实际的超声探头。可以想象，这个装置并不受超声检查医师的欢迎，因为机械臂重而笨拙，移动探头非常费力。**B**，心脏图像。注意图像显示的与实际的心脏及心腔仅略有相似。A，主动脉；LA，左房；LV，左室；MV，二尖瓣

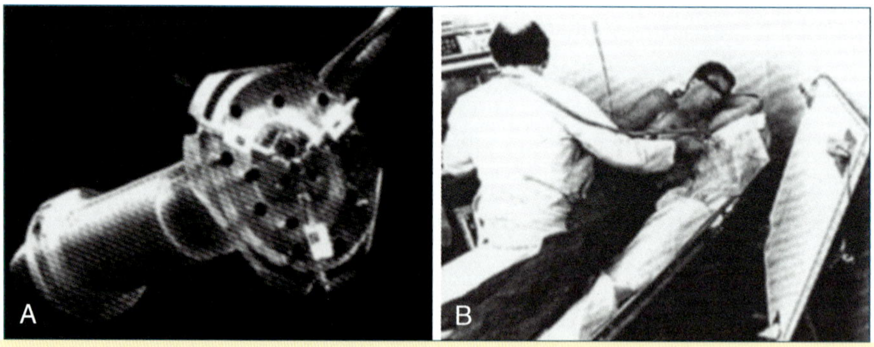

图 1-2 Moritz 和 Shreve[2]为三维超声心动图定位探头所使用的声学“火花隙”装置。**A**，装有探头的装置，音频信号通过三叉机制发送。**B**，实际操作的装置，坐标显示在操作者右边的面板上

用了多种早期的探头追踪系统，获得的 3D 图像都不太令人满意[5-10]。

1977 年，Raab 和同事们[11]研制出磁力定位器，这最终促使了最先进的自由臂扫查的问世，但是这种探头定位方法直到 20 世纪 90 年代中期才获得应用。一些实验室至今仍在应用这种方法，主要是在科研领域（图 1-3，参见图 1-13 和图 1-14）。

在火花隙和自由臂磁力定位方法中，有很多探头移动技术，这些技术方法按照预定的程序移动探头，并尽量使患者和超声检查者保持不动，而这些机械装置以线性、扇形或者旋转的方向移动探头。图 1-4 显示了一例用扇形方法获取图像的过程。

扇形扫查

理论上，扇形扫查评估右室（RV）较旋转或线性扫查更具优势，因

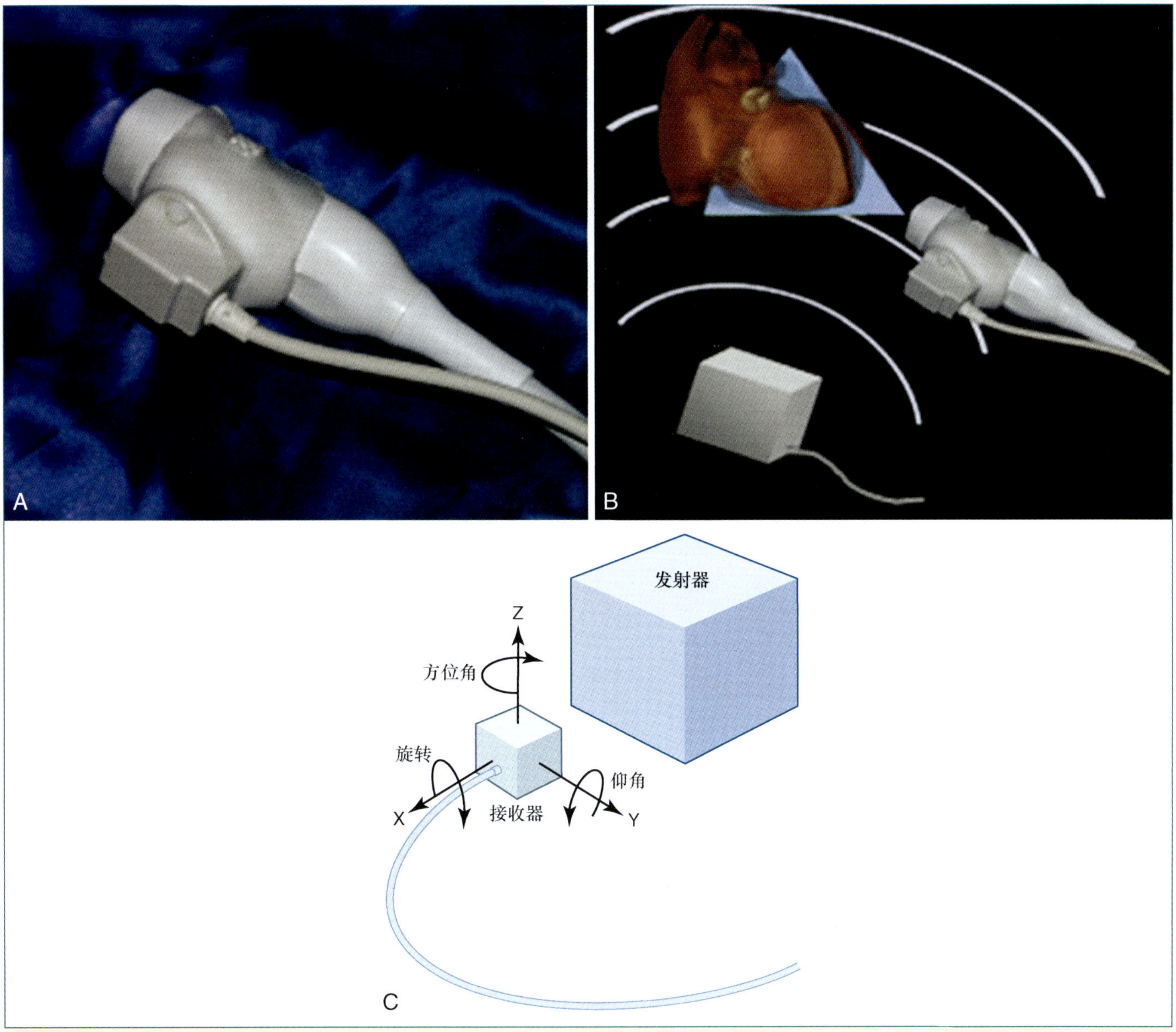

图 1-3　A，电磁定位装置。传感器连于探头固定器上。**B**，电磁感应系统总结。磁铁作为发射器置于盒子中，磁铁和传感器相连，间接与超声系统连接。**C**，通过电磁感受器追踪探头进行定位

为 RV 从心尖部不易获得，在标准胸骨旁右室流入道切面的基础上再向右倾斜可以更好地观察 RV 流入道[12]。

旋转扫查

旋转扫查的方法用的是一个圆柱样的机械装置，在当时业界称为“火箭筒”（图 1-5）。这个装置有机械步进器，可以按顺序地半周或 180° 移动探头，每隔 2°～3° 扫查一次获取一幅 2D 图像，获取大概 60 幅图像后由计算机软件进行处理，最初应用一种极坐标的方法将这些图像拼接为一幅 3D 图像。计算机软件在不同图像间应用大量插补技术，结果出现频繁的“拼接”伪影，产生的原因可能与患者移动导致图像错位、探头

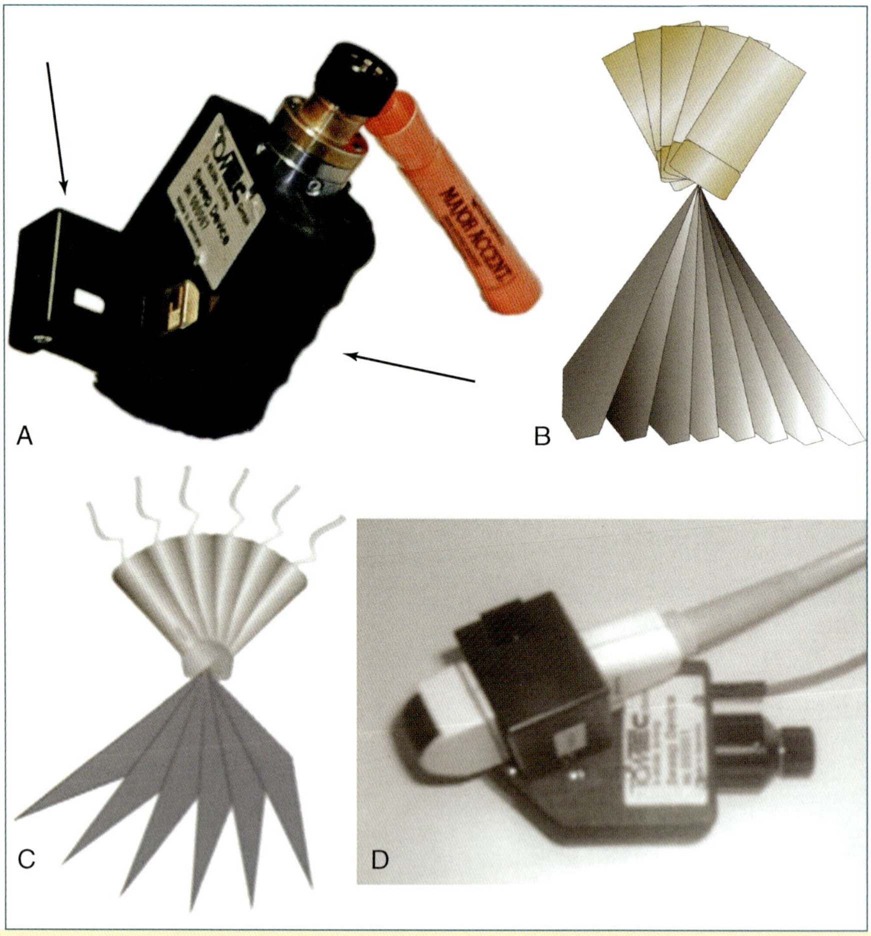

图 1-4 **A**，三维采集的扇形装置。该装置由 TomTec 公司制造，可以扇形移动探头。探头置于一个方形装置上（箭头），使用者以类似持枪的方式握住这个装置。**B**，扇形顺序扫查的方法。**C**，超声探头以朝向采集方向被置于扇形机械装置上。**D**，机械扇形装置及其内部的探头。（**B**，TomTec 公司供图）

移动到指定位置以外的地方、呼吸或心脏门控伪影或所有这些因素的综合作用有关。尽管在当时的年代这种三维图像采集方法具有创新性而且有很大的潜在应用价值，但仍存在明显的局限性，因此其临床应用仍很有限[13]。

线性或平行扫查

线性扫查时，探头沿着一条直线顺序扫查，每隔几毫米采集一次图像，与旋转扫查和扇形扫查时以角度为单位不同（图 1-6 到图 1-9）。图中显示了主要用于冠状动脉成像的血管内超声进行线性扫查的过程，及经胸超声心动图（TTE）设备。经食管超声心动图（TEE）进行线性扫描时也用到一个叫作“龙虾尾”的装置。与前文介绍的线性装置类似，龙虾尾在食管中将 TEE 探头逐步回撤，每次停顿时采集图像。由 TomTec 公司（慕尼黑，德国）研发的这个 TEE 探头，包括了 TEE 探头和“步进器”，这是一种用于连续移动探头的装置（见图 1-8 和图 1-9）。这个技术发展了很多代，包括将 TEE 探头放置于一个水浴槽后置于食管内，以提

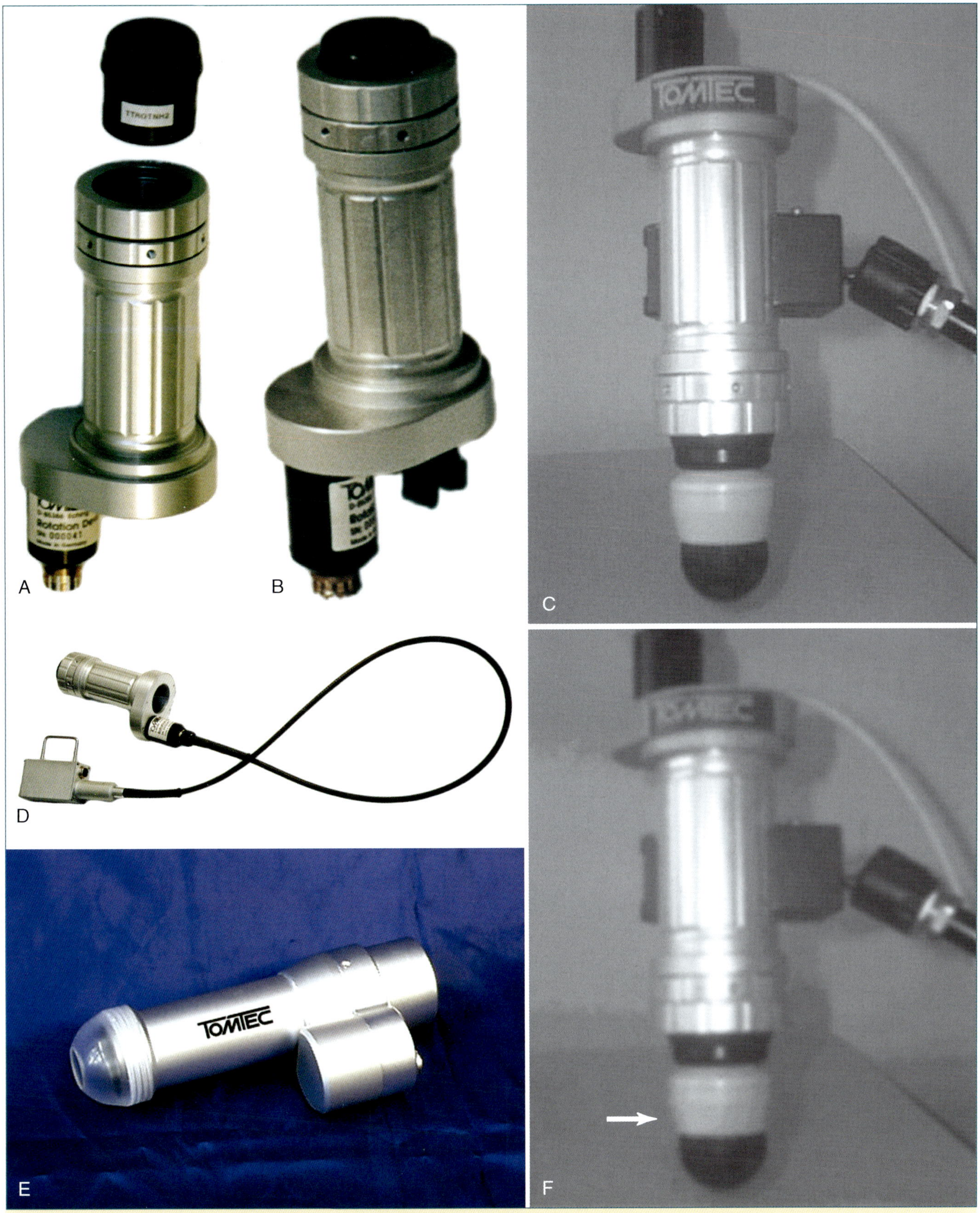

图 1-5 **A**，带有可拆卸部分的旋转扫查装置，在当时可装入不同大小的探头。**B**，固定探头的可拆卸装置在后面。C，显示装好的探头（旧式机械探头）。**D**，连于硬件设备的旋转装置，可以连接到控制旋转步进器运动的计算机上。**E**，TomTec 公司生产的另一款旋转装置。**F**，旋转扫描器的特写。箭头所指为探头

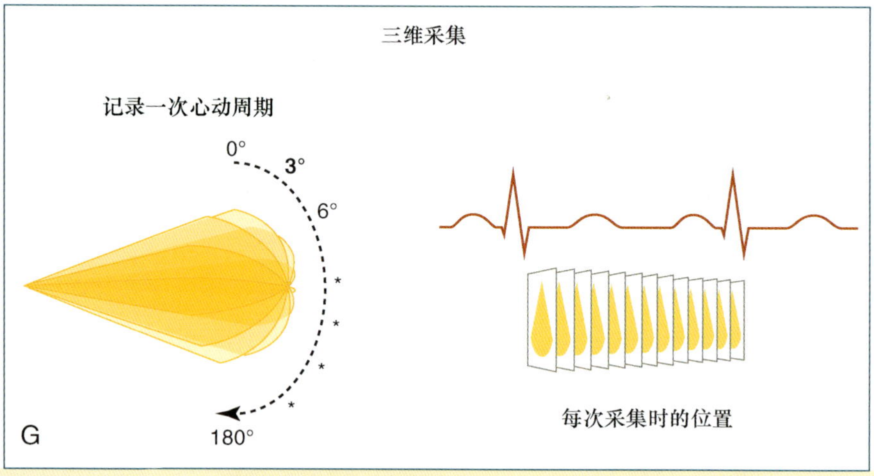

图 1-5（续） **G**，旋转扫查原理图，在一个心动周期内每 3° 扫查一次，每一个心动周期包含 15 ～ 20 帧图像。（**D** 和 **G**，TomTec 公司供图）

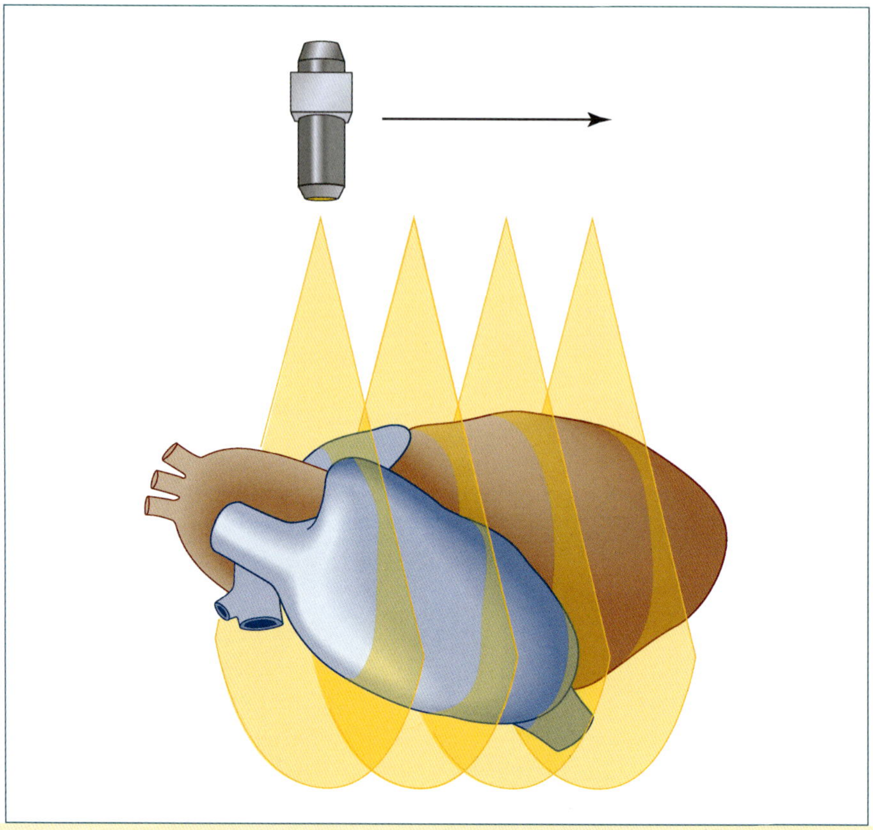

图 1-6 线性或平行扫查。示意图显示了探头沿线性运动顺序扫查心脏

升回声效果和锐化图像（见图 1-8）。图 1-9 总结了用“龙虾尾”装置进行旋转扫查的方法。更多关于不同种类扫查、早期胎儿超声和早期计算机硬件的总结见图 1-10 至图 1-12。

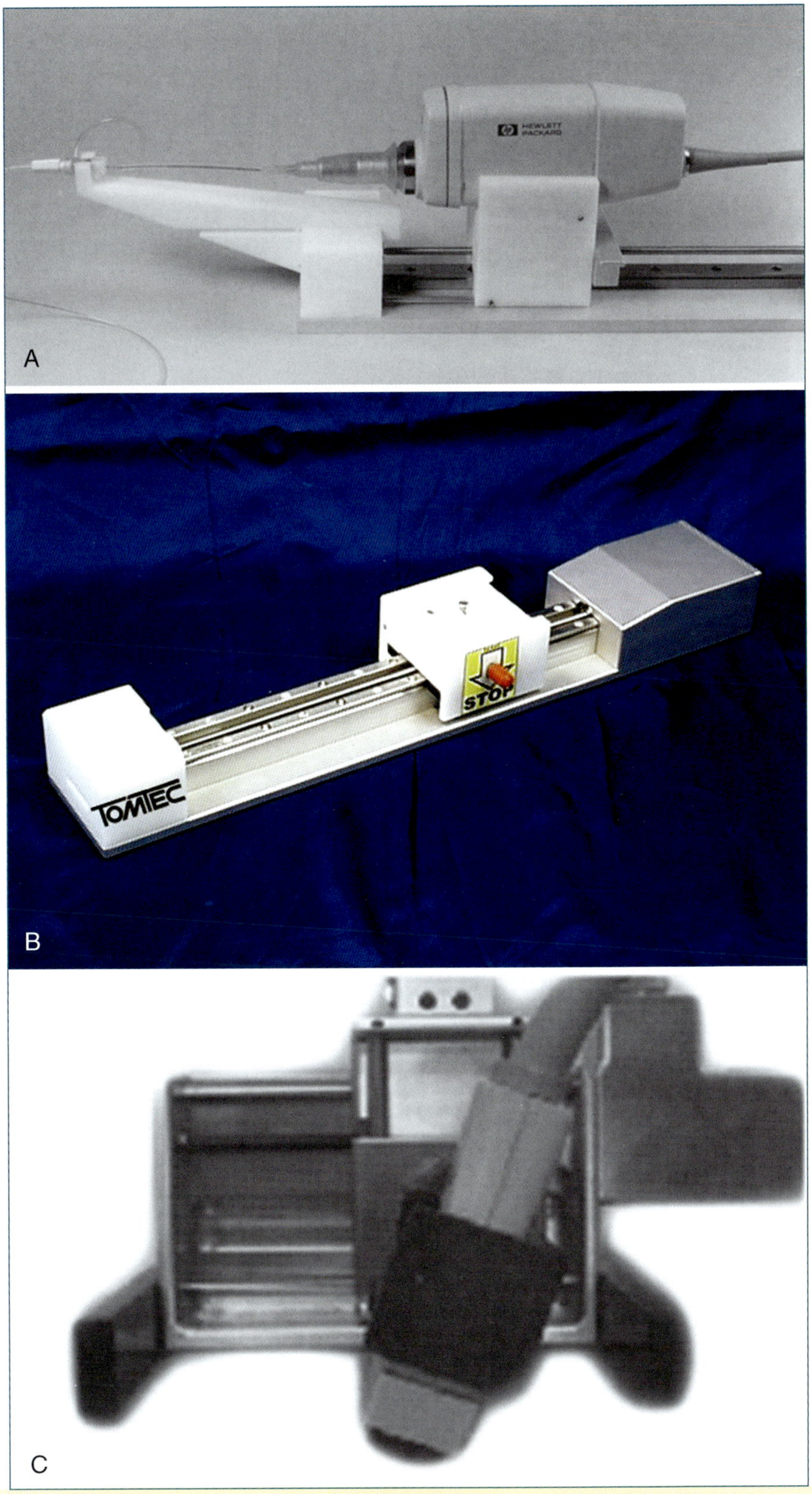

图 1-7　线性或平行扫查。这些不同的三维扫查中，探头都是线性、逐步地移动。**A** 和 **B**，与血管内超声一起应用的线性移动装置。**C**，经胸探头的线性移动装置。（TomTec 公司供图）

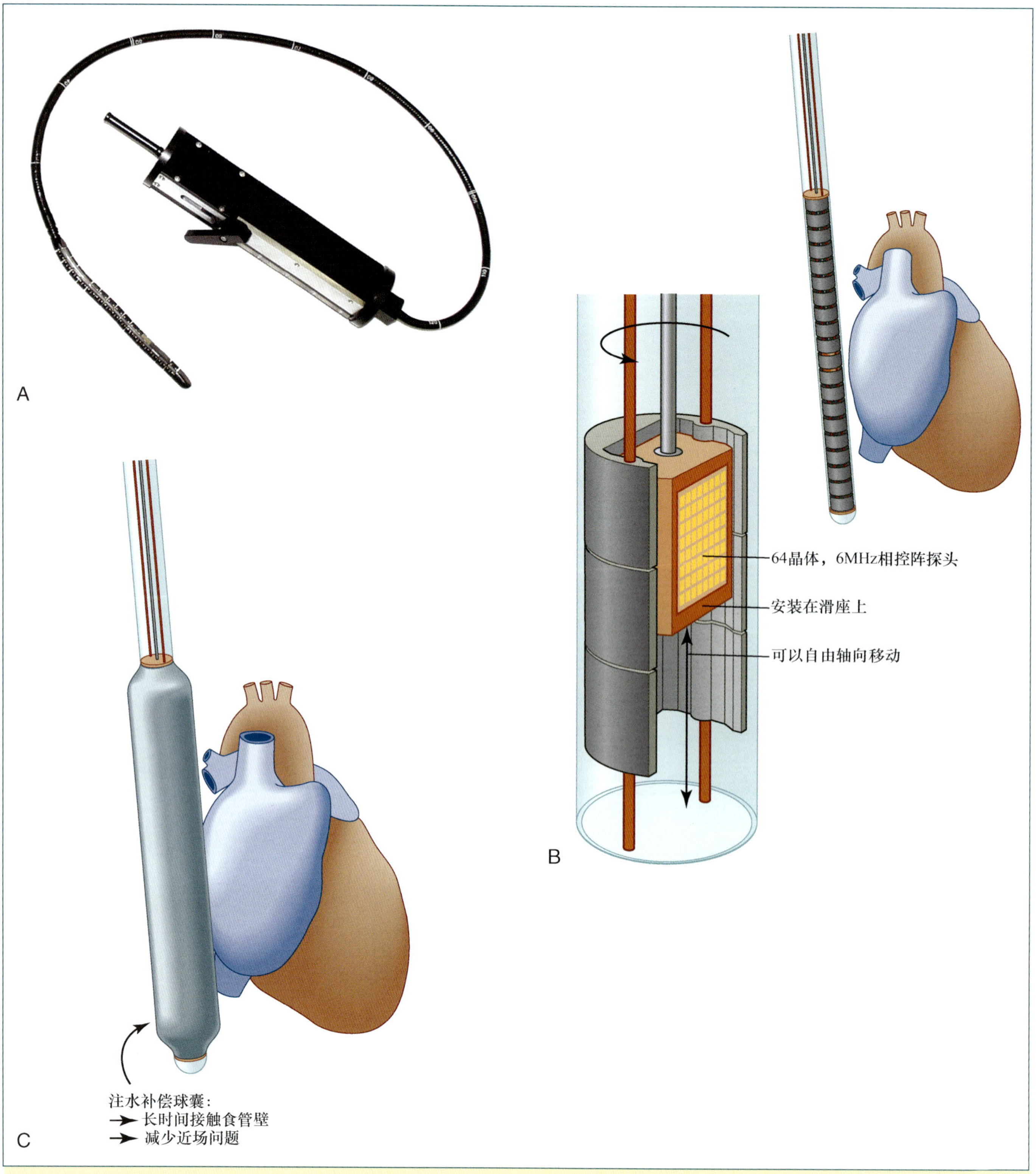

图 1-8 **A**，经食管超声心动图（TEE）时应用“龙虾尾”装置进行线性扫查。**B**，TEE 探头内部结构及探头在内部底座上滑动示意图。**C**，应用注水的平衡或补偿装置来提高 TEE 图像质量。（**B** 和 **C**，TomTec 公司供图）

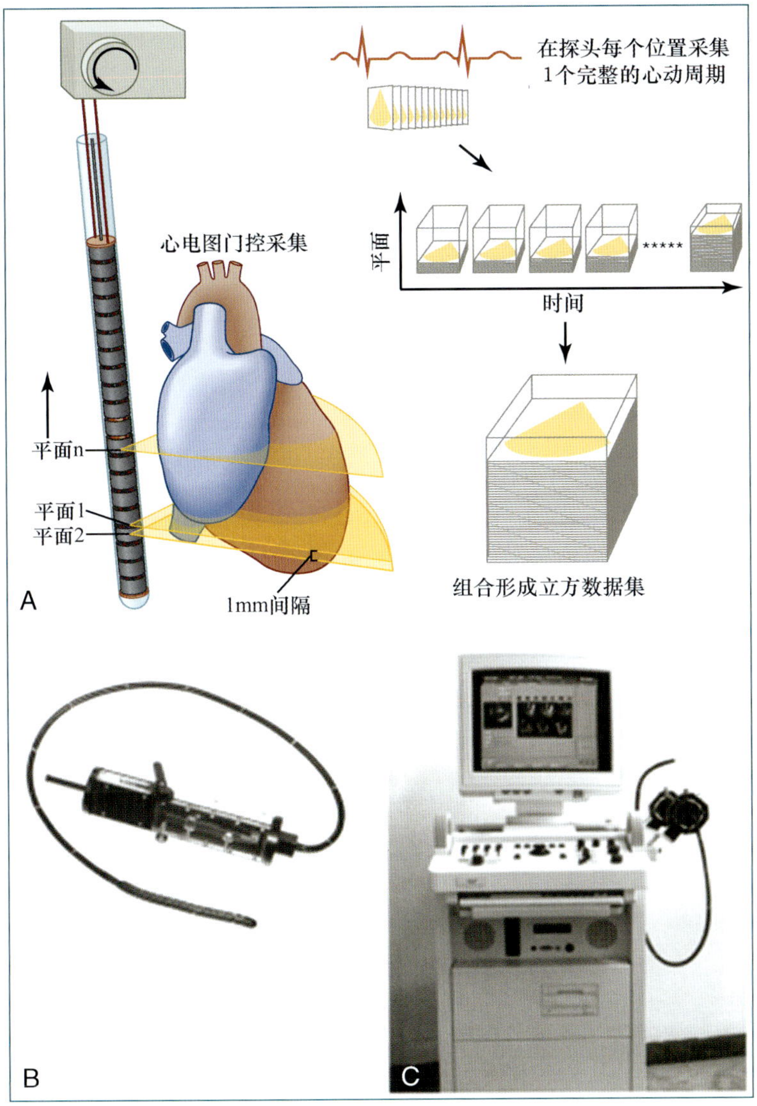

图 1-9 “龙虾尾”装置经食管超声心动图系统采用线性方法获取和处理三维数据过程总结。**A**，图像采集装置在探头的每个位置获取一个完整的心动周期（14 ～ 20 帧）图像，然后将这些信息整合成一个立方或容积的数据。**B** 和 **C**，硬件装置（TomTec 公司供图）。ECG，心电图

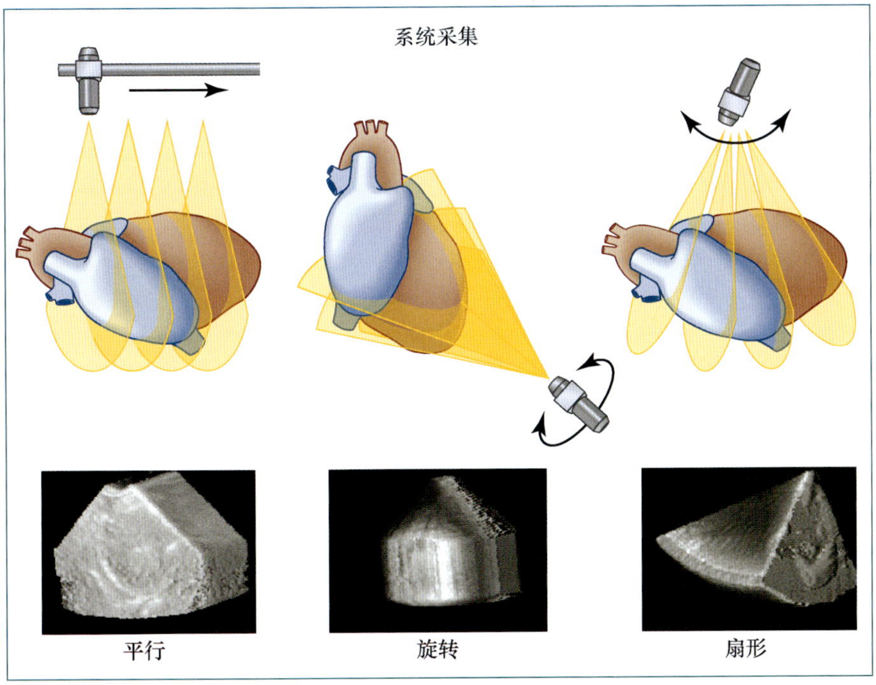

图 1-10 线性（平行）、旋转和扇形扫查总结。（TomTec 公司供图）

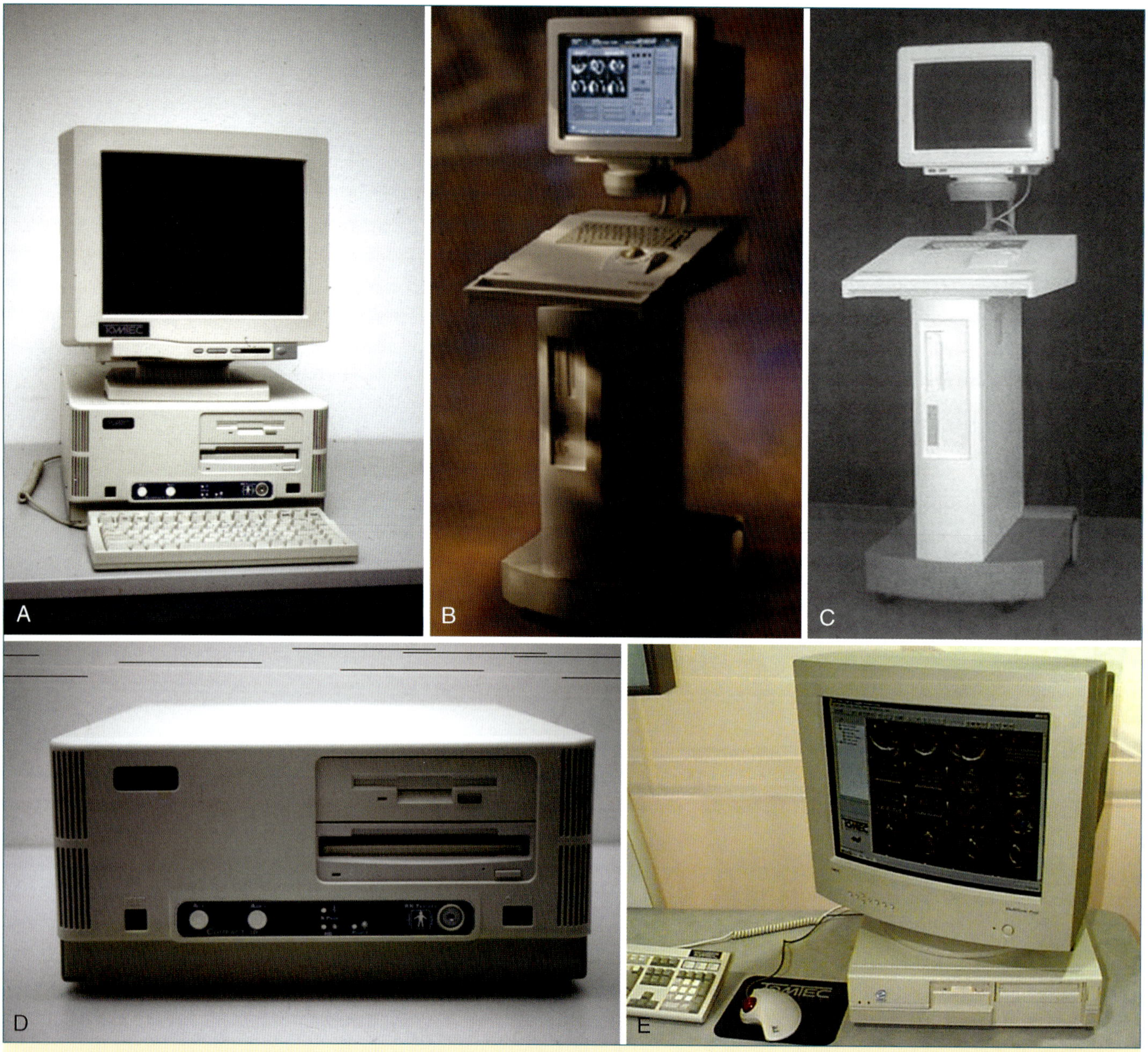

图 1-11 **A** 和 **D**，3D 工作站图像，显示早期的三维超声心动图工作站。**B**、**C** 和 **E**，早期的工作站和图像采集设备。Echo-Scan 是一个集计算机工作站与图像采集设备为一体的装置，可以和标准的 B 型超声系统及其探头连接，按照预设的方法采集二维图像（线性、扇形或旋转）。（TomTec 公司供图）

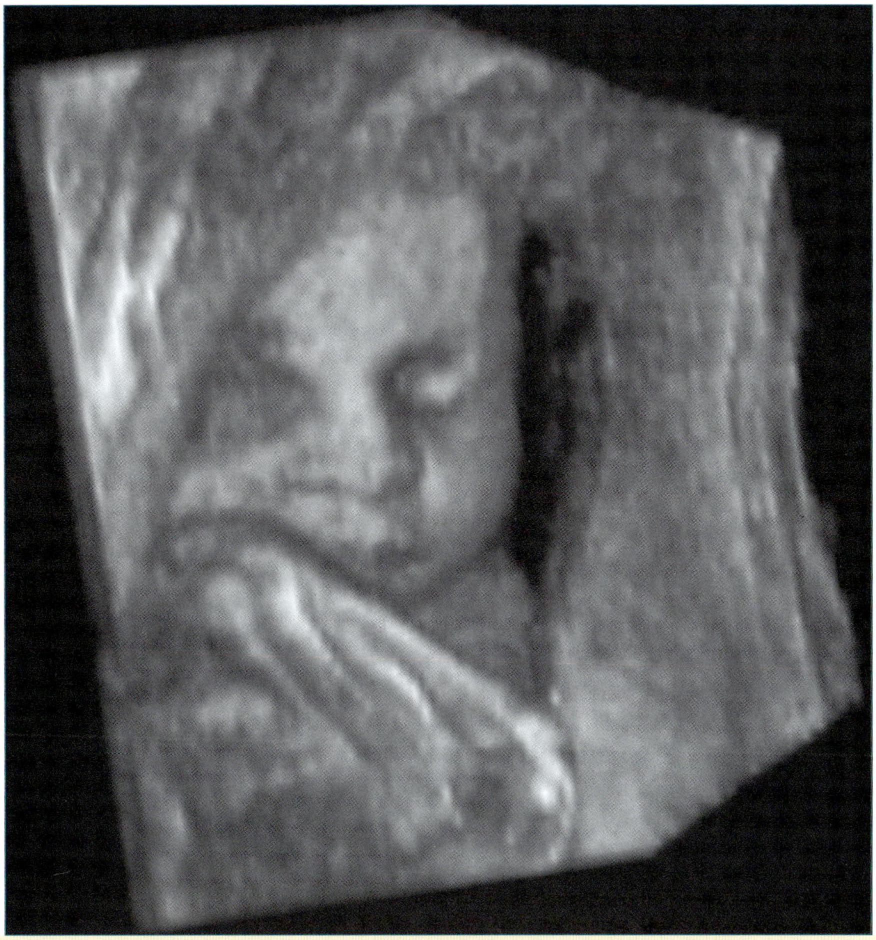

图 1-12　用标准的 B 型超声采集的早期胎儿图像以及 TomTecEcho-Scan 系统。（TomTec 公司供图）

更先进的自由臂扫查

后来，应用 Raab 研发的技术，Tom Tec 和 3D Echo Tech 公司（Boulder，CO；后由 GE 医疗系统收购）自由臂扫查技术已经发展为商用。两种系统都应用了 Raab 在 1977 年描述的增强版电磁探测器（图 1-13 和图 1-14；见图 1-3）。也就是将一块磁铁放入一个塑料壳内并置于患者附近，电磁探测器通过电线连于超声探头上的传感器，后者又连于一个微型计算机和商用超声系统。这种增强版电磁探测器至今仍可在 Ascension Technologies 公司（Milton，VT）买到。用这种装置进行自由臂扫查前必须先校对，通常应用的是一个有多个电线穿过水浴槽的虚拟像（见图 1-14）。这一过程繁琐且费时，也是导致其临床应用受限的一个主要原因。目前，应用电磁感应器进行自由臂扫查的公司通常提供校准的过程，这样用户就不必要涉及这个过程。Legget 等[14]利用电磁定位进行了左室定量成像。在 20 世纪 80 年代晚期和 20 世纪 90 年代早期，随着计算能力的提高，2D 图像的数据计算方法得到了提高，基础图像可以从极坐标系统直接转换为笛卡尔坐标系统。随着插补技术的发展，图像之间的缺

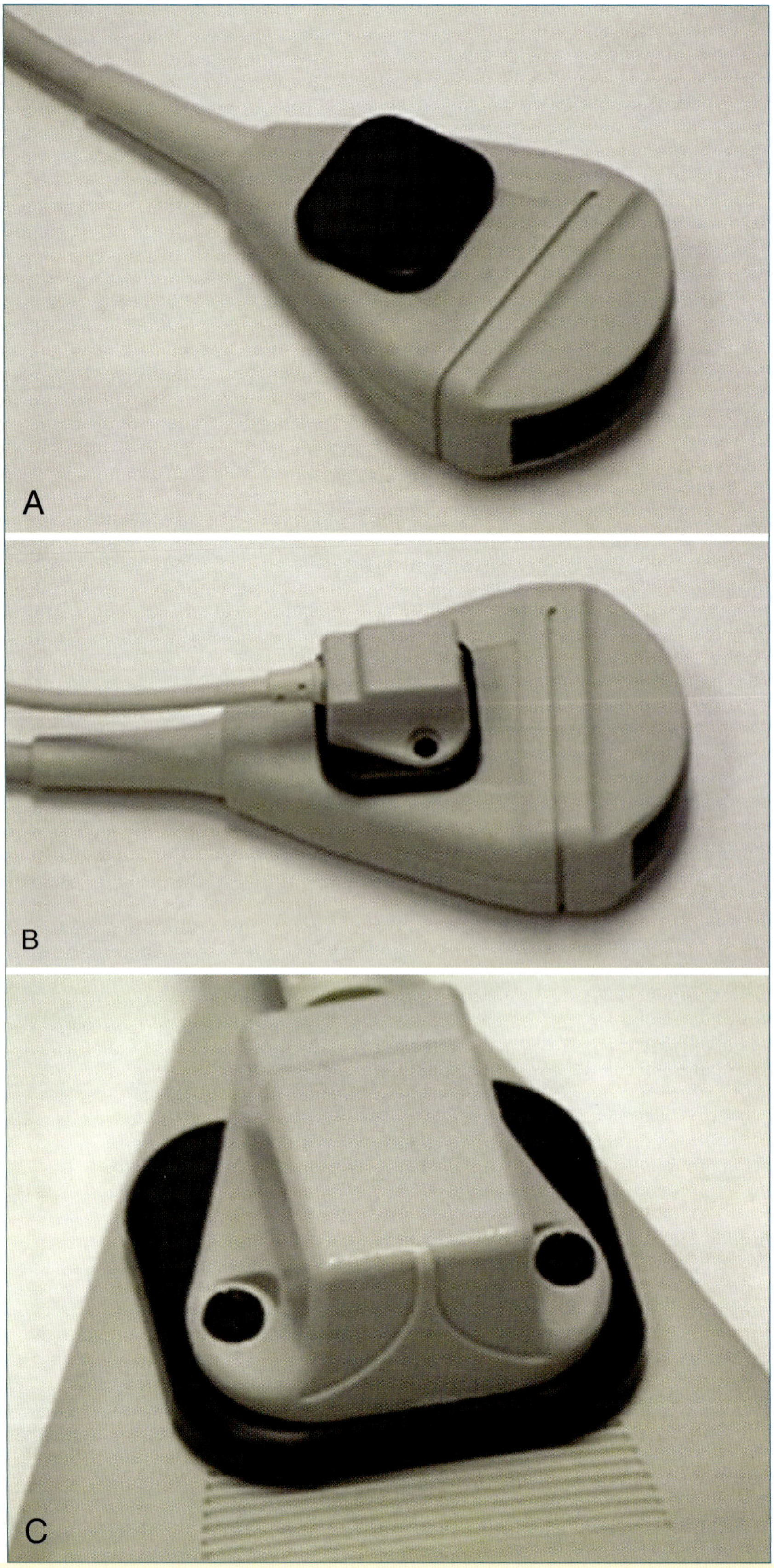

图 1-13　A 至 C，电磁感应装置放在一个普通的超声探头上。（TomTec 公司供图）

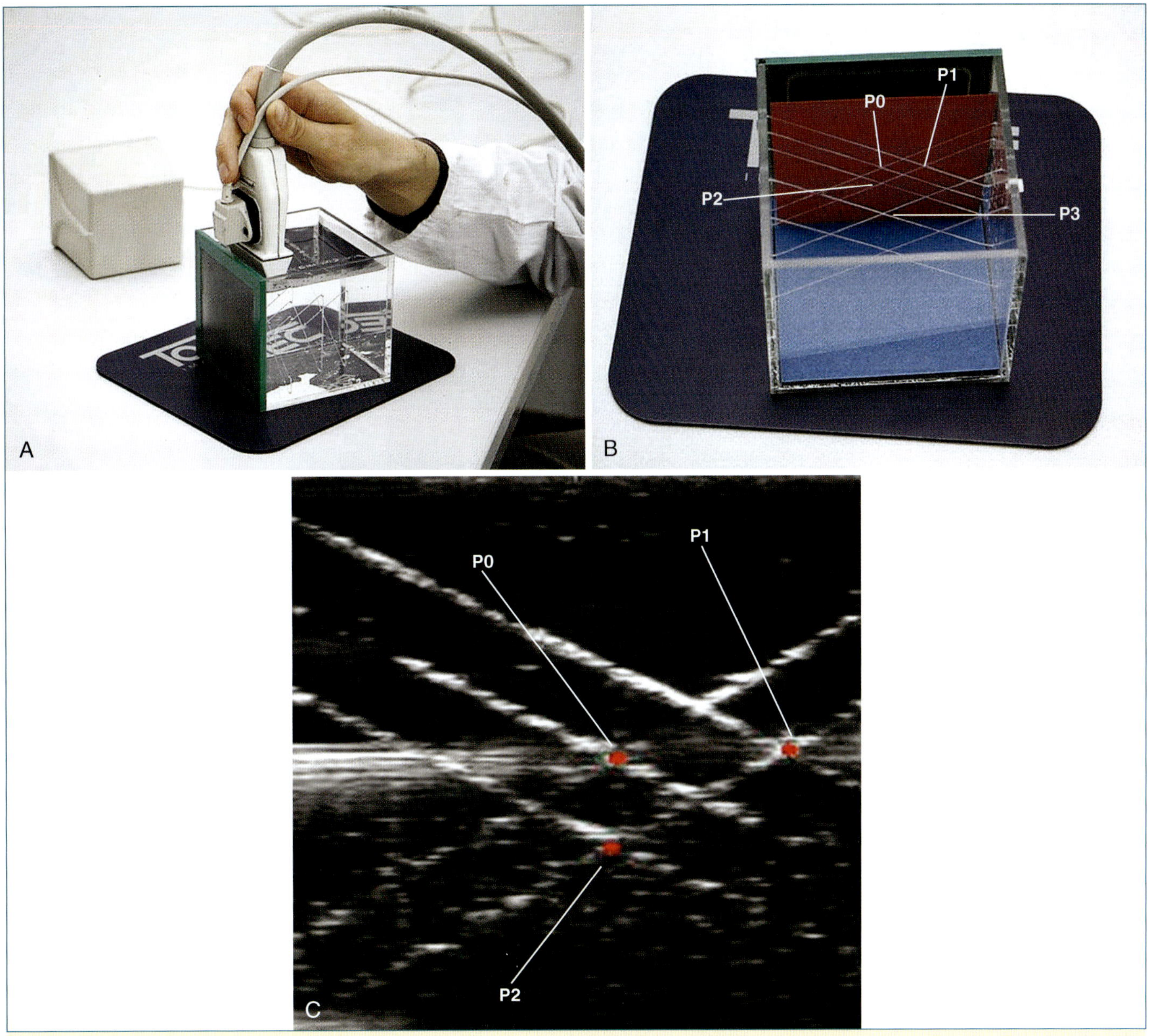

图 1-14　**A**，校准电磁自由臂扫查装置的过程。探头在一个水浴槽内进行扫查；电线在水浴槽内按照固定的间距放置，并作为校准点。**B**，更多有关校准用的电线的细节。**C**，电线在超声图像中的显示。（**A** 和 **C**，TomTec 公司供图）

口可以被填充，再加上平滑技术的应用，可以更加系统地重建图像使之更像一个完整的心脏——或者至少一个心室。

旋转 3D 经食管或经气管超声心动图

1993 年，Tom Tec 与惠普（HP，Palo Alto，CA）公司合作开发了一个用于目前 HP 多平面 TEE 探头的旋转马达（Omniplane Ⅰ）（图 1-15），使得可以应用现有的 TEE 探头进行旋转扫查。1995 年，Tom Tec 和 HP 进一步合作，开发了内置于 HP5500 超声系统的软件（图 1-16）。图 1-17 总结了用于这一系统的技术。图 1-18 至图 1-23 显示了部分应用可旋转

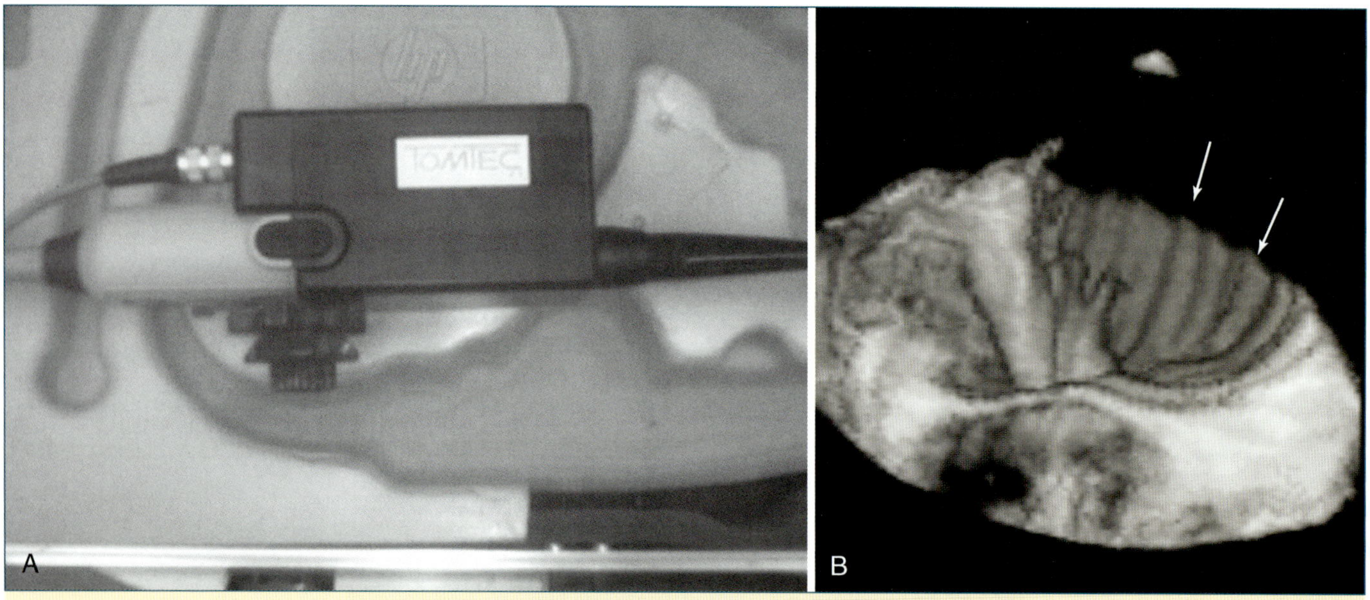

图 1-15 **A**，标准经食管超声心动图（TEE）探头（Omniplane I，Hewlett-Packard，Palo Alto，CA）配备 TomTec 生产的步进器，以旋转方式驱动 TEE 探头，驱动时按预先设定的每前进几个角度停止旋转，采集图像（一般是 3°）。**B**，应用 TEE 和旋转步进器采集的三维灰阶图像。注意由于二维图像角度停顿间的插补产生的旋转伪影（箭头）。（TomTec 公司供图）

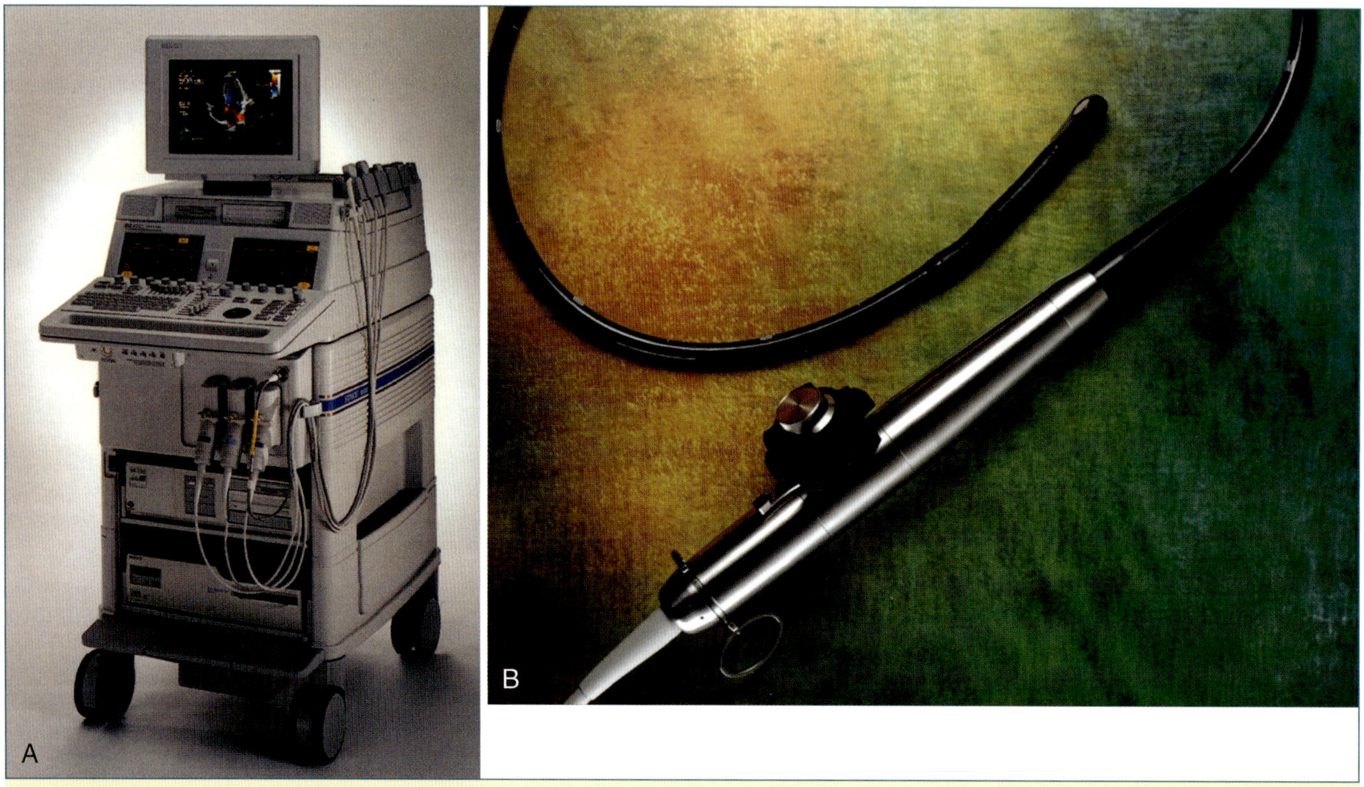

图 1-16 此后，惠普公司和 TomTec 公司合作应用的一个标准超声仪（HP5500，**A**）和标准经食管超声心动图（TEE）探头（the Omni Ⅱ，**B**），以及一个内置的软件程序，在不需外部设备驱动 TEE 探头的条件下获得同图 1-15 一样的结果。（TomTec 公司供图）

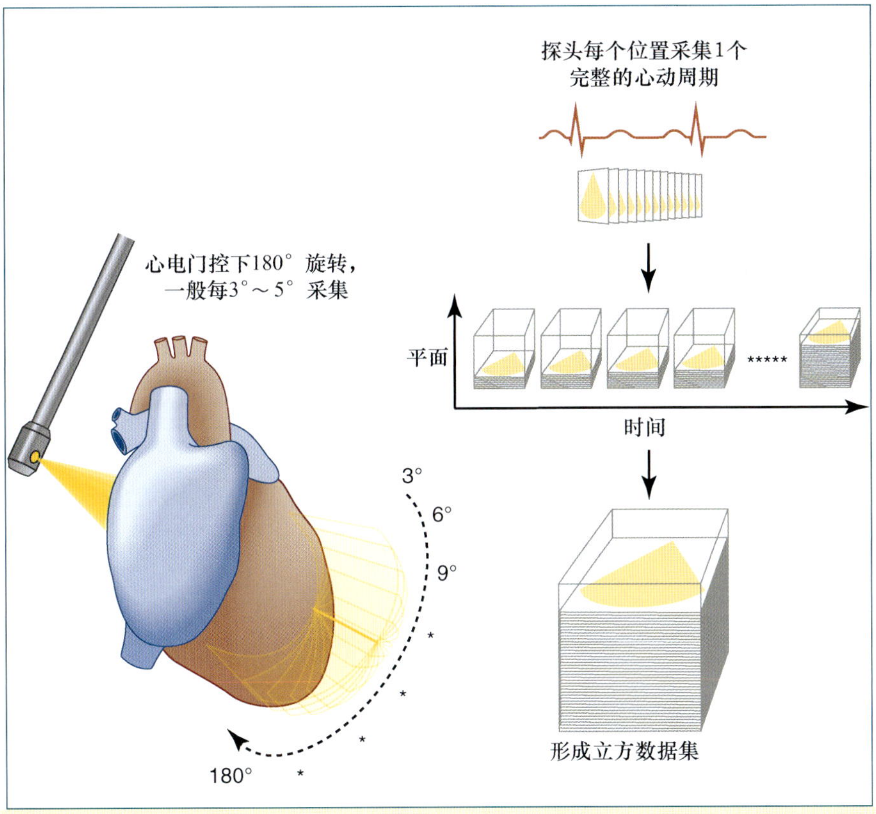

图 1-17　旋转式三维（3D）经食管超声心动图工作原理图。心电门控旋转 180°，每 3°采集一幅二维（2D）图像。应用计算机插补技术将采集的 2D 图像形成一个数据集，进而生成 3D 图像和在多平面进行切割。（TomTec 公司供图）

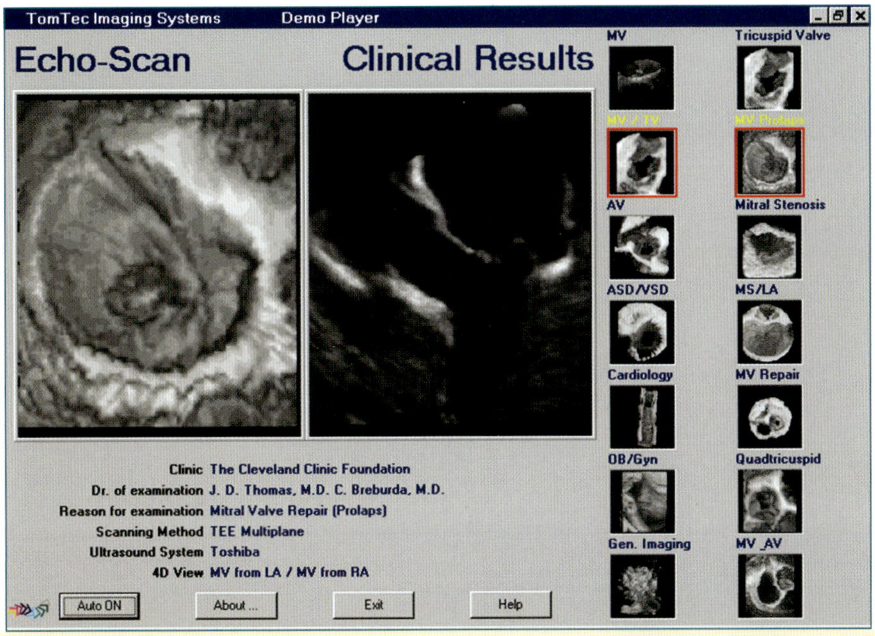

图 1-18　由旋转三维经食管超声心动图采集的图像显示二尖瓣脱垂。（TomTec 公司供图）

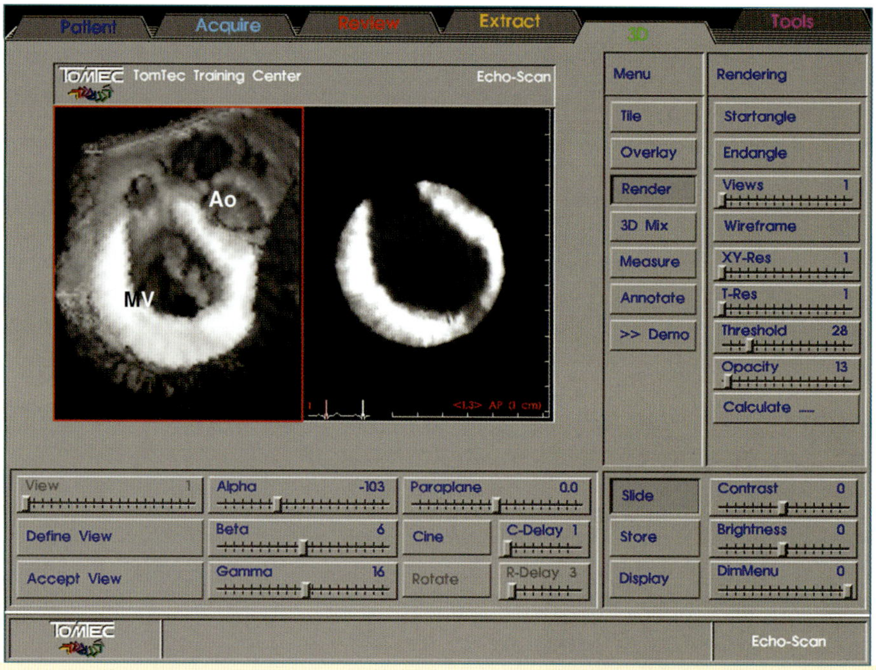

图 1-19 由旋转三维经食管超声心动图采集的图像显示主动脉瓣（Ao）和二尖瓣（MV）。（TomTec 公司供图）

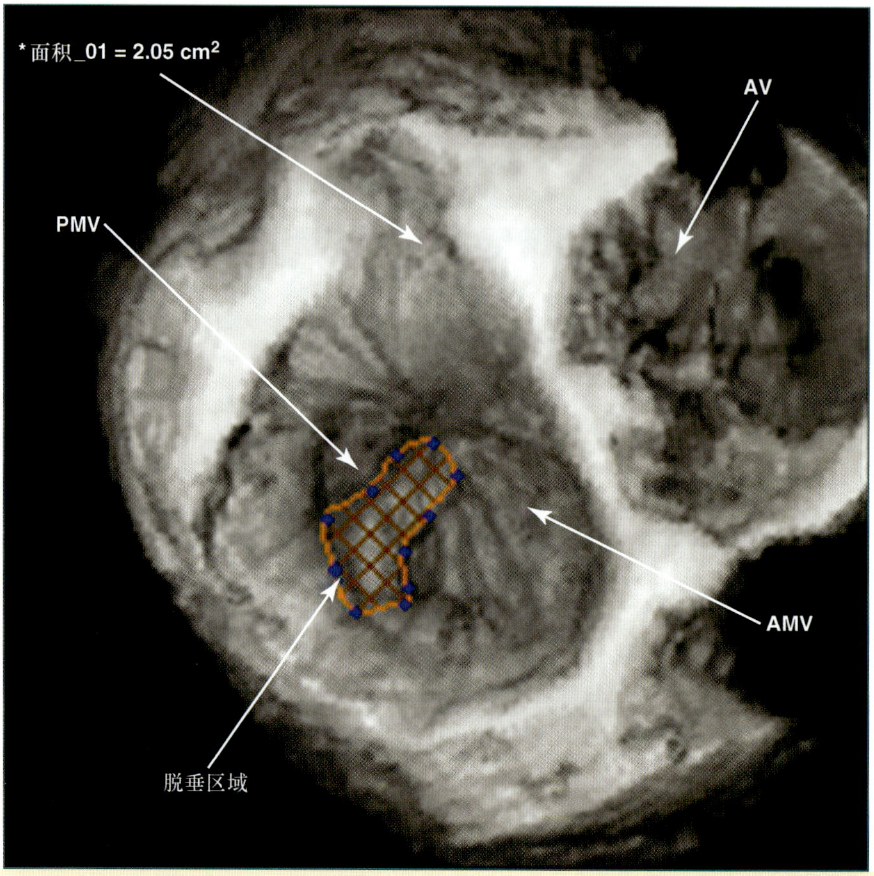

图 1-20 由旋转三维经食管超声心动图采集的二尖瓣脱垂图像。AMV，二尖瓣前叶；AV，主动脉瓣；PMV，二尖瓣后叶。（TomTec 公司供图）

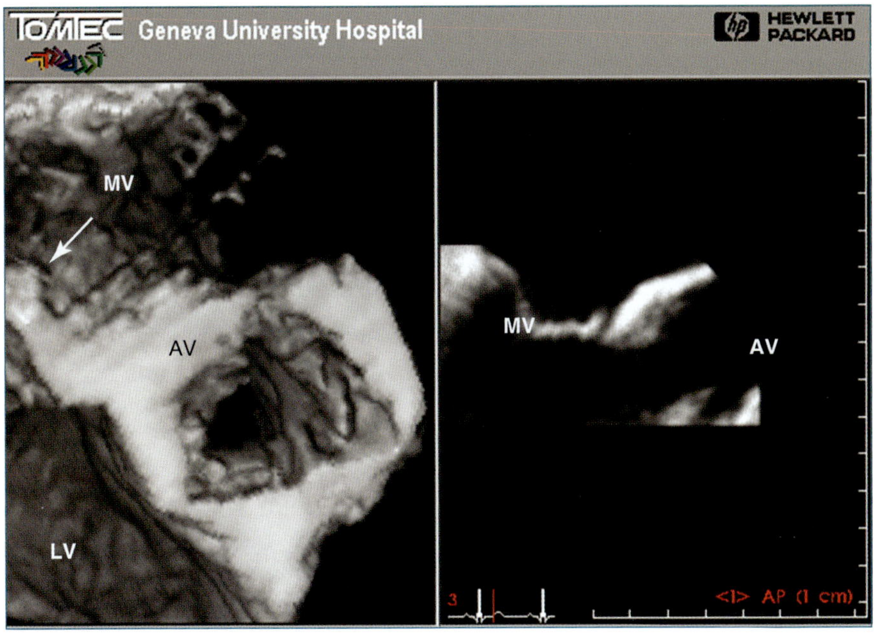

图 1-21　旋转三维经食管超声心动图显示主动脉瓣（AV）、左室（LV）和二尖瓣（MV）。（TomTec 公司供图）

MV/LVOT 心室侧

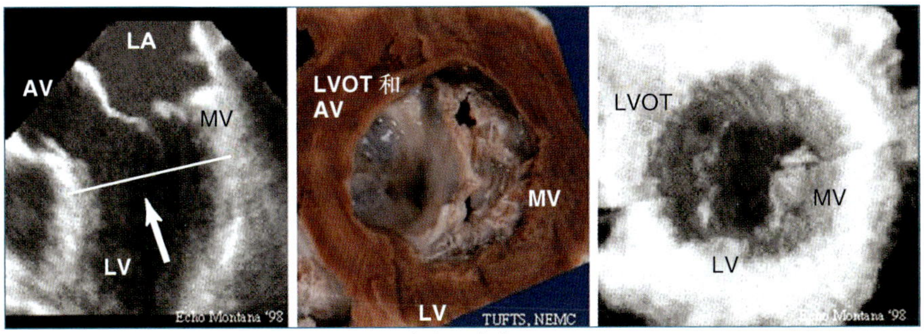

从左室至左房观

图 1-22　左室侧观察二尖瓣（MV）脱垂。左图为二尖瓣后叶脱垂的二维图像；中图为从左室侧观察二尖瓣脱垂的病理标本；右图为从左室及左室流出道（LVOT）显示二尖瓣脱垂的三维图像。AV，主动脉瓣；LV，左室；LA，左房。（TomTec 公司供图）

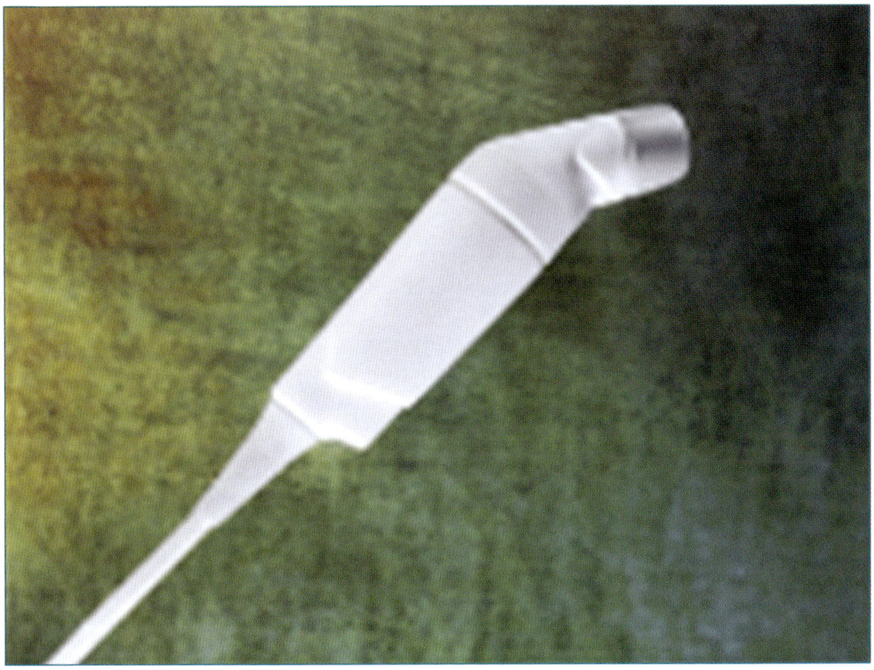

图 1-23　旋转式经胸探头。由惠普公司研发的探头，应用置于标准超声系统（HP5500）内由 TomTec 公司研发的软件来旋转探头。（惠普公司供图）

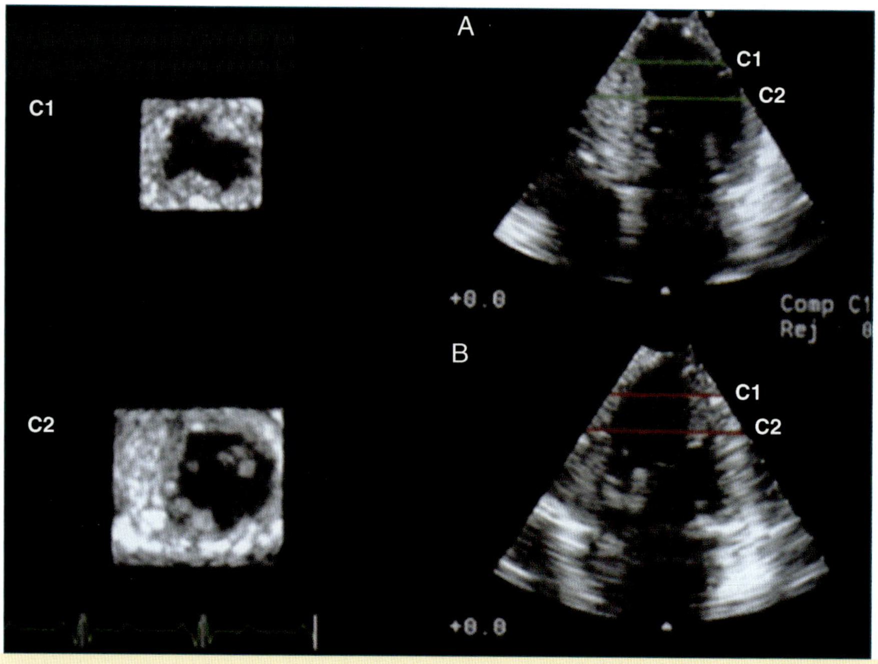

图 1-24 应用 Volumetrics 三维系统获取的图像。该系统最初由杜克大学研发，后由 Volumetrics 进行商业化生产（Chapel Hill，NC）。（杜克大学 David Adams 供图）

TEE 扫查方法获得的图像。此外，HP 在同一时期也开发了一个经胸探头（见图 1-23），尽管内置旋转装置的探头没有传统的带有旋转装置的探头（见图 1-5）那么笨重，但图像质量仍没有提高，因此这种探头很快就被淘汰了。在接下来的 7 年左右，3DE 主要是应用旋转 TEE 方法。这种方法偶尔在评估二尖瓣时有惊人的效果，但是对于评估左室功能和大小，尤其是定量评估，并没有提供很大价值[15-16]。

实时三维的方法

实时三维超声心动图（RT3DE）最初是在 20 世纪 90 年代由杜克大学的 von Ramm 开发的[17-18]。RT3DE 可以在一个心动周期获取整个心脏容积。由于只需要一个心动周期，也就不存在多个 2D 图像的插补导致的“拼接”伪影。好处是可以采集大量的数据；但输出为多个左室横断面形式，与胸骨旁短轴切面类似。这也引出了 C 扫描这一术语（图 1-24）。每个 C 扫描图像都是 3D 数据集的一个横断面。注意图 1-24 中，A 和 B 显示的是四腔心和两腔心切面，而 C1 和 C2 是连续的心脏短轴或轴向切面。1997 年 Volumetrics（Chapel Hill，NC）公司出售该技术（图 1-25）。但是所用超声系统很大，没有单独用于采集 2D 图像的探头，因此只能采集 3D 图像。这个技术采用的是稀疏矩阵探头，如图 1-26 所示，不是所有的探头头端都连接到单个晶体。此外，为了得到真正的 3D 容积显示还需要一个脱机工作站。因此，并不是真正意义上的“实时”3D 超声图像。Volumetrics 公司在 2000 年美国心脏协会会议上展示了这种 RT3DE 显示技术，但随后的几个月内该公司停止了运营，这是由于惠普（HP）公

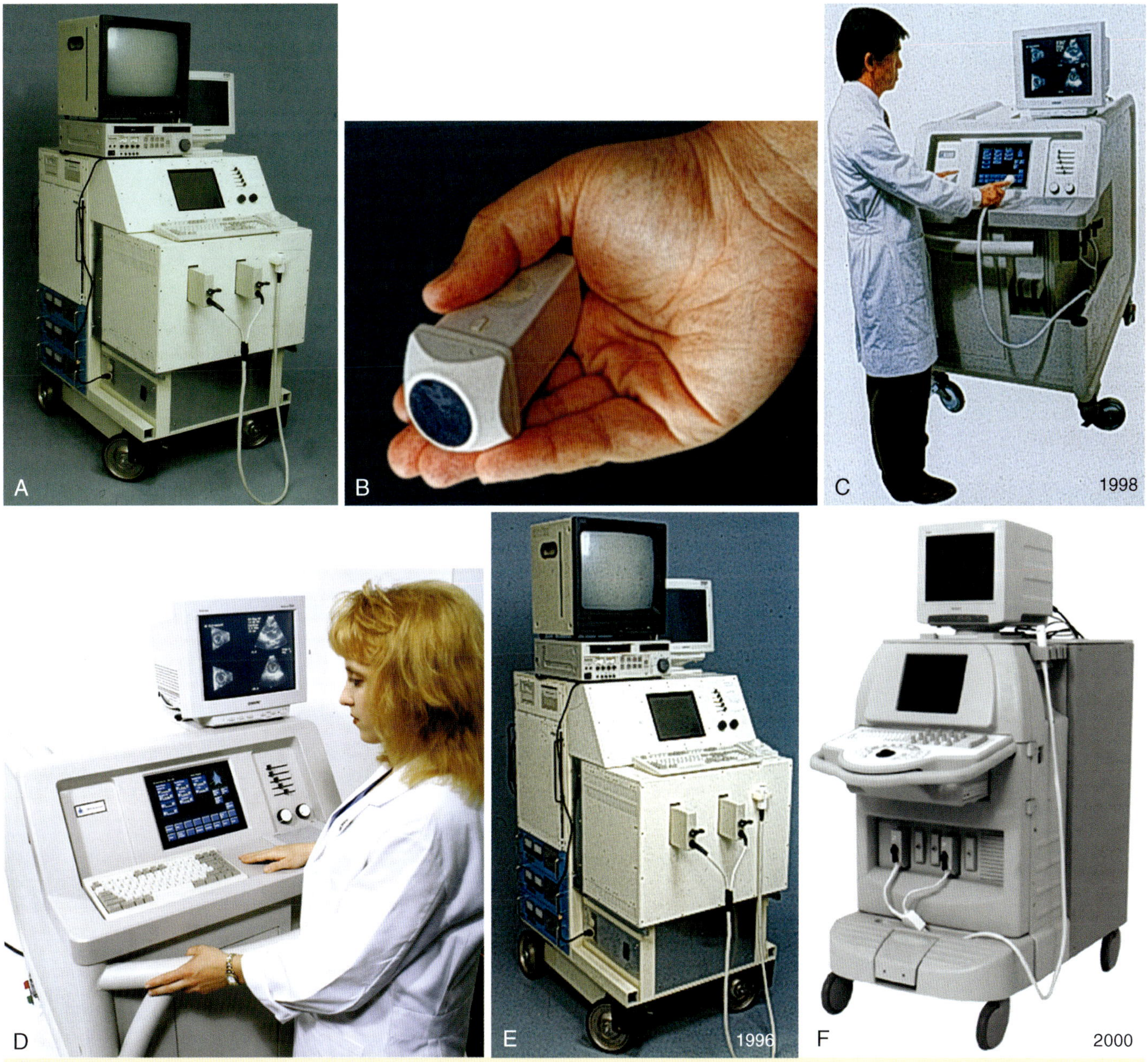

图 1-25　A，Volumetrics 公司（Chapel Hill，NC）的三维（3D）成像系统样机。该样机由杜克大学研制，体型很大，仅用于三维成像。它没有配备用于二维成像的探头，因此，主要是由打算进行科研的机构购买而不是用于临床。**C**，Model 1 是 Volumetrics 公司于 1998 年制造的第一个样机。**B** 和 **D** ～ **F**，Volumetrics 三维成像自 1996 年至 2000 年的发展过程。在推出 F 所展示的产品后不久公司就倒闭了。（杜克大学 David Adams 供图）

司的一款与此相似、但是更加先进的产品已经进入了开发阶段。HP 公司对 RT3DE 的开发大约始于 1996 年。正如前面提到的，在 HP 和 TomTec 公司合作研发旋转 3D TEE 探查，并在 1995 年将相关产品投入市场时，HP 公司已经成为业界一个不可忽视的力量。到 1998 年底，HP 公司已经有了一个经胸 RT3DE 的原型机，而且正在专业的 3D 超声心动图中心接受检测，如荷兰鹿特丹的胸部中心、德国汉诺威的 Andreas Francke 博士处以及美国芝加哥大学的超声心动图实验室。直到 1999 年，HP 开始向客户展示他们的原型机。1999 年 RT3DE 取得了一个重要的历史性进展，这一年 HP 公司将医疗

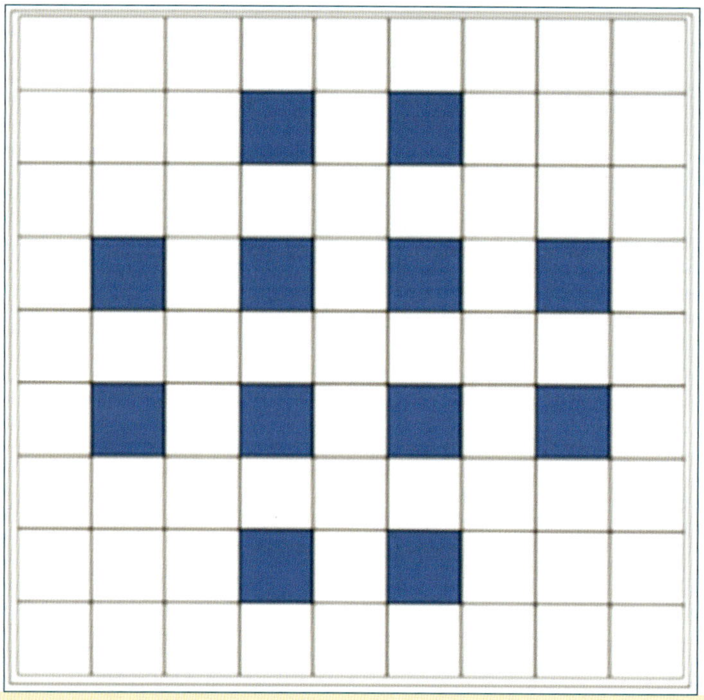

图 1-26 Volumetrics（Chapel Hill，NC）系统应用的稀疏矩阵成像，限制了图像的分辨率

器械部和其他计算技术部门分离出去，成立安捷伦科技公司（Andover，MA）。第二年，安捷伦的医学部门（包括测量和化学检测部分）被荷兰飞利浦医疗系统收购，现称飞利浦医疗保健。飞利浦公司在 1998 年还购买了另一个超声公司，位于华盛顿巴索的先进技术实验室（ATL）。因此，在 HP 公司分拆出安捷伦后，飞利浦公司购买安捷伦，并联合其已有的 ATL，这个计划旨在融合超声知识以进一步发展 3D 技术和其他超声心动图应用。飞利浦医疗系统（现为飞利浦医疗保健）的美国总部设在马萨诸塞州的安多弗，销售总部在华盛顿的巴索。此后，在 2002 年的美国心脏协会大会上，飞利浦发布了它的第一代 RT3DE，应用的是一个经胸探头，这个探头比标准的 2D 探头要大很多，是一个密集矩阵探头（图 1-27 至图 1-29），有多达 3000 个晶体，相比之下，稀疏矩阵探头仅有 256 个晶体。

2 年后，在 2004 年美国心脏协会大会上，通用电气医疗保健（Chalfont St. Giles，United Kingdom）跟进推出了他们的 RT3DE 版本。同样，东芝公司在美国路易斯安那州新奥尔良市举办的 2007 年美国心脏病学会年会上介绍了其 RT3DE。西门子公司（Erlangen，Germany）和在华盛顿州伊瑟阔市的美国超声小组在随后的 2008 年底也介绍了他们的经胸 RT3DE 系统。所有这些 RT3DE 系统应用的都是一个矩阵型、密集排列的经胸探头，这种方法使得这些产品的探头明显大于 2D 成像探头。

在 2004 年和 2006 年，飞利浦医疗系统发布了采用 ie33 成像系统的重大升级版的 3D 系统；通用电气公司在 2008 年和 2010 年也获得很大进展，采用了 i9 成像系统。

飞利浦公司在 2007 年美国心脏协会大会和当年早些时候在欧洲推出了 RT3DTEE 探头，这是 3D 和 RT3DE 对患者诊疗影响最大的事件（图 1-30

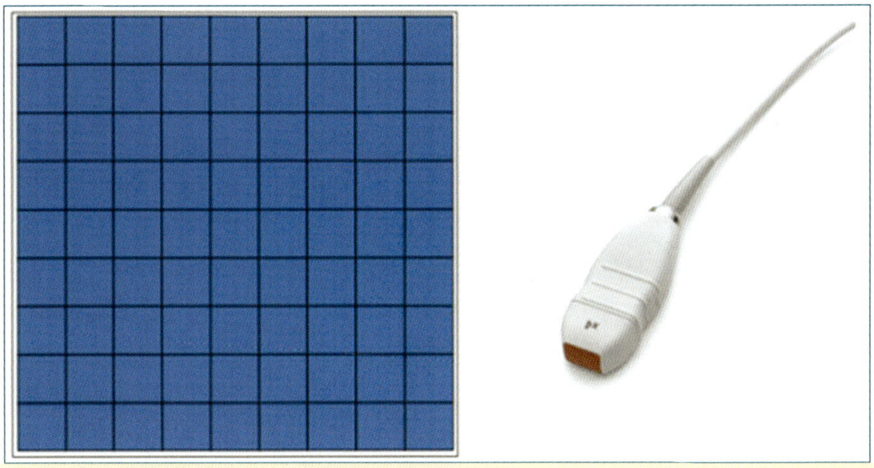

图 1-27　密集矩阵成像。由飞利浦医疗系统（现为飞利浦医疗保健）于 2002 年首次推出的实时三维成像应用了密集矩阵成像

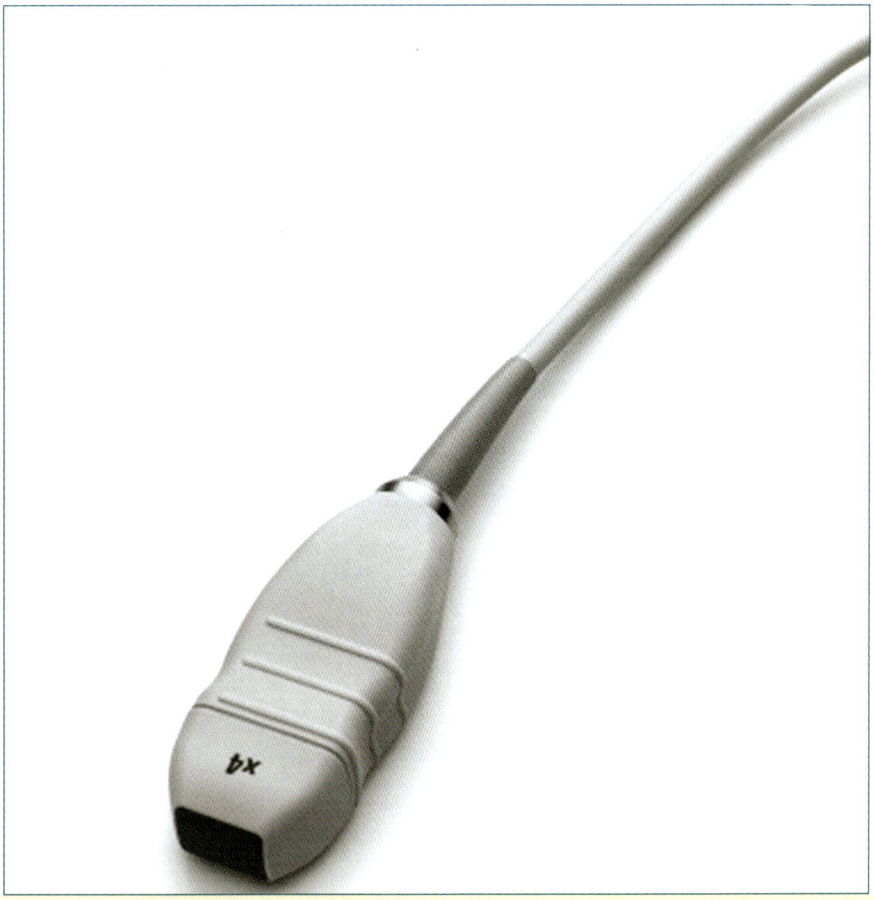

图 1-28　飞利浦医疗系统（飞利浦医疗保健）用于密集矩阵成像的矩阵探头

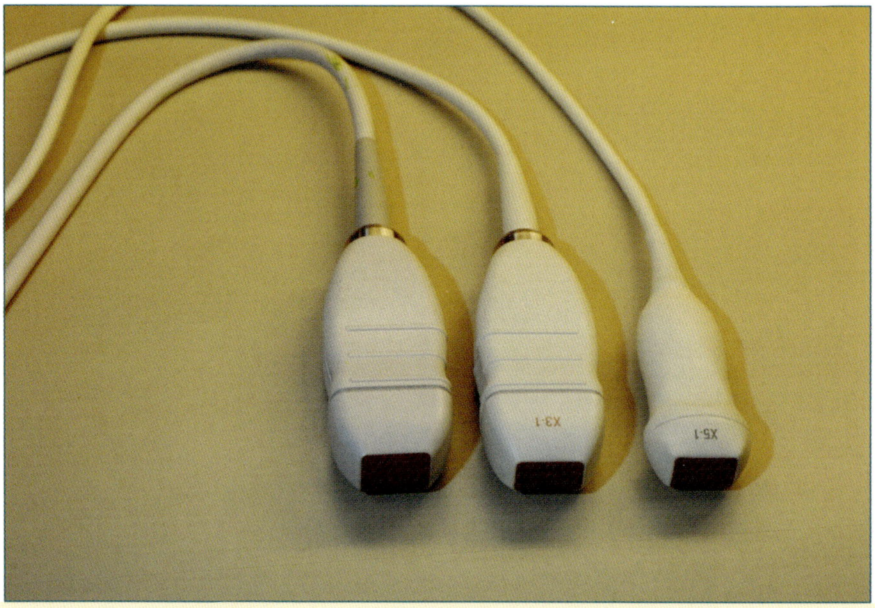

图 1-29 第一代矩阵探头（左）（飞利浦医疗保健），第二代矩阵探头（中）及第三代矩阵探头，后者与标准的二维探头相似

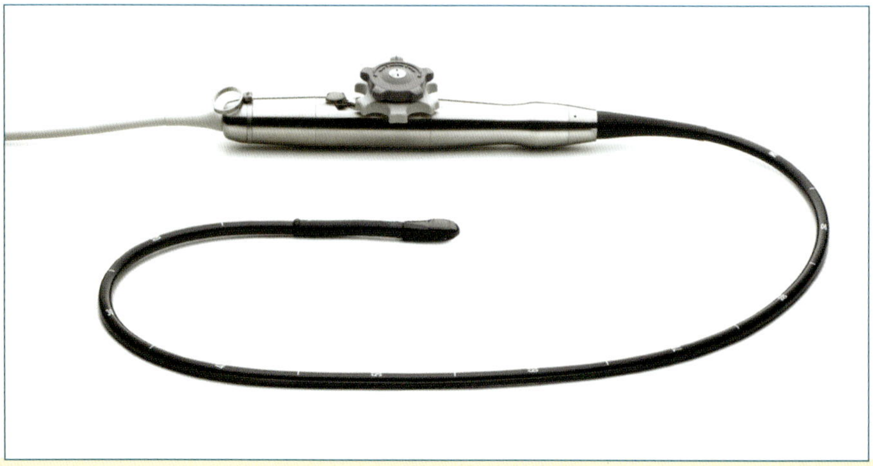

图 1-30 飞利浦医疗系统（现为飞利浦医疗保健）2007 年推出的矩阵三维经食管超声心动图探头

至图 1-34）。在撰写本文时，通用电气公司也发布了他们的 RT3DTEE 系统，与飞利浦公司的首次发布相隔 5 年。RT3DTEE 对患者的诊疗独具优势，尤其是对结构性心脏病的介入治疗。有了 RT3DTEE 的引导，现在经皮二尖瓣介入治疗已经成为可能。RT3DTEE 的介入治疗将在第 14 章进行讲述。

最后，在 2010 年，飞利浦医疗保健推出了一个可以同时用于 RT2D 和 RT3DE 的 TTE 探头（图 1-35）。这个 X5 探头是世界上首个小型矩阵探头，既可以用于 2D 也可用于 3D 超声心动图成像，无需切换探头，且 2D 和 3D 图像质量相当。

2002 年由飞利浦医疗保健推出的 RT3DE 使得 3DE 可以被临床心

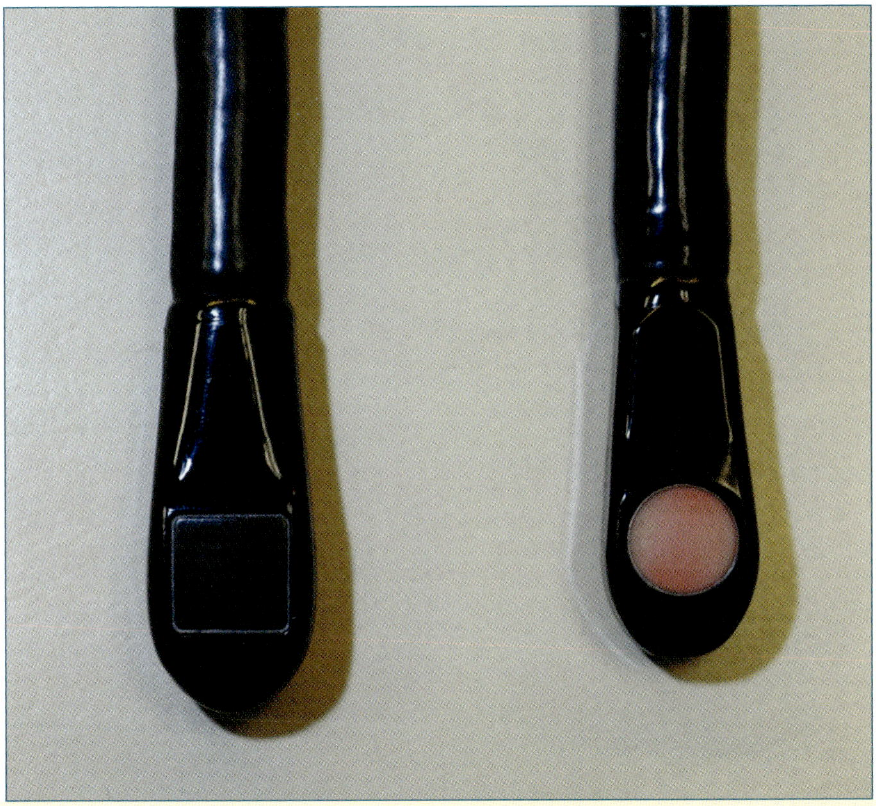

图 1-31　矩阵经食管超声心动图（TEE）探头（左）和标准 Omni Ⅲ二维（2D）TEE 探头（右）（均为飞利浦医疗保健生产）。注意，矩阵 TEE 探头的控制是完全电子化的，不同于早先 2D 超声心动图探头的机械控制

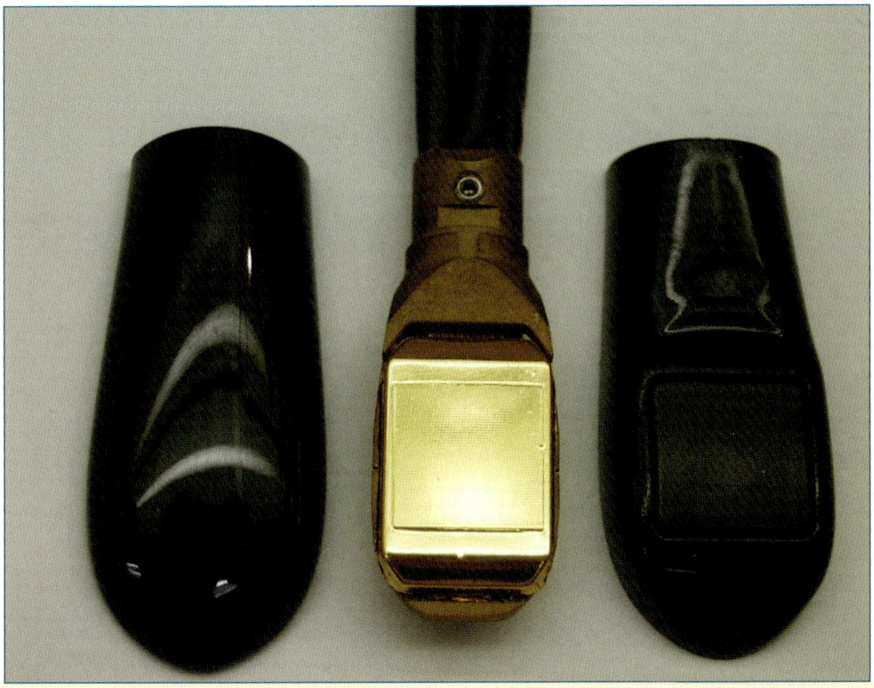

图 1-32　矩阵经食管超声心动图探头外壳的前面和后面观（左和右）以及内部电子装置（中间）

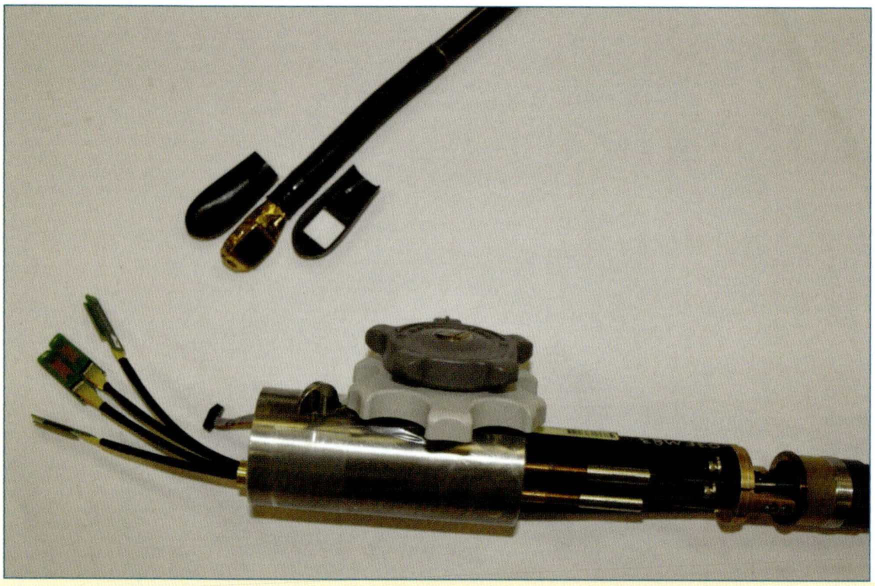

图 1-33 矩阵三维经食管超声心动图探头的转向机制（飞利浦医疗保健）

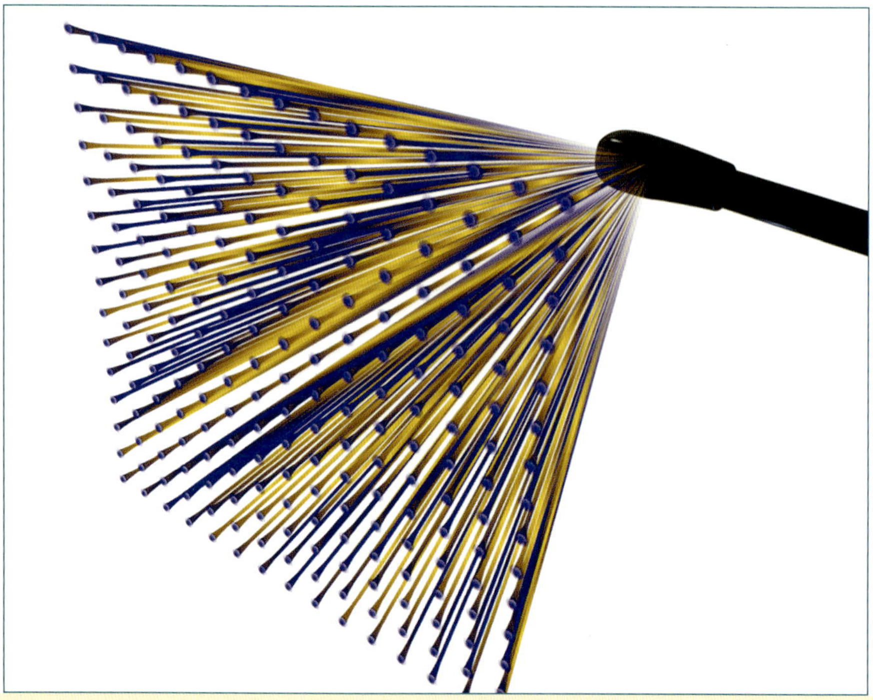

图 1-34 矩阵三维经食管超声心动图探头（飞利浦医疗保健）成像原理图：探头在侧方和垂直平面发射平行扫描线，生成一个容积，或更恰当地说是一个影像数据的截椎体

脏病专家作为常规应用，而不是仅限于研究领域。自 2002 年发布以来，RT3DE 在美国乃至全世界都越来越普及。事实上，3D 技术在欧洲和亚洲的推广范围和速度都要超过美国。随着技术水平的持续提高，探头的日益小型化，越来越方便用户操作的界面，成像质量不断提高，以及成像过程不影响普通工作流程等优势，估计这一技术的进一步扩展将以指数

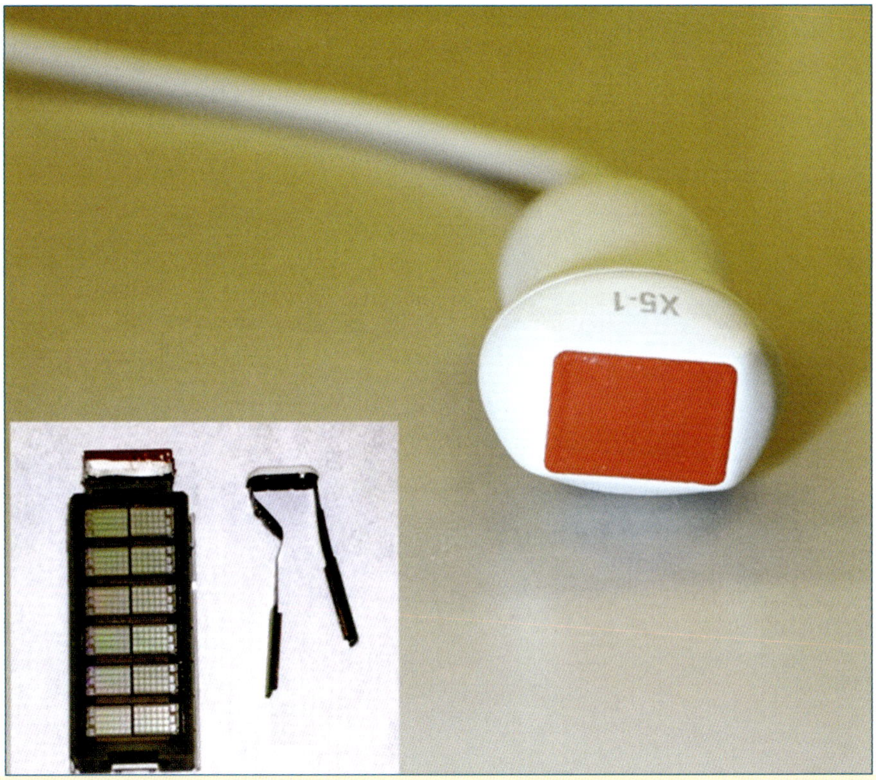

图 1-35　X5 探头，第三代也是最新的用于经胸成像的矩阵经胸三维探头（飞利浦医疗保健）。其大小和形状与同等水平的二维 S5 探头相似

级增长。这些情况将在第 3 章中进行详述。

2006 年 1 月，又有两个新的 3D 超声收费标准推出：① RT3DE 的采集和分析，②应用独立工作站进行脱机分析。这个收费标准的发展在未来的几年里也将会对超声心动图的临床实践产生影响。

自从 2002 年飞利浦公司首次推出 RT3DE 以来，这个领域进行了大量的相关研究，同期发表在 Medline 的 3DE 文章超过 3000 多篇。2007 年美国超声心动图协会发表了一个意见和总结文章以指导临床医师对 3DE 的应用[19-20]。欧洲心脏病协会同样提供了一个网站，称为 3D Echo Box，介绍所有有关 3D 超声心动图的文章来指导临床医师对 3DE 的应用。（http：//www.escardio.org/communities/EAE/3d-echo-box/Pages/welcome.aspx）。最新的指南发表于 2012 年的《美国超声心动图协会杂志》[21]。

参考文献

1. Dekker DL, Piziali RL, Dong B Jr: A system for ultrasonically imaging the human heart in three dimensions. *Compt Biomed Res* 7:544–553, 1974.
2. Mortiz WE, Shreve PL: A microprocessor-based spatial locating system for use with diagnostic ultrasound IEEE. *Trans Biomed Eng* 64:966–974, 1976.
3. King DL, King DL Jr, Shao MYC: Three-dimensional spatial registration and interactive display of position and orientation of real-time ultrasound images. *J Ultrasound Med* 9:525–532, 1990.
4. Gopal AS, King DL, Katz J, et al: Three-dimensional echocardiographic volume computation by polyhedral surface reconstruction: In vitro validation and comparison to magnetic resonance imaging. *J Am Soc Echocardiogr* 5:115–124, 1992.
5. Geiser EA, Lypkiewics SM, Christi LG, et al: A framework for three-dimensional time varying reconstruction of the human left ventricle: Sources of error and estimation of their magnitude. *Compt Biomed Res* 13:225–241, 1980.
6. Matsumoto M, Matsuo H, Kitabatake A, et al: Three-dimensional echocardiograms and two-dimensional echocardiographic images at

desired planes by a computerized system. *Ultrasound Med Biol* 3:163–178, 1977.
7. Pearlman AS, Mortiz WE, Medema DK, et al: Three-dimensional reconstruction of the formalin-fixed ventricle using nonparallel two-dimensional ultrasonic scans. *Circulation* 64(Suppl IV):65, 1981.
8. Ghosh A, Nanda NC, Maurer G: Three-dimensional reconstruction of echocardiographic images using the rotation method. *Ultrasound Med Biol* 8:655–661, 1982.
9. Maurer G, Nanda NC: Two dimensional echocardiographic evaluation of exercise-induced left and right ventricular asynergy: Correlation with thallium scanning. *Am J Cardiol* 48:720–727, 1981.
10. Linker DT, Mortiz WE, Pearlman AS: A new three-dimensional echocardiographic method of right ventricular volume measurement: In vitro validation. *J Am Coll Cardiol* 8:101–106, 1986.
11. Raab FH, Blood EB, Steiner TO, et al: Magnetic position and orientation tracking system. *IEEE Trans Aerosp Electron Syst* AES-15:709–718, 1979.
12. Delabays A, Pandian NG, Cao QL, et al: Transthoracic real-time three-dimensional echocardiography using a fan-like scanning approach for data acquisition: Methods, strengths, problems, and initial clinical experience. *Echocardiography* 12:49–59, 1995.
13. Salustri A, Roelandt JR: Ultrasonic three-dimensional reconstruction of the heart. *Ultrasound Med Biol* 21:281–293, 1995.
14. Legget ME, Leotta DF, Bolson EL, et al: System for quantitative three-dimensional echocardiography of the left ventricle based on a magnetic-field position and orientation sensing system. *IEEE Trans Biomed Engineer* 45:494–504, 1998.
15. Nanda N, Pinheiro L, Sanyal R, et al: Multiplane transesophageal echocardiographic imaging and three-dimensional reconstruction. *Echocardiography* 9:667–676, 1992.
16. Chen Q, Nosir YF, Vletter WB, et al: Accurate assessment of mitral valve area in patients with mitral stenosis by three-dimensional echocardiography. *J Am Soc Echocardiogr (Official publication of the American Society of Echocardiography)* 10:133–140, 1997.
17. von Ramm OT, Smith SW: Real time volumetric ultrasound imaging system. *J Digit Imag (Official journal of the Society for Computer Applications in Radiology)* 3:261–266, 1990.
18. von Ramm OT, Smith SW, Pavy HR: High-speed ultrasound volumetric imaging system. II. Parallel processing and image display. *IEEE Transac Ultrason Ferroelectr Freq Control* 38:109–115, 1991.
19. Hung Lang R, Flachskampf F, Shernan SK, et al: 3D echocardiography: A review of the current status and future directions. *J Am Soc Echocardiogr* 20:213–233, 2007.
20. Picard M: The time for 3D. *J Am Soc Echocardiogr* 20:A22–A23, 2007.
21. Lang RM, Badano LP, Tsang W, et al: Recommendations for image acquisition and display using three-dimensional echocardiography. *J Am Soc Echocardiogr* 25:3–46, 2012.

第2章

三维超声心动图与常规临床应用

Lynn Weinert，*Lissa Sugeng* 和 *Edward A.Gill*
（王怡丹　译　吕秀章　校）

引　言

在过去的几十年中，二维超声心动图（2DE）一直是心脏病学中最确切也是应用最普遍的诊断工具。超声心动图早已不再局限于早期的A型和M型超声。尽管经胸和经食管实时三维超声心动图（RT3DE）技术都有了很大提高，但在作为常规应用前，首先应当了解它的价值和局限性。

在过去的20年中，大量文献介绍了RT3DE的优势。RT3DE测量容积的准确性可以和磁共振媲美[1]，原因是它可以获得没有透视缩短的图像，并且可以半自动地进行边界探测而不受几何形态的影响[2]。RT3DE分析二尖瓣狭窄的准确性高于2DE，尤其是用平面法测量瓣口面积[3]。

RT3DE测量更精确的原因是它可以准确地显示二尖瓣瓣尖，并且在测量时可以显示与瓣尖垂直的平面。利用最佳断面对容积数据集进行剪切的能力，使得RT3DE能够对病变（例如二尖瓣狭窄）进行精确评估。

本章将探讨将这项技术融入常规经胸超声心动图研究的方法，并且帮助推动RT3DE成像成为所有超声心动图室的标准检查。

三维方法学

早年间，三维方法需要数据采集、脱机图像处理、重建、显示和分析。现在，图像处理的大部分可以在线完成，因此，获得三维图像的步骤包括数据采集、图像显示和分析。

数据采集

采集前数据必须考虑几个参数：

1. 采集的模式
2. 采集的心动周期
3. 采集容积大小

有三种数据采集模式：①窄角采集，②放大模式采集，③宽角采集。选择何种采集模式取决于感兴趣的结构。如果患者有二尖瓣狭窄，为了主要聚焦二尖瓣、减少拼接伪影并获得较高的帧频，放大模式是最佳选择。如果是为了评价左室或者右室功能，那么宽角模式可能更合适，因为这样就可以采集整个心室图像。

采集心动周期是指建立一个较大的容积所需的心动周期数。多数系统允许单心动周期采集，例如采集左室，但同时也可以选择：是要较低的帧频和较高的空间分辨率，还是要较高的帧频和较低的空间分辨率。最理想的方式是用单心动周期采集，且同时具有高帧频和高空间分辨率。然而，超声的物理特性无法实现这一点，因此选择时需要权衡。显示瓣膜病变最好的方法是应用单心动周期采集法，这样可以避免拼接伪影。然而，由于帧频较低，可能无法很好地显示精细结构。

图像显示和分析

图像显示有以下几种方法：

1. 容积视图
2. 线框视图
3. 表面视图
4. 二维断层显示

现在，多数系统采集数据后可以在超声仪上直接显示图像，没有任何的图像处理延迟。容积视图适用于观察所有解剖结构，心室或心腔的内膜追踪可产生一个线框视图，如果把一个面放在该结构的线框视图上，就可以显示为表面视图。三维容积也可以以二维断层显示，以观察室壁运动或测量孔径，例如房间隔缺损（ASD）、室间隔缺损（VSD）或二尖瓣的面积。

有许多 RT3DE 图像显示的方法，然而，采集数据后应该将断面显示出来，这样读者或是其他不熟悉 RT3DE 的人也都容易理解。

探头技术

一些超声供应商提供有 3D 成像能力的 2D 探头或单独的 3D 成像探头。随着电子技术的发展，探头的日益小型化促使了全容积三维经食管超声心动图探头的问世。很明显，拥有一个 2D-3D 一体的探头是关键，尤其是在我们尝试推出 3D 成像流程时。然而，在 2D 和 3D 探头分开的系统，3D 成像可以在完成 2D 标准流程后进行，也可以在 2D 检查前进行（见第 3 章）。从本质上说，空间分辨率和帧频间的平衡对 3D 成像的影响要比 2D 成像更明显。

三维成像

二尖瓣和主动脉瓣

多数 2DE 研究是从胸骨旁长轴或矢状切面开始的。获取 2D 图像后，可以采集同一切面的 RT3DE 图像（图 2-1）。通常用调整增益、时间增益补偿和压缩的方法优化图像，然后就可以采集图像或准备以放大模式显示二尖瓣或主动脉瓣。

图 2-2 为一个多平面视图二尖瓣放大模式显像。RT3DE 既可以从左房侧也可以从左室侧显示二尖瓣。这些图像从同一个数据集中获取，并

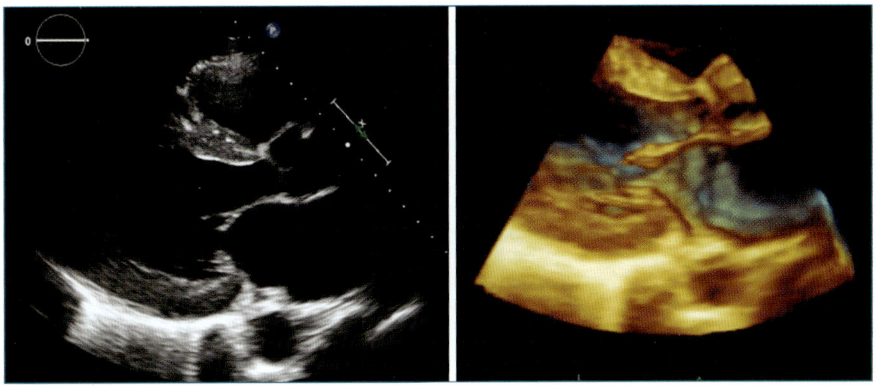

图 2-1　2D 和 3D 胸骨旁长轴观，显示超声心动图室中三维成像的标准起点。这幅图像采集完成后，下一步就要准备二尖瓣和主动脉瓣的放大模式显像

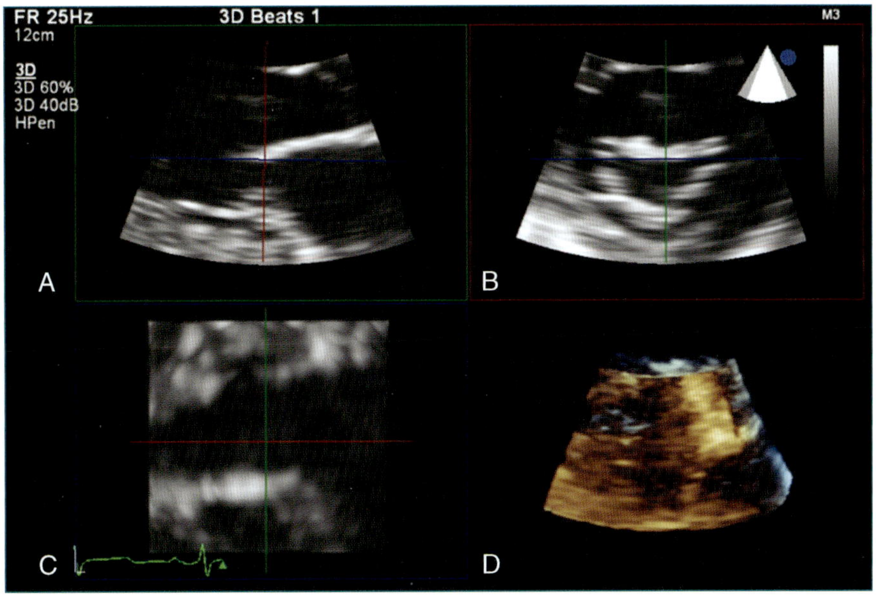

图 2-2　二尖瓣放大模式显像。在该胸骨旁长轴观，将感兴趣区置于二尖瓣和主动脉瓣瓣叶。多平面显示了二尖瓣长轴（**A**）和短轴（**B**）视图、垂直于胸骨旁长轴的视图（**C**）以及从左房面显示的瓣膜容积视图（**D**）

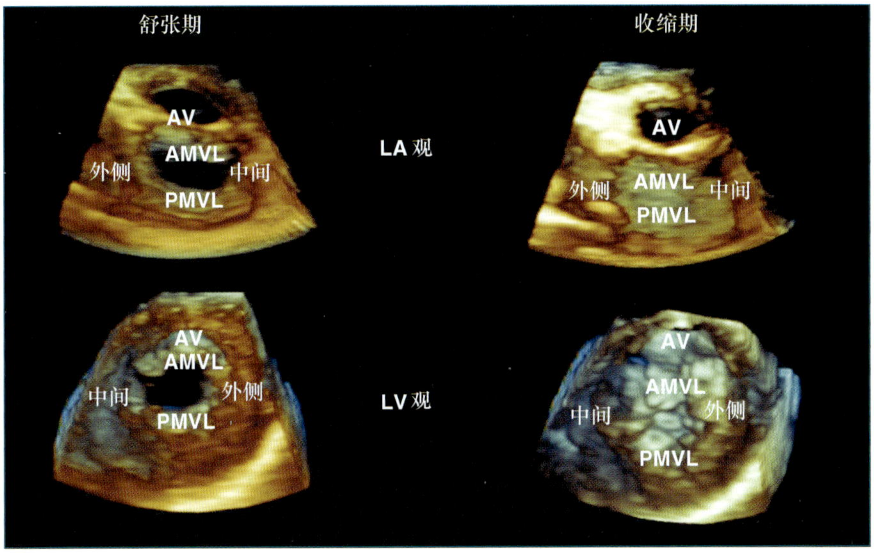

图 2-3　利用此实时三维超声心动图二尖瓣放大模式数据集，可从左房（LA）侧于舒张末期（左上）和收缩末期（右上）显示瓣膜，也可以从左室（LV）侧在舒张末期（左下）和收缩末期（右下）显示瓣膜。AMVL，二尖瓣前叶；AV，主动脉瓣；PMVL，二尖瓣后叶

且可以保存进行后处理（图 2-3）。一般说来，瓣膜结构显示既可以从外科视野也可以从左室侧观察。对于二尖瓣狭窄或二尖瓣脱垂，RT3DE 可以从独特的视角观察病变，并可以估测二尖瓣面积（图 2-4 至图 2-6）。

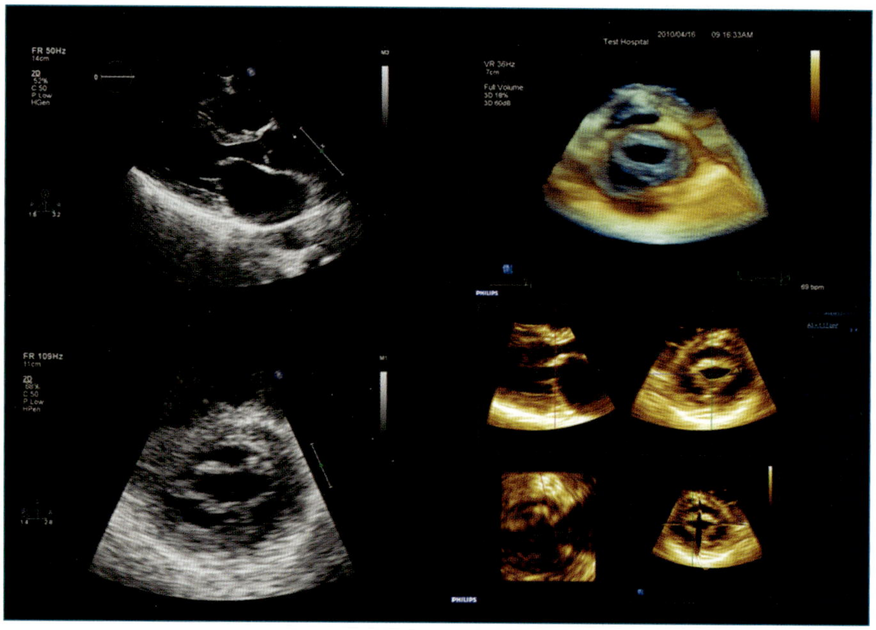

图 2-4 二尖瓣狭窄。三维超声心动图计算病变二尖瓣的面积更为准确（右下）。通过二维胸骨旁长轴切面（左侧）可获取二尖瓣的放大容积视图（右上）

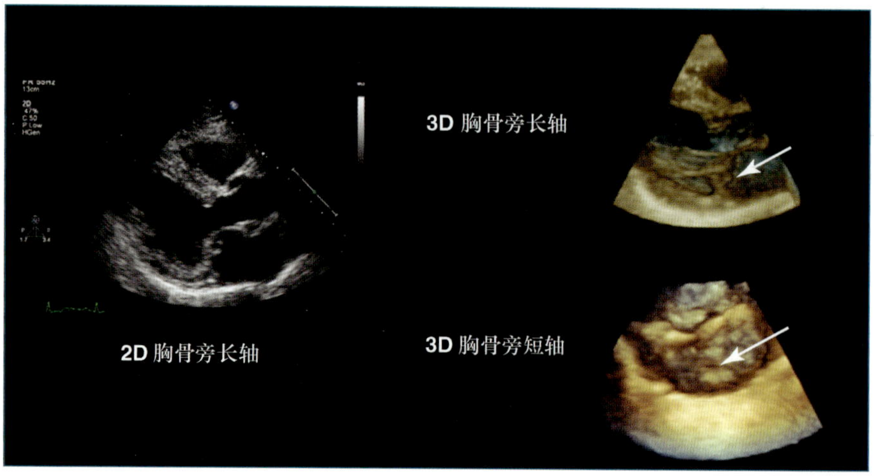

图 2-5 2D 胸骨旁长轴切面显示二尖瓣脱垂。3D 超声心动图胸骨旁长轴视图（右上）提示脱垂累及的很可能是二尖瓣后叶。二尖瓣放大模式显像把数据集转化成由左房面显示瓣叶（右下）。该图像显示脱垂主要累及 P2 区

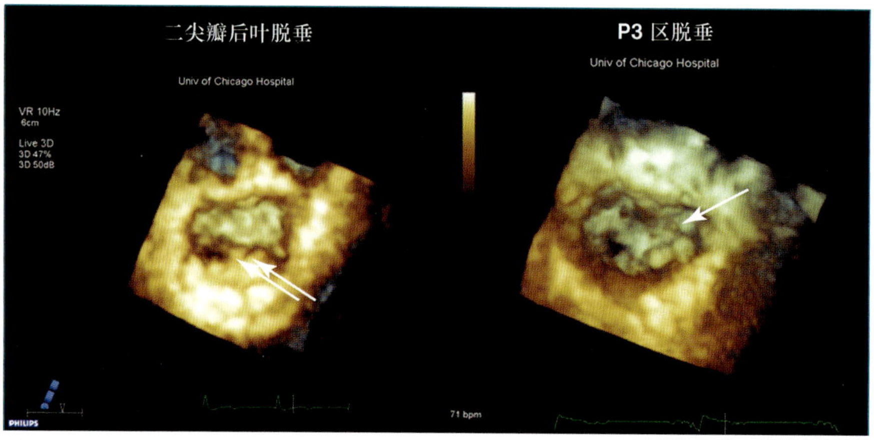

图 2-6 二尖瓣脱垂（MVP）的左房观。这些放大模式图像自心尖视图获得。左图显示的是二尖瓣后叶脱垂（箭头），病变累及后叶的大部分区域，右图显示的是一例 P3 区脱垂（箭头）的患者

主动脉瓣可用同样的显像模式显示。图 2-7 为自胸骨旁声窗放大模式显示主动脉瓣。主动脉瓣放大模式数据集的多平面显示，包括胸骨旁长轴视图（图 2-7，左上）、短轴视图（图 2-7，右上）、横截面视图（图 2-7，左下）和从主动脉侧显示的主动脉瓣 RT3DE 容积视图（图 2-7，右下）。主动脉瓣可从主动脉侧和左室侧两个角度显示（图 2-8）。主动脉瓣和二尖瓣相似的视图也可以从心尖声窗获取（图 2-9）。

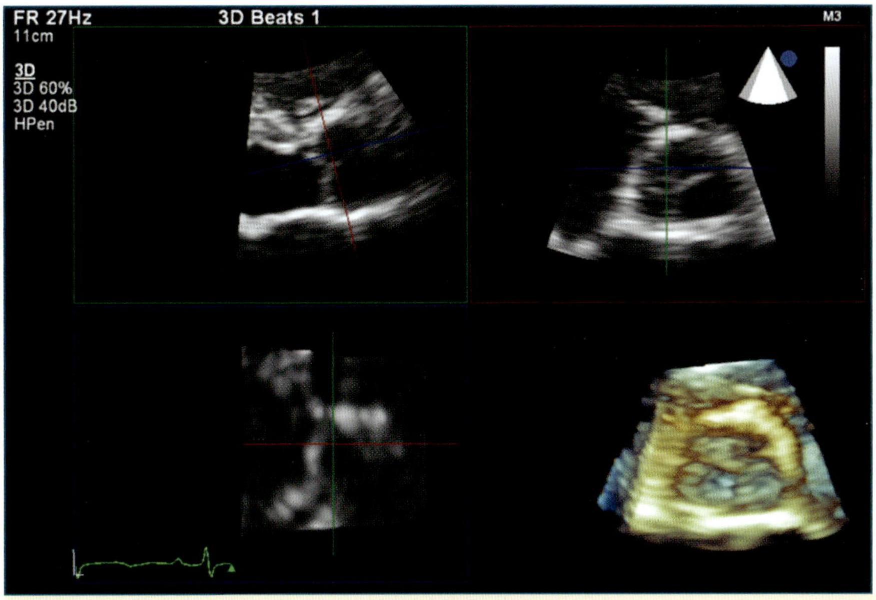

图 2-7　放大模式显示主动脉瓣：胸骨旁长轴视图（左上）、短轴视图（右上）、横断面（左下）和实时三维超声心动图容积数据集（右下），剪切后由主动脉侧显示主动脉瓣

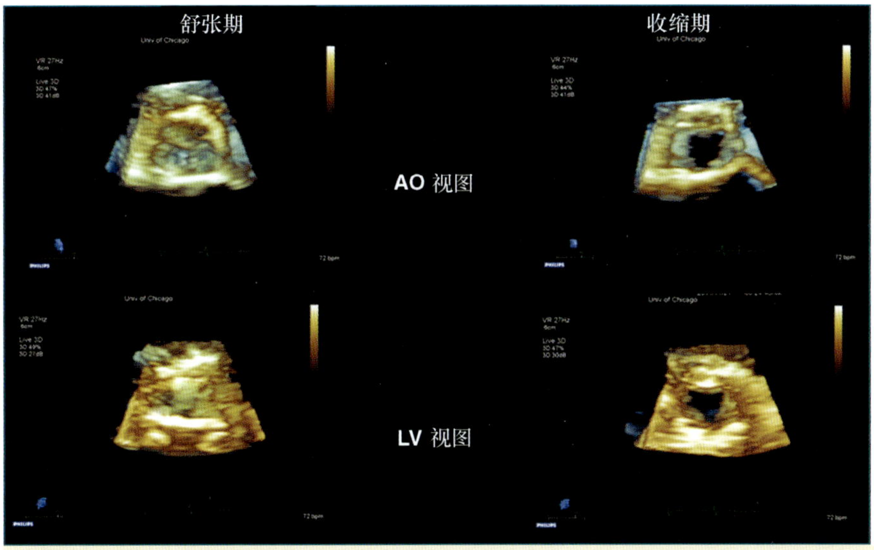

图 2-8　正常主动脉瓣在舒张期（左侧）和收缩期（右侧）的放大模式图像，可由主动脉侧观察（AO，上部分），也可由左室侧观察（LV，下部分）

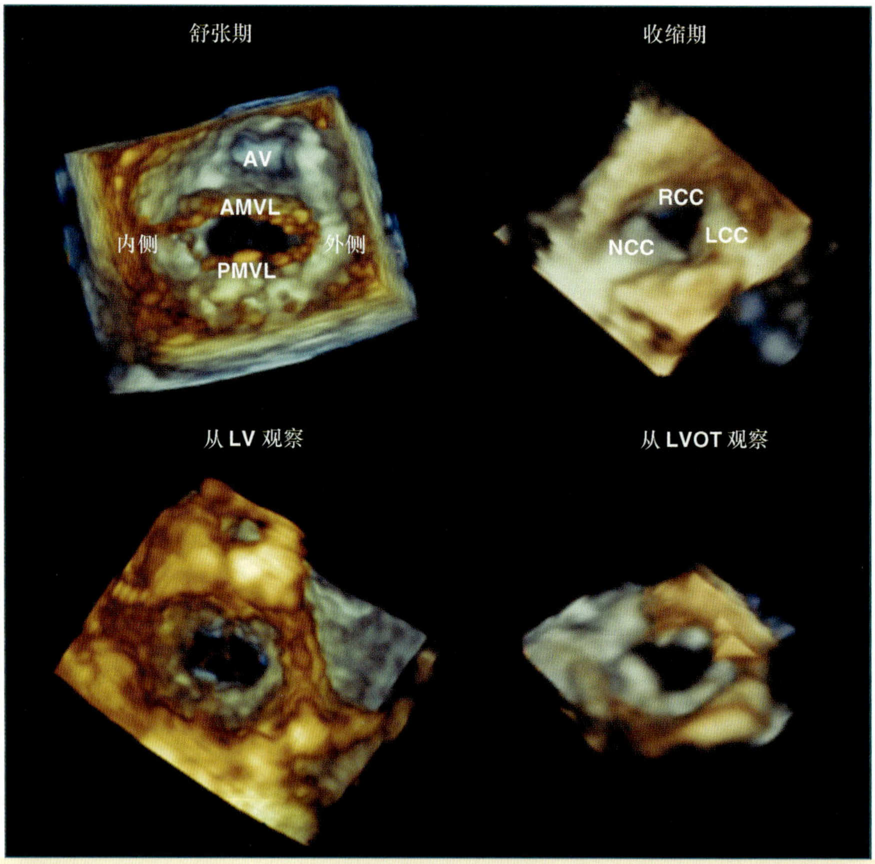

图 2-9 主动脉瓣（AV）和二尖瓣都可以从心尖视图评价。图示为一放大模式显示的二尖瓣（左）和主动脉瓣（右）。AMVL，二尖瓣前叶；LCC，左冠窦；LV，左室；LVOT，左室流出道；NCC，无冠窦；PMVL，二尖瓣后叶；RCC，右冠窦

三尖瓣

三尖瓣可以从胸骨旁长轴和短轴切面或心尖部观察。从心尖部采集更容易确保瓣膜显示的完整性。图 2-10 以多平面视图显示了三尖瓣在胸骨旁声窗的放大模式显像。可以从右房面和右室面显示三尖瓣（图 2-11 和图 2-12）。

左室

获取左室（LV）3D 图像可以显示瓣膜的容积视图以及左室的解剖结构，并可以定量左室功能。可以利用从数据集导出的多个心室切面来评估左室容积和功能（图 2-13）。目前，宽角模式可以采集 1 ～ 6 个心动周期。图 2-14 显示了一个金字塔形的容积数据集、两个正交切面（四腔观和两腔观）和一个短轴切面视图。

获取的 LV3D 全容积数据集经过软件处理便可以计算左室射血分数（图 2-15）。这里显示两种不同的分析系统。注意飞利浦系统（Andover，MA）（图 2-15，A）和 TomTec 系统（慕尼黑，德国）（图 2-15，B）分析的是同一数据集，计算的射血分数接近，分别是 31.23%（飞利浦）和 31.95%（TomTec）。

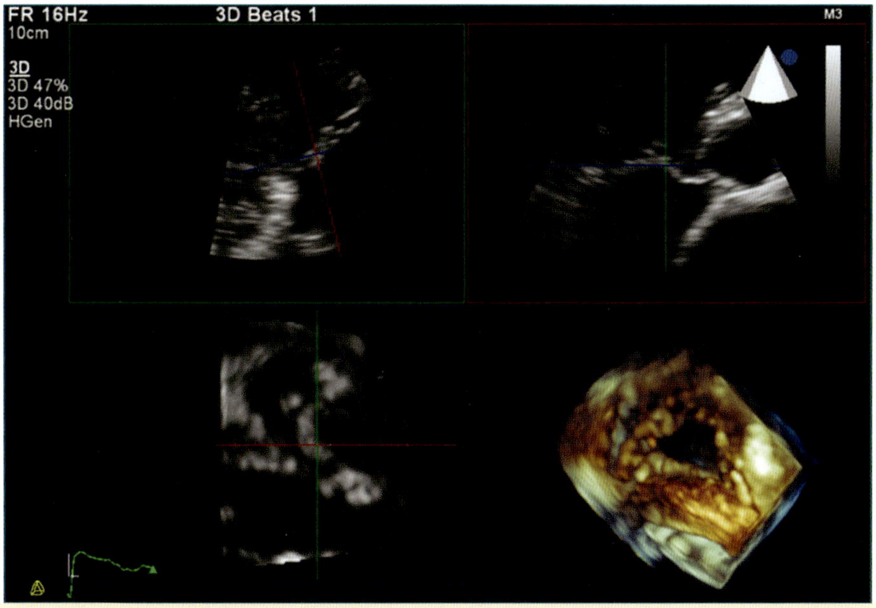

图 2-10　三尖瓣可在胸骨旁长轴观或心尖观显示。放大模式显示三尖瓣：瓣膜长轴视图（左上）和与之垂直视图（右上）、短轴视图（左下）以及从心室侧观察的三尖瓣容积视图（右下）

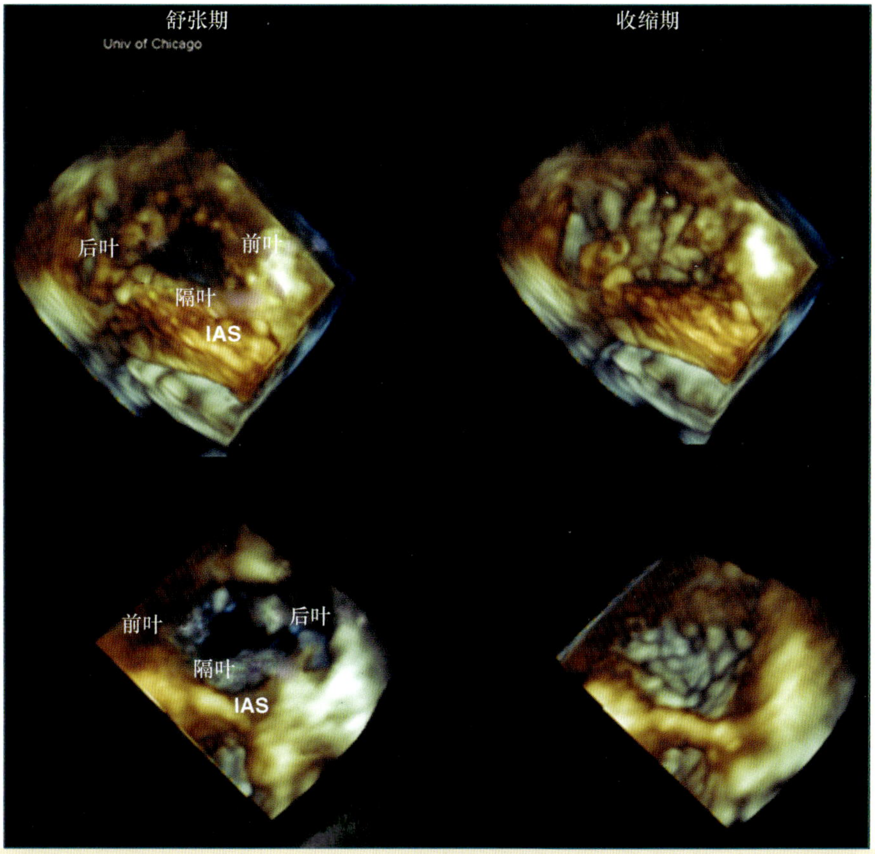

图 2-11　正常的三尖瓣。放大显示三尖瓣面向后方的房间隔（IAS）。前叶和后叶已标注，分别从右室侧（上部分）和右房侧（下部分）显示瓣膜

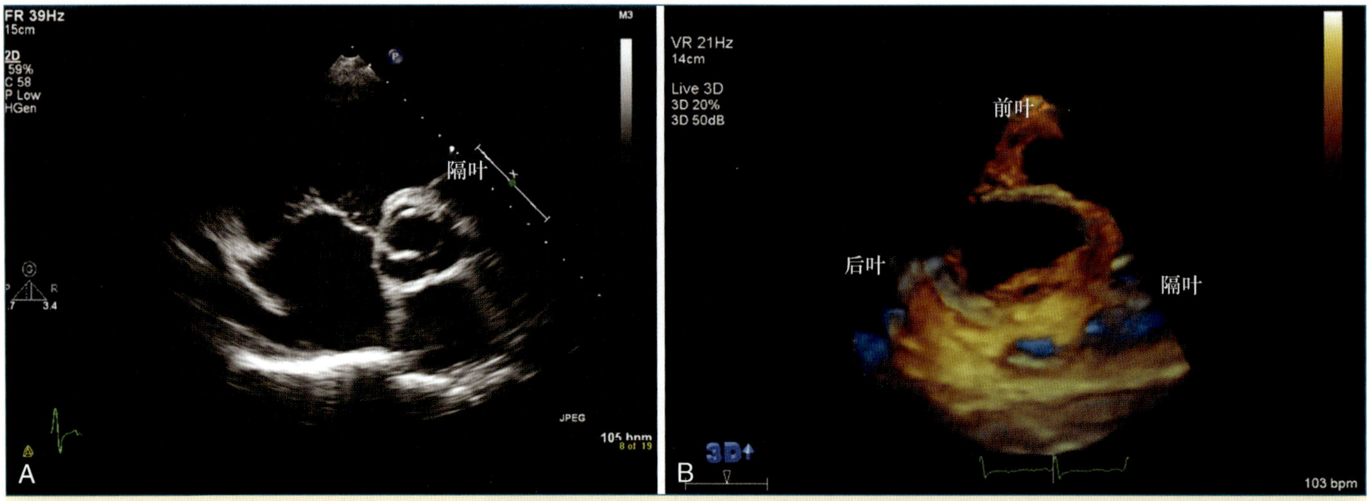

图 2-12 自胸骨旁短轴观显示三尖瓣。2D 视图（**A**）和 3D 视图（**B**）。注意，2D 成像难以区分每一个瓣叶；三维成像可以很清楚地显示部分隔叶附着于室间隔，但是更外侧可以看到部分的前叶和（或）后叶

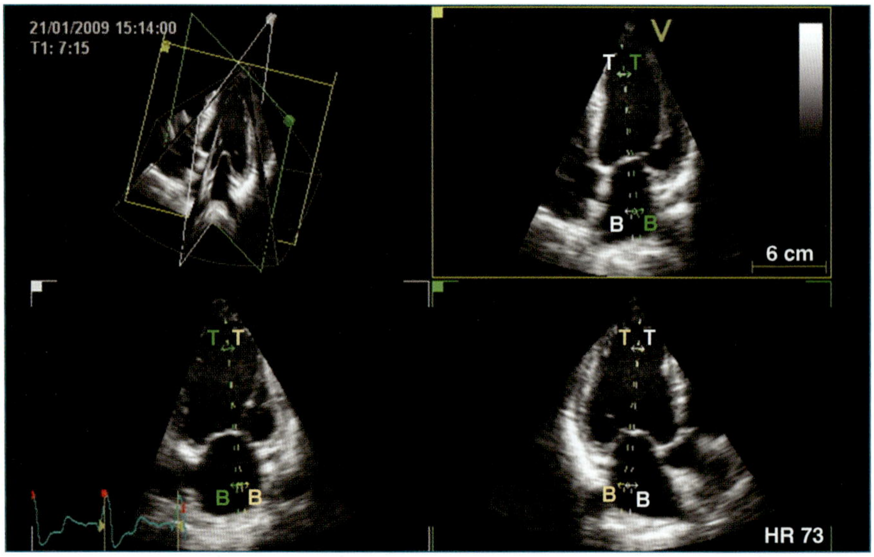

图 2-13 单心动周期采集的左室三平面视图

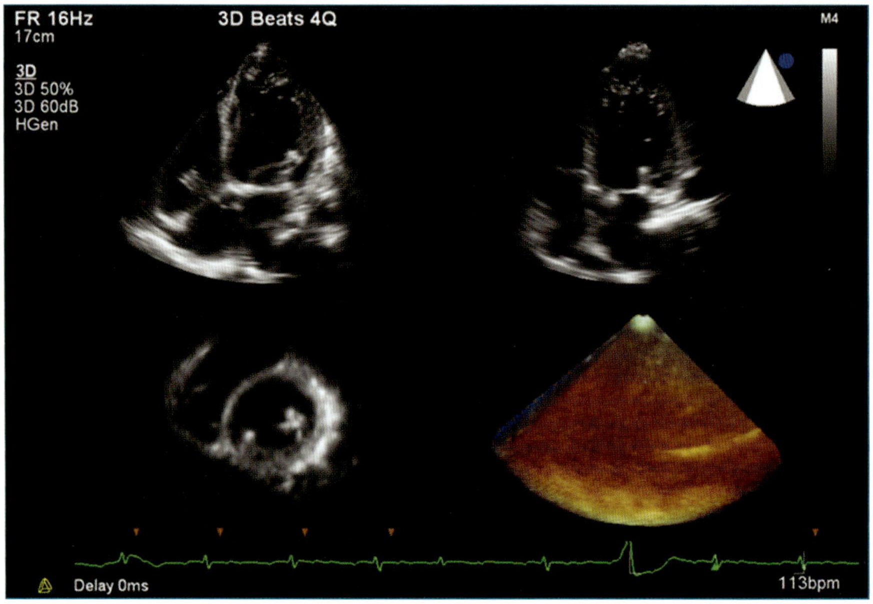

图 2-14 左室宽角模式采集。四个心动周期采集的左室心尖部容积数据集。心尖四腔心视图（左上）、两腔心视图（右上）、短轴或横断面视图（左下）以及全容积三维数据集（右下）

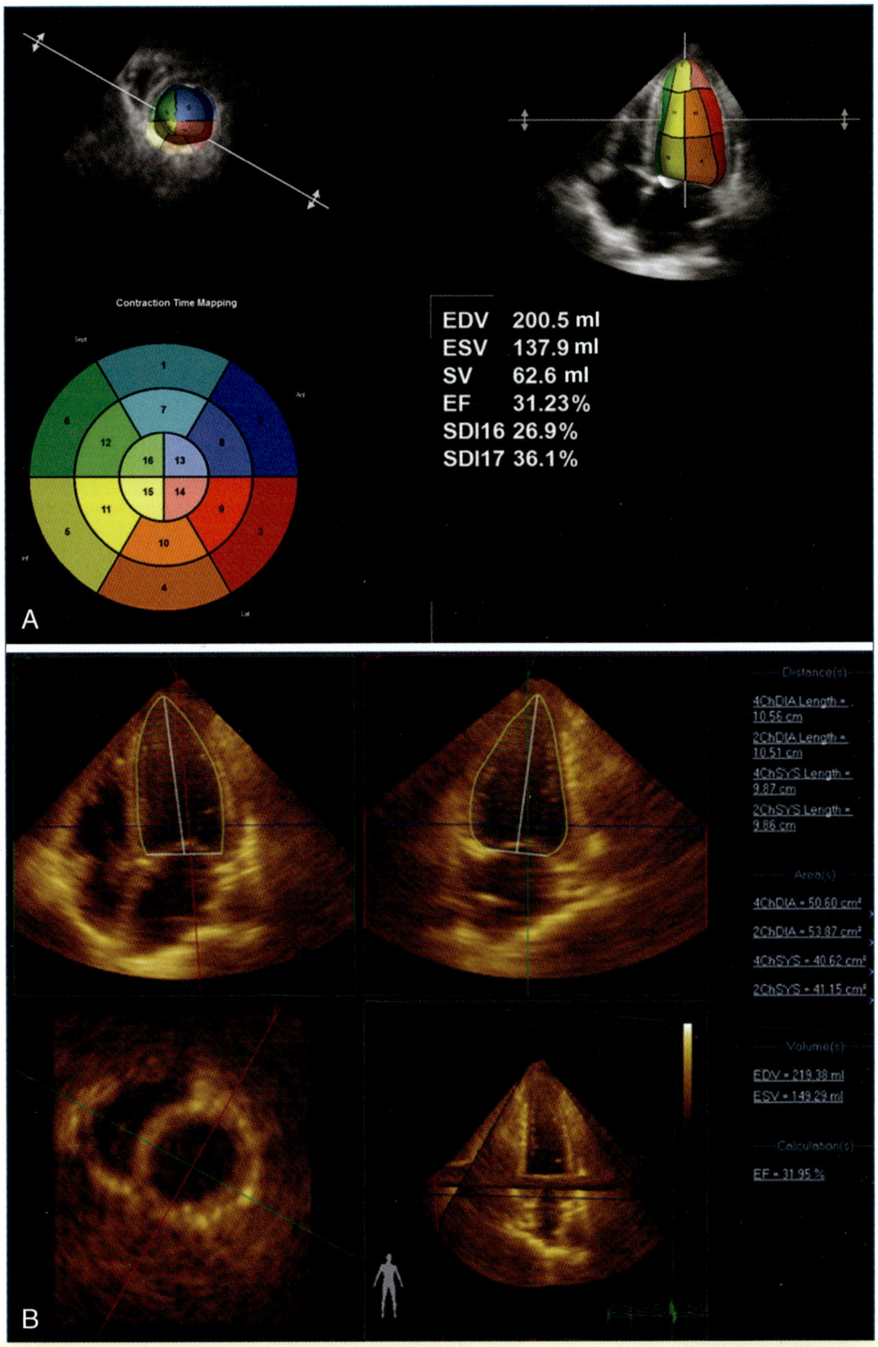

图 2-15　左室定量分析。应用半自动边界检测软件（**A**）和理想的双平面辛普森圆盘容积分析法计算射血分数（EF）和容积（**B**）。EDV，舒张末期容积；ESV，收缩末期容积；SDI，收缩期不同步指数；SV，每搏量

由心尖 3D 数据集（图 2-16，A）可以看到，从一个全容积数据集可以导出多个角度的视图，包括四腔心视图（图 2-16，B）、两腔心视图（图 2-16，C）、三腔心视图（图 2-16，D）以及二尖瓣水平的左室短轴视图（左下，从左室面显示）。

右室

右室（RV）图像的采集稍异于 LV。如图 2-17 所示，确保采集到右

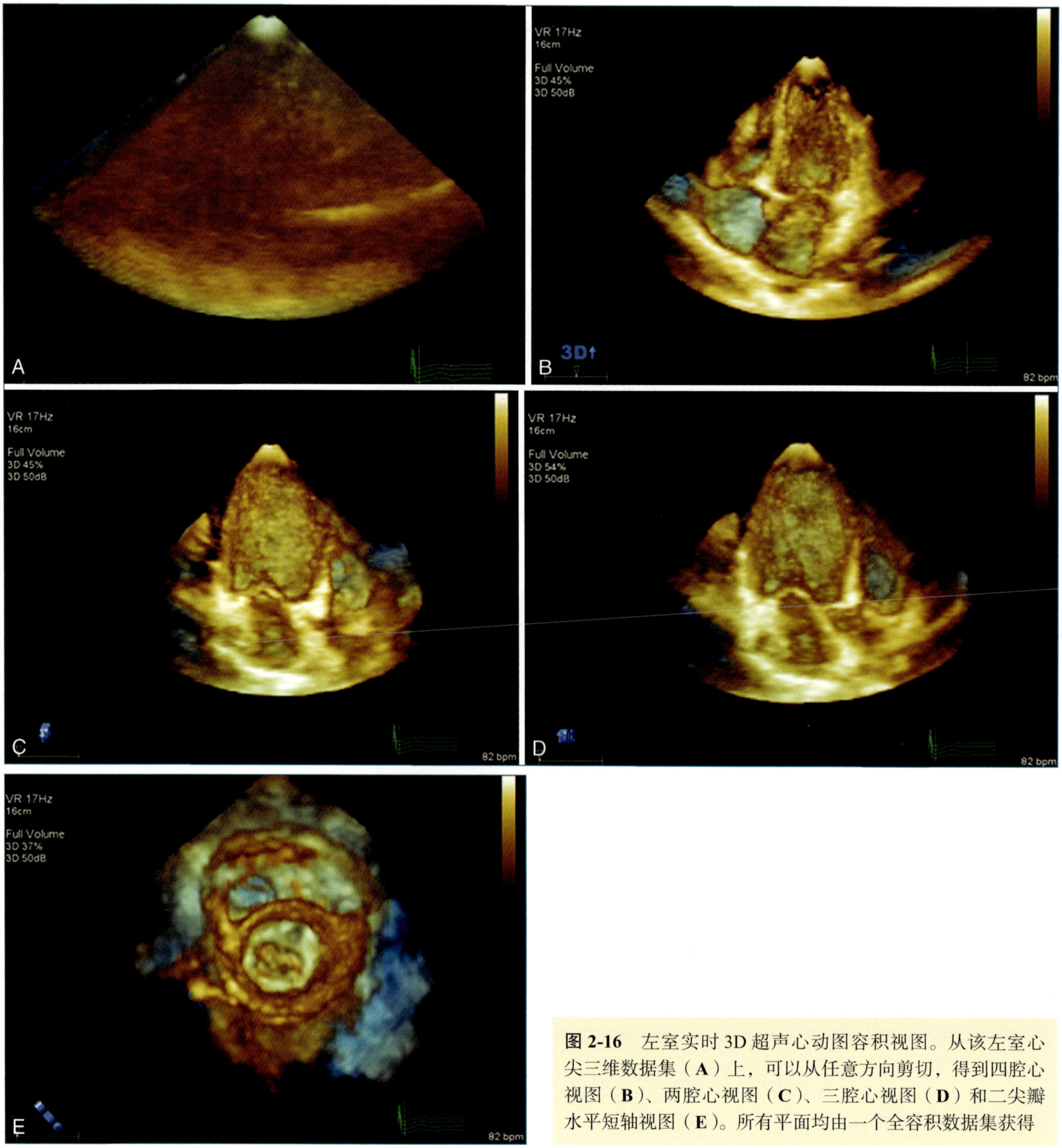

图 2-16 左室实时 3D 超声心动图容积视图。从该左室心尖三维数据集（**A**）上，可以从任意方向剪切，得到四腔心视图（**B**）、两腔心视图（**C**）、三腔心视图（**D**）和二尖瓣水平短轴视图（**E**）。所有平面均由一个全容积数据集获得

室流出道（RVOT）非常重要。右室容积可从心尖四腔观显示。要想更好地从心室侧观察三尖瓣叶和 RVOT，可以在心尖部截取一个与三尖瓣瓣环平行的断面（图 2-18 和图 2-19）。

一旦生成右室容积数据，在线或脱机定量右室功能和容积都可以（图 2-20）。

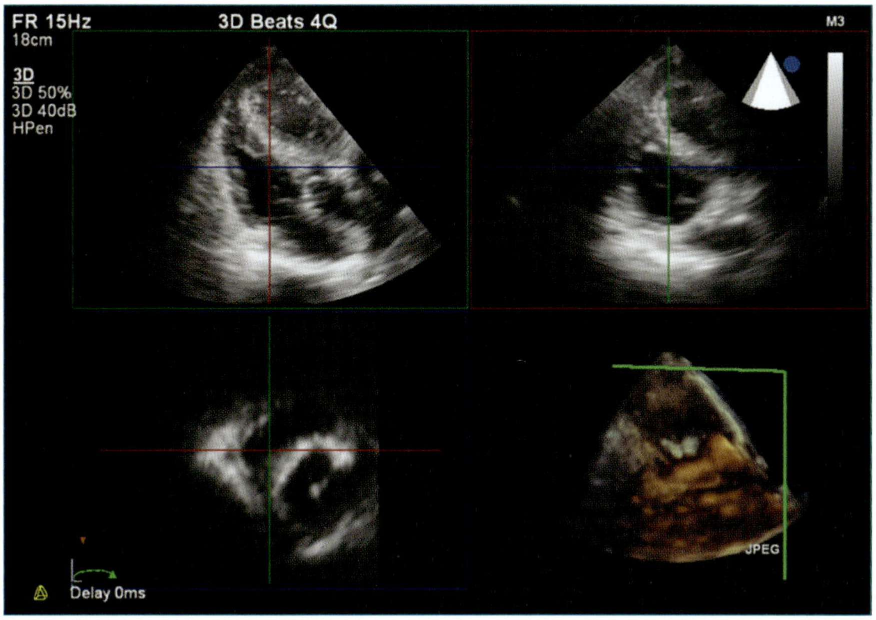

图 2-17　右室实时三维超声心动图（RT3DE）容积视图。这是右室的全容积模式采集，包括右室心尖视图（左上）、右室流出道视图（右上）和短轴视图（左下），以及 RT3DE 右室容积视图（右下）

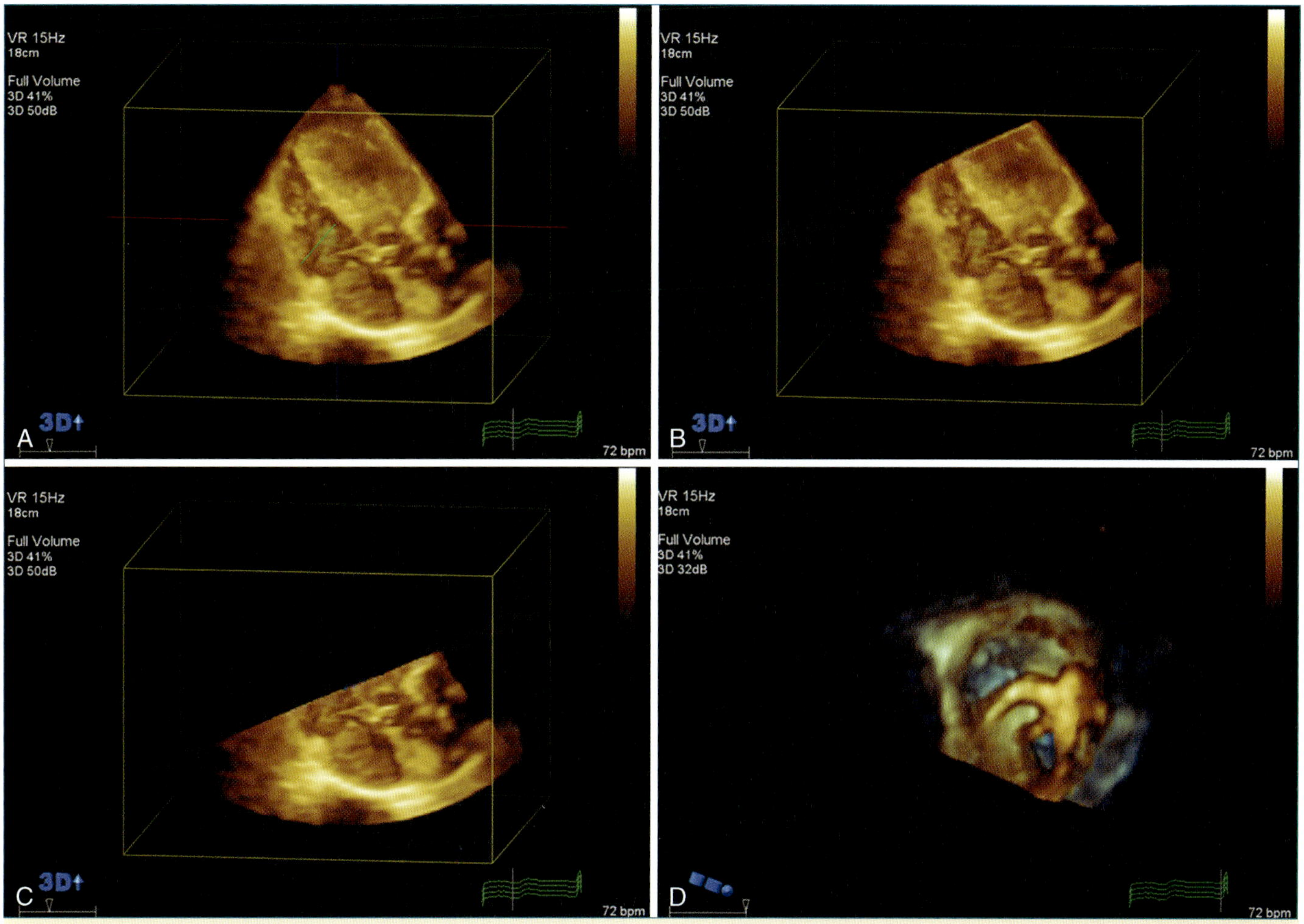

图 2-18　右室实时三维超声心动图。随后进行右室的剪切。显示右室心尖观（**A**）；应用剪切平面切除心尖部分（**B**），进一步剪切（**C**），倾斜左下图，将其转至前方可以显示右室短轴（**D**）

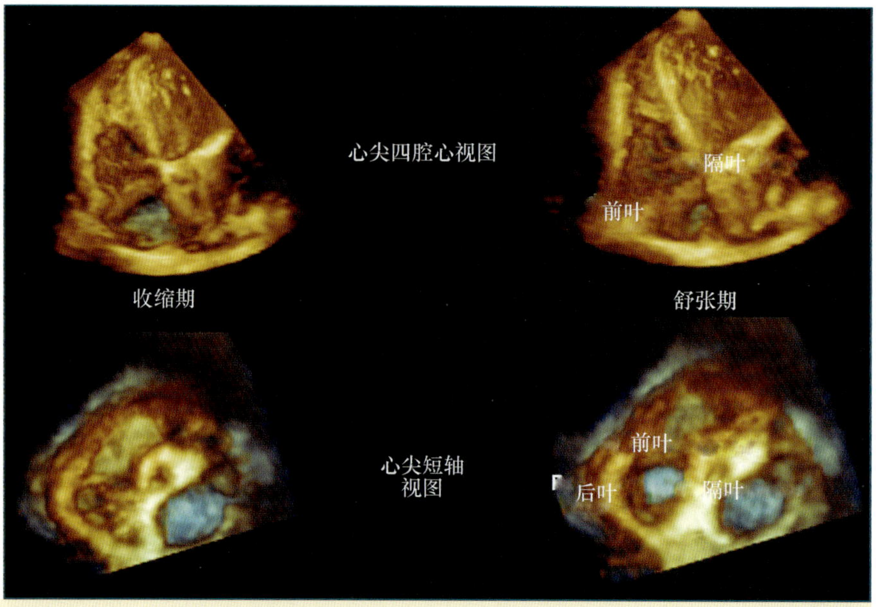

图 2-19 正常右室实时三维超声心动图，显示收缩期（左）和舒张期（右）的右室

同其他方法一样，只有数据质量理想 RT3DE 才可能有用。采集和显示 RT3DE 图像需要一个学习的过程，要熟练掌握这门技术需要时间、实践和投入。

彩色血流成像

RT3DE 彩色血流成像已经成为 3DE 中富有挑战性的领域之一。已有研究者尝试用于定量评估二尖瓣和三尖瓣的反流程度，但多数是用于研究而没有用于临床常规。图 2-21 显示一例穿孔导致的二尖瓣反流，RT3DE 彩色血流从胸骨旁视图显示重度二尖瓣反流。一例房间隔缺损的患者应用 RT3DE 彩色血流显像，多平面显像可以观察房间隔缺损的大小和位置（图 2-22）。

三维技术临床常规应用

决定购买新技术可能并不难，但是充分利用这项新技术需要考虑以下讨论的一些事项。

超声医师和临床医师的认可与培训

有两种方法可能有助于 3DE 成功地成为临床常规检查：

1.“优胜”法 选择最了解且致力于 3DE 技术操作的超声医师和临床医生。被选中的成员接受良好的培训后，可以将所学的知识和技术传授给团队的其他成员。

2. 团队法 为整个团队提供 3DE 技术的培训、教育和操作。

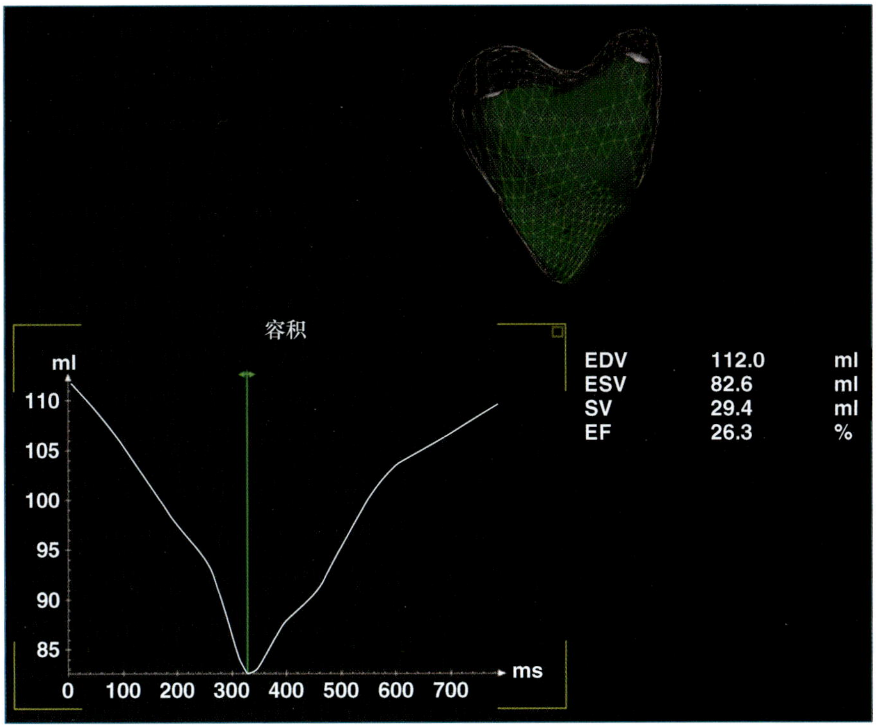

图 2-20　右室分析。EDV，舒张末期容积；EF，射血分数；ESV，收缩末期容积；SV，每搏量

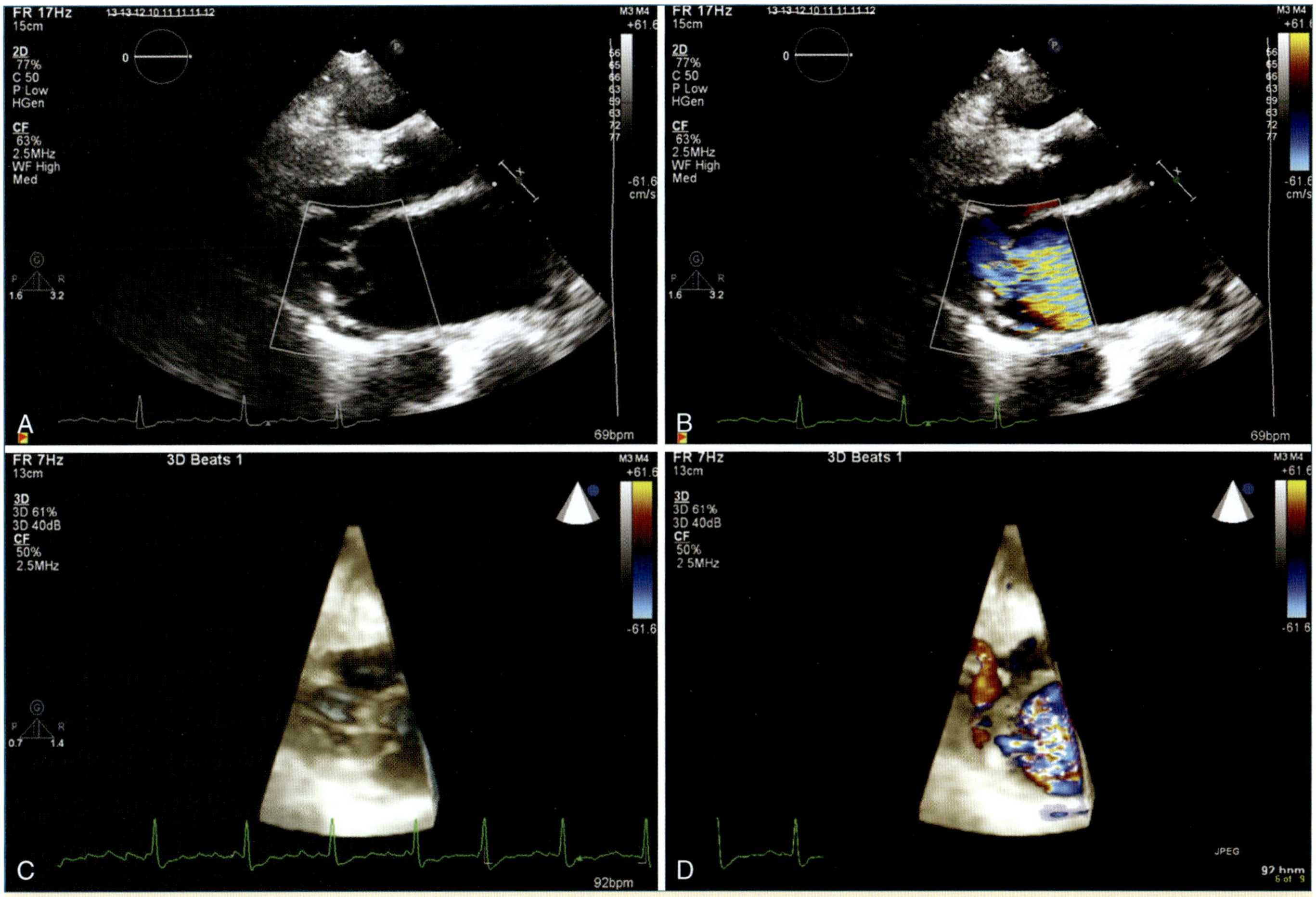

图 2-21　一例二尖瓣瓣叶穿孔患者。二维超声心动图可以观察到病变（**A** 和 **B**）。实时三维超声心动图（**C** 和 **D**）显示二尖瓣后叶穿孔

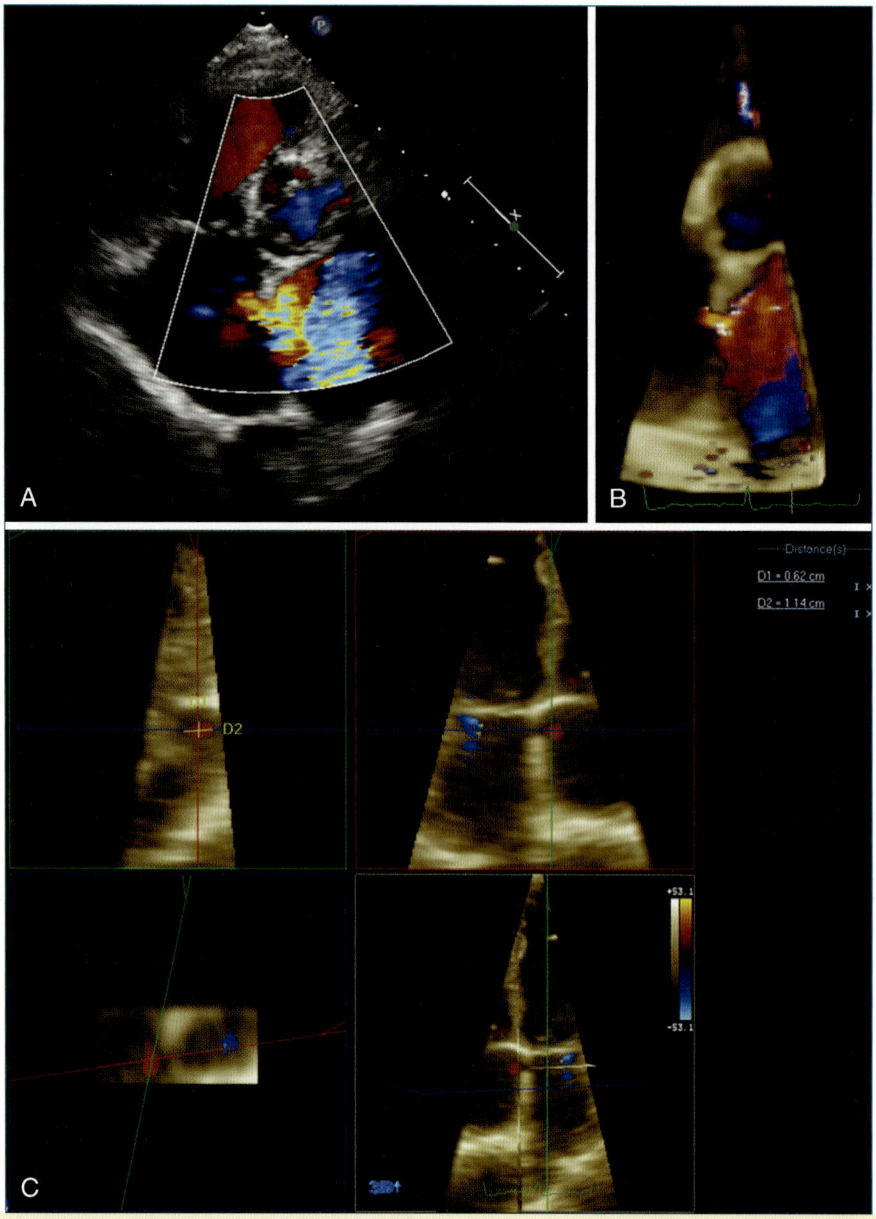

图 2-22 二维彩色（左上）和实时三维超声心动图彩色多普勒（左下）显示的卵圆孔未闭（PFO）。利用该彩色全容积数据集，可以分析测量 PFO 的大小（右），为 0.62cm×1.14cm

将三维超声心动图纳入成像流程及目标人群

要将 3DE 纳入常规检查，制订流程是必要的。尽管 3DE 图像可以与每个标准的 2DE 图像一起采集，RT3DE 研究应该集中进行，以更好地展示和观察病变。由于 3DE 左室容量数据集获取方便，且有大量研究显示其准确性和可靠性优于 2DE，因此所有患者中都应该保存一个图像质量良好的左室容积数据集。右室容积的采集和分析取决于是否有配套的分析软件。

不管病变如何，每个研究都应该常规保存专门的左室和右室宽角采集，射血分数和局部室壁运动的变化应该从这些容积中计算和显示。在我们实验室，3DE 胸骨旁长轴观、胸骨旁短轴观和心尖四腔观都是常规的成像视图。心尖四腔观主要是用于 LV 的全容积采集。

目标人群也应该明确，并将其写入实验室流程。要定量评价左室功能或重点观察某一特定疾病，比如充血性心力衰竭或瓣膜性心脏病患者，或者准备接受化疗的患者，只要图像质量良好，都可以应用该技术。

工作流程的管理

制订 3DE 工作流程是非常必要的。一旦有了 3D 技术，就需要进行显像和分析。根据现有的 2DE 工作流程，可以在超声仪器上继续操作，也可以在有 3D 软件的图像管理系统上脱机分析。病变或心室容积定量的 3D 显示可以保存为动态或静态图像，以便在图像管理系统（图像存储和传输系统）上随时观察，随后保存的 3D 容积原始数据可供日后使用。

尽管超声和计算机技术都取得了很大进步，但 RT3DE 仍有其局限性。然而，这项技术的发展使得心室功能的评估更为精确，而且也提高了对瓣膜病变的评价。将 RT3DE 纳入临床常规取决于这些因素以及超声心动图室的领导和超声检查医师们的付出。

参考文献

1. Mor-Avi V, Jenkins C, Kuhl HP, et al: Real-time 3-dimensional echocardiographic quantification of left ventricular volumes: Multicenter study for validation with magnetic resonance imaging and investigation of sources of error. *JACC Cardiovasc Imag* 1:413–423, 2008.
2. Jenkins C, Moir S, Chan J, et al: Left ventricular volume measurement with echocardiography: A comparison of left ventricular opacification, three-dimensional echocardiography, or both with magnetic resonance imaging. *Eur Heart J* 30:98–106, 2009.
3. Zamorano J, Cordeiro P, Sugeng L, et al: Real-time three dimensional echocardiography for rheumatic mitral valve stenosis evaluation. *J Am Coll Cardiol* 43:2091–2096, 2004.

第3章 三维经食管超声心动图系统

Ivan S.Salgo
（王怡丹 译 吕秀章 校）

引 言

技术的进步一如既往地推动着心脏可视化的发展。小型化、计算机处理和运算方法的改进仍然显示出强劲的发展势头。新的图像采集技术，加上处理、显示和量化大量数据的能力推动着超声心动图发展，并使之成为一个有望改变心脏介入治疗的方法[1-13]。如今的三维经食管超声心动图（3DTEE）已经可以获得接近直视状态的心脏图像。理解心脏在各个时间-空间维度的机械运动有助于了解超声心动图成像的生理基础，也为患者提供准确的诊断。

了解超声心动图系统中各部分的技术进步与发展是有益的，这其中包括换能、声束形成、显示和定量分析。超声心动图仪在其可移动性、费用、没有电离辐射及普及方面的优势是无与伦比的。

探头技术

在各种成像方法中，探头是对超声心动图起决定作用的一个方面。“换能”是指将一种能量转换为另一种能量。因此，超声探头在“发射”信号时将电能转换为机械能，而在“接收”时则像一个麦克风。所有超声探头都按照这种操作模式工作，但超声技术发展的突出特点是在二维或三维方向上的控制能力。最早的M型探头产生的图像仅包含一个空间维度和一个时间维度。晶体通常是用铅-锆酸盐-钛酸盐制作的特殊材料。新的单晶体材料包含同质的固态域，传导效率更高（频带也更宽），这样就同时增加了超声的穿透性和分辨率。虽然M型超声相对于听诊器是一个进步，但是它缺乏观察视野。M型超声应用“发射-接收-等待”的工作循环模式来确定沿扫描线上的目标间的距离，要观察不同的心脏结构，操作者需要将探头分别指向它们。相控阵模式的发展使扫描线能够被操纵控制。

超声心动图检查常用的二维（2D）成像技术使用的探头有多个晶体（图3-1）。具体来讲，这些晶体排列成单行，每行包含48～128个晶体，不同的晶体在电学上互相隔离。按一定顺序发射晶体就可以产生单个波阵面。每个晶体都可通过增加和减少脉冲产生有一定方向的聚焦波，因此产生放射状传播的扫描线。例如，如果右侧最远的晶体先发射脉冲，并按时间顺序传到左侧，那

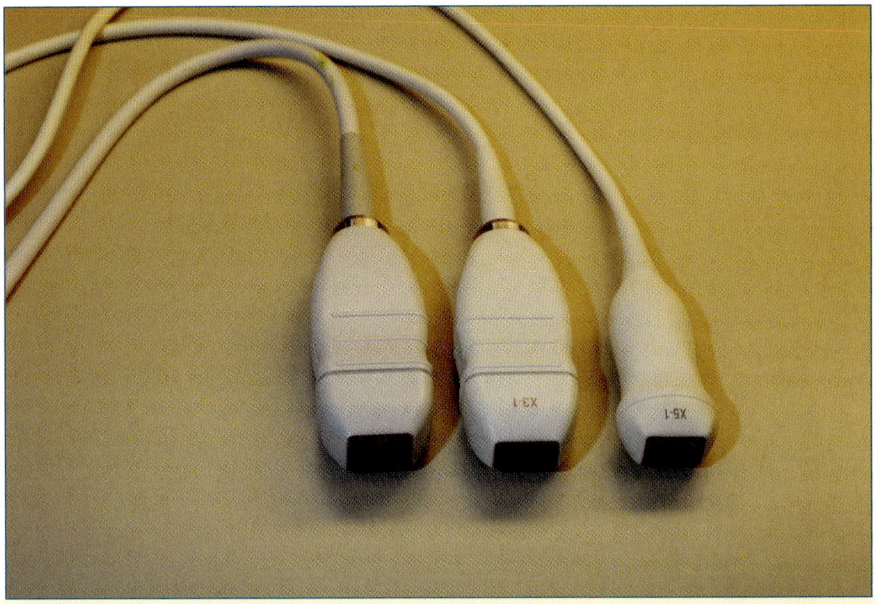

图 3-1　成人三维经胸超声心动图探头。由左至右为三代探头：×4、×3-1 和 ×5-1。在矩阵技术的发展中，小型化是技术发展的趋势。×4 有 24 个专用集成电路，×5 有 1 个，这降低了能量消耗并且有一个更符合人体力学的手柄。其他进展包括外形和前部口径的变化，以更好地适合肋间隙

么声束将会指向左（图 3-2 和图 3-3）。每个晶体激活的时间与启动发射的时间都有一段延迟。为了进一步说明这一点，一维排列的晶体可以从两个方向激活：径向和轴向（侧方）。晶体的这种时空方向及其按相位时间的顺序激动构成了现代相控阵系统的基础。

探头材料用钻石头的电锯切割组成棋盘样结构，随后将晶体用电学方法连接到系统。早期的系统由稀疏采样矩阵组成，也就是说，矩阵的晶体并非都处于激活状态。这些稀疏矩阵造就了第一代瞬时三维图像，早期的临床研究用的都是这种探头。使每个晶体独立地激活，可以更精确地控制超声束。这些晶体的间距或疏密由所需的操作频率（一般来说 λ/4）决定。否则就会出现不利于成像的衍射效应，例如旁瓣效应。也就是说探头的频率越高，晶体的间距越小。创建这些晶体间的连接遇到的技术问题越来越多。在所有晶体间建立电连接是一大进步，能够使矩阵采样完全。

三维（3D）超声心动图（3DE）成像的关键是显示移动的结构。要观察静态的没有空间移动的结构，如果可以在坐标系内加入第三个维度，那么 2D 成像探头就可以扫描。早期的门控 3D 方法就通过电磁追踪器应用了这种模式。当然，2D 图像需要心电图（ECG）门控，但心脏移动或心律失常可能导致误差，并且扫描时间可能花费几十分钟，需要几百个心动周期。要最终获得高分辨率的心脏图像，需要瞬时成像来克服这些限制。2D 成像探头和瞬时 3D 成像探头的关键区别是晶体的排列方式（图 3-4 至图 3-7）。虽然一维排列用于二维成像，但二维矩阵或是棋盘样排列可以在轴向以及水平方向上控制超声扫描线。传统的单排二维成像探头可以使能量在方位平面中传播，但在扫查平面上下也会传

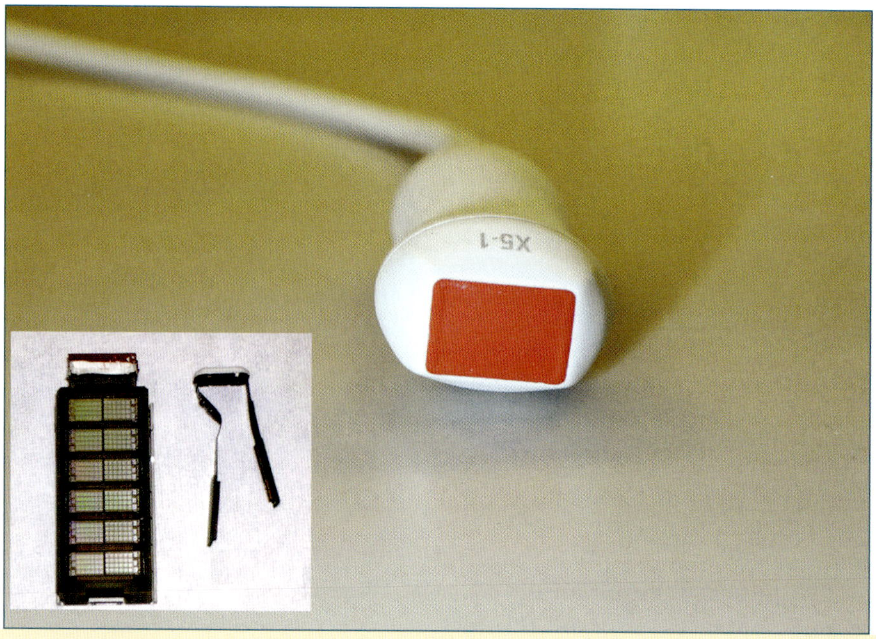

图 3-2　×5-1 探头的微型集成电路。插图左侧，展示先前应用的多个专用集成电路的技术。这些电路发射微束声波，并可以在三个方向上调整声束方向。插图右侧，这些电路压缩在一个电路内，直径与探头表面红色的部分匹配

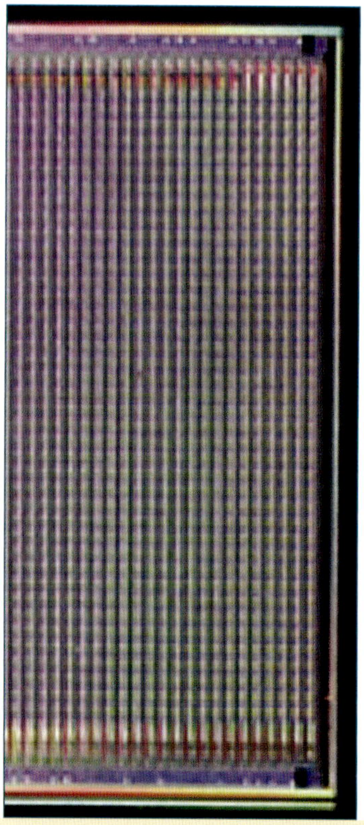

图 3-3　三维声束专用集成电路（ASIC）的一部分。显示的是将探头压电元件和声束形成元件电路结合的电接点。ASIC 可以完成 M 型、二维和 3D 以及频谱和彩色多普勒成像

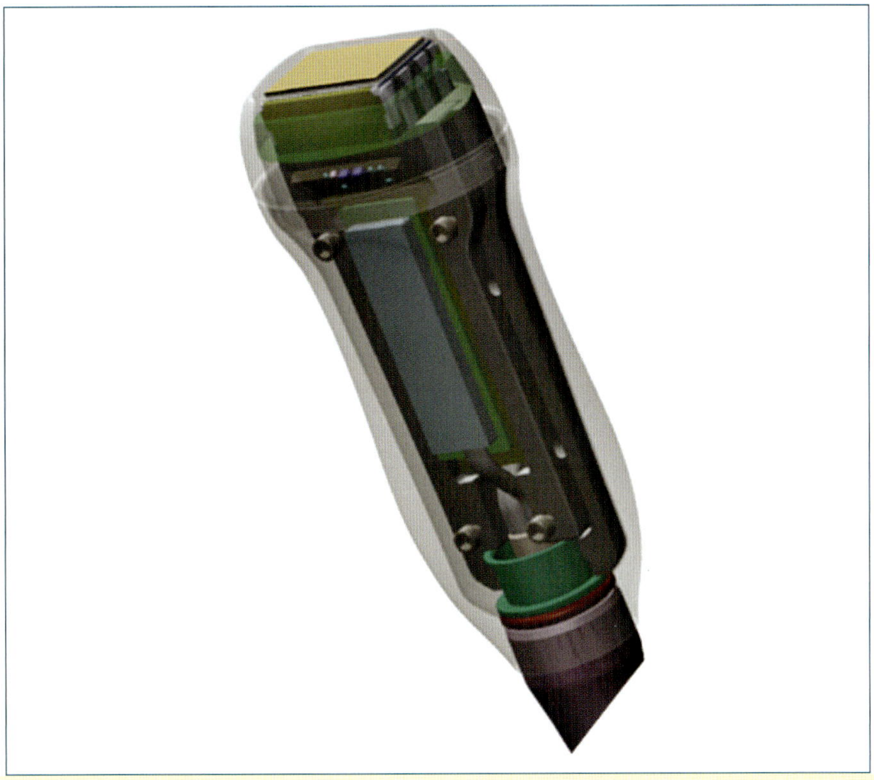

图 3-4　经胸三维成像探头的内部组件。底部显示的是与外壳相接的电线，电线与超声系统主要的声束形成器连接，并通过手柄中部的矩形连接器（亮绿色）。顶部是声束形成专用的集成电路和匹配层

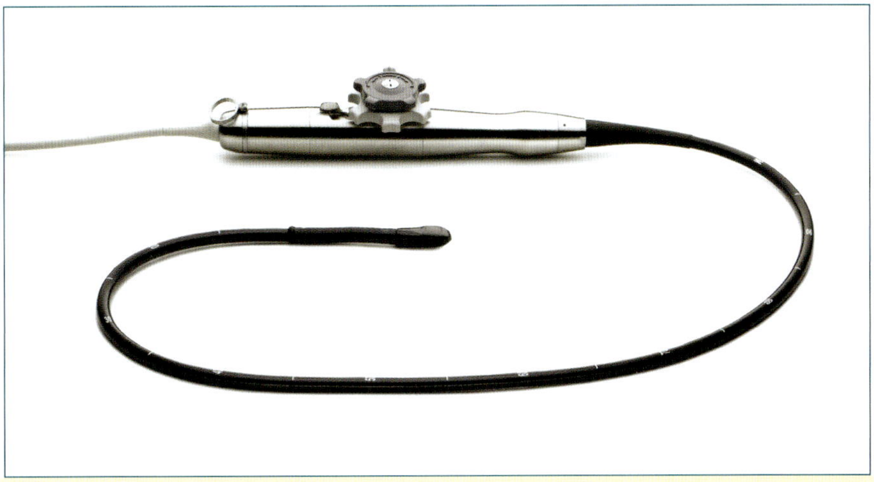

图 3-5　三维经食管成像探头

播部分能量。这种棋盘样排列允许晶体位相放电，从而生成可以在侧向和水平方向操控的放射状传播扫描线。这样，真正的 3D 成像探头诞生了。

微声束的形成经过粗调节和精细调节的过程，这是通过将微小延迟电路放入特制的、专用集成电路（ASIC）中实现的。最早的商用、全容

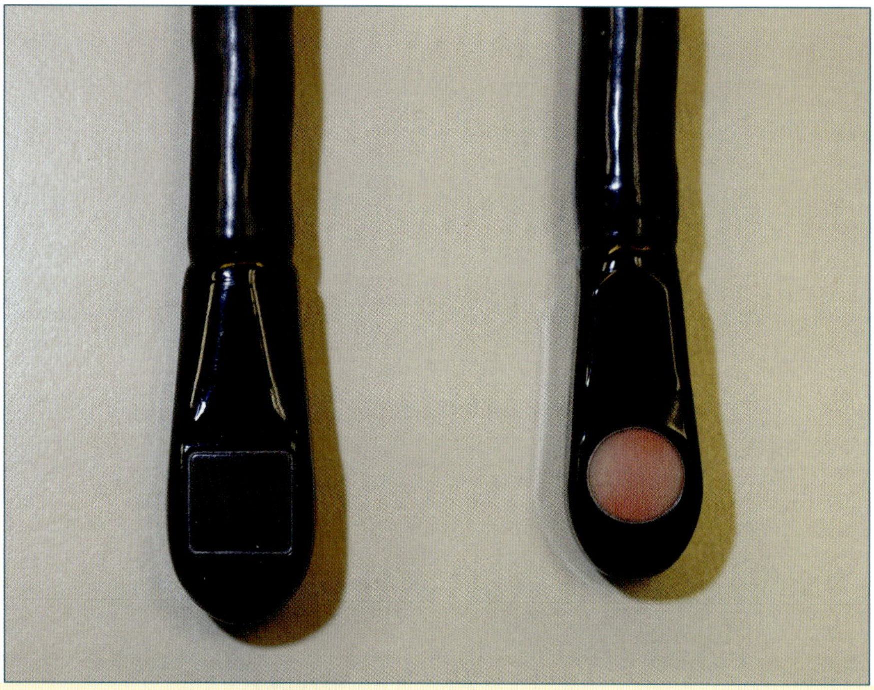

图 3-6 三维经食管超声心动图探头（左）与二维多平面探头（右）

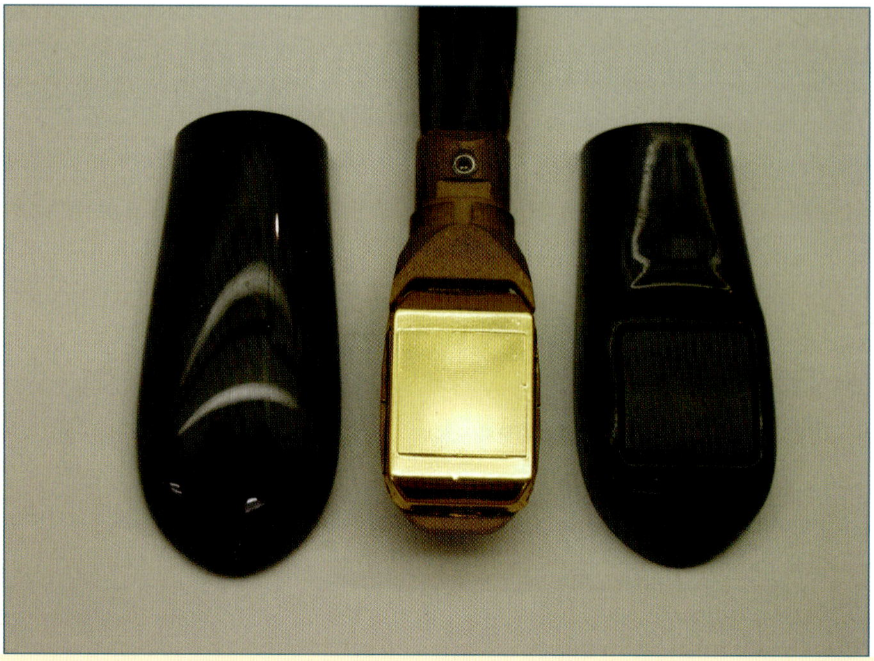

图 3-7 三维经食管超声心动图（TEE）成像探头头部除去外壳后。图中显示的是方位角和仰角两个维度的矩阵。和传统的多平面 TEE 探头不同，该探头的外壳没有可移动的部分。此外，为了防止外部设备（例如电凝器）的电干扰，其内有防护装置

积矩阵探头应用这种方法，即在探头操作柄中置入了 24 ～ 26 个 ASIC，有近 3000 个晶体与这些 ASIC 有电连接。精细调节利用的是晶体矩阵的亚段，称为补丁。粗调节是通过传统电缆在系统内完成的。由于大部分声束已经在手柄内形成，特殊设计的 ASIC 可以使每个晶体都产生电活

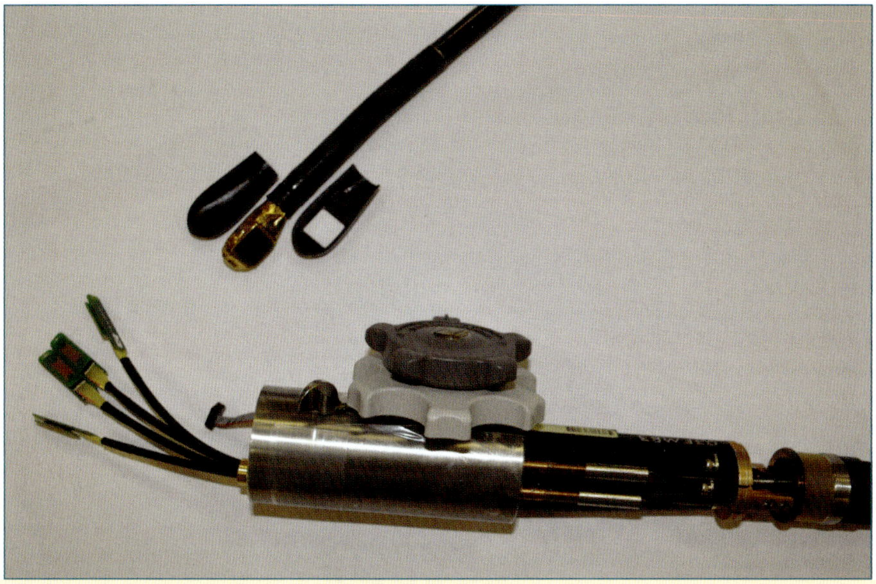

图 3-8　三维经食管超声心动图探头以及操作柄部分。显示的是用于弯曲颈的转向电缆。弯曲颈靠近探头头端，可以在食管内前屈或后伸。四个电子连接器使微声束形成后的声学信息可以在电缆内传播

动，但同时又可以保持换能器电缆的小巧性。早期的探头是“3D 专用探头”，但现在已经具备所有探头的功能，一个探头具备成像、彩色血流和频谱多普勒的功能。此外，探头要足够大，才能保证足够的侧向和深度分辨率；同时也应足够小，可以放入肋间隙。探头技术最难的一个方面是所谓的热能管理。电子产热可能随着机械指数的增加（例如，较高的波强度）而增多。在 3DE 于检查室使用前就需要解决这些问题。

3DE 有赖于发射微声束的小型化。通过减少在单个芯片上形成声束所需的电子基板，探头芯片应该小到可通过人的食管。同时这也显著降低了功率要求和通电电路产生的热量（图 3-8 至图 3-10）。

声束形成

3DE 声束形成包括发送和接收时超声能量的控制和聚焦，产生可以显示或量化的有用信号。这既是先进的科学，同时也是艺术，在最高帧频、扫查容积大小以及分辨率方面不断取得显著进展。分辨率定义为能够区分声束中两个目标点的能力。当前 3DE 系统发展受限的因素是声速，而不是计算能力。通过发射更多的、间距更近的扫描线，可以提高图像质量。由于系统要处理更多的工作周期，帧频也会因此降低。

系统的限制因素可以描述为一个三角形，三角形的边界是发射的扫描线的数目。声束间隔大可以增加容积，但在帧频固定的情况下，分辨率会降低（图 3-11）。放大模式要增加分辨率可以用紧密的扫描间隙，但容积会因此减小。发射的扫描线数目是帧频的决定因素，声束越多分辨率越高，但帧频会越低。

声束形成可分为一个粗略阶段和一个精细调整或细微阶段，前者发

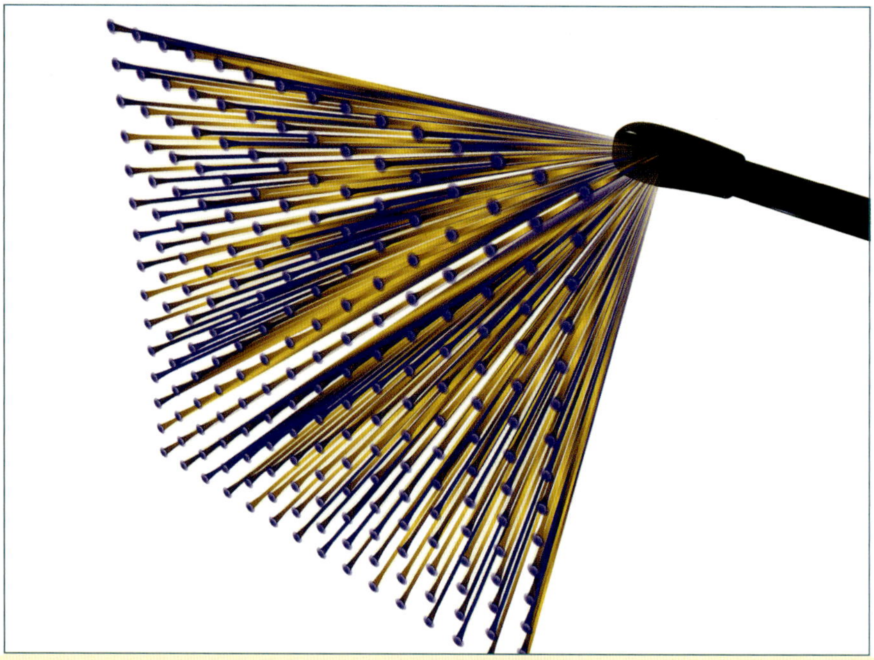

图 3-9 三维空间中的三维（3D）转向声束。通过操控发射声束，一个功能完整的矩阵可以显示解剖结构的三维空间

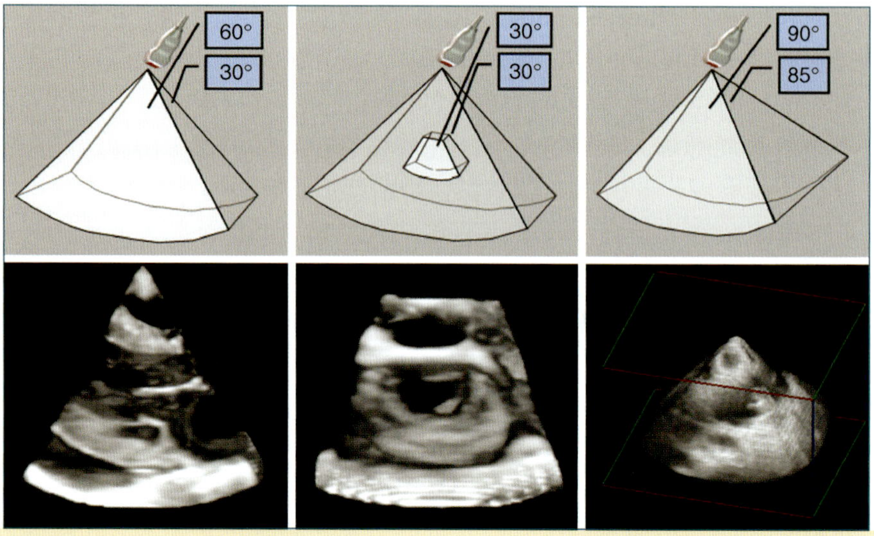

图 3-10 三个不同的容积扫查示例。左侧显示的是实时扫查容积。中间显示的是放大模式下的实时扫查。右侧显示的是多个门控容积块组合在一起而生成的更大容积

生在超声系统，后者发生在探头。整合晶体信号称为叠加。每个晶体脉冲的叠加最终形成一条扫描线。大致的顺序如下所述：

1. 计算（方向和孔径）和发射传输扫描线。
2. 接收或检测返回的超声波，并进行数字化采样和储存。
3. 根据数字信号创建多个接收方向和焦点（接受转向和动态聚焦）。
4. 计算射频信号强度（边缘检测）。

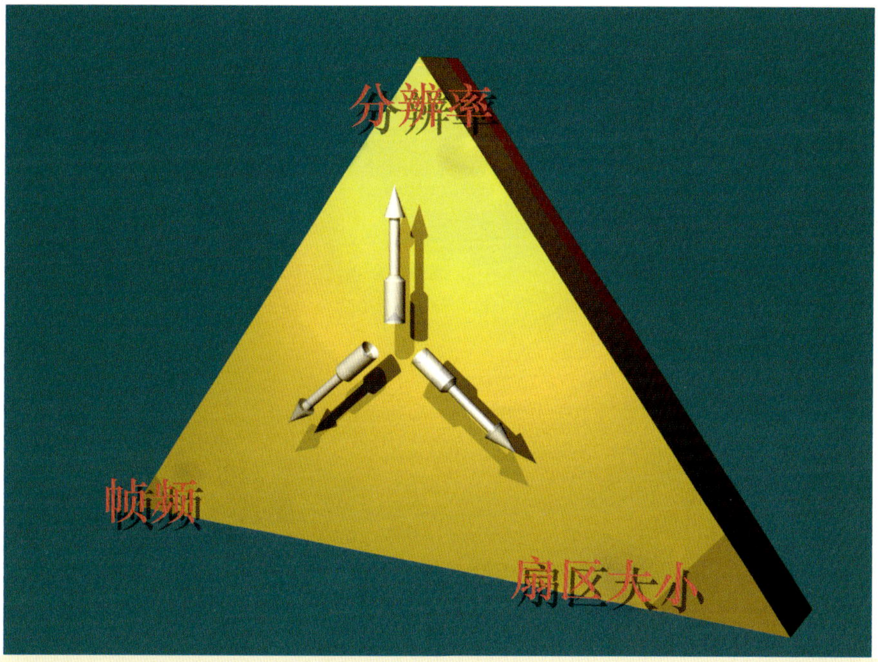

图 3-11　在三维声束形成中，帧频、分辨率和扇区大小的关系。在扫描线数目固定的情况下，增加扇区，分辨率降低，使图像看起来呈斑点状。发射更多的扫描线可以提高分辨率、增加扇区或两者同时增加（取决于扫描线的密度），但会降低帧频

5. 扫描三维球形系统并转换为笛卡尔（立方）立体系统。

三维声束形成最重要的方面是方位（侧向）和仰角转向能力。这样就创建了一个球形坐标系。限制分辨率的因素主要是侧向或水平扫描线的间距。扫描线上的采样间距在径向维度更为细密（即一条扫描线上），但在侧方或是水平方向的扫描线上间距较大。因此，扫描线间距是决定图像质量的基础。

门控是指采集多个图像（与心电图同步）并在随后的某个点将它们整合在一起。20 世纪 90 年代，3D 图像的获取需要保存 60 ～ 180 个 2D 切面，将图像插补后得到一个重建的 3D 容积。由于这个过程需要几分钟，因此容易出现错位而且分辨率较低。目前仍利用门控技术克服声速的限制，通过组合仅几个 3D 容积块（如 4 ～ 8 个）生成一个大的容积。这个过程仅需几秒。此外，彩色多普勒技术需要分析一条线上的多个发射信号，对多个返回的脉冲进行比较或相互关联可以推测血流速度。然而，门控技术在有心律失常，例如心房颤动或多发室性期前收缩的患者中容易出现误差。

3D 超声成像仍然遵循声学的物理定律，尽管它是非门控或是“实时 3D”。首先，孔径是决定图像质量的一个重要因素，大孔径可以从一个焦点发出更好的声束。与腹部成像不同，经胸超声心动图的探查孔径受到肋间隙的限制。在 TEE，孔径的大小需要适应成人食管的内径。相对于经胸超声心动图，TEE 的频率通常更高。在孔径大小一定的情况下，这样可以获得分辨率更高的图像（频率越高，超声束聚焦能力越好，但是穿透力会下降）。由于 TEE 不受胸壁的影响，较高的频率和较好的声学基质都使其分辨率高于经胸成像（图 3-11 和图 3-12）。

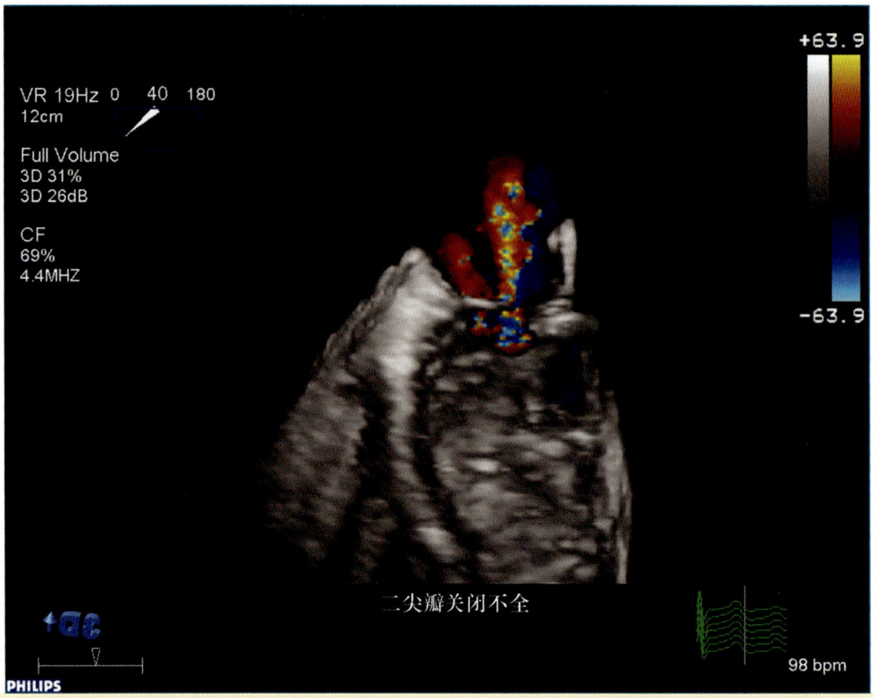

图 3-12 二尖瓣关闭不全的三维（3D）容积视图。图中显示左室和二尖瓣反流的三维空间彩色多普勒。红蓝两色间的混叠是由于血流速度超过尼奎斯特极限，使得量化其真实的流速受到限制

声影、混响、多径传输和像差等伪影都会降低超声图像的质量。同 2DE 一样，3D 超声不能透过金属或高度钙化的物体。经胸和经食管成像时的图像质量不同，这主要是由两种现象造成的：像差和多径反射。像差是由于声波在速度不同的两个介质间传播产生的。筋膜组织层会使传播的声束变形，考虑到不同的声速可以部分矫正这一问题。胸壁层包括不同程度的脂肪和结缔组织，这不但会产生像差，还会出现多径衰减。由于超声波在传播过程中改变方向，发送和返回的超声信号的重叠包含了需要和不需要的目标。不需要、但又确实存在的信号称为“杂波”。由于食管壁很薄，由分层的鳞状上皮和平滑肌构成，因此 3D-TEE 不会出现这些超声效应。所以，图像质量更高，而杂波较少。

三维超声心动图的定量

处理了 3D 数据，并进行“容积重建”后就可以获得三维立体的外观（图 3-13 至图 3-16），也可进行 3D 彩色容积重建（见图 3-12）。3DE 采集跳动心脏的超声图像有很明显的优势，这使其特别适合定量分析。尽管显示解剖结构真实的 3D 状态非常重要，很多医师认为 3DE 最重要的价值在于其定量能力。心肌和瓣膜的运动是发生在三个空间维度上的，传统的 2D 扫查平面无法采集这一整体的运动，或者在扫查时

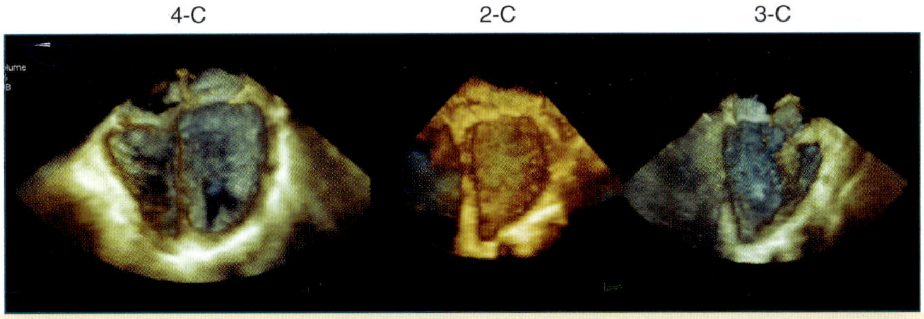

图 3-13　经胸成像显示左室心尖四腔心（4-C）、两腔心（2-C）和三腔心（3-C）视图。这是一例三维（3D）容积成像，其中三维（3D）容积元素也称为三维像素，可以在 3D 声束扫查时创建 3D 成像。此外，色调（色彩）可以用于增加深度的视觉效果。这些三维像素转换为二维（2D）图像元素（像素）的过程称为容积重建。尽管图像是 2D 的，但是创建这些图像用的是真正的 3D 数据

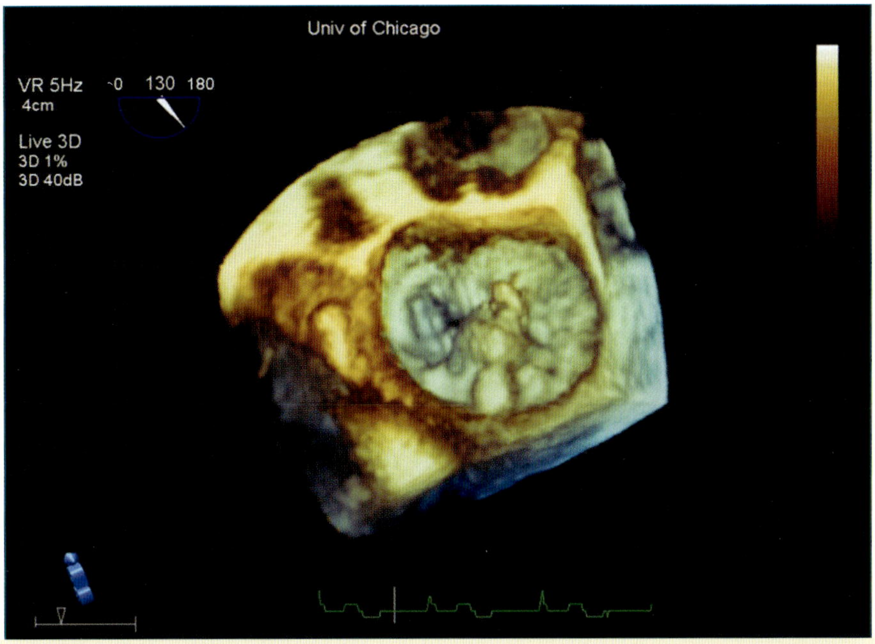

图 3-14　三维经食管超声心动图显示二尖瓣近 P2 区的脱垂

平面会“滑动”。定量需要对心肌进行分段或将感兴趣的结构从 3D 图像中分离出来。应用机器视觉技术可以识别界面，如左室（LV）腔-心内膜边界。边界由一系列点和线生成，然后通过表面成像技术显示（图 3-17）。

3D 声束形成技术在 TEE 探头的应用使其可以观察跳动的二尖瓣。用这种方法可以准确地将二尖瓣分区。对二尖瓣环、瓣叶和腱索装置的真实 3D 结构进行测量，这就使得可以对非平面形状的二尖瓣环进行更复杂的分析[13-24]。这些 3D 测量指标包括：

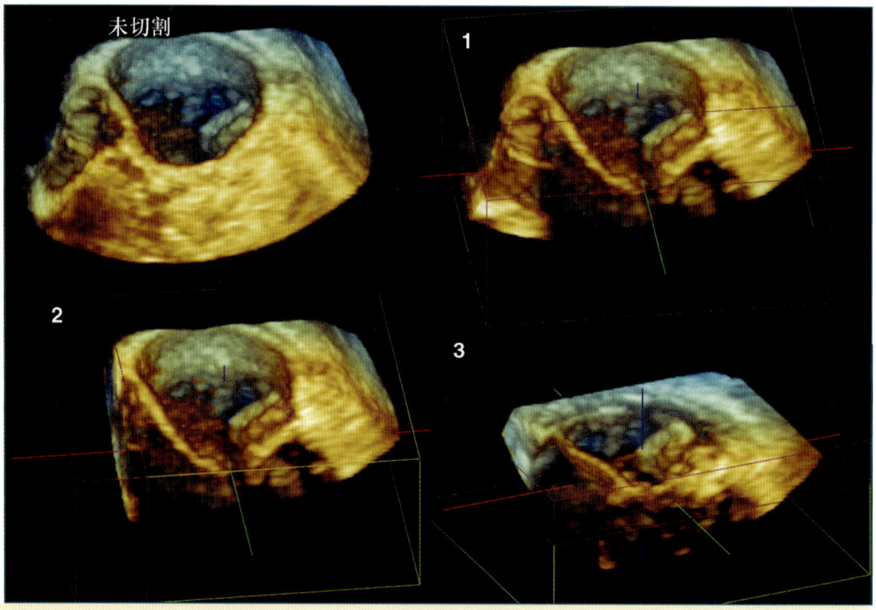

图 3-15 二尖瓣三维经食管超声心动图成像数据剪切显示。左上图从左房面显示未经切割的三维图像。1. 切割平面沿着绿色的轴线切割数据集，可以更好地显示二尖瓣前叶和后叶。2. 沿着红色的轴线进行切割，切掉前面部分主动脉瓣结构。由于只是在一边切割，没有获得很好的效果。3. 沿着蓝色的轴线进行切割，切除了左房至图像的顶部

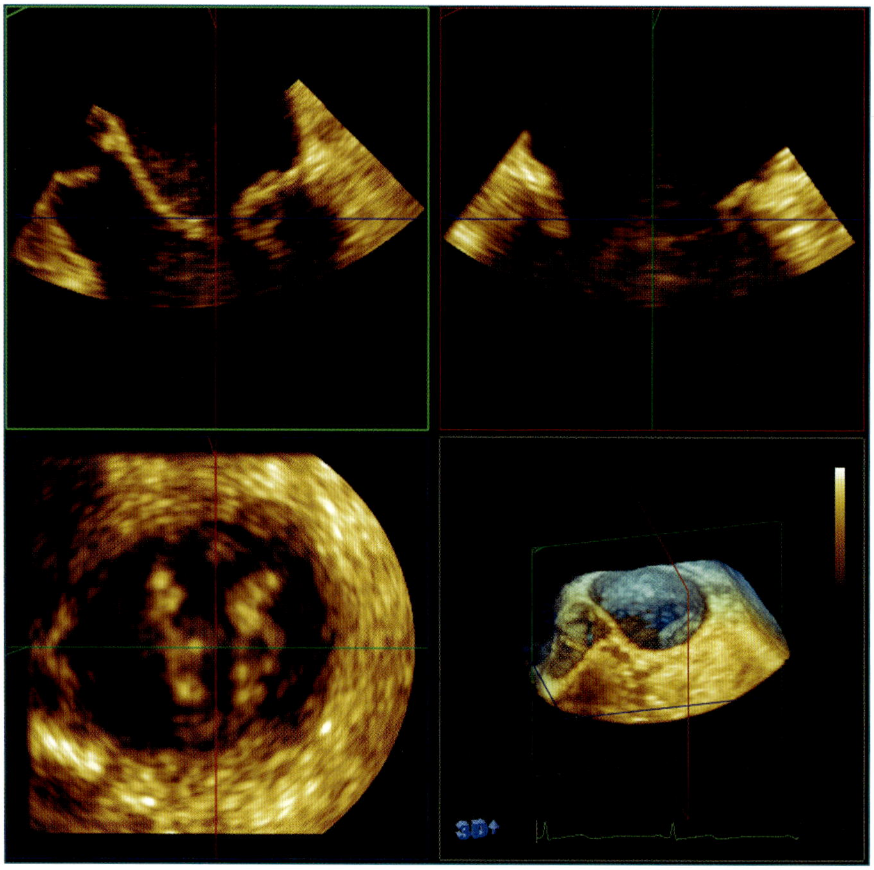

图 3-16 自三维（3D）数据集的二维（2D）多平面重组。从 3D 数据集（左下）可以提取三个垂直的 2D 视图。2D 视图可以任意方位显示感兴趣解剖结构

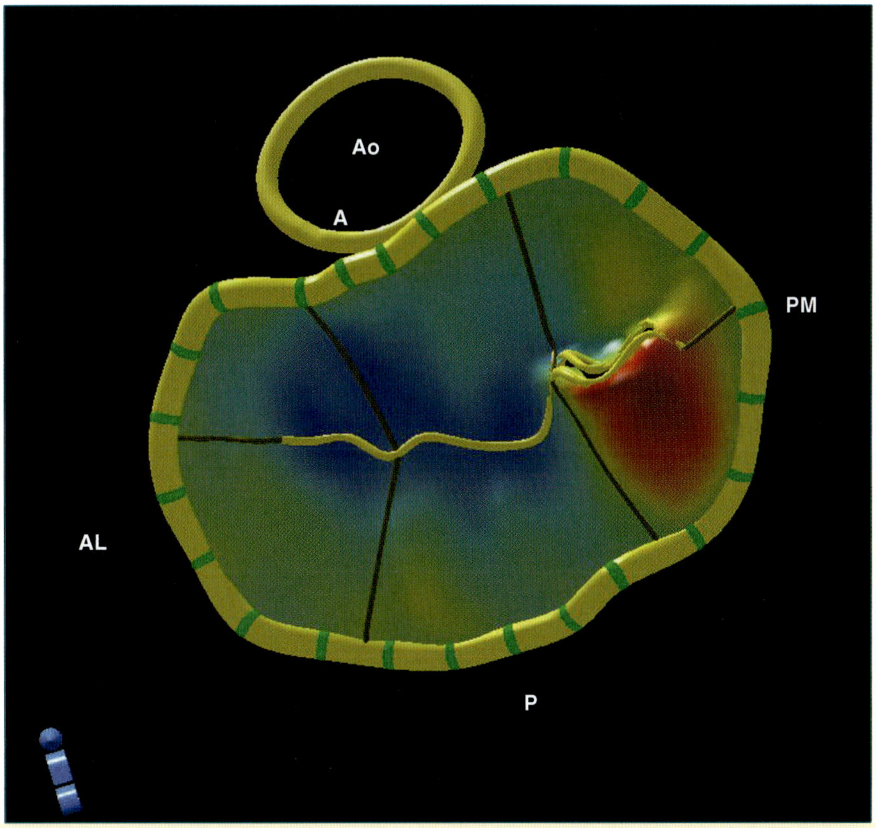

图 3-17　二尖瓣叶的表面成像和分区。P3 区脱垂以红色部分显示，这部分的瓣叶超出瓣环平面，脱向左房侧。同时显示了由于瓣叶对合不良导致的反流口。A，前面；AL，前外侧；Ao，主动脉瓣瓣环；P，后面；PM，后外侧

- 瓣环直径
- 瓣环非平面性
- 瓣叶交界区长度
- 瓣叶表面积
- 主动脉与二尖瓣环的成角

二尖瓣结构的数据采集使得可以应用先进的技术在三维方向上检测血流的特性。例如，近端等速表面积（PISA）技术是定量估测二尖瓣反流程度的重要指标，然而，该技术基于的是几何假设，这一点必须要重视[25]。应用 3DTEE 对二尖瓣进行分区，利用这些实际的二尖瓣数据，可以模拟跨瓣血流，进而观察汇聚等速血流区的特点。该血流区在不规则的瓣口附近，因此它本身也是不规则、非球形的。这意味着选择 PISA 混叠速度时需要谨慎地选择一个接近半球形的汇聚区（图 3-18）[26]。

3D 相对于 2D 有一个显著的优势，就在于如果采集容积时包含了整个 LV，就不会出现透视缩短的误差，也无需 LV 容积的假设。双平面和三平面方法有助于避免透视缩短的问题，而且相对于 3D 实时采集有更高的帧频；然而，如果扩张的室壁瘤出现在平面之间，计算的左室容积会

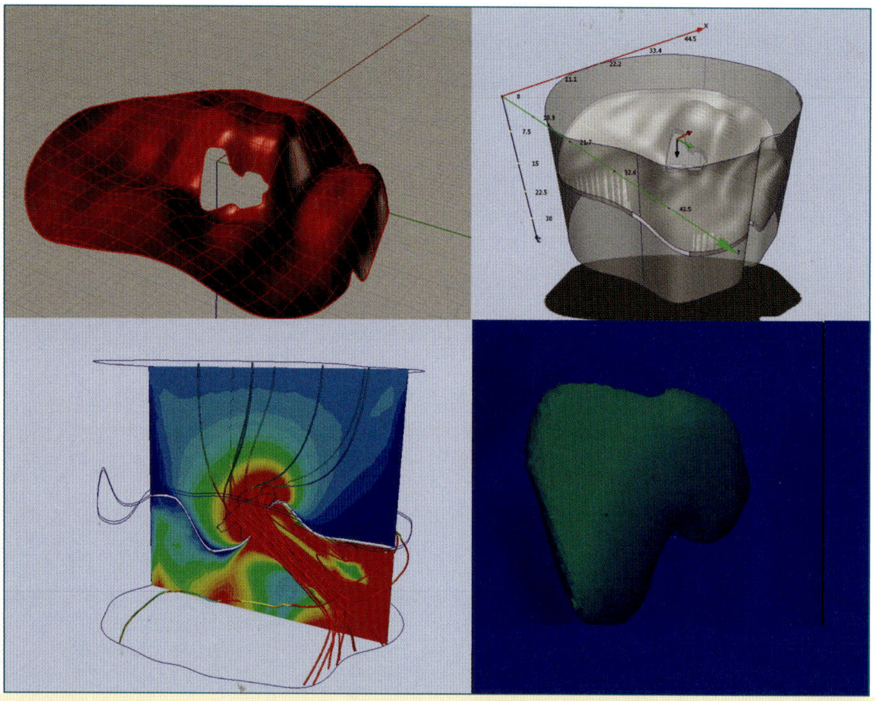

图 3-18 三维（3D）空间模拟等速近端表面积计算血流的流体力学，以 3D 经食管超声心动图对二尖瓣反流孔隙进行分段。左上，应用类似**图 3-17** 所示的技术，自三维数据生成三维网格并导入有限元环境（右上）。设置初始压力条件后，3D 流线从顶部至底部通过反流口（左下）（从左室面观察，瓣膜是倒置的）。有限元模拟表明，靠近瓣口的近端等速汇聚区不一定呈半球状（右下）

出现一些插补误差。左室的表面显示模式可用于心腔定量，四个心腔都适用。计算机技术可以计算容积、局部室壁运动和局部同步性[27-43]。具体来讲，三维形变模型可以确定三个方向的 LV 心内膜，这是定量 LV 容积最准确的方法。此外，可以应用不同的几何技术显示 3D LV 重塑的参数[44]，这可以通过计算 LV 心内膜的局部曲率来完成（图 3-19）。由于正常的 LV 不是一个球形，不同节段的 LV 曲率半径是不同的。例如，正常室间隔的几何学特性不同于心尖部。3D 成像也可以定量 LV 同步性。所需帧频取决于需要解决的问题，30Hz（每帧之间 33ms）的帧频不足以定量心肌内的运动，这时应用组织多普勒或斑点追踪进行研究更合适。然而，3D 空间心内膜偏移可以评估局部的同步性，因为它评估的是射血，而不是组织运动。3DE 可以更全面地评估室壁的 3D 运动，然而，必须考虑帧频限制的影响。与局部功能的评价相比，整体功能的评估可以接受较低的帧频。换言之，要测定射血分数，只需要准确地估量舒张末期和收缩末期容积即可（图 3-20）。

感谢

作者衷心感谢 Michael Peszynski 对探头工程的宝贵投入。

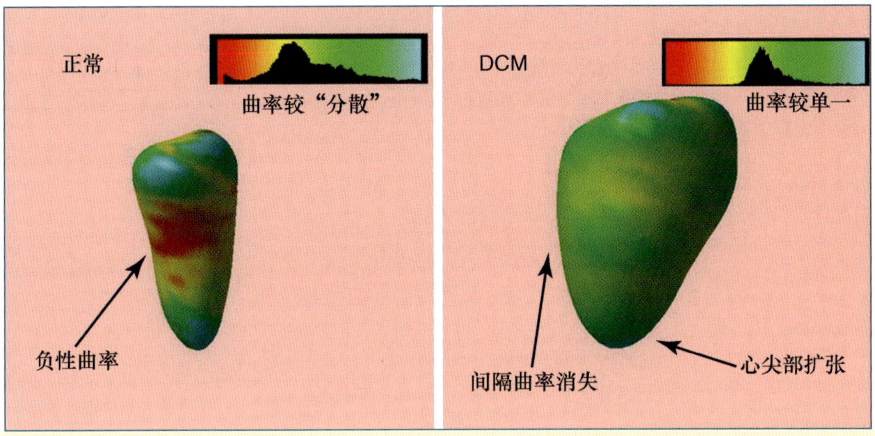

图 3-19　左室（LV）节段网格技术，能够以参数的形式显示局部左室重构。左图显示的是正常的患者，心腔较小且左室间隔向内弯曲。扩张型心肌病（DCM）患者室间隔曲率消失，并且伴随心尖部扩张（右）。曲率的柱状图显示标准差较小，因此具有类似于球体的特征（因为球体的半径一致，因此其标准差为零）

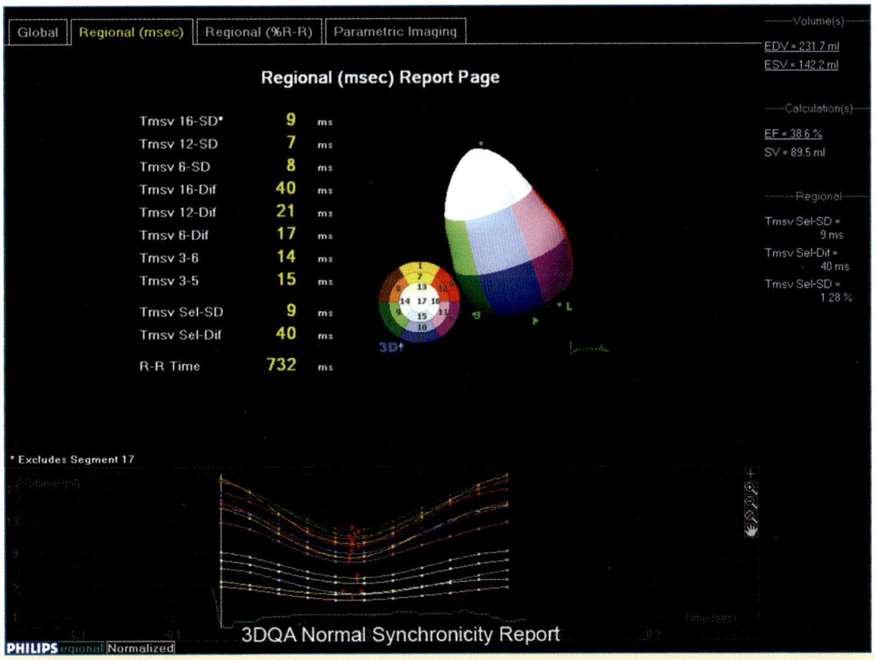

图 3-20　左室的三维节段划分。牛眼图显示的是解剖学节段。应用这个方法，整体和局部的功能都可以评估，且不需要几何学假设。可以计算心动周期内任一节段的局部射血曲线。所有节段的波形都相似（有相关性），表示该患者的射血是同步的

参考文献

1. Lee AP-W, Lam YY, Yip GW, et al: Role of real time three-dimensional transesophageal echocardiography in guidance of interventional procedures in cardiology. *Heart* 96:1485–1493, 2010.
2. Lang RM, Mor-Avi V, Dent JM, et al: Three-dimensional echocardiography: Is it ready for everyday clinical use? JACC: *Cardiovasc Imag* 2:114–117, 2009.
3. Lodato JA, Cao QL, Weinert L, et al: Feasibility of real-time three-dimensional transoesophageal echocardiography for guidance of percutaneous atrial septal defect closure. *Eur J Echocardiogr* 10:543–548, 2009.
4. Perk GM, Lang R: Transesophageal echocardiography: Three-dimensional echocardiography, percutaneous interventions. Use of real time three-dimensional transesophageal echocardiography in intracardiac catheter based interventions. *J Am Soc Echocardiogr* 22:865–882, 2009.
5. Perrin DP, Vasilyev NV, Novotny P, et al: Image guided surgical interventions. *Curr Prob Surg* 46:730–766, 2009.
6. Fischer GW, Salgo IS, Adams DH, et al: Real-time three-dimensional transesophageal echocardiography: The matrix revolution. *J Cardiothorac Vasc Anesth* 22:904–912, 2008.
7. Muller S, Feuchtner G, Bonatti J, et al: Value of transesophageal 3D echocardiography as an adjunct to conventional 2D imaging in preoperative evaluation of cardiac masses. *Echocardiography* 25:624–631, 2008.
8. Sugeng L, Shernan SK, Salgo IS, et al: Live 3-dimensional transesophageal echocardiography initial experience using the fully-sampled matrix array probe. *J Am Coll Cardiol* 52:446–449, 2008.
9. Vasilyev NV, Novotny PM, Martinez JF, et al: Stereoscopic vision display technology in real-time three-dimensional echocardiography-guided intracardiac beating-heart surgery. *J Thorac Cardiovasc Surg* 135:1334–1341, 2008.
10. Vasilyev NV, Melnychenko I, Kitahori K, et al: Beating-heart patch closure of muscular ventricular septal defects under real-time three-dimensional echocardiographic guidance: A preclinical study. *J Thorac Cardiovasc Surg* 135:603–609, 2008.
11. Suematsu Y, Marx GR, Stoll JA, et al: Three-dimensional echocardiography-guided beating-heart surgery without cardiopulmonary bypass: A feasibility study. *J Thorac Cardiovasc Surg* 128:579–587, 2004.
12. Cannon JW, Stoll JA, Salgo IS, et al: Real-time three-dimensional ultrasound for guiding surgical tasks. *Comp Aid Surg* 8:82–90, 2003.
13. Hung J, Guerrero JL, Handschumacher MD, et al: Reverse ventricular remodeling reduces ischemic mitral regurgitation: Echo-guided device application in the beating heart. *Circulation* 106:2594–2600, 2002.
14. Chandra SM, Salgo ISMM, Sugeng LMM, et al: Characterization of degenerative mitral valve disease using morphologic analysis of real-time three-dimensional echocardiographic images: Objective insight into complexity and planning of mitral valve repair. *Circ Cardiovasc Imag* 4:24-32, 2011.
15. Otani K: Assessment of aortic valve annulus size and shape using real-time 3D transesophageal echocardiography: P3-47. *J Am Soc Echocardiogr* 23:B76–BB77, 2010.
16. Malagoli A, Bursi F, Modena MG, et al: Failure of mitral valve repair: Partial detachment of valvular ring by 3D transesophageal echocardiography reconstruction. *Echocardiography* 26:111–112, 2009.
17. Sugeng L, Chandra S, Lang R: Color flow Doppler, mitral regurgitation, three-dimensional echocardiography. Three-dimensional echocardiography for assessment of mitral valve regurgitation.[Miscellaneous Article]. *Curr Opin Cardiol* 24:420–425, 2009.
18. Valocik G, Kamp O, Mannaerts HF, et al: New quantitative three-dimensional echocardiographic indices of mitral valve stenosis: New 3D indices of mitral stenosis. *Int J Cardiovasc Imag* 23:707–716, 2007.
19. Messas E, Yosefy C, Chaput M, et al: Chordal cutting does not adversely affect left ventricle contractile function. *Circulation* 114:I524–I528, 2006.
20. Sugeng L, Coon P, Weinert L, et al: Use of real-time 3-dimensional transthoracic echocardiography in the evaluation of mitral valve disease. *J Am Soc Echocardiogr* 19:413–421, 2006.
21. Ton-Nu TT, Levine RA, Handschumacher MD, et al: Geometric determinants of functional tricuspid regurgitation: Insights from 3-dimensional echocardiography. *Circulation* 114:143–149, 2006.
22. Watanabe N, Ogasawara Y, Yamaura Y, et al: Quantitation of mitral valve tenting in ischemic mitral regurgitation by transthoracic real-time three-dimensional echocardiography. *J Am Coll Cardiol* 45:763–769, 2005.
23. Watanabe N, Ogasawara Y, Yamaura Y, et al: Mitral annulus flattens in ischemic mitral regurgitation: Geometric differences between inferior and anterior myocardial infarction: A real-time 3-dimensional echocardiographic study. *Circulation* 112:I458–I462, 2005.
24. Salgo IS, Gorman JH, III, Gorman RC, et al: Effect of annular shape on leaflet curvature in reducing mitral leaflet stress. *Circulation* 106:711–717, 2002.
25. Schwammenthal E, Chunguang C, Giesler M, et al: New method for accurate calculation of regurgitant flow rate based on analysis of Doppler color flow maps of the proximal flow field: validations in a canine model of mitral regurgitation with initial application in patients. *J Am Coll Cardiol* 27:161–172, 1996.
26. Chandra S, Salgo IS, Sugeng L, et al: A three-dimensional insight into the complexity of flow convergence in mitral regurgitation: adjunctive benefit of anatomic regurgitant orifice area. *Am J Physiol Heart Circ Physiol* 301:H1015–H1024, 2011.
27. Caiani EG, Corsi C, Sugeng L, et al: Improved quantification of left ventricular mass based on endocardial and epicardial surface detection with real time three dimensional echocardiography. *Heart* 92:213–219, 2006.
28. Yang HS, Pellikka PA, McCully RB, et al: Role of biplane and biplane echocardiographically guided 3-dimensional echocardiography during dobutamine stress echocardiography. *J Am Soc Echocardiogr* 19:1136–1143, 2006.
29. Jacobs LD, Salgo IS, Goonewardena S, et al: Rapid online quantification of left ventricular volume from real-time three-dimensional echocardiographic data. *Eur Heart J* 27:460–468, 2006.
30. Jenkins C, Chan J, Hanekom L, et al: Accuracy and feasibility of online 3-dimensional echocardiography for measurement of left ventricular parameters. *J Am Soc Echocardiogr* 19:1119–1128, 2006.
31. Marsan NAMD, Bleeker GBMDP, Ypenburg CMD, et al: Real-time three dimensional echocardiography permits quantification of left ventricular mechanical dyssynchrony and predicts acute response to cardiac reynchrononization therapy. *J Cardiovasc Electrophysiol* 19:392–399, 2008.
32. Abraham TMD, Kass DMD, Tonti GMD, et al: Imaging cardiac resynchronization therapy. *J Am Coll Cardiol Imag* 2:486–497, 2009.
33. Marsan NAMD: Real-time three-dimensional echocardiography as a novel approach to quantify left ventricular dyssynchrony: A comparison study with phase analysis of gated myocardial perfusion single photon emission computed tomography. *J Am Soc Echocardiogr* 21:801–807, 2008.
34. Kapetanakis SM, Kearney MTMD, Siva AP, et al: Real-time three-dimensional echocardiography a novel technique to quantify global left ventricular mechanical dyssynchrony. *Circulation* 112:992–

1000, 2005.
35. Agler DA, Adams DB, Waggoner AD, et al: Cardiac resynchronization therapy and the emerging role of echocardiography (part 2): The comprehensive examination. *J Am Soc Echocardiogr* 20:76–90, 2007.
36. Takeuchi M, Jacobs A, Sugeng L, et al: Assessment of left ventricular dyssynchrony with real-time 3-dimensional echocardiography: Comparison with Doppler tissue imaging. *J Am Soc Echocardiogr* 20:1321–1329, 2007.
37. Zamorano J, Perez DI, Roque C, et al: The role of echocardiography in the assessment of mechanical dyssynchrony and its importance in predicting response to prognosis after cardiac resynchronization therapy. *J Am Soc Echocardiogr* 20:91–99, 2007.
38. Pulerwitz T, Hirata K, Abe Y, et al: Feasibility of using a real-time 3-dimensional technique for contrast dobutamine stress echocardiography. *J Am Soc Echocardiogr* 19:540–545, 2006.
39. Mor-Avi V, Sugeng L, Weinert L, et al: Fast measurement of left ventricular mass with real-time three-dimensional echocardiography: Comparison with magnetic resonance imaging. *Circulation* 110:1814–1818, 2004.
40. Qin JX, Jones M, Travaglini A, et al: The accuracy of left ventricular mass determined by real-time three-dimensional echocardiography in chronic animal and clinical studies: A comparison with postmortem examination and magnetic resonance imaging. *J Am Soc Echocardiogr* 18:1037–1043, 2005.
41. Nishikage T, Nakai H, Mor-Avi V, et al: Quantitative assessment of left ventricular volume and ejection fraction using two-dimensional speckle tracking echocardiography. *Eur J Echocardiogr* 10:82–88, 2009.
42. Thomas JD, Popovi ZB: Assessment of left ventricular function by cardiac ultrasound. *J Am Coll Cardiol* 48:2012–2025, 2006.
43. Takeuchi M, Nishikage T, Mor-Avi V, et al: Measurement of left ventricular mass by real-time three-dimensional echocardiography: Validation against magnetic resonance and comparison with two-dimensional and m-mode measurements. *J Am Soc Echocardiogr* 21:1001–1005, 2008.
44. Salgo IS, Tsang W, Ackerman W, et al: Geometric assessment of regional left ventricular remodeling by three-dimensional echocardiographic shape analysis correlates with left ventricular function. *J Am Soc Echocardiogr* 25:80–88, 2012.

第 4 章 主动脉瓣评估

Edward A. Gill

（孔令云　译　吕秀章　校）

引　言

主动脉瓣是人的第三大瓣膜，次于三尖瓣和二尖瓣，其瓣膜面积大小通常为 3 ～ 4cm^2。尽管面积较小，但它可能是最重要的瓣膜，因为它位于高阻的主动脉和高压的左室之间。同肺动脉瓣一样，主动脉瓣本质上也是半月瓣；两组半月瓣的不同之处在于，左和右冠状动脉分别起源于主动脉瓣和 Valsalva 窦的左冠窦和右冠窦。而主动脉瓣的弹性高于肺动脉瓣，Ross 术式中将肺动脉瓣置换到主动脉瓣位后可以清楚地显示这一特点[1]。半月瓣解剖结构的独特之处在于缺乏一个不连续的、界限清楚的瓣环，不同于三尖瓣和二尖瓣。主动脉周围并没有完整的纤维组织带环绕，尽管有临床医师尤其是外科医师提起过。实际上，主动脉瓣是通过一个曲线样的结构附着在主动脉壁上的。有研究者用实时三维经食管超声心动图（RT3DTEE）重建主动脉瓣环，结果显示主动脉瓣环的变异性非常大，与瓣叶是三叶、两叶、四叶或是否钙化有关（图 4-1）[2]。实际上，如图 4-1 所示，主动脉瓣环的外观很像一个皇冠。而且瓣叶与主动脉壁和左室动脉连接处的附着都是曲线样的。主动脉瓣的核心部分两侧都有心内膜覆盖。所有瓣叶在瓣叶结合部的中线处汇合，此处的中心是一个增厚的结节，也称 Arantius 结节（图 4-2）。该结节在实时三维超声心动图（RT3DE）成像时有重要的解剖意义，因为结节增厚的程度在二维超声心动图（2DE）上常常无法完整观察，而完整的结构显示对评估主动脉反流的病因学有重要意义[2-4]。与 2DE 相比，RT3DE 可以很好地显示主动脉瓣体（图 4-3）。

主动脉瓣病理和实时三维超声心动图

现代心脏病学的发展，尤其是经皮推送主动脉瓣技术的问世，以及用经皮放置的血管栓治疗主动脉根部和 Valsalva 窦缺损技术的提高，使得用 2DE 和 3DE 评估主动脉瓣，包括 Valsalva 窦、主动脉根部结构变得更为重要[5]。典型的 Gerbode 缺损，即右冠状窦破入右房，只是 RT3DTEE 很好地显示众多毗邻结构（右房、Valsalva 右冠窦、三尖瓣、房间隔与室间隔）的一个例子（图 4-4）。了解这些结构的解剖关系并非微不足道，并且很多情况下 RT3DTEE 都

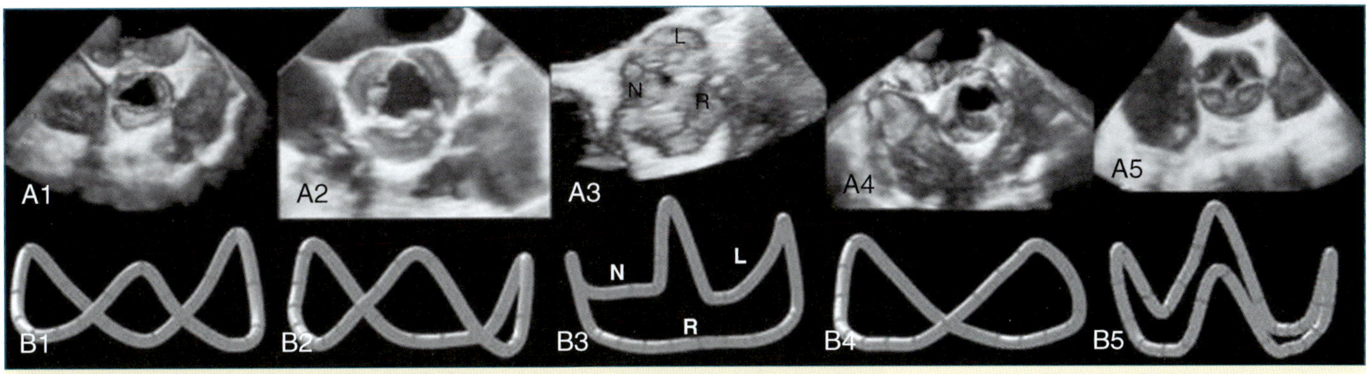

图 4-1　实时三维经食管超声心动图重建的不同形状的主动脉瓣环。A1，正常的三叶瓣；A2，钙化的主动脉瓣；A3，倾斜的三尖瓣；A4，二叶主动脉瓣；A5，四叶主动脉瓣。L，左冠窦；R，右冠窦；N，无冠窦。（摘自 Ren B，Tang H，Kang Y：Visualisation of the aortic annulus using the real-time three-dimensional transesophageal echocardiography. *Heart* 97：862-863，2011.）

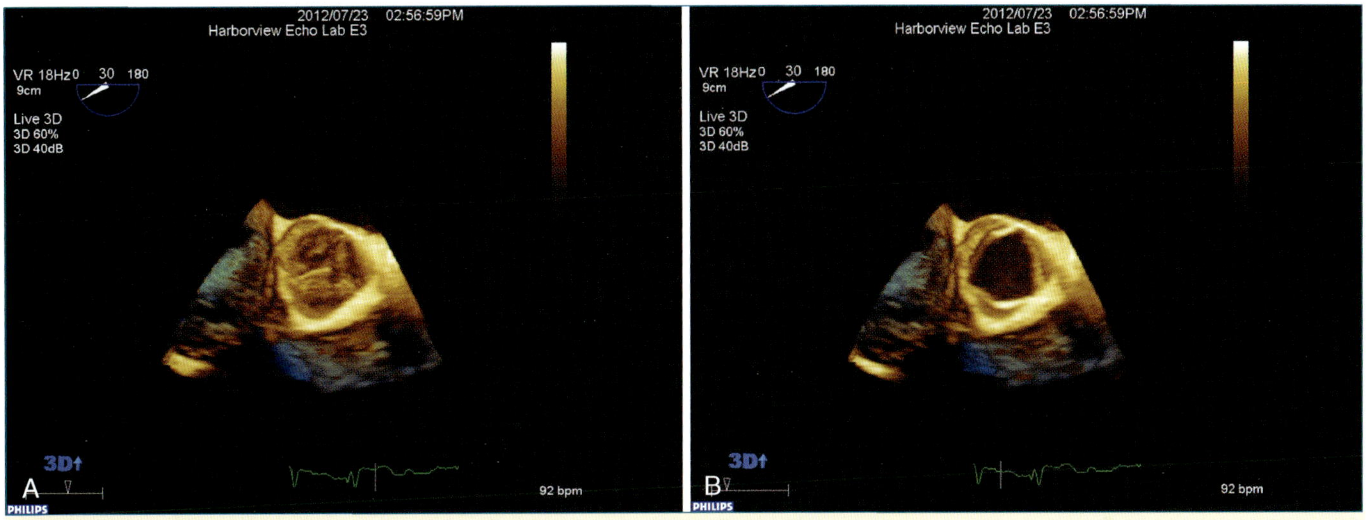

图 4-2　实时三维经食管超声心动图主动脉瓣短轴切面突出显示了 Arantius 的中心结节

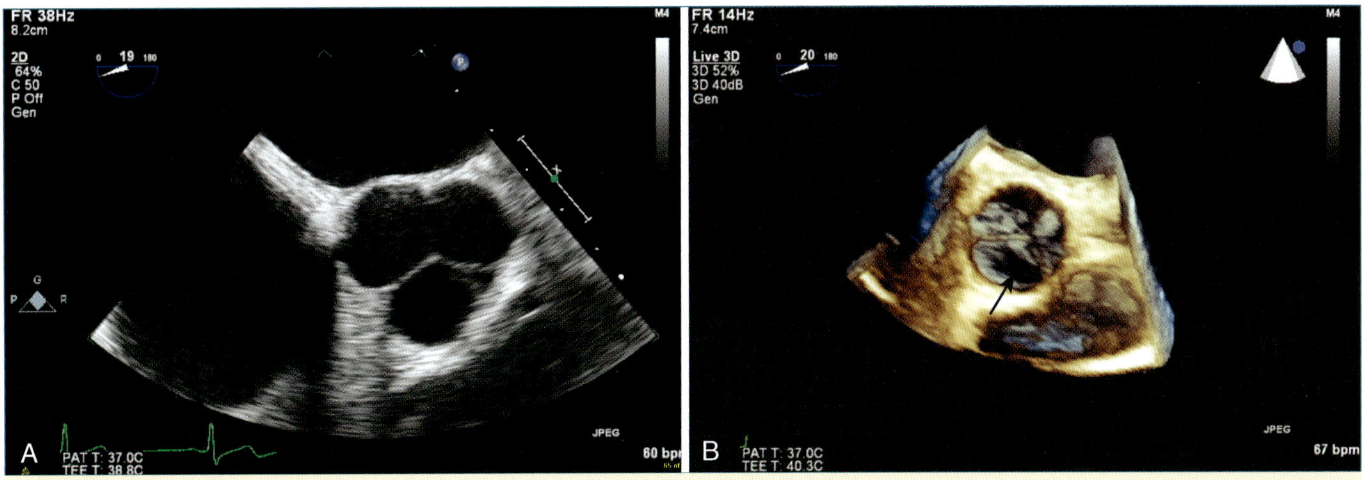

图 4-3　**A**，二维经食管超声心动图（TEE）短轴切面显示正常主动脉瓣短轴。**B**，实时三维（3D）TEE 显示正常主动脉瓣短轴切面。该例显示了实时 3D 超声心动图成像的优势与不足之处。优势在于其可以显示主动脉瓣的体部。不足在于瓣叶有部分回声失落（箭头），而并非瓣叶上实际存在的洞。这一问题在半月瓣中较房室瓣更常见，主要是因为前者更薄一些

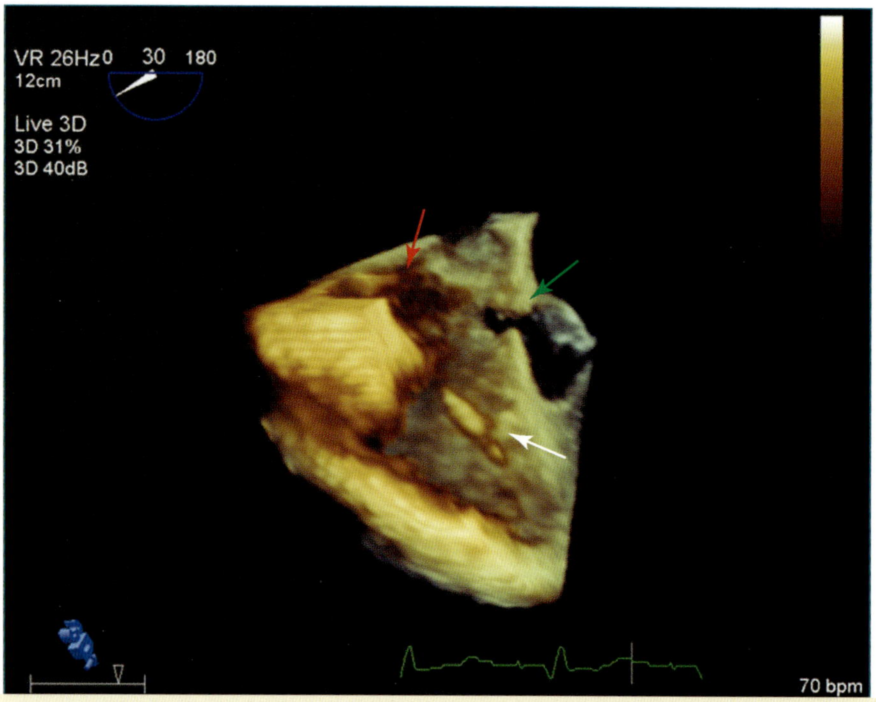

图 4-4 Gerbode 缺损。从上开始顺时针旋转，右房（红色箭头）、房间隔、Valsalva 右冠窦缺损（绿色箭头）、二尖瓣和右室及其内的起搏器（白色箭头）

可以将它们很好地区分开来[1-2]。我们自己的经验表明，在 RT3DTEE 的指导下用血管栓封堵 Gerbode 缺损是非常有用的。

最常见的有临床意义的主动脉瓣病变是钙化性狭窄；随着人群老龄化的趋势，这一问题也变得越来越常见。当瓣膜面积减小至正常大小的约 1/4 时，主动脉瓣狭窄会导致显著的血流动力学障碍，瓣膜面积的正常值与患者的体型有关。在青年和中年主动脉瓣狭窄患者，常见的原因是主动脉瓣二叶瓣畸形[6]。虽然由于主动脉瓣非常薄，RT3DE 显示瓣叶的结构通常较二尖瓣困难，但是 RT3DE 也可以比较满意地显示主动脉瓣结构，尤其是存在主动脉瓣二叶瓣畸形时（图 4-5）。RT3DE 较传统 2DE 的优势是可以显示瓣叶的体部，而不仅仅是瓣叶的边缘或闭合时在主动脉瓣周边的瓣叶联合。图 4-6 显示了 RT3DE 这一独特的优势，并与同一患者的 2DE 成像进行比较，介绍了从二维经食管超声心动图（2DTEE）开始，然后到 3D 放大模式，逐步获得 RT3DTEE 数据集的过程。实时三维经胸超声心动图（RT3DTTE）和 RT3DTEE 都被广泛用于评估瓣体病变。由于主动脉瓣狭窄最常见的原因是钙化性主动脉瓣病变，而这种病变最常累及的是瓣体部，因此 RT3DE 对这种病变的评估尤其有用。同样，RT3DE 也适用于评估钙化性主动脉瓣狭窄前病变：主动脉瓣硬化（图 4-7）。主动脉瓣反流是次常见的、有临床意义的主动脉瓣病变，对这类患者，RT3DE 可以评估反流的程度，尤其可以评估反流的 3D 缩流断面，对明确主动脉瓣反流的病因学有益。

Blot-Souleti 等[12]早期报道了用 RT3DE 进行主动脉瓣成像的研究，

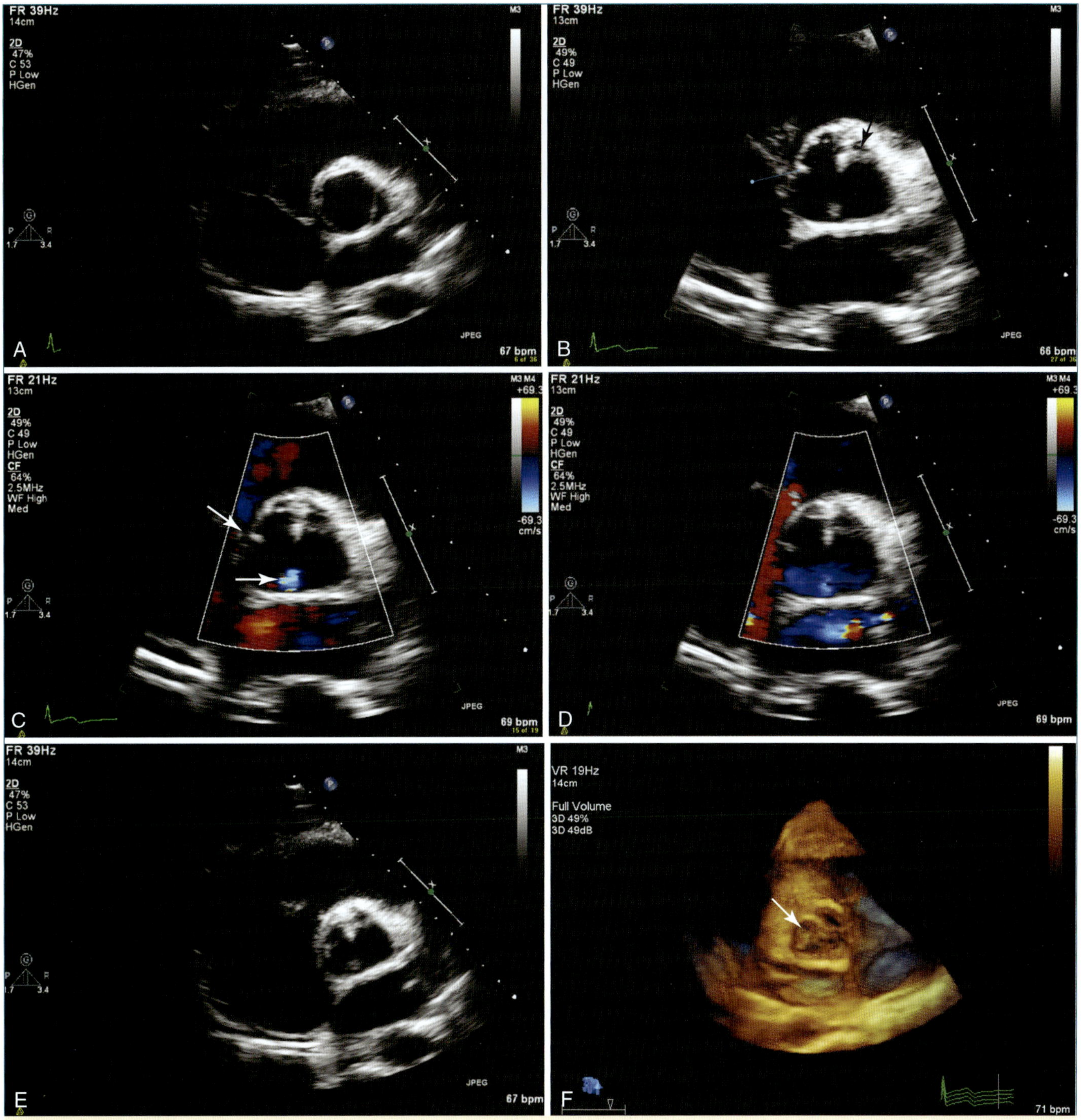

图 4-5　所有图都来自同一患者，一例二叶主动脉瓣畸形的二维（2D）和实时（RT）三维（3D）超声心动图像。**A**，2D 经胸超声心动图（TTE）胸骨旁短轴切面显示二叶主动脉瓣，瓣膜呈典型的“鱼口”样二叶瓣外观。没有看到明显的缝脊。**B**，2D TTE 胸骨旁短轴切面。图像显示二叶瓣主要闭合在 12:30 到 6:30 点位置（箭头）。在 9:00 点方向也可以观察到小的缝脊，如果是三叶瓣，则位于右冠瓣和无冠瓣结合部。**C**，2DTTE 胸骨旁短轴切面，显示少量主动脉瓣反流（下箭头）。**B** 图中显示的缝脊在该图中也可以观察到（上箭头）。**D**，显示主动脉瓣反流及 **C** 图中显示的缝脊。**E**，2DTTE 胸骨旁短轴切面再次显示同 **C** 图的缝脊，同时在 1:00 和 6:30 点位置还可以看到二叶主动脉瓣的闭合线。**F**，RT3D 经食管超声心动图（TEE）显示闭合的二叶主动脉瓣。2D 的 **C** 图显示的缝脊在此也可以观察到。本图强调了 3D 成像显示缝脊结构的复杂性和长度远远超过 2D 成像

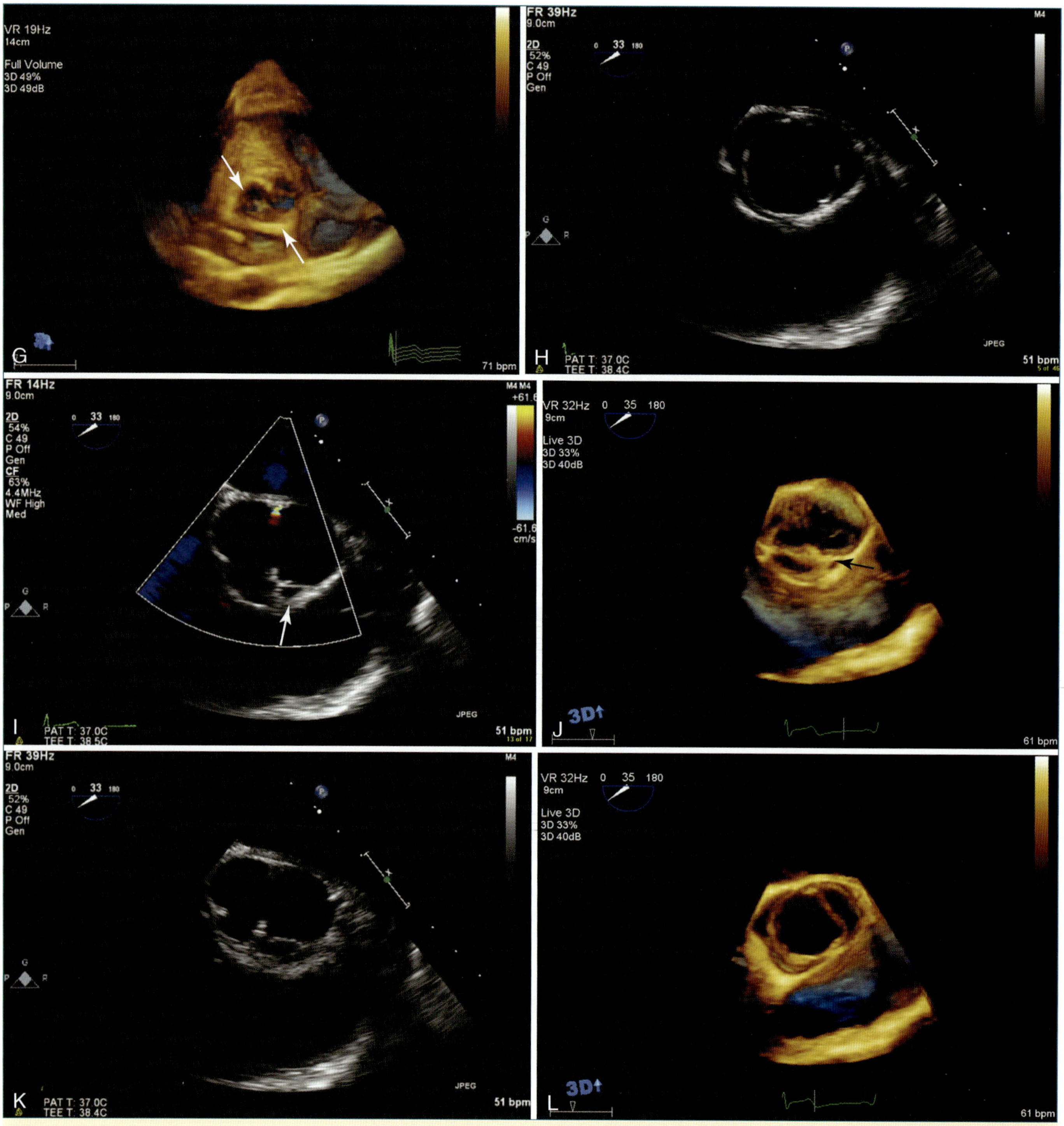

图 4-5（续） **G**，RT3DTTE 成像显示两个缝脊，一个在大约 11:00 点的位置，另一个在 5:00 位置。同样该切面显示缝脊的解剖也优于 2D。**H**，2DTEE 于 33°角度的二叶主动脉瓣成像。注意收缩中期主动脉瓣充分开放的时候缝脊不能显示。**I**，2DTEE 显示二叶主动脉瓣。注意主动脉瓣反流；该切面上瓣膜的方向与经胸超声的图像相反，后叶在图像的上方。注意在开放瓣叶的前方复杂的缝脊结构（箭头）。**J**，RT3DTEE 显示二叶主动脉瓣。注意 RT3DE 显示了新的、2DTEE 没有显示的缝脊结构（箭头）。**K**，2DTEE 显示二叶主动脉瓣。注意可以观察到缝脊，但缺乏视觉深度。**L**，RT3DTEE 显示二叶主动脉瓣。注意主动脉瓣开放时“鱼口”样外观及主动脉瓣叶的视觉深度

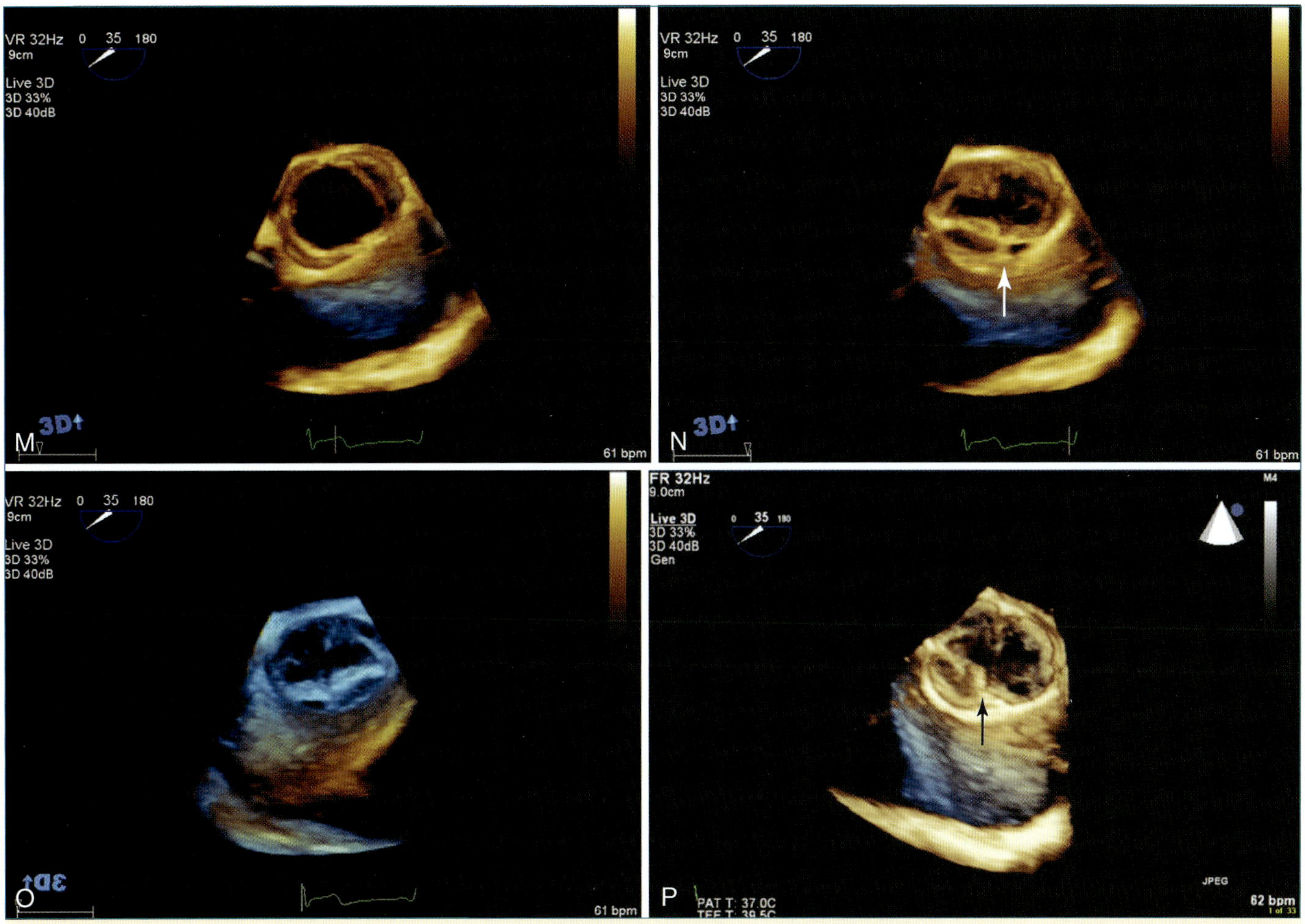

图 4-5（续） **M**，RT3DTEE 显示二叶主动脉瓣。与 **L** 的不同之处在于，收缩中期瓣膜开放的程度更为充分。注意该图是在第 9 个心动周期。**N**，RT3DTEE 显示该例二叶主动脉瓣畸形患者在 9∶00 和 6∶00 点位置形成的缝脊。**O**，RT3DTEE 从相反的方向观察二叶主动脉瓣。该图取自瓣膜的主动脉侧。**P**，RT3DTEE 探头角度 35°，显示闭合的二叶主动脉瓣，缝脊出现在 9∶00 和 6∶00 点的位置，缝脊周围可以看到瓣叶组织增厚

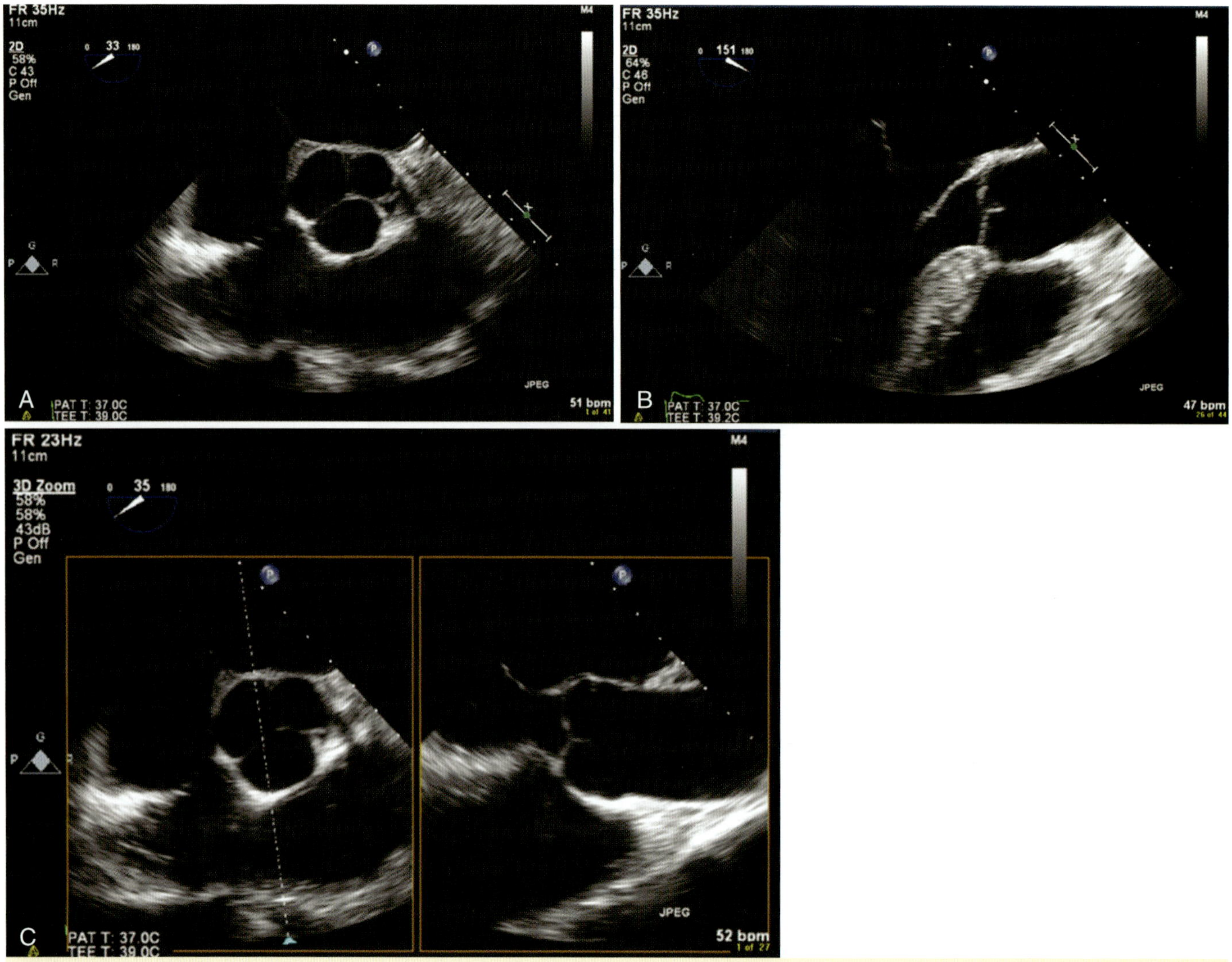

图 4-6 三维（3D）经食管超声心动图（TEE）显示主动脉瓣。**A**，RT3DTEE 探头角度在 35° 显示主动脉瓣短轴。**B**，探头置于 150° 显示主动脉瓣长轴切面。**C**，进入 RT3DTEE 3D 放大模式，显示为双平面或“X- 平面”成像。注意在正交切面同时显示了主动脉瓣结构（35° 和大约 150°）

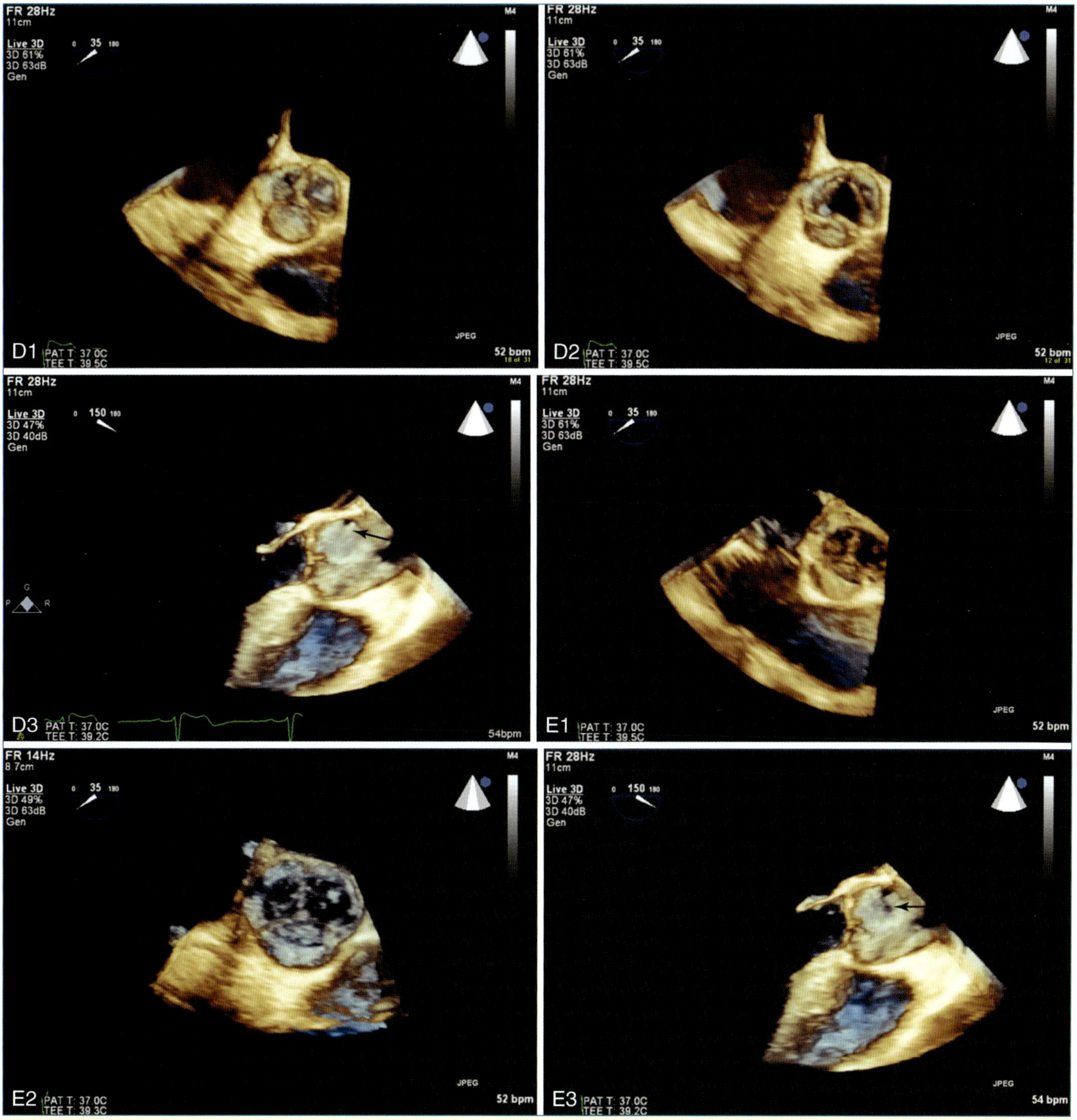

图 4-6（续） **D**，RT3DTEE 3D 放大模式显像。D1，主动脉瓣短轴视图（闭合）；D2，主动脉瓣短轴视图（开放）；D3，主动脉瓣长轴视图。注意从 Valsalva 窦发出的冠状动脉（箭头）。**E**，RT3DTEE 3D 放大模式显像。E1，主动脉瓣短轴视图（同时显示前面的右室流出道和三尖瓣）；E2，主动脉瓣短轴视图（已放大）；E3，主动脉瓣长轴视图。注意自 Valsalva 窦发出的冠状动脉（箭头）

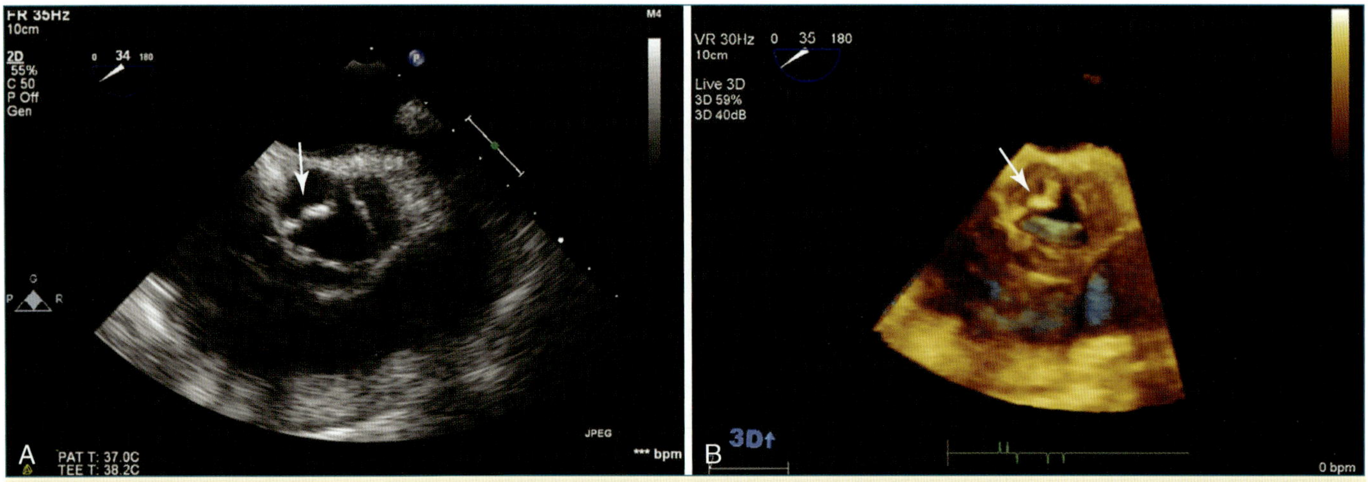

图 4-7 二维（2D）经食管超声心动图（TEE）（**A**）和实时三维（3D）TEE（**B**）显示主动脉瓣硬化。两例所示为近 35° 的短轴切面。2D 和 3D 都可以看到无冠瓣明显硬化（箭头）。3D 视图可以更清楚地显示硬化程度

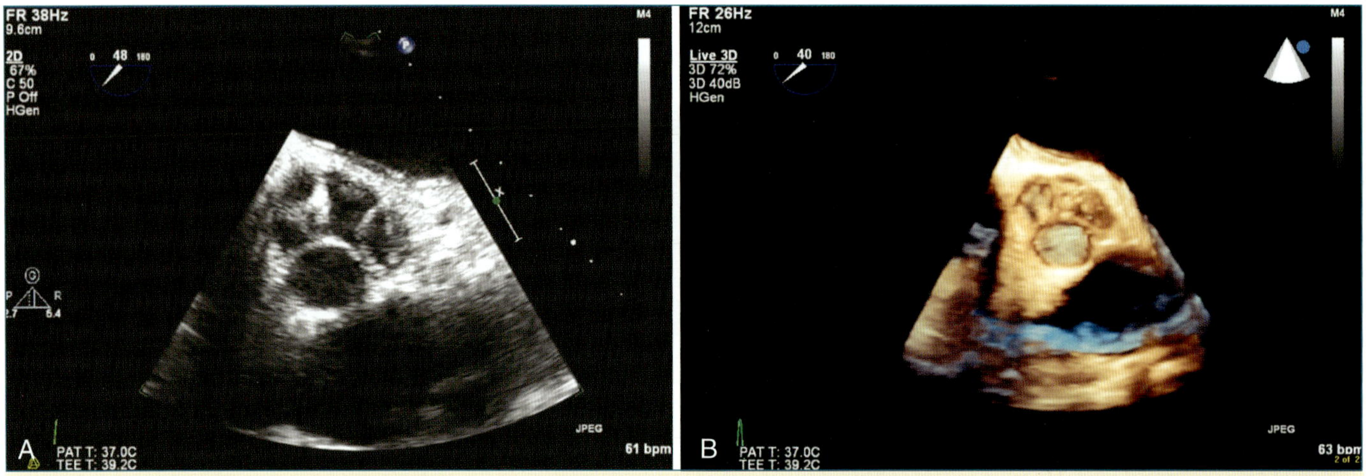

图 4-8 四叶主动脉瓣。**A**，二维经食管超声心动图（TEE）显示四叶主动脉瓣短轴切面。注意 2 点位置的瓣叶明显小于其他瓣叶。**B**，实时三维（RT3D）TEE 显示四叶主动脉瓣短轴视图。RT3DTEE 显示的主要差异和优势在于其能够观察主动脉瓣体的全貌，可以更真实地显示瓣叶的相对大小

关注的是 RT3DTTE 评估主动脉瓣狭窄的准确性。更早有多个关于用 RT3DTTE 常规观察一些结构，如主动脉瓣的报道[7]。但是，Blot-Souleti 的研究是首个全面评估 RT3DTTE 评估主动脉瓣病变的经验介绍。随后出现了多个用 RT3DTTE 观察主动脉瓣二叶瓣畸形的报道。Aggarwal、Burri 和 Chen 等介绍了用 RT3DTTE 观察主动脉瓣四叶瓣的影像特点，Matsumoto 则描述了主动脉瓣单瓣畸形[8-11]。首例报道介绍的是右上冠状窦破入右房，在 RT3DTTE 和彩色 RT3DTTE 中都可以清楚显示。图 4-8 显示了四叶瓣畸形的 2DE 和 RT3DTEE 表现。

如前所述，有研究比较了主动脉瓣狭窄时用 RT3DTTE 评价瓣口面积的准确性，并与 2D 连续性方程和 TEE 平面法进行比较，结果显示该方法的测量结果与后两者的相关系数分别为 0.82 和 0.94[12]。此外，有研究

比较了 RT3DTTE 和导管法及 2DTEE 平面法对主动脉瓣狭窄成像的准确性，结果显示绝对差异非常小（0.01 ～ 0.15cm）[13]。测量主动脉瓣口面积时，2DTEE 平面法对主动脉瓣环运动的评估是一个软肋。而 RT3DTEE 获得的容量数据似乎可以解决部分问题[14]。

RT3DE 的 3D 彩色缩流断面已用于评估主动脉瓣反流的严重程度。研究表明，RT3DE 评估缩流断面的严重程度与金标准，即磁共振成像相位对比所测反流容量和反流分数的一致性非常好。

二叶主动脉瓣畸形和实时三维超声心动图

通常 2DTTE 就可以诊断二叶主动脉瓣畸形，但是部分患者经胸超声心动图可能无法确诊，这时往往需要 2DTEE。但是，RT3DE 成像可以观察融合的瓣叶间是否有缝脊，以及缝脊与其他瓣叶及冠状动脉的关系。这一特征有助于判断预后，因为二叶主动脉瓣如果是前后方向，且冠状动脉起源于前叶者更容易出现并发症，患者的寿命也低于左右方向的二叶瓣。此外，有缝脊的二叶主动脉瓣预后较无缝脊的患者差[15-17]。也有研究报道，缝脊及瓣叶裂的有无也会影响瓣膜保留术的外科修补结果[18]。因此，RT3DE 对二叶主动脉瓣形态的显示显得尤为重要，这是因为①二叶主动脉瓣是最常见的先天性心脏缺损，发生率约为 2%；② RT3DE 是评价有无缝隙及其严重程度的首选成像方法。图 4-9 显示了用 RT3DE 对二叶主动脉瓣进行成像的例子。

主动脉瓣心内膜炎与实时三维超声心动图

心内膜炎是成人三叶主动脉瓣发生主动脉瓣反流的重要原因。此外，感染性心内膜炎形成脓腔时，83% 的患者主动脉瓣都会受累。用 RT3DE

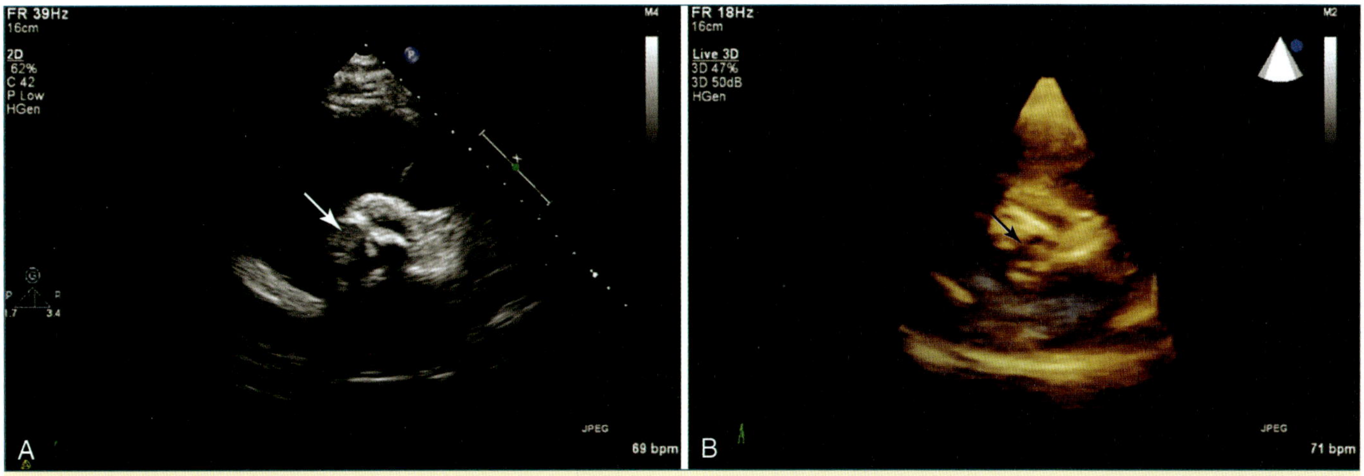

图 4-9　一例二叶主动脉瓣畸形伴可疑赘生物形成的患者。二维经食管超声心动图（2DTEE）（**A**）的帧频（38Hz）高于三维（3D）图像（**B**）的帧频（18Hz）。因此，2D 图像更容易观察到主动脉瓣新生物的摆动并独立于主动脉瓣。实时 3DTEE 图像可以更清楚地显示主动脉瓣体结构。最终结果显示，患者的血培养阴性，因此尽管存在赘生物，临床并不符合感染性心内膜炎的 Duke 诊断标准

评估感染性心内膜炎的研究已证实，这种成像方法可以提高赘生物大小和形态学评估的准确性，且有助于发现心内膜炎并发的脓腔形成。单就主动脉瓣感染性心内膜炎来说，已有大量用 RT3DTTE 和 RT3DTEE 确定主动脉瓣叶的完整性，及诊断主动脉瓣脓腔形成的研究。图 4-10 显示了

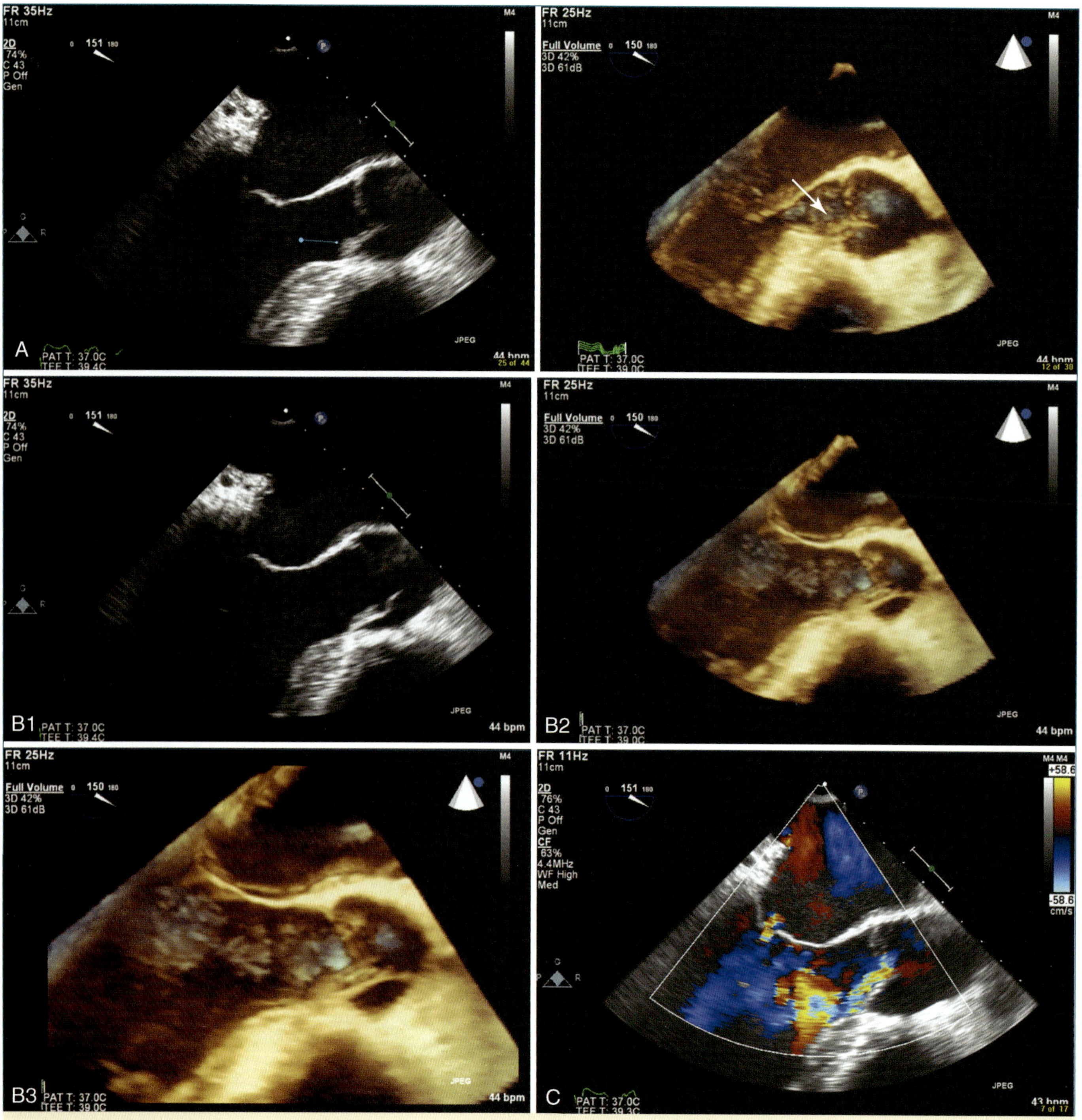

图 4-10 感染性心内膜炎。**A**，实时（RT）三维（3D）经食管超声心动图（TEE）显示患者主动脉瓣上有一赘生物（右侧，箭头），与二维（2D）TEE 比较（左侧，蓝线），3D 图像显示赘生物的实际形态呈乳头状。**B1**，2DTEE 探头角度在 151°时显示主动脉瓣赘生物（与 **A** 为同一切面）。**B2**，RT3DTEE 显示主动脉瓣上的赘生物。**B3**，进一步放大的 RT3DTEE 图像显示主动脉瓣的赘生物。**C**，2DTEE 探头在 151°显示主动脉瓣赘生物导致的主动脉瓣反流。注意该例主动脉瓣反流朝向主动脉瓣赘生物所在的部位，可能是赘生物出现在该部位的原因

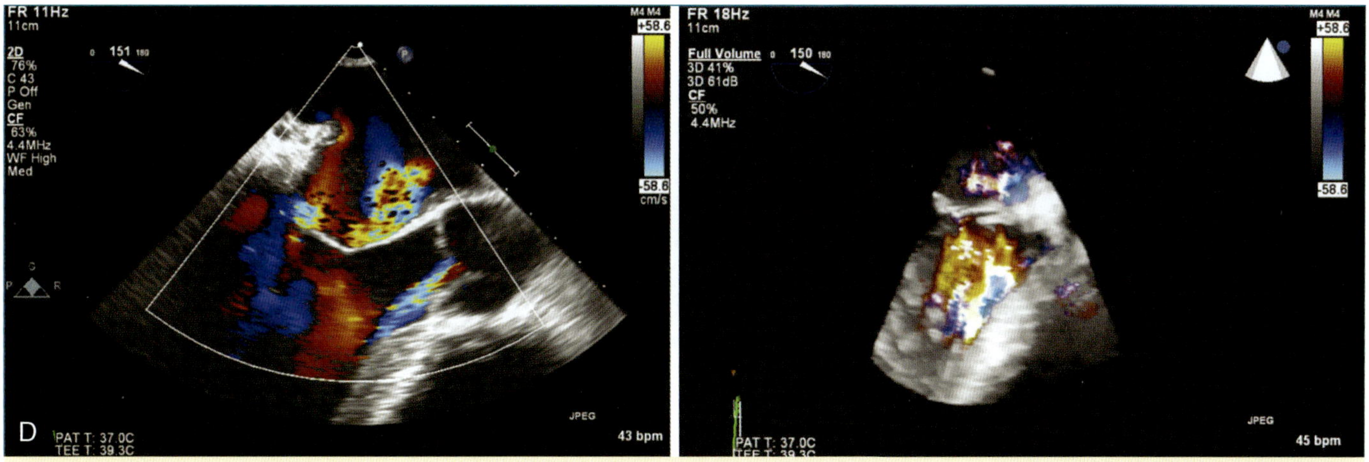

图 4-10（续） **D**，2DTEE（左）和 RT3DTEE（右）显示主动脉瓣反流束朝向主动脉瓣赘生物所在部位。因此，主动脉瓣反流可能是该部位形成赘生物的原因

多个用 RT3DTEE 观察主动脉瓣感染性心内膜炎的病例。

实时三维超声心动图用于介入治疗及主动脉瓣评估

在 RT3DTTE 或 RT3DTEE 指导下进行包含主动脉瓣结构的介入操作，如经导管主动脉瓣植入术、人工主动脉瓣瓣周漏封堵、Valsalva 窦瘤破裂的封堵及主动脉根部假性动脉瘤封堵术等都已有报道[19]。实际上，人工主动脉瓣瓣周漏封堵术如果没有 RT3DTEE 的指导是很难进行的。图 4-11 显示了经导管植入主动脉瓣的 RT3DTEE 图像。也有研究显示，与磁共振成像相比，用 3DTEE 评估主动脉瓣环大小的准确性要优于 2DTEE。

人工主动脉瓣

虽然人工瓣膜成像将在第 8 章介绍，但是用 RT3DE 专门在主动脉瓣位成像的重要性也值得一提。好的一点是，根据笔者的经验，RT3DE 成像时人工瓣膜产生的伪影要少于传统的 2DE 成像。但是这一点并不容易解释，因为 RT3DE 应用的仍然是超声原理，而人工材料的伪影始终是超声成像的一个重要限制因素。因此，这种现象可能只是一个小小的优势。而不好的一点在于，与二尖瓣相比，任何超声心动图成像技术对主动脉瓣的显示都比较困难。而且同 2D 一样，虽然 RT3DTEE 可以显著改善二尖瓣的显像，但它只能在一定程度上提高主动脉瓣图像的质量。最后，对二尖瓣和主动脉瓣位均植入机械人工瓣的患者来说，主动脉瓣成像仍然是一个大问题。图 4-12 显示了用 RT3DTEE 显示一例人工主动脉瓣的结构。图 4-13 至图 4-18 显示了对感兴趣主动脉瓣的进一步成像。

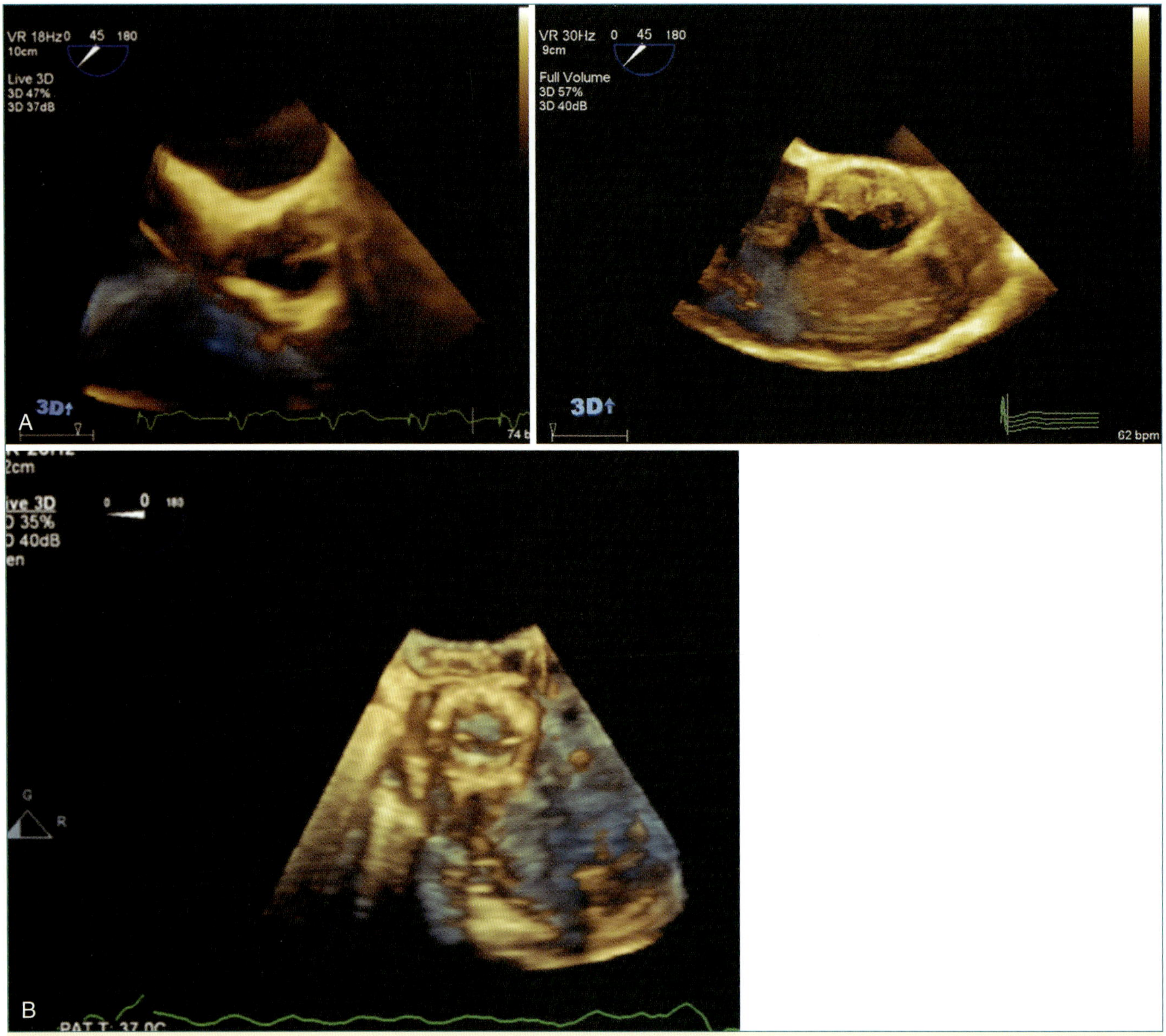

图 4-11 经导管主动脉瓣植入。实时三维经食管超声心动图显示位置良好的瓣膜支架（A）和脱入左室流出道的瓣膜支架（B）

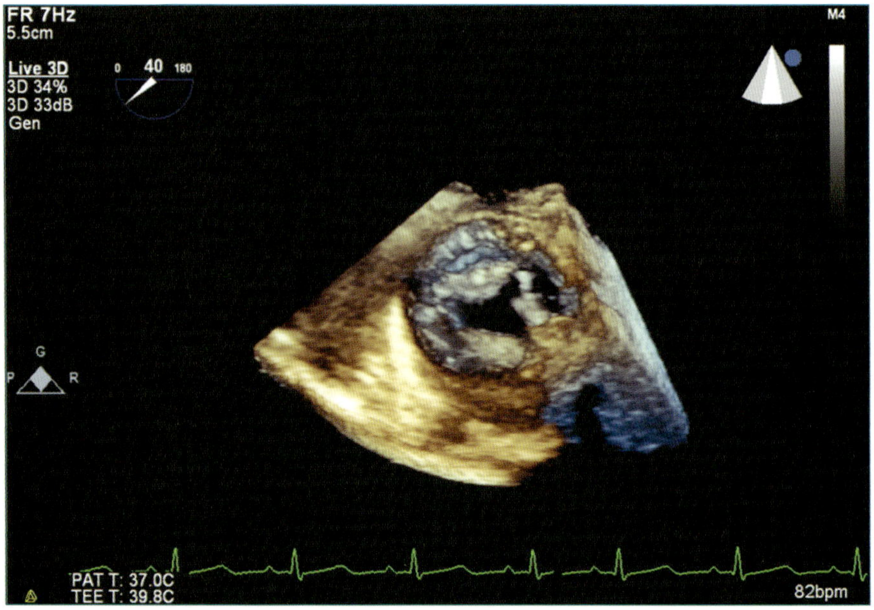

图 4-12 实时三维经食管超声心动图显示于主动脉瓣位处于开放状态的人工生物瓣

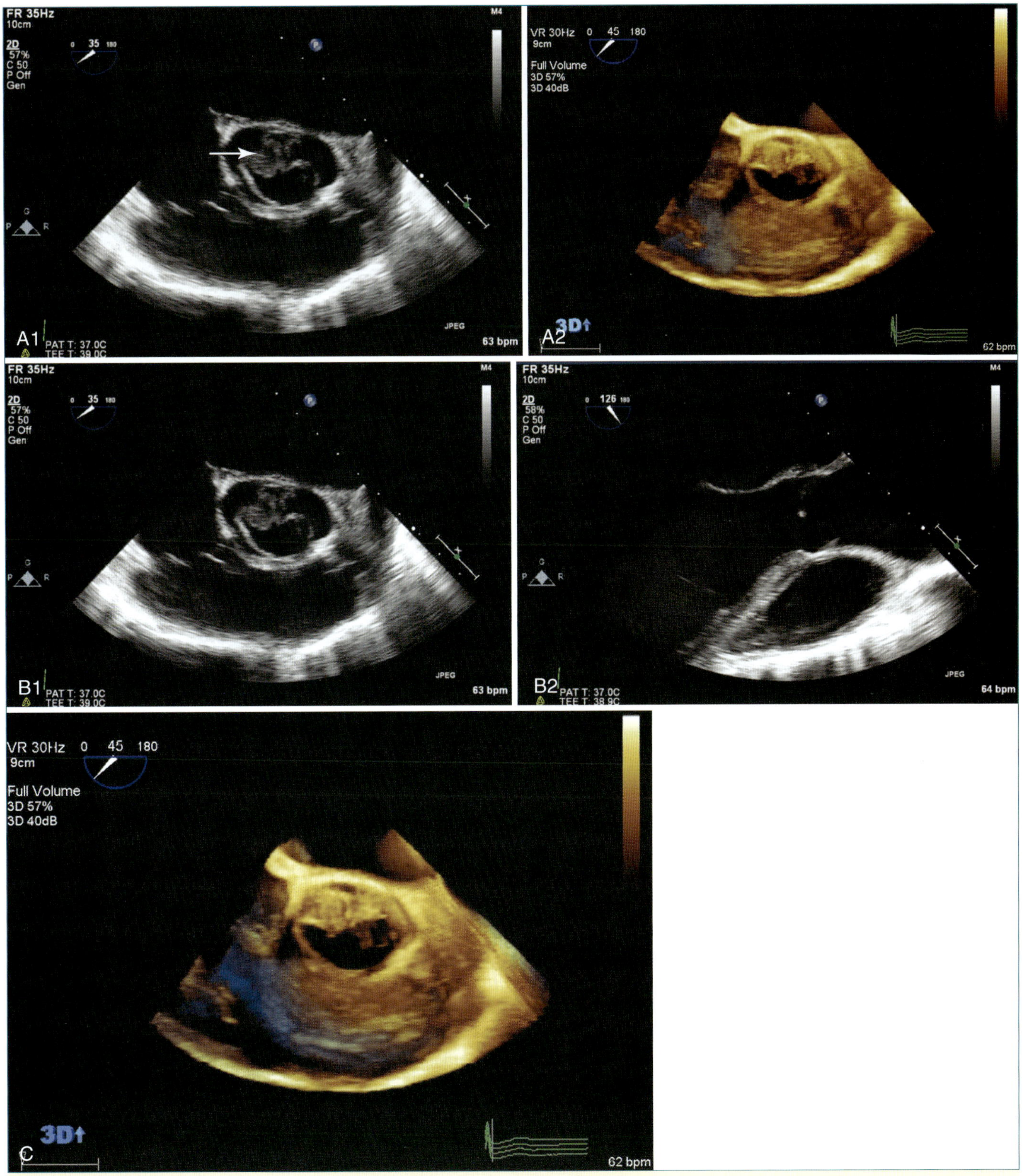

图 4-13　**A**，二维（2D）经食管超声心动图（TEE，A1）和实时（RT）三维（3D）TEE（A2）显示二叶主动脉瓣明显结节。2D 图像显示的结节（箭头）在 RT3DTEE 中也可以看到，而且在 RT3DTEE 中增加了视觉深度。**B**，与 **A** 为同一患者。B1，显示同样的 2DTEE 短轴切面，仍可以看到显著的结节。B2，2DTEE 长轴切面（125°）可以看到结节脱入左室流出道。由此可疑感染性心内膜炎，但患者血培养结果不支持，其他条件也不符合诊断感染性心内膜炎的 Duke 标准。**C**，复查 RT3DTEE

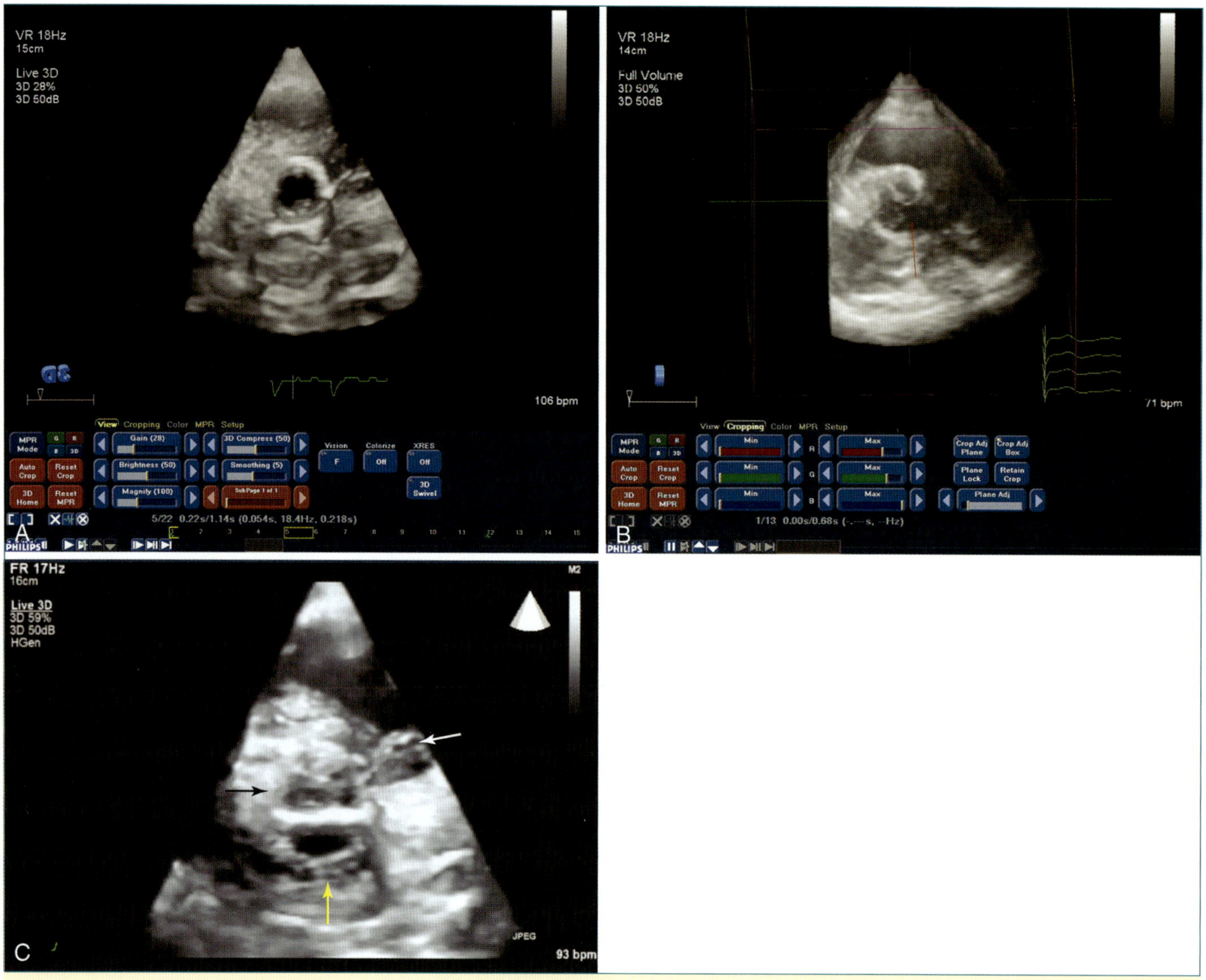

图 4-14 **A**，早期实时（RT）三维（3D）经胸超声心动图（TTE）显示肺动脉瓣位于主动脉瓣右侧。该图像是应用 QLab 软件剪切生成的。**B**，QLab 剪切示意图。该图是由 RT3DTTE 获取的 3D 全容积数据。剪切容量数据以显示主动脉瓣。**C**，更早的 RT3DTTE 同时显示主动脉瓣（黑色箭头）、二尖瓣（黄色箭头）和肺动脉瓣（白色箭头）

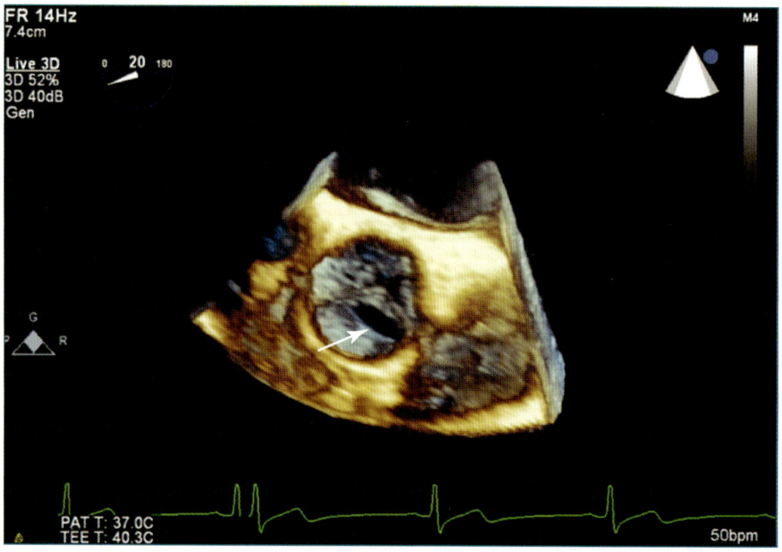

图 4-15 实时三维经食管超声心动图显示主动脉瓣回声失落。图中看到右冠瓣（箭头）存在明显的回声失落。遇到这类情况需要权衡增益的大小，提高增益可以消除回声失落，但同时又会导致无法观察主动脉瓣体部

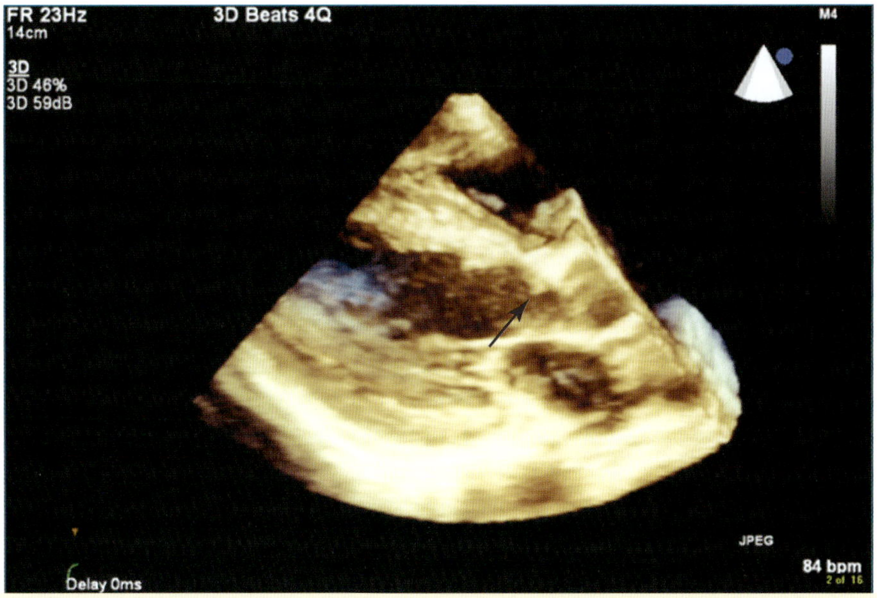

图 4-16　实时三维经胸超声心动图显示主动脉瓣下隔膜（箭头）

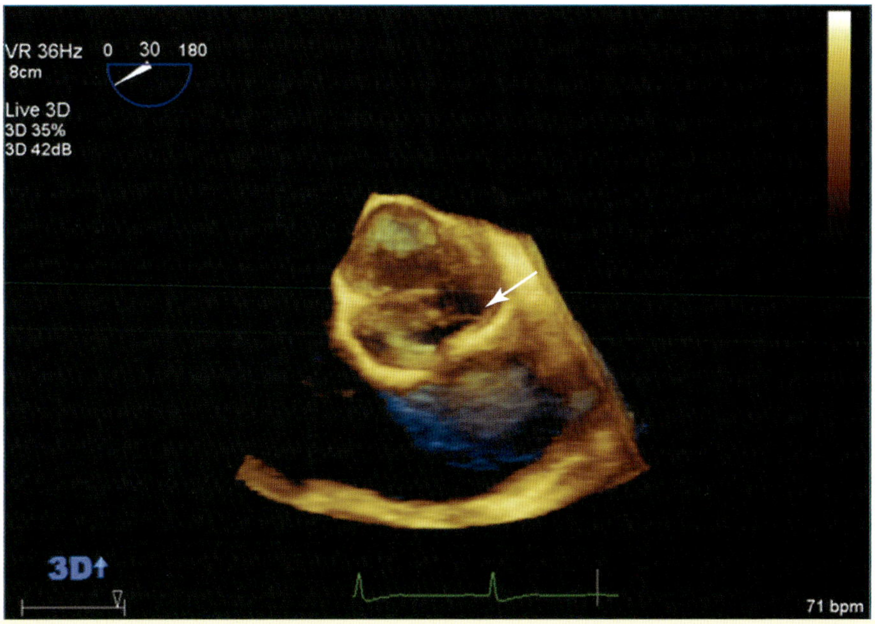

图 4-17　一系统性红斑狼疮患者主动脉瓣中心点对合不良（箭头）

总　结

主动脉瓣病变，尤其是主动脉瓣狭窄，是一个常见的临床问题。已有研究显示 RT3DE 对很多累及主动脉瓣的病变都有帮助。业已证实 RT3DE 维度的提高尤其有助于对主动脉瓣的观察，且与标准的 2DE 成像相比有绝对的优势。未来可以期待的是，RT3DE 联合彩色多普勒技术的进一步提高将有助于对主动脉瓣反流的定量评估。最后，在一些涉及主动脉瓣的介入操作中，RT3DTEE 也被证实是不可或缺的。

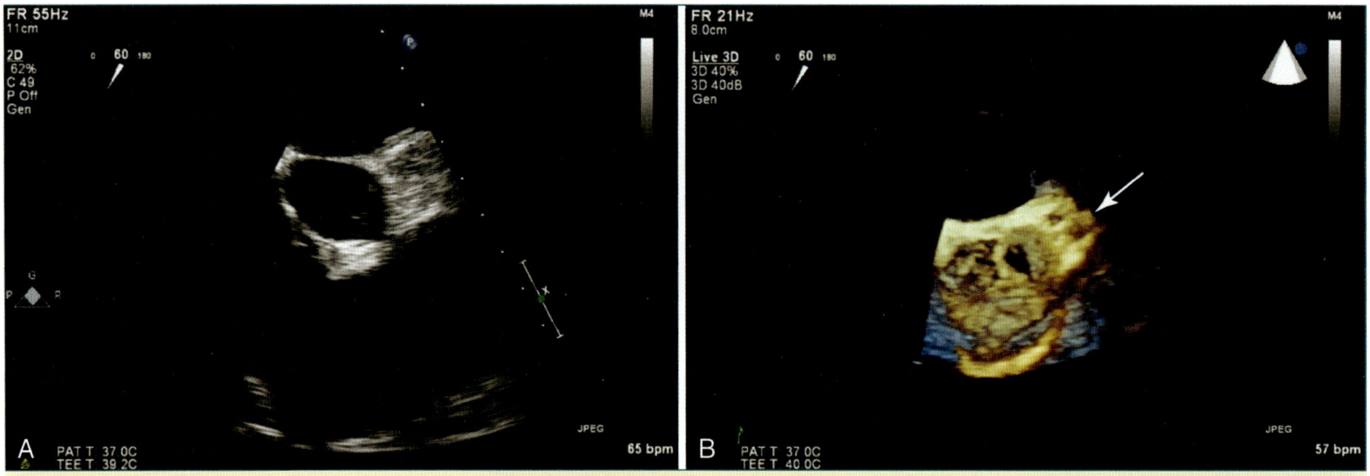

图 4-18 二维（2D）经食管超声心动图（TEE）（**A**）和实时（RT）三维（3D）TEE（**B**）显示主动脉瓣及冠状动脉。2DTEE 中可以看到左主干分叉形成左前降支（LAD）和回旋支（Cx）冠状动脉。RT3DTEE 视图应用仰视维度以显示左主干及其两个主要分支动脉（LAD 和 Cx）。2D 图像中可以看到 LAD 和 Cx，但是左主干由于在平面内而无法同时显示

参考文献

1. Hanke T, Charitos EI, Stierle U, et al: The Ross operation—a feasible and safe option in the setting of a bicuspid aortic valve? *Eur J Cardiothorac Surg* 38:333–339, 2010.
2. Ren B, Tang H, Kang Y: Visualisation of the aortic annulus using the real-time three-dimensional transesophageal echocardiography. *Heart* 97:862–863, 2011.
3. Janosi RA, Kahlert P, Plicht B, et al: Measurement of the aortic annulus size by real-time three-dimensional transesophageal echocardiography. *Minim Invasive Ther Allied Technol* 20:85–94, 2011.
4. Otani K, Takeuchi M, Kaku K, et al: Assessment of the aortic root using real-time 3D transesophageal echocardiography. *Circ J* 74:2649–2657, 2010.
5. Dvir D, Kornowski R: Percutaneous aortic valve implantation using novel imaging guidance. *Catheter Cardiovasc Interv* 76:450–454, 2010.
6. Subramanian R, Olson LJ, Edwards WD: Surgical pathology of pure aortic stenosis: A study of 374 cases. *Mayo Clin Proc* 59:683–690, 1984.
7. Pepi M, Tamborini G, Pontone G, et al: Initial experience with a new on-line transthoracic three-dimensional technique: Assessment of feasibility and of diagnostic potential. *Ital Heart J* 4:544–550, 2003.
8. Aggarwal SK, Lingan A, Reddy KK, et al: Quadricuspid aortic valve with ruptured sinus of valsalva aneurysm to the right atrium. *Echocardiography* 26:977–979, 2009.
9. Burri MV, Nanda NC, Singh A, Panwar SR: Live/real time three-dimensional transthoracic echocardiographic identification of quadricuspid aortic valve. *Echocardiography* 24:653–655, 2007.
10. Chen M, McRee D: An incidentally discovered quadricuspid aortic valve: Echocardiographic and clinical characteristics. *J Diagn Med Sonogr* 25:93–96, 2009.
11. Matsumoto K, Tanaka H, Hiraishi M, et al: A case of unicommissural unicuspid aortic valve stenosis diagnosed by real time three-dimensional transesophageal echocardiography. *Echocardiography* 28:E172–E173, 2011.
12. Blot-Souletie N, Hebrard A, Acar P, et al: Comparison of accuracy of aortic valve area assessment in aortic stenosis by real time three-dimensional echocardiography in biplane mode versus two-dimensional transthoracic and transesophageal echocardiography. *Echocardiography* 24:1065–1072, 2007.
13. Goland S, Trento A, Iida K, et al: Assessment of aortic stenosis by three-dimensional echocardiography: An accurate and novel approach. *Heart* 93:801–807, 2007.
14. Nakai H, Takeuchi M, Yoshitani H, et al: Pitfalls of anatomical aortic valve area measurements using two-dimensional transoesophageal echocardiography and the potential of three-dimensional transoesophageal echocardiography. *Eur J Echocardiogr* 11:369–376, 2010.
15. Schaefer BM, Lewin MB, Stout KK, et al: The bicuspid aortic valve: An integrated phenotypic classification of leaflet morphology and aortic root shape. *Heart* 94:1634–1638, 2008.
16. Guntheroth W: Risk of aortic dissection in patients with bicuspid aortic valves. *Am J Cardiol* 107:958, 2011.
17. Iqtidar AF, O'Rourke DJ, Silverman DI, et al: Predictors of rapid aortic dilatation in adults with a bicuspid aortic valve. *J Heart Valve Dis* 20:292–298, 2011.
18. Mangini A, Lemma M, Contino M, et al: Bicuspid aortic valve: Differences in the phenotypic continuum affect the repair technique. *Eur J Cardiothorac Surg* 37:1015–1020, 2010.
19. Hoffmayer KS, Zellner C, Kwan DM, et al: Closure of a paravalvular aortic leak: With the use of 2 AMPLATZER devices and real-time 2- and 3-dimensional transesophageal echocardiography. *Tex Heart Inst J* 38:81–84, 2011.

第 5 章

正常二尖瓣解剖和测量

Jennifer L.Dorosz 和 *Ernesto E.Salcedo*

（梁　玉　译　吕秀章　校）

二尖瓣结构复杂，二维（2D）成像不能充分描述其结构和功能。二尖瓣装置是由马鞍形的瓣环，两个不对称的瓣叶，多条长度、厚度、附着点不同的腱索，乳头肌及其附着的左室壁以及部分左房构成的动态三维（3D）结构（图 5-1）。功能正常时，二尖瓣各部分以复杂而确定的模式不断运行，为避免功能紊乱，要求各部分排列正常。因此没有 3D 成像就不能确保充分理解二尖瓣的解剖结构。实时三维超声心动图（RT3DE）为超声心动图医师提供了一个在大多数患者中都能应用的快速、容易入门的识别整个二尖瓣装置的方法。二尖瓣作为左心后部的主要结构，常常可以用经胸或经食管的 3D 方法显示。此外，还可以对二尖瓣装置各部分进行详细的容积和定位分析（表 5-1）。然而，RT3DE 作为一种新方法，用于准确分析复杂的二尖瓣仍需要耗费大量时间。本章荟萃了 RT3DE 在正常二尖瓣成像中的应用，显示常用的二尖瓣装置各部分的经胸和经食管视图。同时也对二尖瓣结构的大小和定位的 3D 定量分析做一概述。

二尖瓣环

三维超声心动图（3DE）增强了对二尖瓣环解剖的理解，并且超过对心脏任何其他结构的理解。3D 重建确认了二尖瓣环为一双曲抛物面或称马鞍形结构，由一平行于前后轴开口向上和垂直于前后轴开口向下的曲面构成（图 5-2）[1]。这样的复杂形状在二维成像中不能被识别，往往被简化为一个平面内的圆环。实际上，二尖瓣环的前、后部最高点连线比内、外交界最低点连线高出约 5mm[1]。这个高度、交界间直径（两低点的距离）和前后径（两高点的距离）可以很容易地用 3D 成像来测量。二尖瓣环的非平面形状对减小瓣叶应力很重要，瓣环变扁平会使瓣叶应力增加[2]。因此，高度和交界宽度比值为 15% ～ 20% 的双曲抛物面的瓣环形状在包括人类在内的很多哺乳类物种中保留了下来[2-4]。

RT3DE 是阐明二尖瓣环几何形态所必需的。事实上，通过三维数据集可以获取准确的瓣环内径，因为 2DE 测量瓣环内径会低估 6% ～ 14%[5]。应用 3D 全容积模式和 3D 放大（3D Zoom）模式观察二尖瓣环最佳，尤其是通过 3D 宽角数据集的重建，计算机能够快速测量和显示二尖瓣结构的变化，而不需要通过大量 2D 图像进行耗时的重建。3D 容积数据从经胸和经食管检查均能获取。这些模型是通过在几个 3D 视图上描记二尖瓣环轮廓和相关的其他结构（如乳头肌和主动

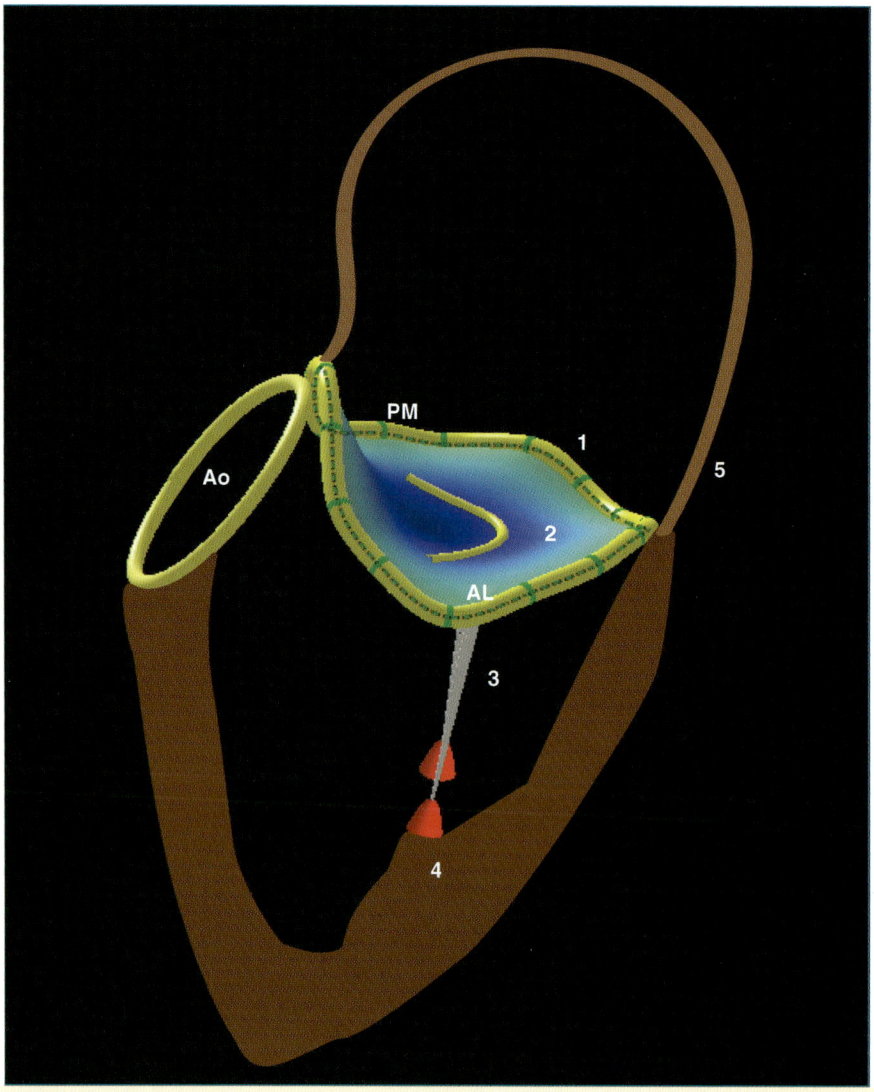

图 5-1 二尖瓣装置位于左室内。由二尖瓣环（1）、瓣叶（2）、腱索（3）、乳头肌、左室壁（4）和左房（5）构成。AL，前外交界；Ao，主动脉；PM，后内交界

脉瓣）脱机分析获取的（图 5-3）。通过计算机能够测量包括周长、前后（高点）径、交界（低点）间径、高度、瓣环面积等瓣环指标（图 5-4）[6]。

认识到二尖瓣环是一个非平面结构对于理解二尖瓣的功能十分重要。例如，二尖瓣环的复杂结构已经导致了 2DE 对二尖瓣脱垂的过度诊断。在某个 2D 切面上，特别是显示二尖瓣环内、外侧的心尖四腔心切面，二尖瓣叶看起来是在二尖瓣环的心房侧，实际上，它们仍然低于二尖瓣环的前、后高点。在 2DE 成像中，如果没有充分认识到二尖瓣环的非平面性，就会将正常二尖瓣解剖误认为是二尖瓣脱垂[1]。

RT3DE 显示出的二尖瓣环面积在很大程度上取决于身材大小和高度[7]。舒张期二尖瓣环面积（投射到最小面积平面）的正常值是 5 ～ 6.5cm^2（用体表面积校正）[8]。作为一个动态结构，二尖瓣环贯穿于整个心动周期的复杂运动尚未被完全阐明[9-11]。基于 2D 重建的 3DE 的早期研究，人们认为二尖瓣面积在收缩期减小 24% 以上，并认为是由二尖瓣环前后高

表 5-1　二尖瓣各结构实时三维超声心动图关键测量值的正常值

关键测量	正常值	参考文献
二尖瓣环		
前后径	（30.8±4.4）mm	Sonne et al [7]
	（24±1）mm	Kwan et al [41]
交界间径	（35.1±4.9）mm	Sonne et al [7]
	（28±1）mm	Kwan et al [41]
周长	（10.5±1.4）mm	Sonne et al [7]
	（10.0±0.8）mm	Watanabe et [40]
高度	（4.3±2.1）mm	Sonne et al [7]
	（3.0±1.0）mm	Flachskampf et al [12]
	（4.5±1.1）mm	Watanabe et [40]
舒张末期面积指数	（4.6±1.3）cm^2/m^2	Qin et al [10]
	（5.9±1.2）cm^2/m^2	Flachskampf et al [12]
收缩中期面积指数	（5.1±0.8）cm^2/m^2	Sonne et al [7]
收缩末期面积指数	（3.8±1.1）cm^2/m^2	Qin et al [10]
面积变化率	23.8%±5.1%	Flachskampf et al [12]
	15%±16%	Qin et al [10]
线性收缩期运动	（16±3）mm	Qin et al [10]
	（10±3）mm	Flachskampf et al [12]
二尖瓣叶		
体积	（4.5±0.7）cm^3	Limbu et al [28]
最大隆起高度	（5.3±2.4）mm	Sonne et al [7]
	（3.1±1.2）mm	Watanabe et [40]
	（5±0.2）mm	Kalyanasundaram et al [5]
平均隆起高度	（1.9±1.5）mm	Sonne et al [7]
	（0.7±0.5）mm	Watanabe et [40]
隆起体积	（1.5±0.9）cm^3	Sonne et al [7]
	（0.45±0.29）cm^3	Watanabe et [40]
乳头肌（用体表面积校正）		
前外乳头肌至瓣环距离	（21.0±5.8）mm/m^2	Sonne et al [7]
后内乳头肌至瓣环距离	（22.3±5.6）mm/m^2	Sonne et al [7]
乳头肌间角度	$17.6°/m^2 \pm 9.1°/m^2$	Sonne et al [7]
乳头肌间距离	（10.5±3.3）mm/m^2	Sonne et al [7]
左室		
舒张末期容积	（43.7±10.7）ml	Chukwu et al [56]
	（59±18）ml	Corsi et al [69]
	（43±18）ml	Zeidan et al [70]
	（47±6）ml	Nosir et al [71]
收缩末期容积	（115±22.6）ml	Chukwu et al [56]
	（143±30）ml	Corsi et al [69]
	（108±32）ml	Zeidan et al [70]
	（113±16）ml	Nosir et al [71]
左房		
舒张末期容积	（48.9±25.1）cm^3	Azar et al [68]
收缩末期容积	（62.3±17.2）cm^3	Azar et al [68]

在某些情形下，由于技术和研究对象不同测量值有差异

点靠近，增加了瓣环的高度和离心率所致[8, 12]。除了瓣环面积减小外，收缩期二尖瓣环还明显向心尖移位，正常心脏二尖瓣环收缩期位移平均值为（16±3）mm[10]。

最近有研究已经用 RT3DE 容积重建进一步描述了正常心室和患心肌

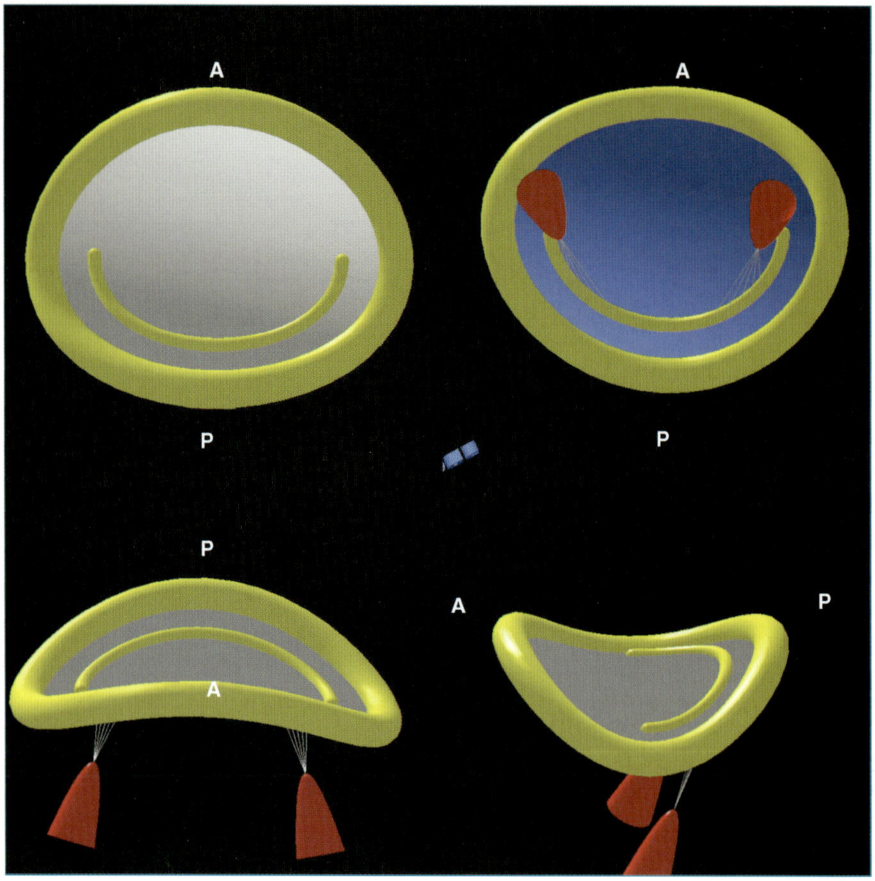

图 5-2 二尖瓣环是一个前（A）、后（P）峰高于交界区平面的双曲抛物面结构。在该图中，乳头肌为红色。左上图显示的是二尖瓣环的左房面观；右上图显示的是二尖瓣环的左室面观

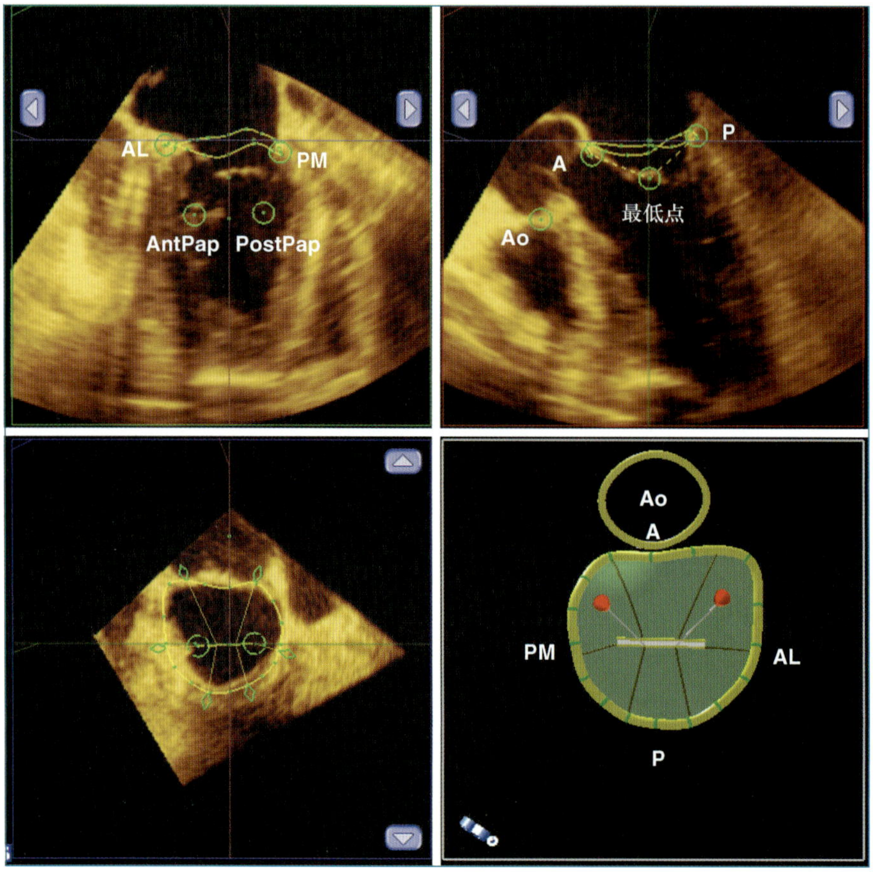

图 5-3 把三维全容积数据集剪切成几个不同的视图（左上为两腔心视图，右上为长轴视图，左下为短轴视图），通过识别视图中关键瓣环结构获得二尖瓣环的计算机重建图像（右下）。A，前方；AL，前外侧交界；AntPap，前乳头肌；Ao，主动脉；P，后方；PM，后内交界；PostPap，后乳头肌

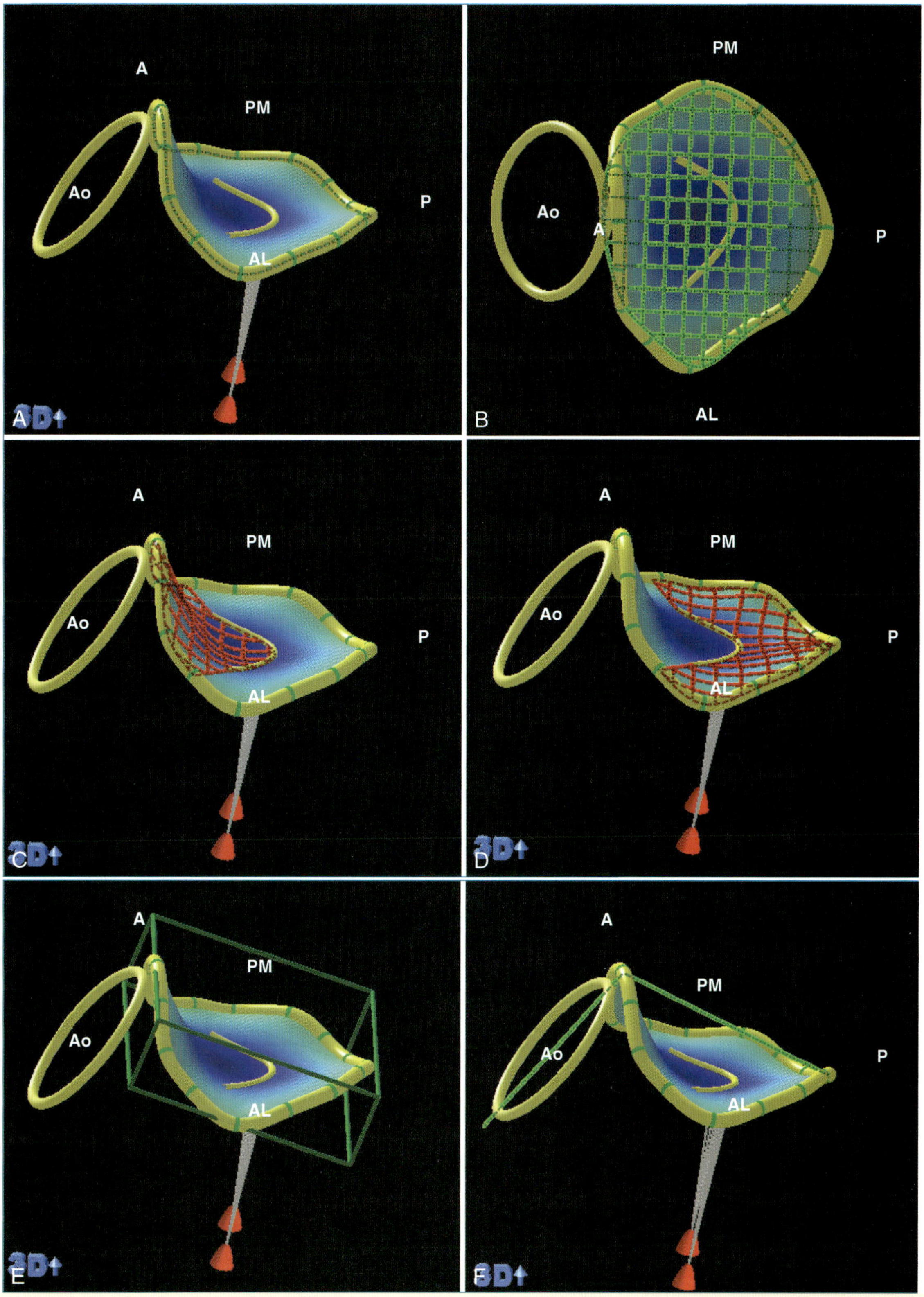

图 5-4　计算机重建可以进行瓣环的关键测量，包括瓣环周长（**A**），瓣环面积（**B**），前叶面积（**C**），后叶面积（**D**），瓣环高度、交界间距和前后径（**E**），主动脉-二尖瓣角度（**F**）。A，前；AL，前侧；Ao，主动脉瓣；P，后；PM，后内侧

病的心室的二尖瓣环运动。在疾病状态下，二尖瓣的形状和运动功能发生巨大变化，例如扩张型心肌病患者，尤其是伴有功能性二尖瓣反流的患者，二尖瓣环变平、扩张，变得更圆[8]。这些环形变化表明动态变化性降低，收缩时，可能在高度和径线上变化更少，从而导致在瓣膜投影面积上变化更小[12-13]。更有意义的是，心肌病患者的二尖瓣环向心尖的收缩期位移较小，实际上，二尖瓣环收缩期位移与射血分数之间有良好的相关性，二尖瓣收缩期位移小于 12mm 能够准确识别射血分数小于 50% 者[10]。

二尖瓣叶

和二尖瓣环一样，二尖瓣叶也是 3D 动态结构。二尖瓣前叶占瓣口的 2/3，附着于毗邻主动脉瓣的前瓣环，靠近右纤维三角、主动脉瓣-二尖瓣纤维膜以及左纤维三角（图 5-5）；后叶较小占瓣口的 1/3，为半圆形，毗连二尖瓣环的大部分[6]。图 5-5 显示的是二尖瓣叶及相关结构的左房面观（外科视野）和左室面观。前、后瓣叶均为三扇区结构，最外侧是 A1 区和 P1 区，靠近左心耳；中间是 A2 区和 P2 区，也最靠后；最内侧是 A3 区和 P3 区。

通过 3DE，二尖瓣叶的全部六个扇区都可以从左房侧和左室侧清楚显示。这些视图可以从经胸或经食管方法获得的 3D 全容积（宽角）数据集中脱机剪切获得（图 5-6）。在经食管检查中，三维放大（宽角聚焦）模式是有帮助的，尤其是在外科手术或导管操作过程中可以获取瓣叶功能的实时信息。在这种情况下，图像是通过在正交的双平面 2D 图像上

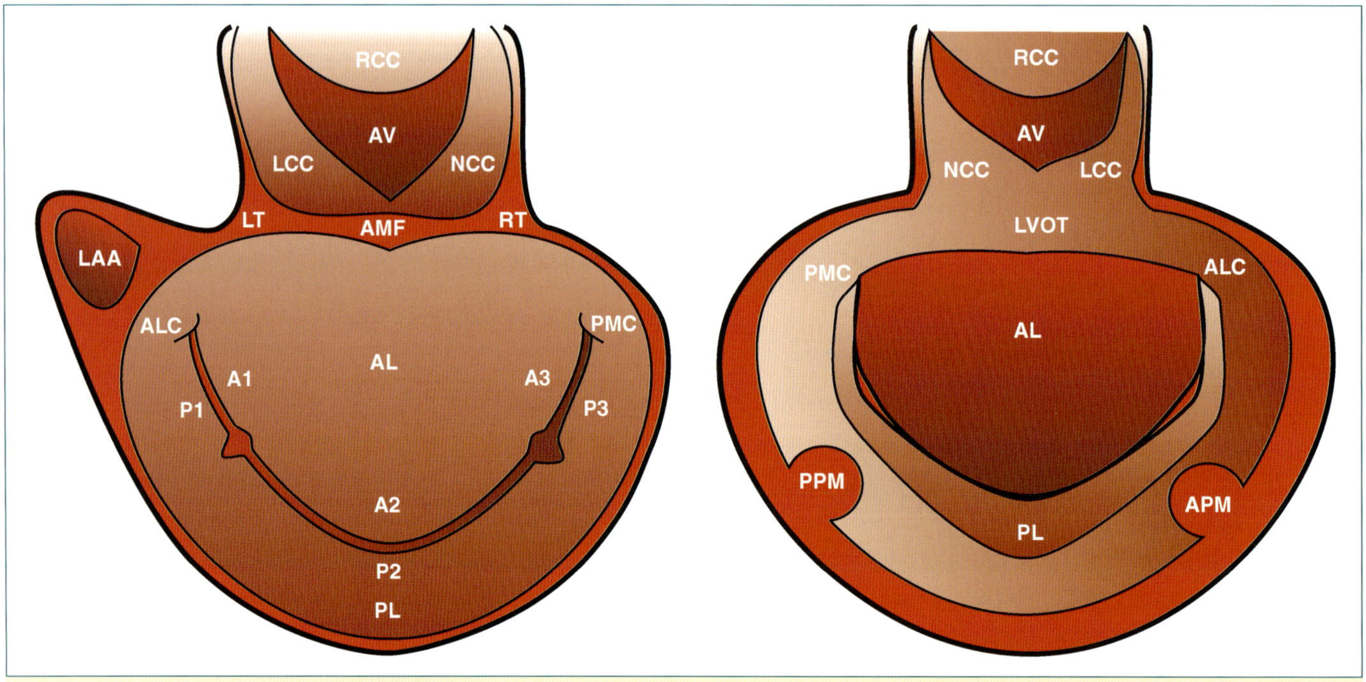

图 5-5 二尖瓣叶左房面观（外科视野）（左）和左室面观（右）。AL，前叶，ALC，前外交界；AMF，主动脉瓣-二尖瓣纤维膜；APM，前外侧乳头肌；AV，主动脉瓣；LAA，左心耳；LCC，主动脉瓣左冠瓣；LT，左纤维三角；LVOT，左室流出道；NCC，主动脉瓣无冠瓣；PMC，后内交界；PL，后叶；PPM，后内侧乳头肌；RCC，主动脉瓣右冠瓣；RT，右纤维三角

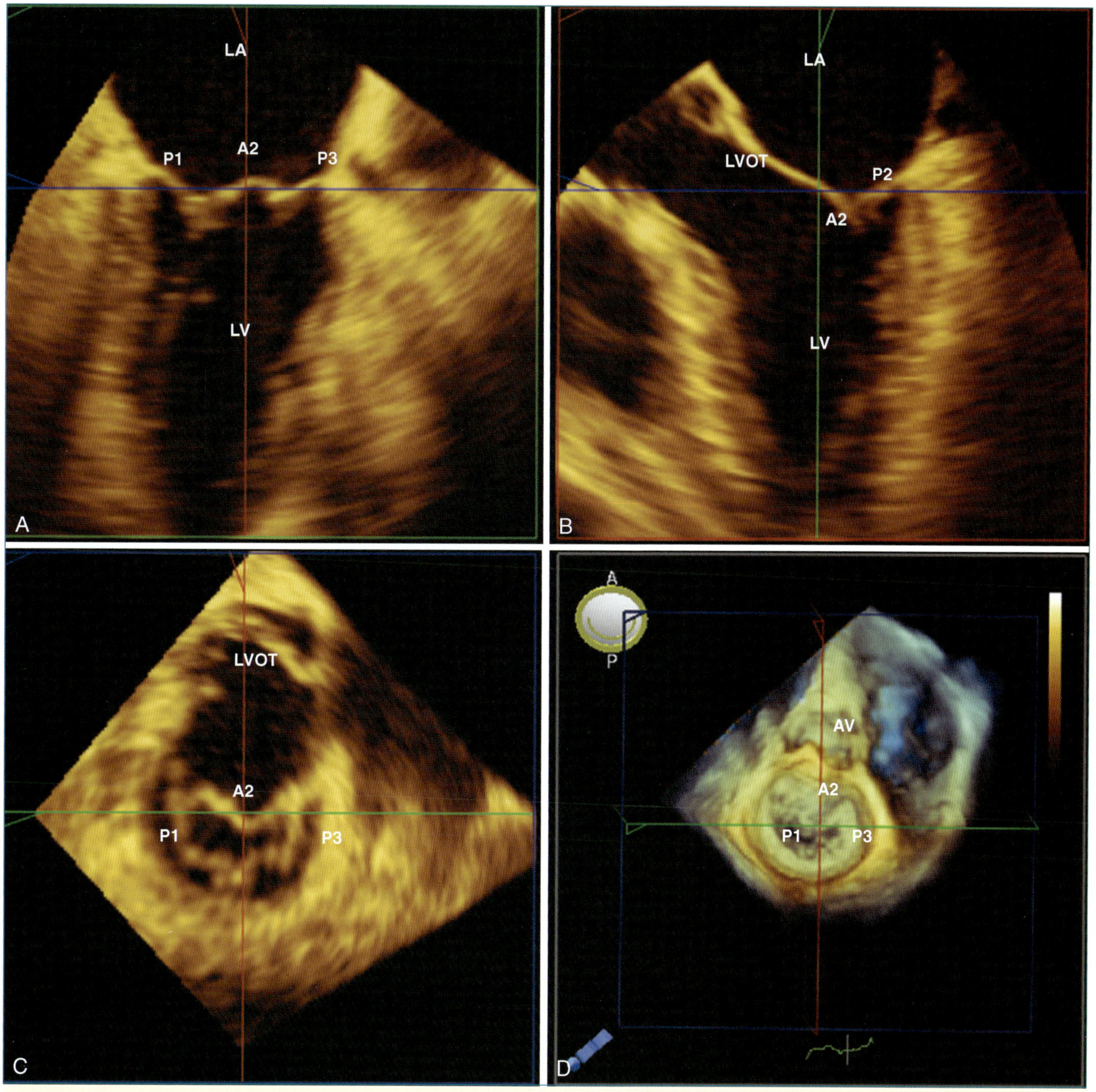

图 5-6　从三维全容积数据集获得的二尖瓣叶图像，从 **A** 到 **C** 为多平面重建图像。**D** 所示为二尖瓣叶的左房面观。LV，左室；LVOT，左室流出道；LA，左房；A2、P1、P2、P3 为二尖瓣叶的扇区

识别整个二尖瓣获得的。产生的 3D 放大模式旋转至主动脉瓣位于 12 点方位，获得从左房侧观看的外科视野，在此视图中，可以观察到前叶中部的正常收缩期膨出。把此视图翻转 180°，可以从左室侧显示瓣叶扇区（图 5-7）。在经胸检查中，也能获得类似的精细的 3D 图像，图 5-8 所示为如何自经胸 3D 全容积数据集清楚显示二尖瓣叶结构。在这种情况下，旋转图像并从心房侧沿纵轴剪切获得外科视野；将图像翻转 180°，从心

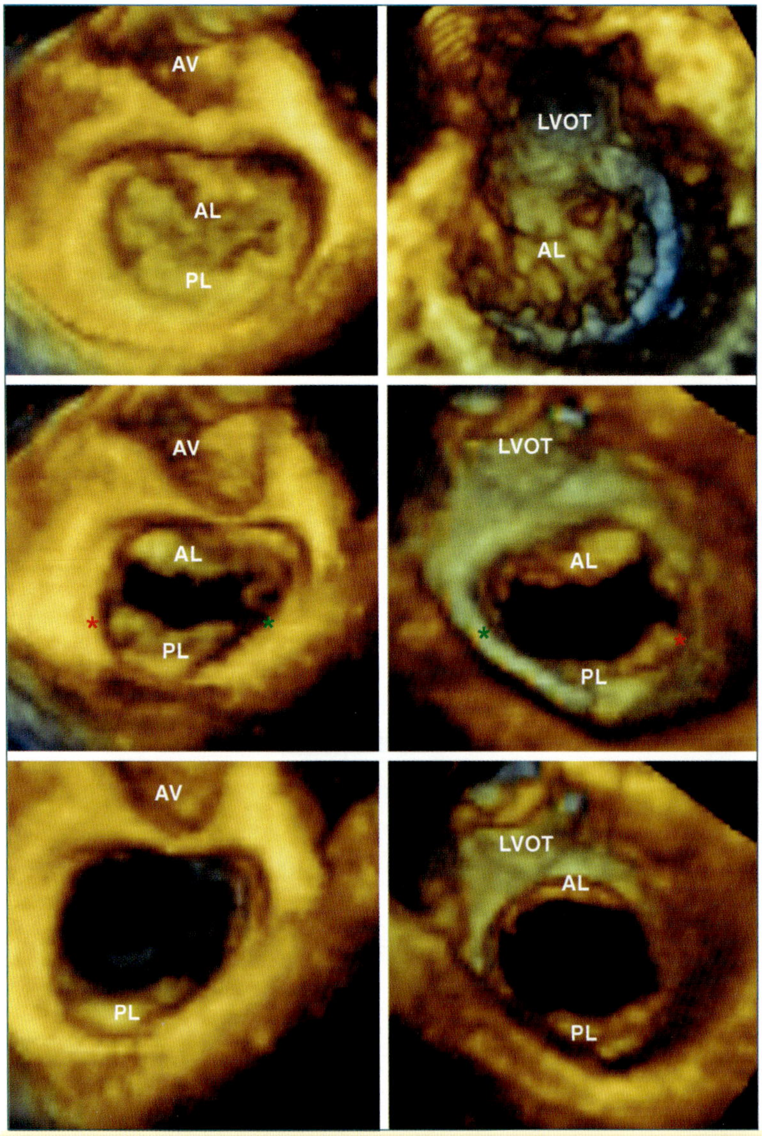

图 5-7 自经食管三维宽角数据集获得的二尖瓣（MV）叶图像。左图为瓣叶的左房（LA）面观，右图为瓣叶的左室（LV）面观。红星号：前外交界；绿星号：后内交界；AL，前叶；AV，主动脉瓣；LVOT，左室流出道；PL，后叶

室侧切割，可以从心尖以及交界区和乳头肌侧观察瓣叶。

用 RT3DE 可以很容易识别二尖瓣交界，前外侧交界邻近左心耳和左纤维三角，代表 A1 和 P1 的融合点；后内侧交界邻近右纤维三角，代表 A3 和 P3 的融合点。由经胸或经食管方法，应用窄角模式的二尖瓣短轴观，从左房侧或左室侧能够清楚地观察两个交界（见图 5-7 和图 5-8）。在经食管检查中，食管中段切面显示两个交界最为理想。对于二尖瓣狭窄患者球囊瓣膜成形术前，交界的解剖结构具有重要意义。事实上，交界撕裂被认为是二尖瓣球囊瓣膜成形术增大瓣口面积的主要机制。因此，由 RT3DE 评估的非钙化交界融合程度与瓣膜成形的成功与否相关，与传统的 2D 评分法相比，RT3DE 可能是更好的预测手术成功的方法[14-16]。严重钙化的交界在扩张过程中不大可能裂开，在打算进行瓣膜成形术前

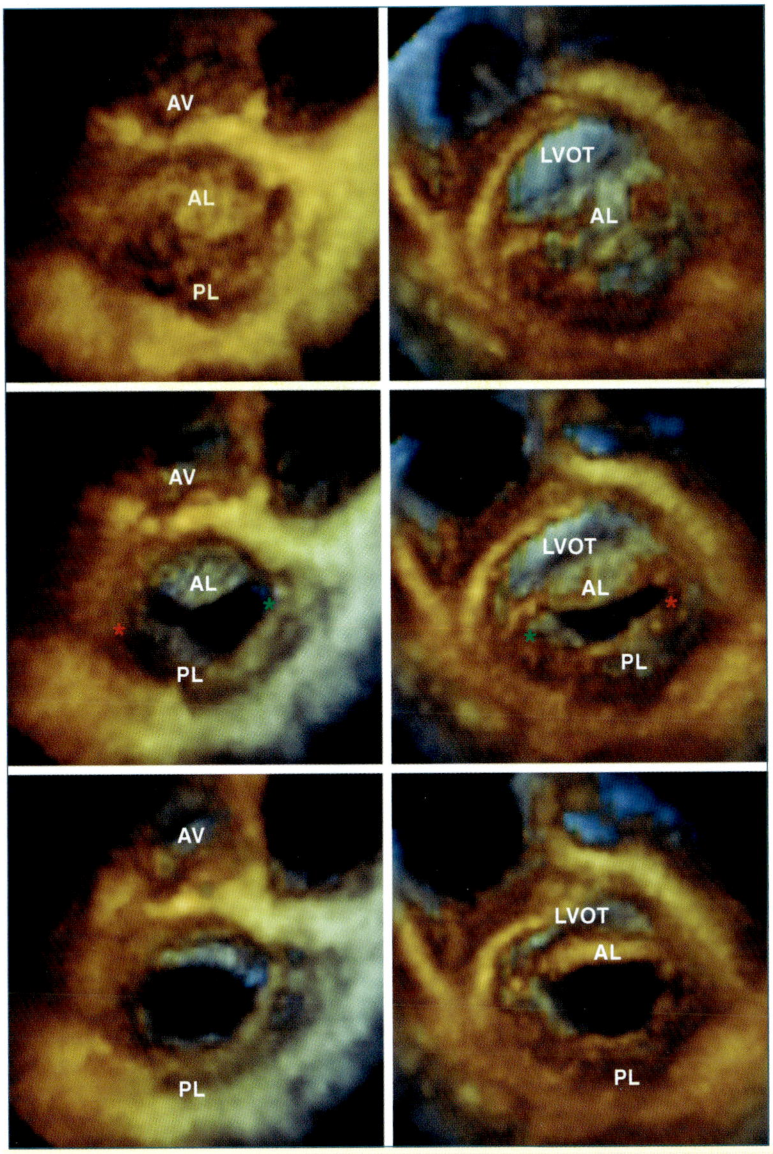

图 5-8　自经胸三维全容积数据集剪切出的二尖瓣（MV）叶图像。左图为瓣叶的左房（LA）面观，右图为瓣叶的左室（LV）面观。红星号：前外交界；绿星号：后内交界；AL，前叶；AV，主动脉瓣；LVOT，左室流出道；PL，后叶

应该被识别出来[17-18]。

评估二尖瓣狭窄时，RT3DE 可以改进对瓣叶开放的评价。在 2D 中，用平面几何法计算瓣口面积并不可靠，因为很难确定所描记的与瓣叶相交的平面就是瓣口最小的平面[18]。然而，3DE 成像能够克服这个限制，因为它是将整个瓣叶成像并在最小面积剪切出短轴平面[17, 19-20]。已经有几个研究表明该方法可能优于 2D 的压差半降法、近端等速表面积法以及平面几何法[17, 20-26]。一些研究者提出 3D 平面几何法甚至比有创的二尖瓣面积测量更准确[21-22, 27]。

RT3DE 使确定二尖瓣叶体积成为可能。随着风湿性心脏病的进展，瓣叶逐渐增厚，其增厚的程度与心房颤动、死亡等并发症相关[28]。瓣叶体积可以用 RT3DE 评估，并可能与二尖瓣口面积一样具有预后

价值[25]。

RT3DE 让我们能够全面评估大多数情况下的二尖瓣运动，即使是经胸检查，前、后叶的 3 个扇区能够完全显示的比率也分别达 84% 和 77%[29-32]。这项技术在准确定位瓣叶病变时有特别的用途。在经食管超声心动图（TEE）检查中，仅用 2D 成像能够观察二尖瓣单个扇区，但因为不能在同一视野看到全部瓣叶，这个过程非常繁琐。为了重建所有 6 个扇区，需要非常熟悉二尖瓣解剖结构，而且必须进行旋转，通过不同的视图来识别和定位病变。有了 3D 成像，全部 6 个扇区及它们与其他结构的关系都可以一目了然（图 5-9）。比如，图 5-10 所示的弹力纤维瘤。在 2D 经食管视图很容易看到肿瘤在后叶，而 3D 放大视图显示它的准确位置在 P1 区，非常靠近前外交界。此外，二尖瓣脱垂在 3D 宽角聚焦模式视图中也很容易识别，从左房侧观察，脱垂的节段是明显凸出的；从心室侧看，是一个勺型的凹陷。尽管 2DE 通常能够诊断连枷运动或脱垂，但往往还是需要 3DE 识别受累的特定扇区[32]。实际上，二尖瓣黏液瘤的例子就凸显了三维技术的价值。一些研究比较了

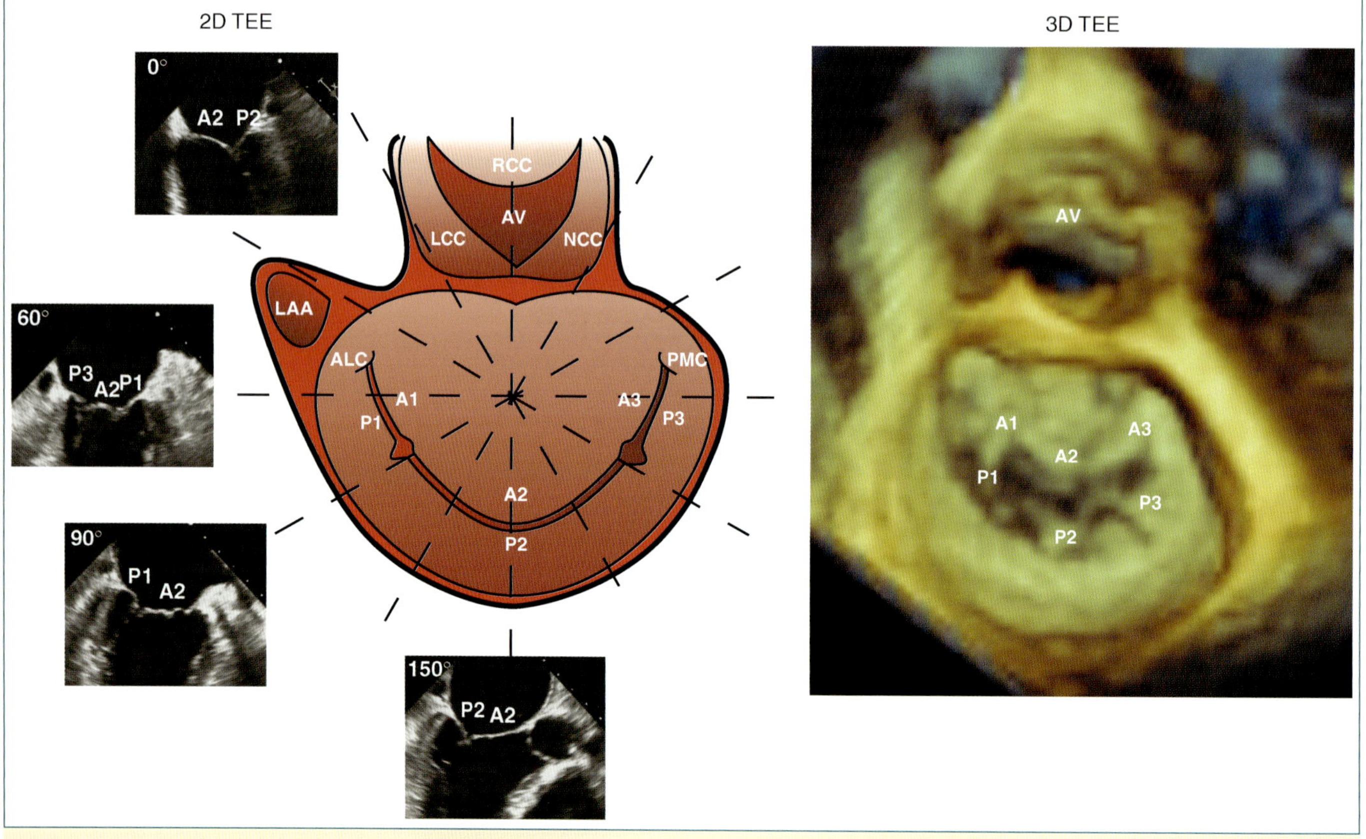

图 5-9 二维（2D）显像（左）的任何切面都只能显示二尖瓣叶的一部分，在 2D 检查时，想要在头脑中重建出二尖瓣病变的准确位置必须对二尖瓣解剖非常熟悉。应用三维显像（右）可在一个视图上观察完整的两个瓣叶。ALC，前外交界；AV，主动脉瓣；LAA，左心耳；LCC，左冠瓣；NCC，无冠瓣；RCC，右冠瓣；PMC，后内交界；TEE，经食管超声心动图；A1、A2、A3、P1、P2、P3 为二尖瓣叶的扇区

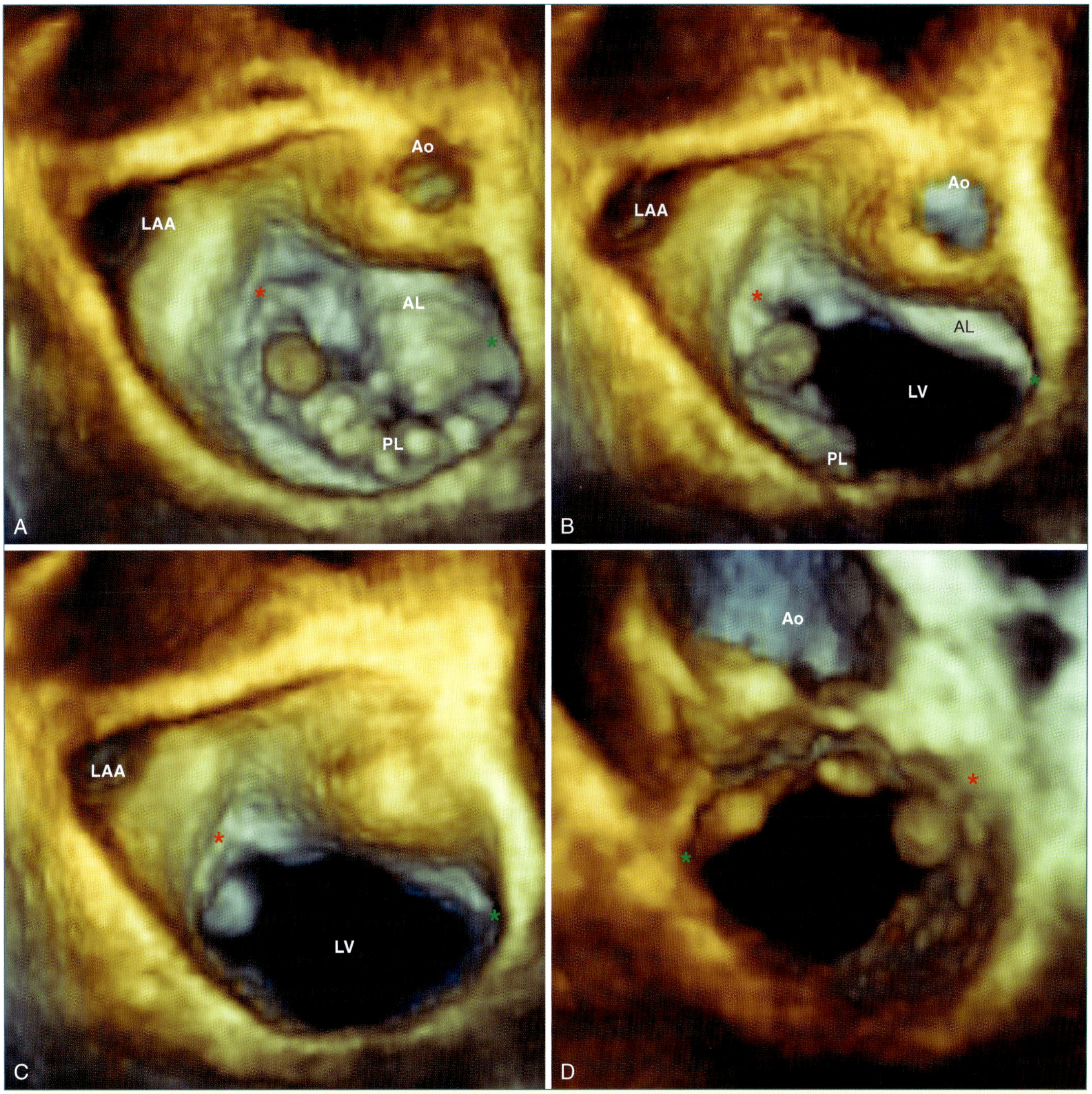

图 5-10　在三维宽角视图上可以清楚地看到在近前外交界的 P1 区有一个二尖瓣弹力纤维瘤（红星号）。**A** 和 **B** 分别为收缩期和舒张期自外科视野显示的肿瘤。**C**，自左房面显示肿瘤脱垂到左室。**D**，舒张期自心尖部观察肿瘤。绿星号：后内交界；Ao，主动脉瓣；AL，前叶；LAA，左心耳；LV，左室；PL，后叶

各种超声心动图方法在二尖瓣脱垂定位方面的准确性（表 5-2）[30-31，33-39]。3DE 还有助于显示反流口的位置，定量导致二尖瓣反流的反流口面积的大小。在彩色多普勒全容积模式下，将反流显示为柱状或平面，增加了反流的可视化程度。尤其在偏心性二尖瓣反流评价中，3D 显示优于 2D "射流"，因此能更好地描述严重程度。在计划行二尖瓣手术的患者中，RT3DE 可以提供更多的细节以帮助外科医生并可能增加修复成

表 5-2 不同超声心动图方法定位二尖瓣脱垂准确性的比较（外科直视下证实）					
	数量	2DTTE（%）	2DTEE（%）	3DTTE（%）	3DTEE（%）
Grewal et al [33]	42	—	90	—	98
Pepi et al [30]	112	77	87	90	—
Manda et al [34]	18	—	50	—	77
Muller et al [35]	74	—	86 ～ 97	—	97 ～ 100*
Fabricius et al [36]	42	—	97	—	91
Sharma et al [31]	39	82	96	—	94
Hirata et al [37]	42	97	100	—	100
Agricola et al [38]	59	—	92	94	—
Garcia-Orta et al [39]	54	67 ～ 94	80 ～ 100*	—	—

* 报道的是各扇区脱垂诊断的准确率，给出的是范围

2DTTE，二维经胸超声心动图；2DTEE，二维经食管超声心动图；3DTTE，三维经胸超声心动图；3DTEE，三维经食管超声心动图

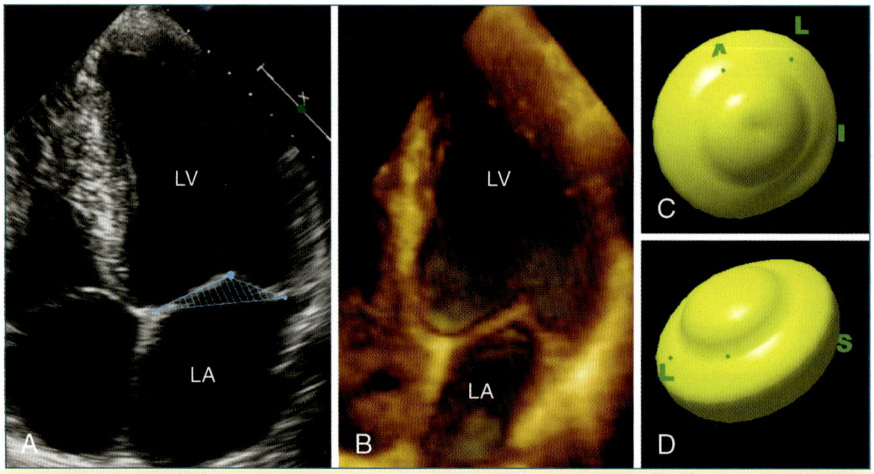

图 5-11 二尖瓣隆起。**A** 为二维显示二尖瓣隆起体积，相应的三维视图显示得更加明显（**B**）。隆起体积的计算和有关瓣环显示在 **C** 和 **D**。L，侧；LA，左房；LV，左室；S，间隔

功率[33]。

除了脱垂之外，RT3DE 也有助于定量与瓣叶牵拉相关的功能性二尖瓣反流。正常时，二尖瓣叶与二尖瓣环水平相近，（平均隆起高度为 1.9mm±1.5mm）[7]。图 5-11 显示的是二尖瓣正常情况下隆起的状态。在缺血性二尖瓣反流时，张力增加的腱索将二尖瓣叶拉向心室侧。严重时，二尖瓣双叶都受到限制，瓣膜呈漏斗形，导致中心性反流。一些实验室已经开发出用 RT3DE 数据集定量瓣叶牵拉的方法[13，40-42]。利用这些模型，已经确定了有关缺血性二尖瓣反流机制的信息。例如，Kwan 及其同事[41]指出，下壁心肌梗死导致二尖瓣内侧不对称牵拉。

腱 索

因为在 2DE 上无法看清，腱索没有被很好地研究，作为二尖瓣功能的重要一部分常常被忽视。然而，它们是二尖瓣装置的一部分，腱索融合或缩短会导致瓣下狭窄和瓣叶牵拉。

约 140 根腱索发自乳头肌的 6 个头端，止于二尖瓣叶[43]。平均每个乳头肌发出 12 根一级腱索（6 个头端各发出 2 根）；每个一级腱索再平均形成 2 根二级腱索，其中很多进一步再分出 2～3 个三级腱索[44]。这些腱索大部分位于边缘并插入到二尖瓣游离缘的粗糙区，目的是维持瓣叶对合，辅助二尖瓣关闭；初级腱索断裂会导致二尖瓣反流[4]。约 20 个基底腱索插入二尖瓣后叶的心室游离面和前叶几毫米内的光滑区与粗糙区衔接处。在基底腱索之间有一些特殊的粗纤维叫作“支撑腱索”，它们插入瓣叶的中心部位[6, 45-46]，这些腱索的目的就是支撑左室壁及维持主动脉瓣-二尖瓣环角度[4]。每个乳头肌都为两个瓣叶提供腱索，前外侧乳头肌支撑左侧的结构（前外侧交界，A1 和 P1 区，A2 和 P2 区的左半部分）；后内侧乳头肌支撑右侧结构（后内侧交界，A3 和 P3 区，A2 和 P2 区的右半部分）[45, 47]。

腱索在宽角聚焦模式下自心室侧显示最佳，瓣叶和乳头肌都能看到。在经食管检查中，食管长轴观显示腱索下装置最佳（图 5-12）。

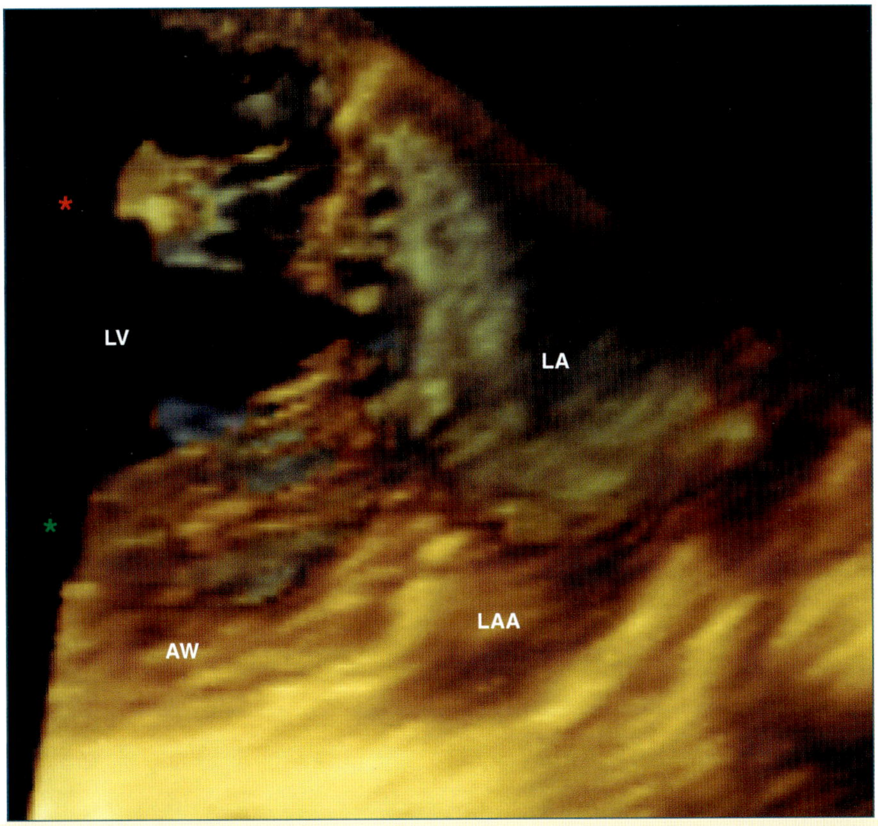

图 5-12 于宽角三维模式下经食管胃底视图显示二尖瓣腱索。乳头肌头部的腱索起始处和瓣叶粗糙区的腱索终止处均能看到。红星号：后内侧乳头肌；绿星号：前外侧乳头肌；AW，前壁；LA，左房；LAA，左心耳；LV，左室

过去，有关腱索的信息均来自病理研究。随着3D研究和技术的进步，人们将获得更多有关腱索在可能引起腱索断裂、增厚、挛缩的疾病状态下是如何工作的信息。RT3DE已被证明较2DE能更好地识别感染性心内膜炎中的腱索断裂，并在术中帮助有效修复[48-49]。

乳头肌和左室壁

乳头肌及相关左室游离壁对于二尖瓣功能的重要性在20世纪60年代被首次认识。尸检数据显示缺血性二尖瓣反流常常和乳头肌的纤维化、坏死有关[43-44]。一般来说，乳头肌通过一个比自身面积宽大的基底附着在左室壁。乳头肌附着在左室壁中三分之一，沿着左室长轴方向，垂直于二尖瓣叶[4]。乳头肌宽度和左室壁几乎一样。每一个乳头肌由大约6个头组成，并发出1或2根初级腱索[43]。前外侧乳头肌连接左室侧壁中部，往往比连接间隔中部的后内侧乳头肌粗大。图5-13比较了乳头肌的2D双平面和3D宽角视图。

在收缩期，乳头肌缩短维持从头端到瓣叶间一定的距离，防止瓣叶脱垂到左房[50]。它们的增厚也占用了二尖瓣下的空间（左室流入道区域），引导血液流向左室流出道及主动脉瓣[4]。

应用RT3DE，更多有关活体心脏中乳头肌位置的信息得到确定。应用计算机重建，乳头肌头端至二尖瓣环的距离以及它们的成角可以很容易测量，测量的参考点就是二尖瓣环上位置相对固定的主动脉瓣-二尖瓣纤维（位于二尖瓣前瓣环与主动脉瓣的连接处，见图5-5）。乳头肌间角是连接每一根乳头肌到二尖瓣环上的两条线的夹角。乳头肌间距离也可以测量（图5-14）。

在扩张型心肌病中，由于左室的扩张、重塑，瓣环到前外侧乳头肌的距离、瓣环到后内侧乳头肌的距离、乳头肌间距均增加。因此，在分析过程中用3D方法测量舒张末期容积也很重要，正常的左室和乳头肌测量值取决于受检者身材大小（见表5-1）[7]。正如在其他章节中详细讨论的，很多研究已经说明了应用RT3DE测量左室容积优于2D双平面法，因为2DE会低估真实的容积[51-56]。表5-1提供了左室容积和乳头肌距离的正常值。

这些测量在功能性二尖瓣反流中非常重要，左室重塑后瓣叶会被腱索拉紧。事实上，从乳头肌到瓣环的距离是扩张型心肌病模型中预测二尖瓣反流严重程度的最佳指标[50, 57-58]。这些模型也强调了在整个心动周期中维持固定的乳头肌到瓣环距离的必要性[50]。由于涉及乳头肌重置和腱索切割的复杂手术越来越多，在二尖瓣手术中实时进行这种测量也许有用[57, 59-61]。

在缺血性二尖瓣反流中，节段性左室壁运动异常是与二尖瓣反流程度直接相关的[62]，这尤其发生在后壁心肌梗死时，后侧壁运动减低导致后瓣叶被不对称拉紧[41]。在这些病例中，仍然不清楚左室壁病灶部位运动异常起多大作用[58]。RT3DE节段容积分析可以定量室壁运动异常，而且可能确定缺血性疾病中二尖瓣功能不全的机制。

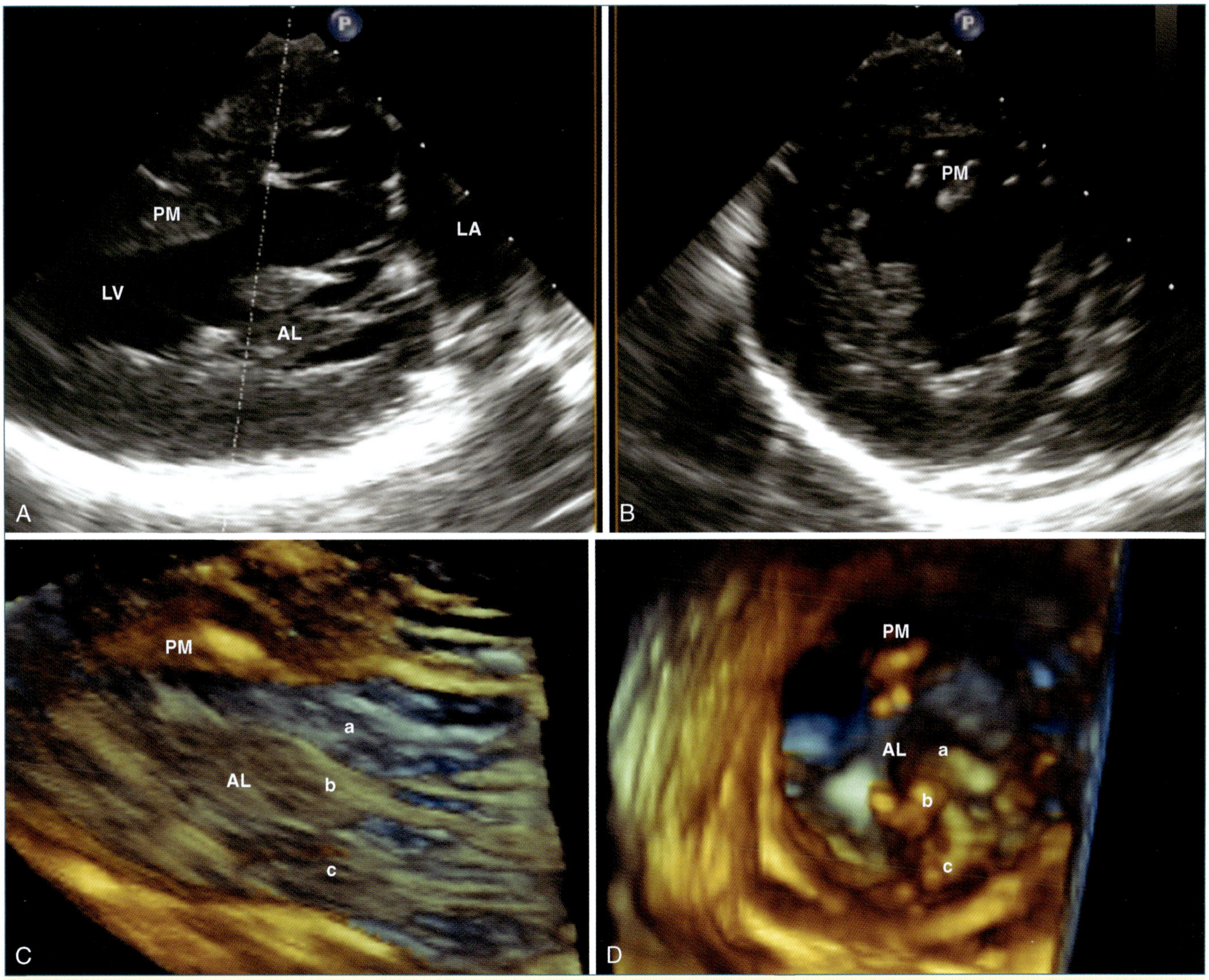

图 5-13　**A** 和 **B** 显示乳头肌的二维双平面图像。**C** 和 **D** 中的三维宽角视图提供更详细信息，显示了前外侧乳头肌 3 个明显的头（a，b，c）和腱索起源处。AL，前外侧乳头肌；LA，左房；LV，左室；PM，后内侧乳头肌

左心房

左房影响二尖瓣解剖是因为二尖瓣叶可以被看作是左房壁的延续，可以作为左房的底部[6, 63]。具体说，左房的侧壁和后壁延续形成二尖瓣的后叶，左房前壁延续成二尖瓣前叶[6]。

左房壁和二尖瓣间这种交互连接通过 3DE 能够显示，应用全容积数据显示最佳。在经食管检查中，食管中段切面以三维宽角模式可以实时显示左房（图 5-15）。在此视图中，左心耳（在左房侧壁）、主动脉瓣（在前壁）、卵圆窝（在中部）是重要标志。在经食管检查研究中，五腔胃底切面也有助于显示整个左房，可以更好地显示左房上部以评估左房容量。

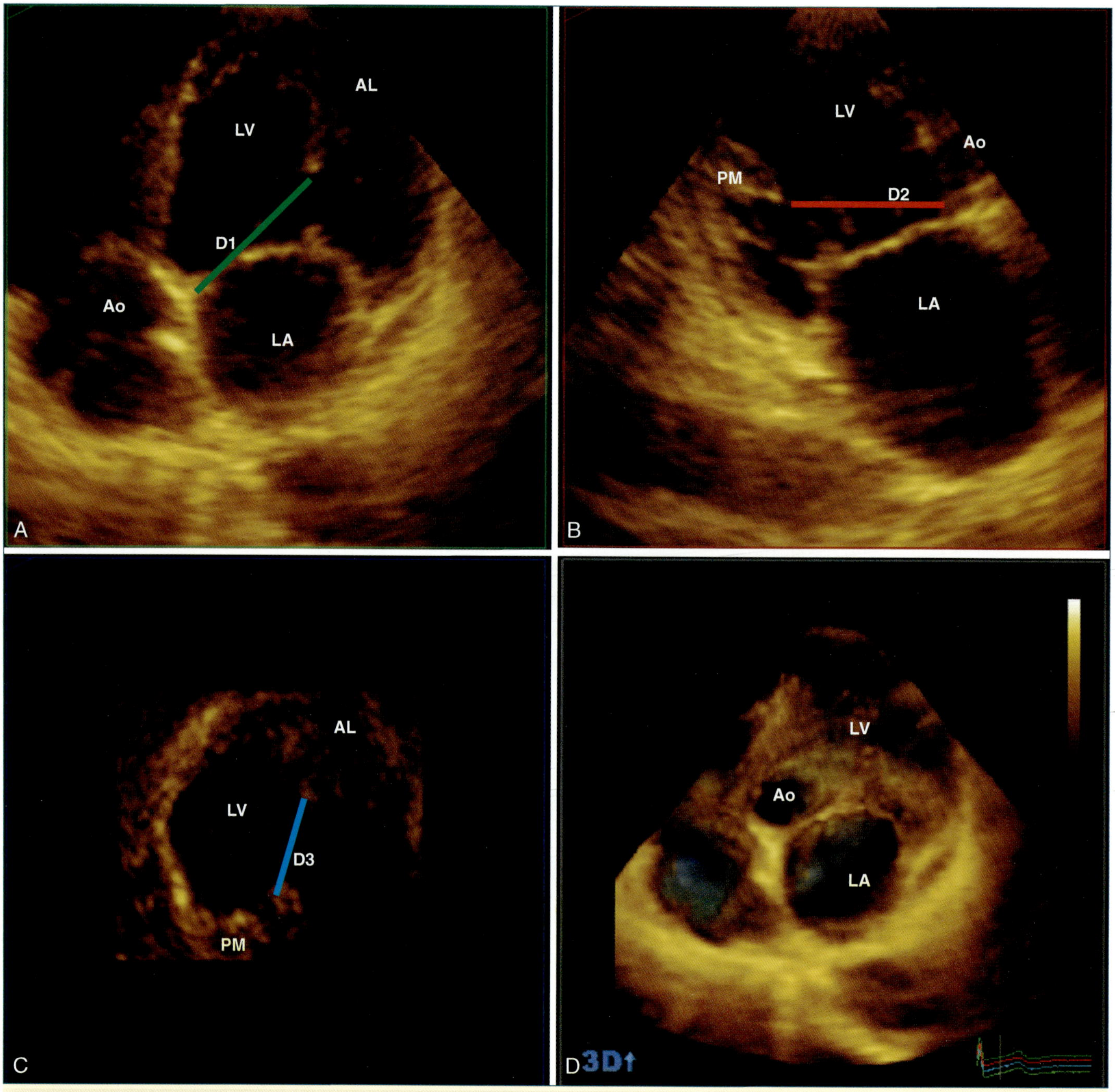

图 5-14 自三维全容积数据集获取的左室、二尖瓣、乳头肌的多平面重建。从瓣环到每根乳头肌的距离（D1 和 D2）和乳头肌间距（D3）如图所示。瓣环上这些测量的参照是主动脉瓣-二尖瓣纤维膜。AL，前外侧乳头肌；Ao，主动脉瓣；LA，左房；LV，左室；PM，后内侧乳头肌

左房解剖对二尖瓣功能的重要性在疾病状态下更清楚，尤其是在功能性二尖瓣反流中，反流增加了心房血流，导致明显心房扩张及顺应性减低。像心室形态失常一样，心房扩大可能反过来导致二尖瓣功能不全，造成重塑与反流的恶性循环[63]。实际上，左房容积与患多种疾病患者的疾病严重程度和结局有关，包括二尖瓣反流[64]。心房扩张究竟是一个表现还是疾病过程的一个原因还不清楚，3DE 可能有助于阐明左房的作用。

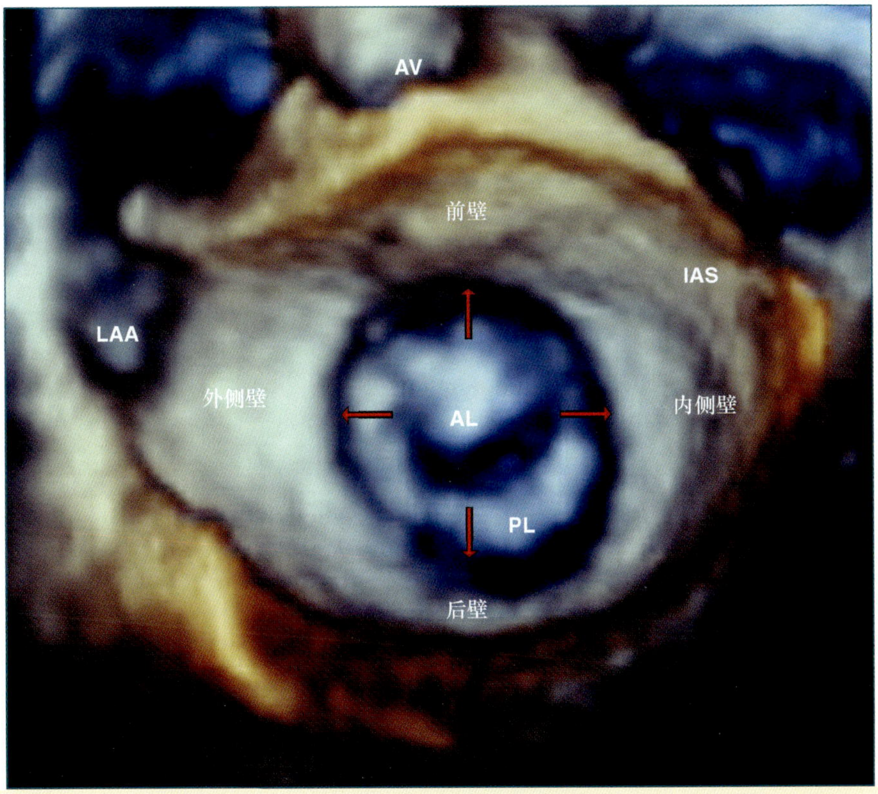

图 5-15 二尖瓣叶作为左房的底部，是左房壁的延伸。AL，前叶；AV，主动脉瓣；LAA，左心耳；IAS，房间隔；PL，后叶

3DE 已经用于更准确地测量左房容积[65-68]。

尽管冠状静脉窦不是真正的左房组成部分，但随着诸如经导管二尖瓣修复术等新技术用到该结构，它和二尖瓣环的关系已经变得很重要了。通常冠状静脉窦位于房室沟内，二尖瓣环的正后方，是植入同步装置的理想位置，同步装置电极可以放入冠状静脉窦内。特定装置可以通过冠状静脉窦抱住二尖瓣后瓣环，缩减二尖瓣环周长，减少功能性二尖瓣反流。用相应二尖瓣环定位冠状静脉窦的例子见图 5-16，在本例中，RT3DE 显示冠状静脉窦位于二尖瓣环的上方，作为经导管二尖瓣环修复术通道的功能使它变得与众不同。

结 论

即使在结构正常的心脏中，二尖瓣也是最复杂的结构。它由多个部分组成，从基底部的心房到乳头肌再到心尖，中间还有瓣环、瓣叶和腱索。它复杂的结构只有用 3D 成像才能充分显示。应用 RT3DE，已经确定了二尖瓣装置各结构的正常位置和大小。实际上，RT3DE 允许我们更深入地评估每个瓣膜的结构，更好地理解它们的整个解剖和功能。随着这项技术的改进和发展，它将会成为所有超声心动图检查，尤其是在评价二尖瓣时的一项常规技术。

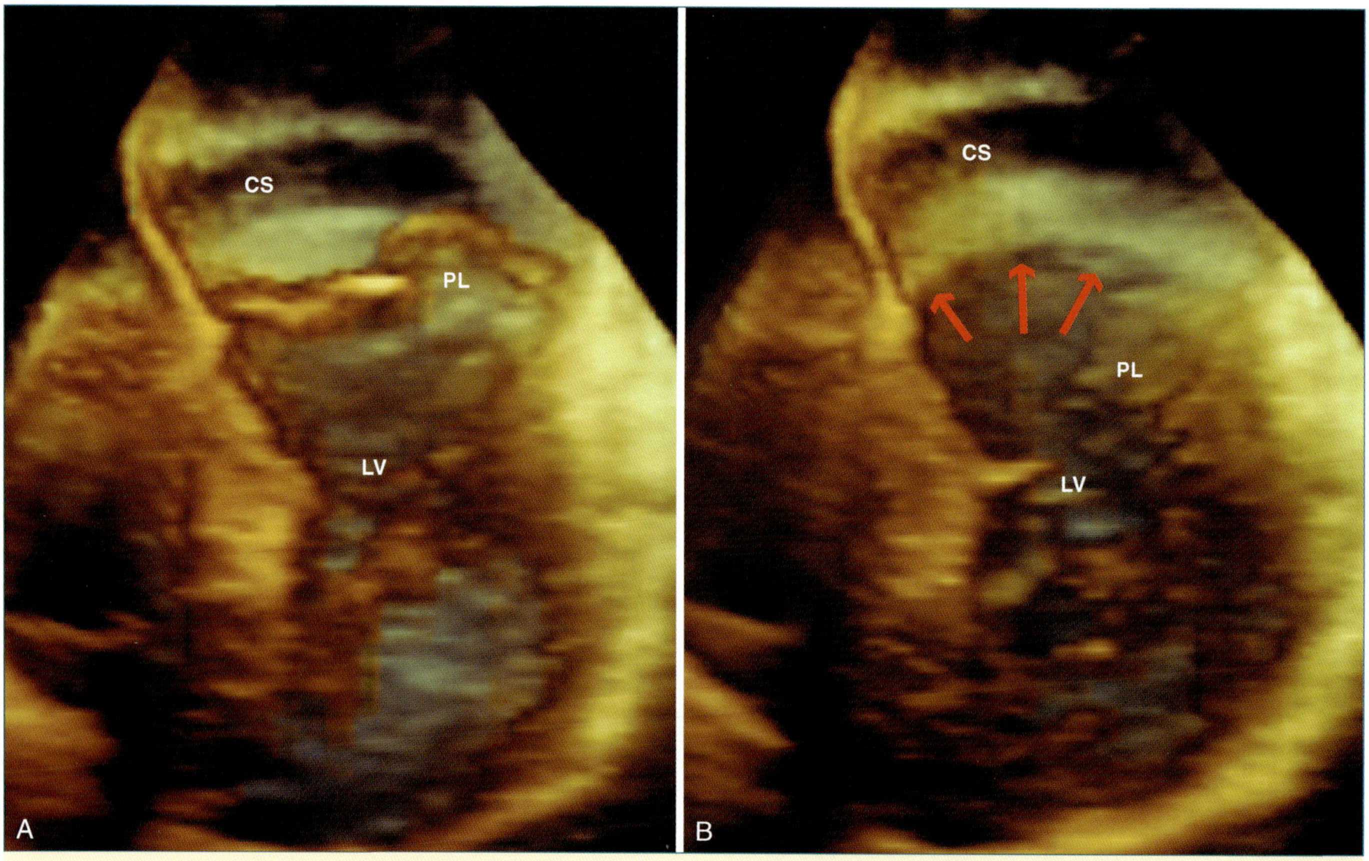

图 5-16 用对应的二尖瓣环定位冠状静脉窦（CS）的例子。在本例中，实时三维超声心动图显示冠状静脉窦位于二尖瓣环（红箭头）上面，使它成为经导管二尖瓣修复的特别通道。LV，左室；PL，后叶

参考文献

1. Levine RA, Handschumacher MD, Sanfilippo AJ, et al: Three-dimensional echocardiographic reconstruction of the mitral valve, with implications for the diagnosis of mitral valve prolapse. *Circulation* 80(3):589–598, 1989.
2. Salgo IS, Gorman JH, Gorman RC, et al: Effect of annular shape on leaflet curvature in reducing mitral leaflet stress. *Circulation* 106(6):711–717, 2002.
3. Solis J, Sitges M, Levine RA, Hung J: Three-dimensional echocardiography. New possibilities in mitral valve assessment. *Revista Española de Cardiología (English Edition)* 62(2):188–198, 2009.
4. Silbiger JJ, Bazaz R: Contemporary insights into the functional anatomy of the mitral valve. *Am Heart J* 158(6):887–895, 2009.
5. Kalyanasundaram A, Qureshi A, Nassef LA, Shirani J: Functional anatomy of normal mitral valve-left ventricular complex by real-time, three-dimensional echocardiography. *J Heart Valve Dis* 19(1):28–34, 2010.
6. Salcedo EE, Quaife RA, Seres T, Carroll JD: A framework for systematic characterization of the mitral valve by real-time three-dimensional transesophageal echocardiography. *J Am Soc Echocardiogr* 22(10):1087–1099, 2009.
7. Sonne C, Sugeng L, Watanabe N, et al: Age and body surface area dependency of mitral valve and papillary apparatus parameters: Assessment by real-time three-dimensional echocardiography. *Eur J Echocardiogr* 10(2):287–294, 2009.
8. Kaplan SR, Bashein G, Sheehan FH, et al: Three-dimensional echocardiographic assessment of annular shape changes in the normal and regurgitant mitral valve. *Am Heart J* 139(3):378–387, 2000.
9. Kwan J, Qin JX, Popović ZB, et al: Geometric changes of mitral annulus assessed by real-time 3-dimensional echocardiography: Becoming enlarged and less nonplanar in the anteroposterior direction during systole in proportion to global left ventricular systolic function. *J Am Soc Echocardiogr* 17(11):1179–1184, 2004.
10. Qin JX, Shiota T, Tsujino H, et al: Mitral annular motion as a surrogate for left ventricular ejection fraction: Real-time three-dimensional echocardiography and magnetic resonance imaging studies. *Eur J Echocardiogr* 5(6):407–415, 2004.
11. Kwan J, Jeon M-J, Kim D-H, et al: Does the mitral annulus shrink or enlarge during systole? A real-time 3D echocardiography study. *J Korean Med Sci* 24(2):203–208, 2009.
12. Flachskampf FA, Chandra S, Gaddipatti A, et al: Analysis of shape and motion of the mitral annulus in subjects with and without cardiomyopathy by echocardiographic 3-dimensional reconstruction. *J Am Soc Echocardiogr* 13(4):277–287, 2000.
13. Watanabe N, Ogasawara Y, Yamaura Y, et al: Geometric deformity of the mitral annulus in patients with ischemic mitral regurgitation: A real-time three-dimensional echocardiographic study. *J Heart Valve Dis* 14(4):447–452, 2005.
14. Sutaria N, Shaw TRD, Prendergast B, Northridge D: Transoesophageal echocardiographic assessment of mitral valve commissural morphology predicts outcome after balloon mitral valvotomy. *Heart* 92(1):52–57, 2006.

15. Langerveld J, Valocik G, Plokker HWT, et al: Additional value of three-dimensional transesophageal echocardiography for patients with mitral valve stenosis undergoing balloon valvuloplasty. *J Am Soc Echocardiogr* 16(8):841–849, 2003.
16. Gill EA, Kim MS, Carroll JD: 3D TEE for evaluation of commissural opening before and during percutaneous mitral commissurotomy. *JACC Cardiovasc Imag* 2(8):1034–1035, 2009.
17. Chen Q, Nosir YF, Vletter WB, et al: Accurate assessment of mitral valve area in patients with mitral stenosis by three-dimensional echocardiography. *J Am Soc Echocardiogr* 10(2):133–140, 1997.
18. Martin RP, Rakowski H, Kleiman JH, et al: Reliability and reproducibility of two dimensional echocardiographic measurement of the stenotic mitral valve orifice area. *Am J Cardiol* 43(3):560–568, 1979.
19. Binder TM, Rosenhek R, Porenta G, et al: Improved assessment of mitral valve stenosis by volumetric real-time three-dimensional echocardiography. *J Am Coll Cardiol* 36(4):1355–1361, 2000.
20. Sugeng L, Weinert L, Lammertin G, et al: Accuracy of mitral valve area measurements using transthoracic rapid freehand 3-dimensional scanning: Comparison with noninvasive and invasive methods. *J Am Soc Echocardiogr* 16(12):1292–1300, 2003.
21. de Agustin JA, Nanda NC, Gill EA, et al: The use of three-dimensional echocardiography for the evaluation of and treatment of mitral stenosis. *Cardiol Clin* 25(2):311–318, 2007.
22. Pérez de Isla L, Casanova C, Almería C, et al: Which method should be the reference method to evaluate the severity of rheumatic mitral stenosis? Gorlin's method versus 3D-echo. *Eur J Echocardiogr* 8(6):470–473, 2007.
23. Binder TM, Rosenhek R, Porenta G, et al: Improved assessment of mitral valve stenosis by volumetric real-time three-dimensional echocardiography. *J Am Coll Cardiol* 36(4):1355–1361, 2000.
24. Zamorano J, Cordeiro P, Sugeng L, et al: Real-time three-dimensional echocardiography for rheumatic mitral valve stenosis evaluation: An accurate and novel approach. *J Am Coll Cardiol* 43(11):2091–2096, 2004.
25. Valocik G, Kamp O, Mannaerts HFJ, Visser CA: New quantitative three-dimensional echocardiographic indices of mitral valve stenosis: New 3D indices of mitral stenosis. *Int J Cardiovasc Imag* 23(6):707–716, 2007.
26. Xie M-X, Wang X-F, Cheng TO, et al: Comparison of accuracy of mitral valve area in mitral stenosis by real-time, three-dimensional echocardiography versus two-dimensional echocardiography versus Doppler pressure half-time. *Am J Cardiol* 95(12):1496–1499, 2005.
27. Zamorano J, de Agustín JA: Three-dimensional echocardiography for assessment of mitral valve stenosis. *Curr Opin Cardiol* 24(5):415–419, 2009.
28. Limbu YR, Chen H, Shen X, et al: Assessment of mitral valve volume by quantitative three-dimensional echocardiography in patients with rheumatic mitral valve stenosis. *Clin Cardiol* 21(6):415–418, 1998.
29. Godoy IE, Bednarz J, Sugeng L, et al: Three-dimensional echocardiography in adult patients: Comparison between transthoracic and transesophageal reconstructions. *J Am Soc Echocardiogr* 12(12):1045–1052, 1999.
30. Pepi M, Tamborini G, Maltagliati A, et al: Head-to-head comparison of two- and three-dimensional transthoracic and transesophageal echocardiography in the localization of mitral valve prolapse. *J Am Coll Cardiol* 48(12):2524–2530, 2006.
31. Sharma R, Mann J, Drummond L, et al: The evaluation of real-time 3-dimensional transthoracic echocardiography for the preoperative functional assessment of patients with mitral valve prolapse: A comparison with 2-dimensional transesophageal echocardiography. *J Am Soc Echocardiogr* 20(8):934–940, 2007.
32. Sugeng L, Coon P, Weinert L, et al: Use of real-time 3-dimensional transthoracic echocardiography in the evaluation of mitral valve disease. *J Am Soc Echocardiogr* 19(4):413–421, 2006.
33. Grewal J, Mankad S, Freeman W, et al: Real-time three-dimensional transesophageal echocardiography in the intraoperative assessment of mitral valve disease. *J Am Soc Echocardiogr* 22(1):34–41, 2009.
34. Manda J, Kesanolla SK, Hsuing MC, et al: Comparison of real time two-dimensional with live/real time three-dimensional transesophageal echocardiography in the evaluation of mitral valve prolapse and chordae rupture. *Echocardiography* 25(10):1131–1137, 2008.
35. Müller S, Müller L, Laufer G, et al: Comparison of three-dimensional imaging to transesophageal echocardiography for preoperative evaluation in mitral valve prolapse. *Am J Cardiol* 98(2):243–248, 2006.
36. Fabricius AM, Walther T, Falk V, Mohr FW: Three-dimensional echocardiography for planning of mitral valve surgery: Current applicability? *Ann Thorac Surg* 78(2):575–578, 2004.
37. Hirata K, Pulerwitz T, Sciacca R, et al: Clinical utility of new real time three-dimensional transthoracic echocardiography in assessment of mitral valve prolapse. *Echocardiography* 25(5):482–488, 2008.
38. Agricola E, Oppizzi M, Pisani M, et al: Accuracy of real-time 3D echocardiography in the evaluation of functional anatomy of mitral regurgitation. *Int J Cardiol* 127(3):342–349, 2008.
39. García-Orta R, Moreno E, Vidal M, et al: Three-dimensional versus two-dimensional transesophageal echocardiography in mitral valve repair. *J Am Soc Echocardiogr* 20(1):4–12, 2007.
40. Watanabe N, Ogasawara Y, Yamaura Y, et al: Quantitation of mitral valve tenting in ischemic mitral regurgitation by transthoracic real-time three-dimensional echocardiography. *J Am Coll Cardiol* 45(5):763–769, 2005.
41. Kwan J, Shiota T, Agler DA, et al: Geometric differences of the mitral apparatus between ischemic and dilated cardiomyopathy with significant mitral regurgitation: Real-time three-dimensional echocardiography study. *Circulation* 107(8):1135–1140, 2003.
42. Otsuji Y, Handschumacher MD, Schwammenthal E, et al: Insights from three-dimensional echocardiography into the mechanism of functional mitral regurgitation: Direct in vivo demonstration of altered leaflet tethering geometry. *Circulation* 96(6):1999–2008, 1997.
43. Roberts WC, Cohen LS: Left ventricular papillary muscles. Description of the normal and a survey of conditions causing them to be abnormal. *Circulation* 46(1):138–154, 1972.
44. Silverman ME, Hurst JW: The mitral complex. Interaction of the anatomy, physiology, and pathology of the mitral annulus, mitral valve leaflets, chordae tendineae, and papillary muscles. *Am Heart J* 76(3):399–418, 1968.
45. Degandt AA, Weber PA, Saber HA, Duran CMG: Mitral valve basal chordae: Comparative anatomy and terminology. *Ann Thorac Surg* 84(4):1250–1255, 2007.
46. Da Col U, Ramoni E, Di Lazzaro D: Posterior mitral leaflet: New anatomical insight and review of nomenclature (mitral valve anatomy). *J Cardiovasc Med (Hagerstown)* 11(11):820–826, 2010.
47. Kumar N, Kumar M, Duran CM: A revised terminology for recording surgical findings of the mitral valve. *J Heart Valve Dis* 4(1):70–75, 1995.
48. Hansalia S, Biswas M, Dutta R, et al: The value of live/real time three-dimensional transesophageal echocardiography in the assessment of valvular vegetations. *Echocardiography* 26(10):1264–1273, 2009.
49. Ma N, Li Z-an, Meng X, Yang Y: Live three-dimensional transesophageal echocardiography in mitral valve surgery. *Chin Med J* 121(20):2037–2041, 2008.

50. Komeda M, Glasson JR, Bolger AF, et al: Papillary muscle-left ventricular wall "complex." *J Thorac Cardiovasc Surg* 113(2):292–301, 1997.
51. Jenkins C, Moir S, Chan J, et al: Left ventricular volume measurement with echocardiography: A comparison of left ventricular opacification, three-dimensional echocardiography, or both with magnetic resonance imaging. *Eur Heart J* 30(1):98–106, 2009.
52. Bicudo LS, Tsutsui JM, Shiozaki A, et al: Value of real time three-dimensional echocardiography in patients with hypertrophic cardiomyopathy: Comparison with two-dimensional echocardiography and magnetic resonance imaging. *Echocardiography* 25(7):717–726, 2008.
53. Jenkins C, Bricknell K, Chan J, et al: Comparison of two- and three-dimensional echocardiography with sequential magnetic resonance imaging for evaluating left ventricular volume and ejection fraction over time in patients with healed myocardial infarction. *Am J Cardiol* 99(3):300–306, 2007.
54. Gutiérrez-Chico JL, Zamorano JL, Pérez de Isla L, et al: Comparison of left ventricular volumes and ejection fractions measured by three-dimensional echocardiography versus by two-dimensional echocardiography and cardiac magnetic resonance in patients with various cardiomyopathies. *Am J Cardiol* 95(6):809–813, 2005.
55. Chuang ML, Hibberd MG, Salton CJ, et al: Importance of imaging method over imaging modality in noninvasive determination of left ventricular volumes and ejection fraction: Assessment by two- and three-dimensional echocardiography and magnetic resonance imaging. *J Am Coll Cardiol* 35(2):477–484, 2000.
56. Chukwu EO, Barasch E, Mihalatos DG, et al: Relative importance of errors in left ventricular quantitation by two-dimensional echocardiography: Insights from three-dimensional echocardiography and cardiac magnetic resonance imaging. *J Am Soc Echocardiogr* 21(9):990–997, 2008.
57. Hung J, Chaput M, Guerrero JL, et al: Persistent reduction of ischemic mitral regurgitation by papillary muscle repositioning: Structural stabilization of the papillary muscle-ventricular wall complex. *Circulation* 116(11 Suppl):I259–I263, 2007.
58. Otsuji Y, Handschumacher MD, Liel-Cohen N, et al: Mechanism of ischemic mitral regurgitation with segmental left ventricular dysfunction: Three-dimensional echocardiographic studies in models of acute and chronic progressive regurgitation. *J Am Coll Cardiol* 37(2):641–648, 2001.
59. Messas E, Guerrero JL, Handschumacher MD, et al: Chordal cutting: A new therapeutic approach for ischemic mitral regurgitation. *Circulation* 104(16):1958–1963, 2001.
60. Hung J, Guerrero JL, Handschumacher MD, et al: Reverse ventricular remodeling reduces ischemic mitral regurgitation: Echo-guided device application in the beating heart. *Circulation* 106(20):2594–2600, 2002.
61. Liel-Cohen N, Guerrero JL, Otsuji Y, et al: Design of a new surgical approach for ventricular remodeling to relieve ischemic mitral regurgitation: Insights from 3-dimensional echocardiography. *Circulation* 101(23):2756–2763, 2000.
62. Pecini R, Hammer-Hansen S, Dalsgaard M, et al: Determinants of exercise-induced increase of mitral regurgitation in patients with acute coronary syndromes. *Echocardiography* 27(5):567–574, 2010.
63. Schmitto JD, Lee LS, Mokashi SA, et al: Functional mitral regurgitation. *Cardiol Rev* 18(6):285–291, 2010.
64. Le Tourneau T, Messika-Zeitoun D, Russo A, et al: Impact of left atrial volume on clinical outcome in organic mitral regurgitation. *J Am Coll Cardiol* 56(7):570–578, 2010.
65. Russo C, Hahn RT, Jin Z, et al: Comparison of echocardiographic single-plane versus biplane method in the assessment of left atrial volume and validation by real time three-dimensional echocardiography. *J Am Soc Echocardiogr* 23(9):954–960, 2010.
66. de Groot NMS, Schalij MJ: Imaging modalities for measurements of left atrial volume in patients with atrial fibrillation: What do we choose? *Europace* 12(6):766–767, 2010.
67. Badano LP, Pezzutto N, Marinigh R, et al: How many patients would be misclassified using M-mode and two-dimensional estimates of left atrial size instead of left atrial volume? A three-dimensional echocardiographic study. *J Cardiovasc Med (Hagerstown)* 9(5):476–484, 2008.
68. Azar F, Pérez de Isla L, Moreno M, et al: Three-dimensional echocardiographic assessment of left atrial size and function and the normal range of asynchrony in healthy individuals. *Rev Esp Cardiol* 62(7):816–819, 2009.
69. Corsi C, Lang RM, Veronesi F, et al: Volumetric quantification of global and regional left ventricular function from real-time three-dimensional echocardiographic images. *Circulation* 112(8):1161–1170, 2005.
70. Zeidan Z, Erbel R, Barkhausen J, et al: Analysis of global systolic and diastolic left ventricular performance using volume-time curves by real-time three-dimensional echocardiography. *J Am Soc Echocardiogr* 16(1):29–37, 2003.
71. Nosir YF, Lequin MH, Kasprzak JD, et al: Measurements and day-to-day variabilities of left ventricular volumes and ejection fraction by three-dimensional echocardiography and comparison with magnetic resonance imaging. *Am J Cardiol* 82(2):209–214, 1998.

第6章 二尖瓣狭窄

Edward A.Gill

（梁　玉　译　吕秀章　校）

引　言

二尖瓣狭窄在西方国家已经不是很常见了，然而在世界范围内，尤其是在发展中国家，仍然是一个常见的问题。在美国的发生率低主要是因为风湿热导致的风湿性心脏病已经基本消失了，尽管如此，偶然的暴发还是会发生。20世纪80年代中期和90年代早期美国犹他州风湿热的发病率非常高[1-2]。这次暴发的特殊性有两个方面。第一，之前历史上的暴发多发生在经济社会地位低的阶层，与之前不同，这次暴发影响的是中产阶级。第二，在发展为风湿热的人群中有链球菌感染症状者很少。

风湿性心脏病最易累及二尖瓣，各瓣膜受累及的顺序依次是二尖瓣、主动脉瓣、三尖瓣、肺动脉瓣。在所有的病例中二尖瓣几乎都受累及，而主动脉瓣受累及的比例为20%～25%。风湿性心脏病中肺动脉瓣受累及的情况极为罕见。虽然三尖瓣经常受累及，但临床症状往往很轻微[3]。从功能的角度看，接近25%的风湿性心脏病患者为单纯二尖瓣狭窄，40%的患者为二尖瓣狭窄合并二尖瓣反流[4]。风湿性二尖瓣狭窄的患者中2/3为女性[5]；而据我的经验，这个比例几乎达到90%。在美国和其他西方国家，二尖瓣狭窄要经过几十年发展才会发病，平均发病年龄为45岁。然而在发展中国家和地区如印度、非洲，以及阿拉斯加的爱斯基摩人等，从感染风湿热到发生有临床意义的二尖瓣狭窄仅需约10年时间。尽管原因不完全清楚，但社会经济因素比特定的医疗保健对疾病进展与否的影响可能更大[6-7]。

心脏影像与实时三维超声心动图

从心脏影像学的角度来看，超声心动图无疑是评价二尖瓣狭窄最重要的方法。过去用二维超声心动图来评价二尖瓣病变的程度，按以下四个因素每项计0～4分：①瓣膜增厚，②瓣叶的活动度，③瓣叶钙化的程度，④瓣下腱索增厚和钙化的程度[8]。然而此Wilkins评分系统也确实存在一些缺陷，尤其是某些Wilkins评分很高的患者对经皮二尖瓣成形（percutaneous mitral valvuloplasty，PMV）治疗的反应却很好。三维超声心动图能够对风湿性心脏病二尖瓣受累及的情况，尤其是交界融合情况提供更多信息。确定交界融合的状态，尤其是交界融合的对称性和长度是预测 PMV 成功与否的重要信息[9]。换言之，当存在广泛对称的交界融合时，二尖瓣球囊扩张是最有效的，扩张的过程中交界融合程度会逐渐减轻。由于三维超声心动图增加了正面图像的维度，因而对观察二尖瓣交界及交界融合有特殊优势（图 6-1 至图 6-5）。正面图可以更清楚地评价交界融

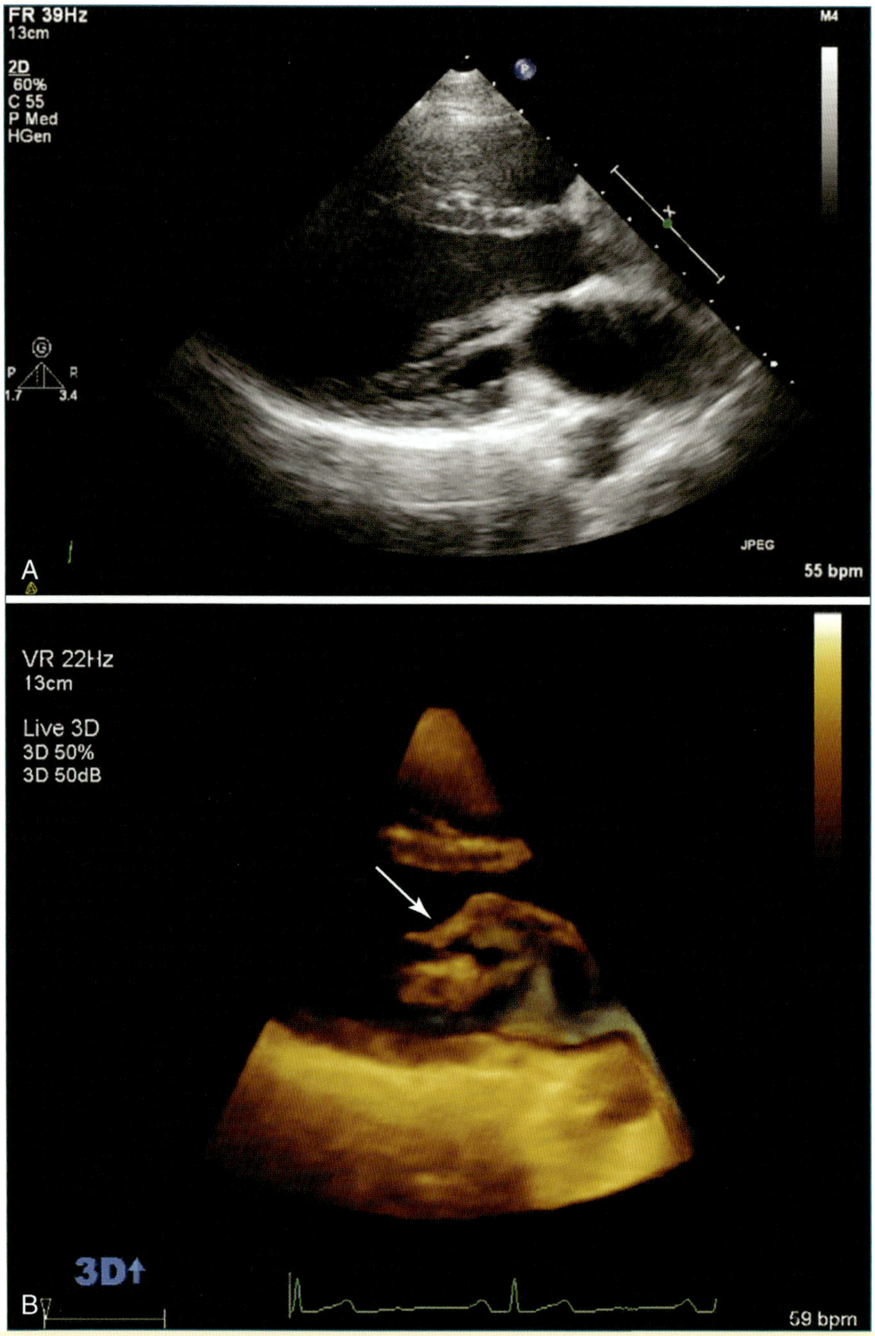

图 6-1　A 和 B，二尖瓣狭窄患者胸骨旁左室长轴切面的二维和三维图像，均显示二尖瓣前叶特征性的“穹窿样”或“曲棍球样”表现（箭头）。三维图像详细显示二维图像上无法获得的二尖瓣瓣下装置信息

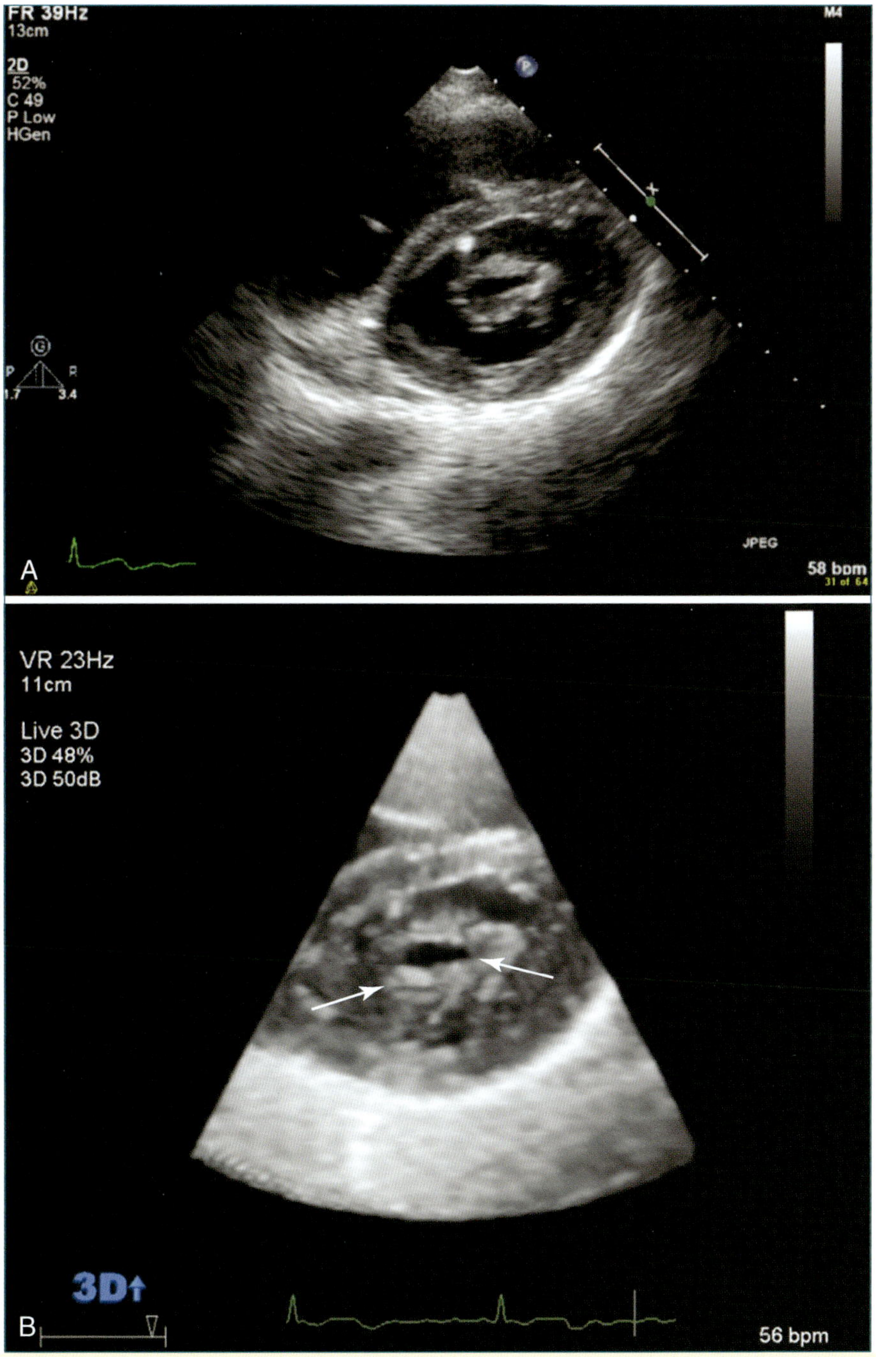

图 6-2　二尖瓣狭窄短轴切面的二维图像（**A**）和三维图像（**B**）。图像显示两交界融合，外交界比内交界更严重，三维图像能够更好地显示增厚的二尖瓣，尤其是交界区

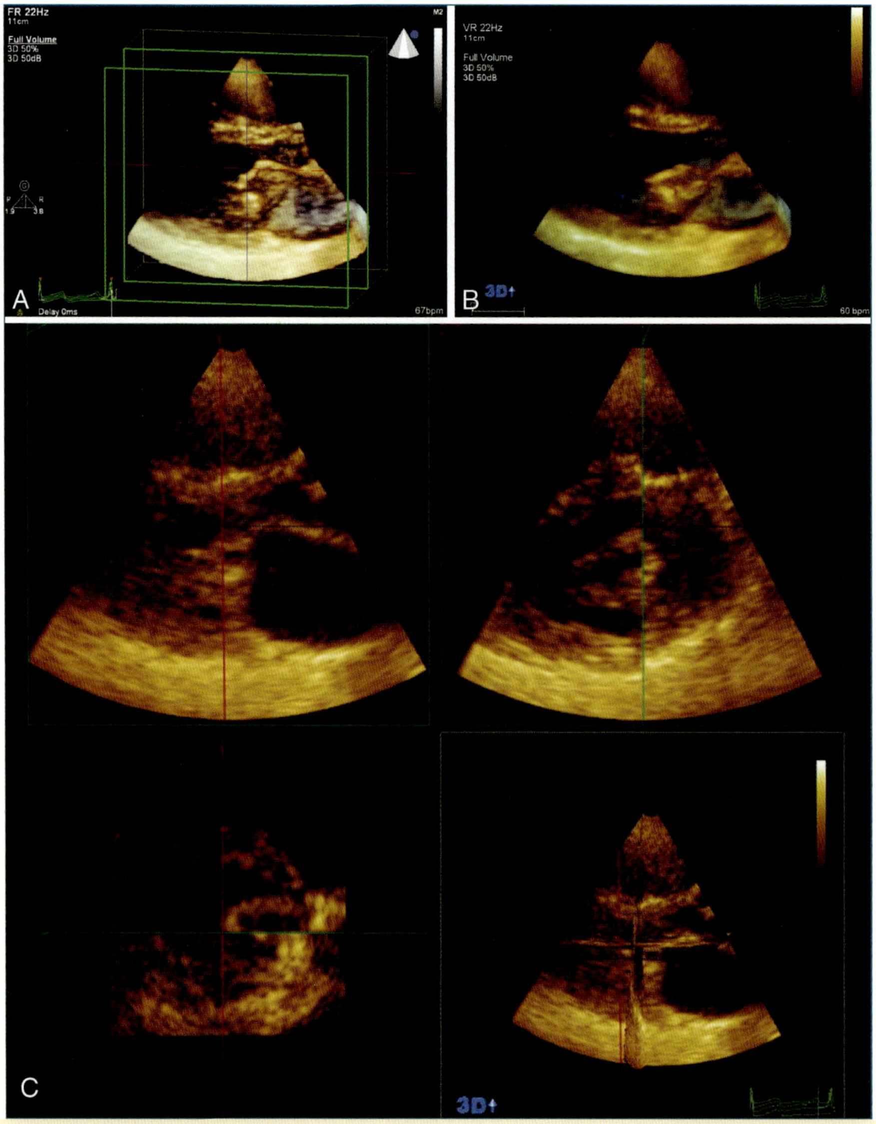

图 6-3 QLAB（Phillips Healthcare，Andover，MA）评估二尖瓣口面积。**A**，这是应用经胸三维全容积采集方法测量二尖瓣瓣口面积定量狭窄程度的第一步。首先采集全容积图像并用自动切割软件对全容积数据进行初步自动切割。经自动切割显示胸骨旁长轴切面的二尖瓣，然后把在三维全容积模式下获取的胸骨旁长轴切面存入 Xcelera（Phillips Healthcare）工作站，操作者激活 QLAB 图像（金字塔样）进入切割功能和三维定量软件包。**B**，第二步，操作者在打开的 QLAB 软件里显示特殊全容积图像并关掉切割盒子，进入三维定量程序包。**C**，第三步为 QLAB 多平面重建模式，分别于胸骨旁左室长轴（左上）、胸骨旁左室短轴（右上）、复合切面（左下）、整个心脏容积图像（右下）中显示二尖瓣。放置红色平面框沿横断面切割二尖瓣，并置于二尖瓣的瓣尖水平（右上），以获得测量二尖瓣瓣口面积的最佳角度

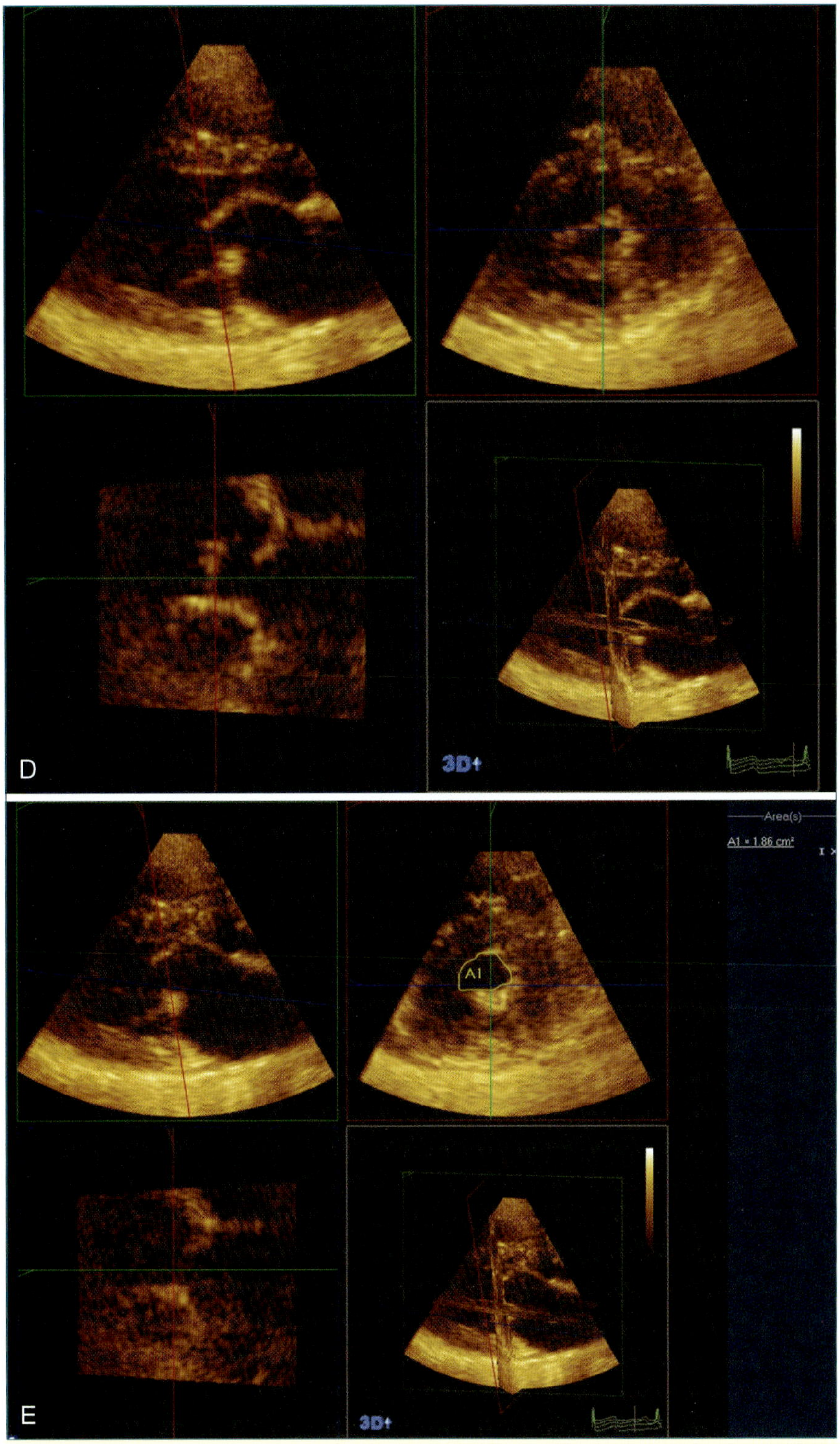

图 6-3（续） **D**，第四步，将红色平面框定位在二尖瓣的瓣尖水平（左上），这样，操作者可以确定右上图显示的是真正二尖瓣口正面图像。右下图为整个容积图像，操作者可以操纵以观察红色平面相对于整个二尖瓣装置是怎样移动的。**E**，最后一步，描记二尖瓣口面积，该例中二尖瓣口面积为 1.86cm^2

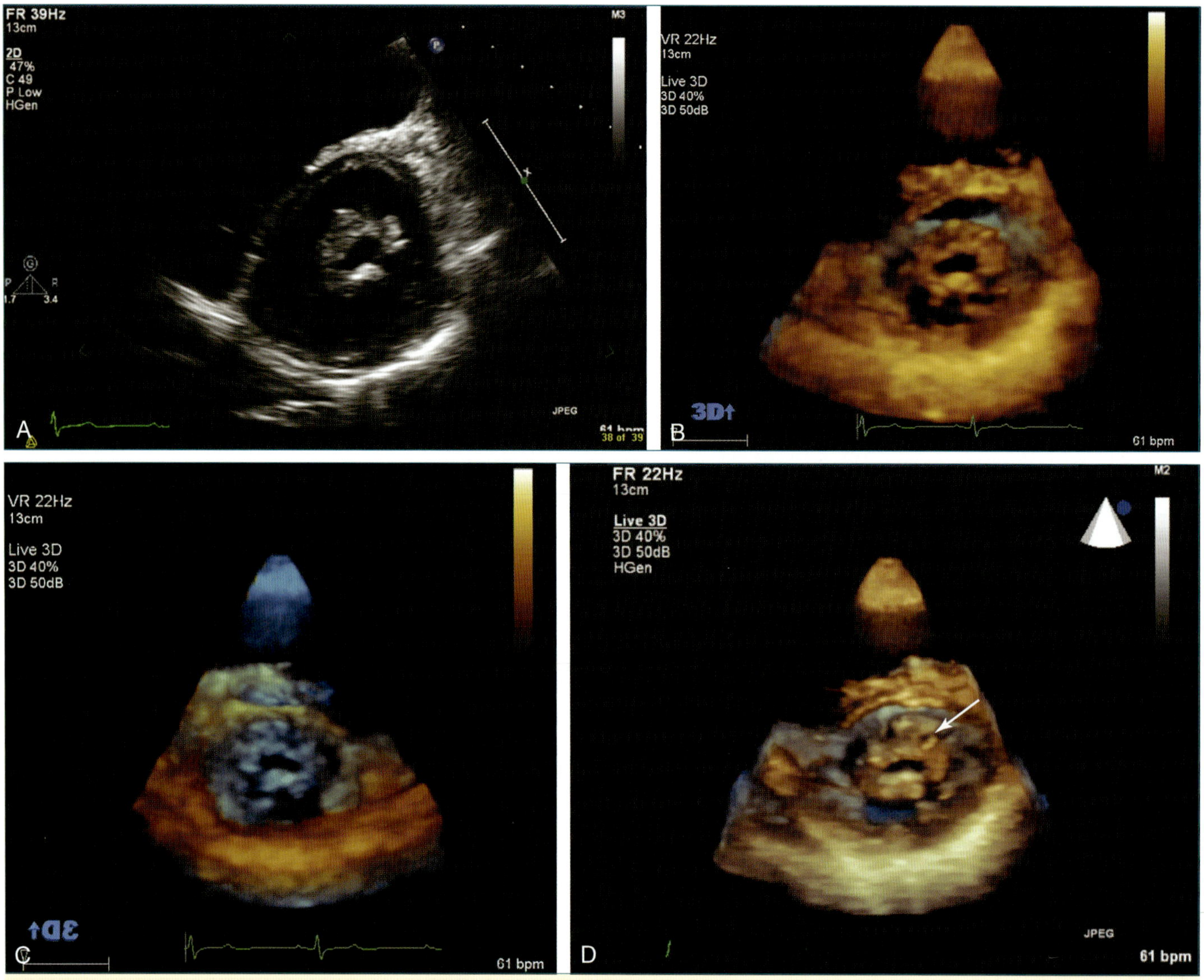

图 6-4 **A**，二尖瓣狭窄的二维经胸图像，注意二尖瓣前叶明显增厚。**B**，同一患者，以三维经胸超声心动图从左室侧观察二尖瓣。注意三维超声心动图记录到二维超声心动图无法识别的风湿结节，并且在转动时可以显示交界区的细节以及交界的不对称融合。稍向前倾斜从左房侧（**C**）和左室侧（**D**）观察，可以看到前叶广泛的风湿改变，甚至可以看到结节（箭头）

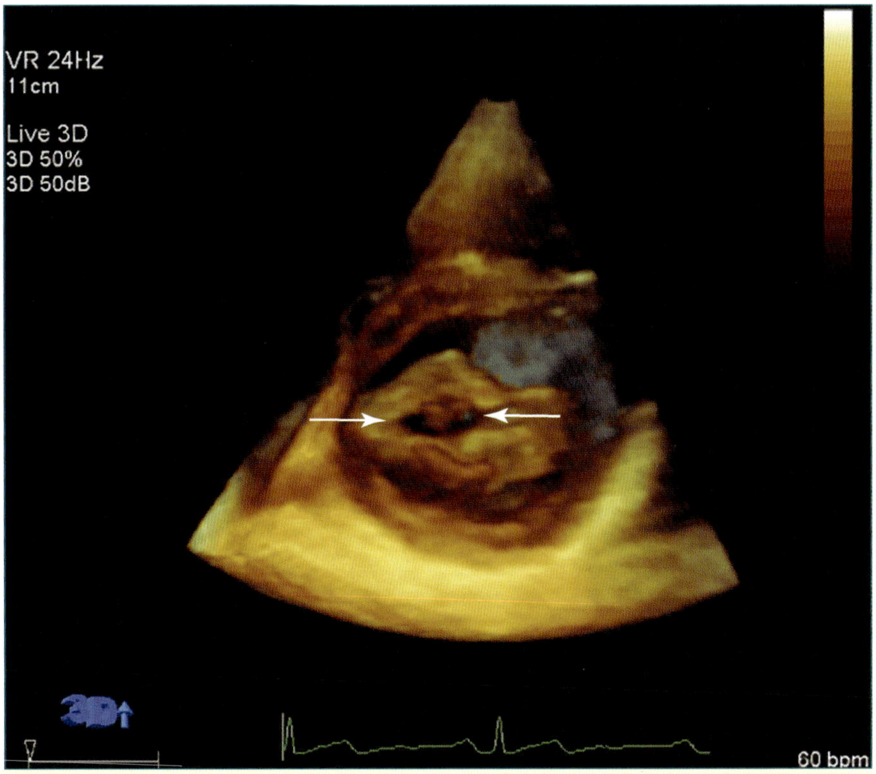

图 6-5　一例经皮二尖瓣成形术后 3 年的患者。两侧都可以看到交界分离（箭头），侧面的交界扩张得更开，三维图像显示得更加详细

合的程度和长度，以及风湿结节、瓣下（典型的是腱索）增厚等阻碍 PMV 过程的结构存在。尽管交界融合对称的二尖瓣狭窄是 PMV 成功的适应证，但如果交界融合伴有严重的钙化则会使手术结果不满意[10-12]。

二尖瓣口面积的确定

二尖瓣狭窄的严重程度可以通过以下几种超声心动图测量确定：多普勒测量的二尖瓣峰值和平均压力阶差以及二尖瓣口面积，二尖瓣口面积主要由以下方法获得：①多普勒压力减半时间，②多普勒连续性方程，③二维和三维超声心动图直接描记。一些研究认为，实时三维超声心动图直接描记二尖瓣口目前已成为二尖瓣口面积测量的金标准[13-20]。实时三维超声心动图定量二尖瓣口面积可以由胸骨旁左室长轴方位获取的经胸实时三维超声心动图（RT3DTTE）全容积图像开始，对这个全容积数据集进行二尖瓣切割获得二尖瓣口的正面观。精确的狭窄二尖瓣正面图对准确测量瓣口面积至关重要，不仅可以应用相互垂直的平面使正面图位于二尖瓣瓣尖水平，也可以移动到瓣上和瓣下，分别从心房和心室侧观察二尖瓣。多平面切割确保了描记瓣口面积的平面既在二尖瓣的瓣尖水平，又与通过二尖瓣的血流垂直，因此显著增强了准确测量二尖瓣口面积的信心。图 6-3 显示用实时三维超声心动图数据集获得准确的二尖瓣口面积的连续平面图，从而解释了这个过程。请注意这个数据集从经胸和经食管实时三维超声心动图（RT3DTEE）均能获得。

治疗：经皮二尖瓣成形术（PMV）

如果瓣膜形态允许且反流程度在轻度以内，PMV是目前最好的治疗方法。在实时三维超声心动图发展之前，Applebaum[21]等已经主张用三维超声心动图对PMV进行术中监测，在某些中心，实时三维经胸和经食管超声心动图改变了PMV的流程。PMV是一个独特的手术过程，和其他一些方法一起将“介入超声心动图学”发展到了一个新的水平。超声心动图引导PMV可以选用实时三维经胸或经食管超声心动图，然而实时三维经食管超声心动图能够从房间隔穿刺到球囊定位，再到避开左心耳，最后从心房侧和心室侧评估交界分离情况等全过程为心脏介入医生提供帮助。因为可以用双平面或“X-平面”同时从两个正交的二维平面显示房间隔，理论上用实时三维经食管超声心动图引导房间隔穿刺更安全。经典的两个正交平面是110°的双腔静脉切面和约30°方位的四腔心切面（图6-6），双腔静脉切面引导介入医生观察房间隔的上部和下部，四腔心切面用于穿刺房间隔时避免损伤主动脉瓣及根部（见图6-6）。用实时三维经食管超声心动图的X-平面和3D放大模式显示卵圆窝使穿刺更安全[在导管穿过房间隔时实时显示卵圆窝的正面观和导管与上腔静脉（SVC）、下腔静脉（IVC）的关系]（见图6-6）。实时三维经食管超声心动图能够提供特别生动的房间隔、左房、左心耳、二尖瓣口图像，由于这4个结构是手术过程中重要的解剖标志，因此其最佳显示对手术的成败也至关重要[9，22-23]。

重度二尖瓣反流是PMV的一个并发症，然而微少量的二尖瓣反流实际上可以看作手术成功的标志，因为二尖瓣反流的机制是扩张过程中二尖瓣交界的分离[24]。更进一步实时三维经食管和经胸超声心动图在PMV过程中应用的例子见图6-7至图6-15。

病　例

病例1

患者男性，22岁，主要表现为PMV术后进行性呼吸困难9年。他在打篮球时出现症状，打10min篮球即出现严重的呼吸困难而被迫停止。二维超声心动图和多普勒提示二尖瓣中度狭窄，瓣口面积为1.3cm^2，平均跨瓣压差是8mmHg。其Wilkins瓣膜评分是9～10分，二尖瓣交界区融合。三维经胸超声心动图显示二尖瓣交界区显著融合，且伴有结节形成，而在二维经胸超声心动图中没有明显显示。患者接受了PMV并获得满意疗效，二尖瓣口面积增加到1.8cm^2，平均跨瓣压差降低。三维超声

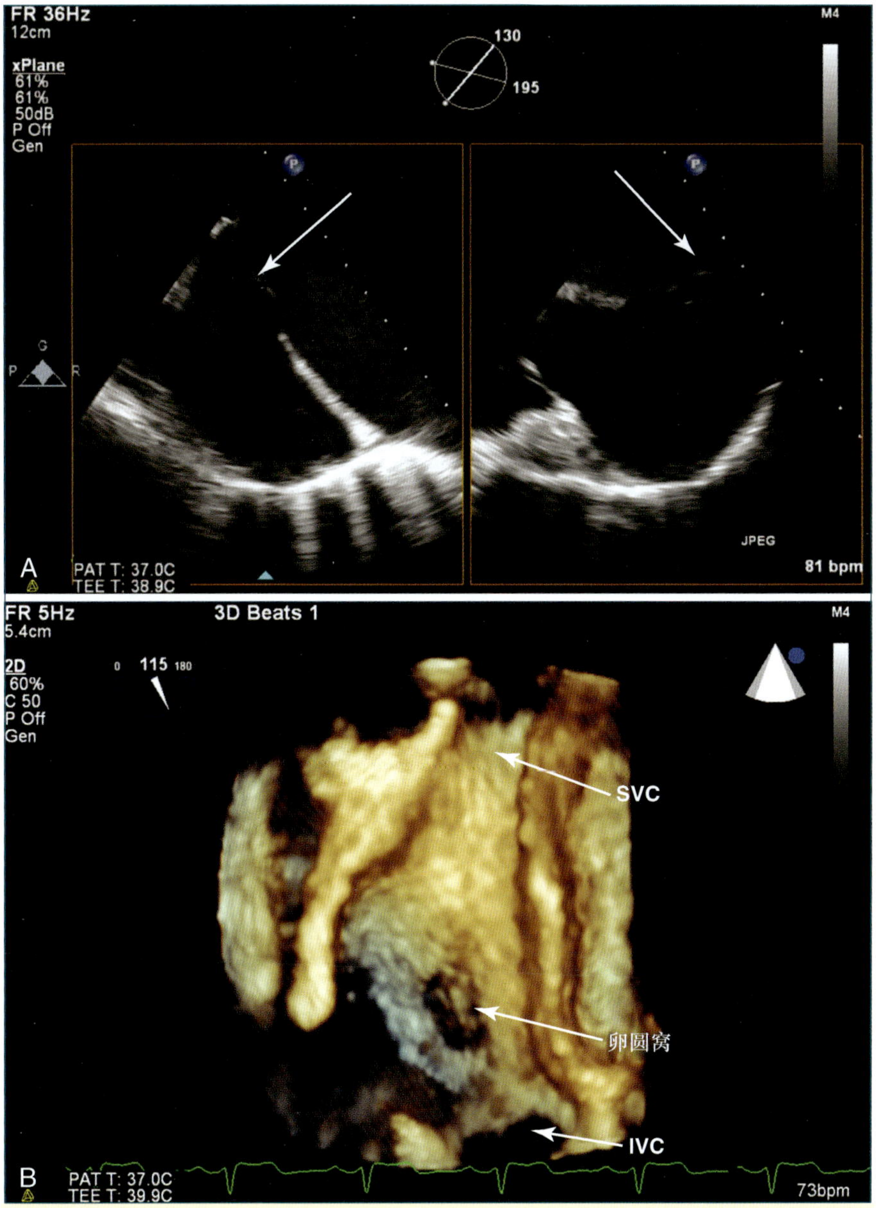

图 6-6　**A**，经皮二尖瓣成形术中用经食管超声心动图的双平面（X- 平面）技术进行监测。虽然图像是二维的，但这两个切面是用三维经食管超声心动图探头同时获得的，也就是矩阵探头可以同时显示两个正交的平面。本例中，在房间隔穿刺过程中显示两个正交平面，箭头所指为房间隔的“隆起”部分。在两个正交的平面可以从两个视角观察房间隔，尤其在右图中，操作者可以了解房间隔的上部和下部结构，并显示房间隔与上腔静脉（SVC）的关系，更重要的是可以使穿刺避开主动脉根部。**B**，实时三维经食管超声心动图显示上腔静脉和卵圆窝。在房间隔穿刺的过程中，穿刺针先定位于卵圆窝的中心，然后进入左房。IVC，下腔静脉

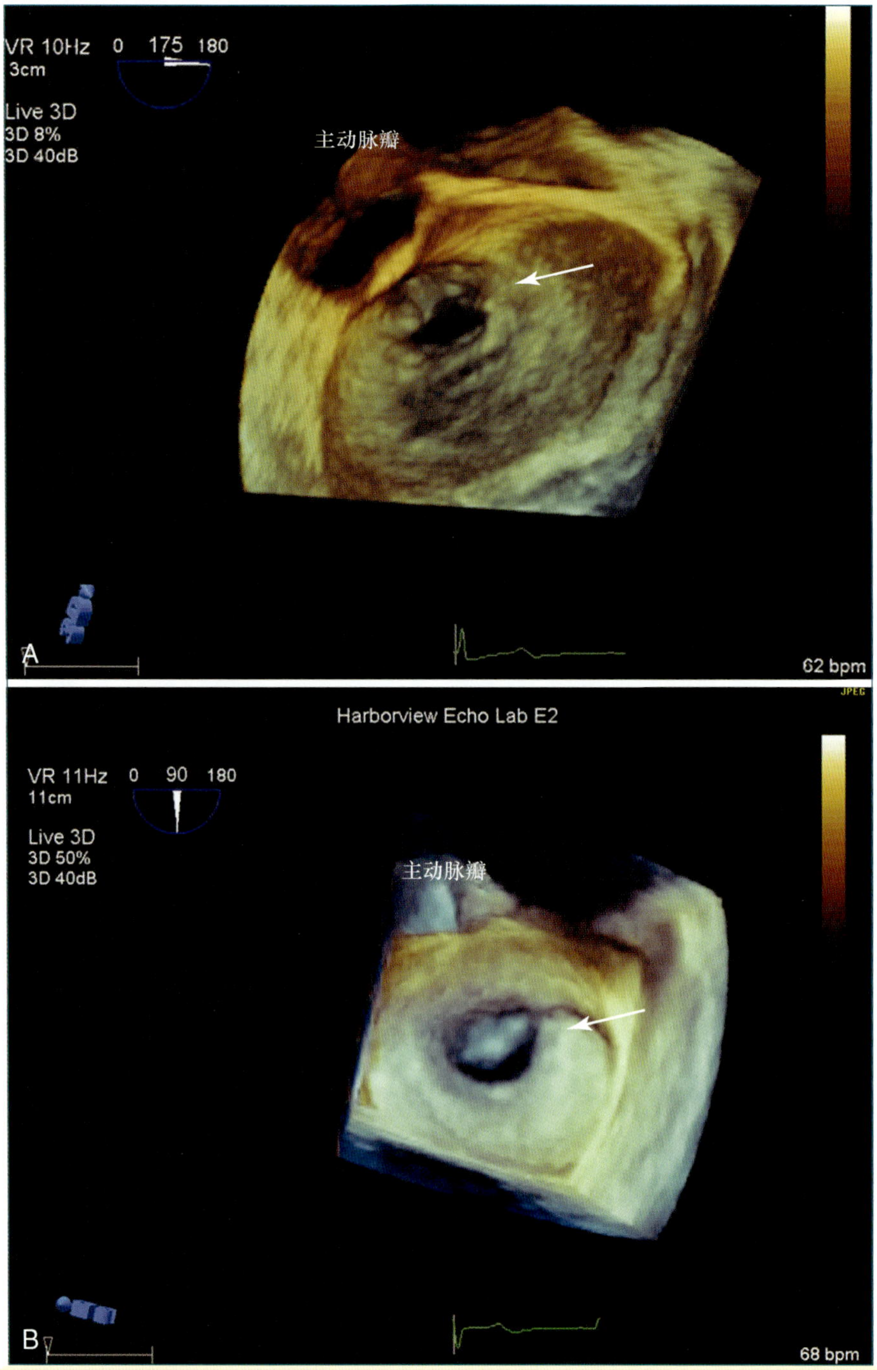

图 6-7 三维经食管超声心动图显示两个二尖瓣狭窄患者的二尖瓣口（箭头）左房侧观。主动脉瓣用于确定方位，此图像以外科视野显示。**A** 图所示二尖瓣狭窄更严重，外交界（箭头）和内交界均融合，内交界融合更严重，二尖瓣口受限更明显。**B** 图所示的二尖瓣口面积更大，也更光滑，处于病程相对更早期

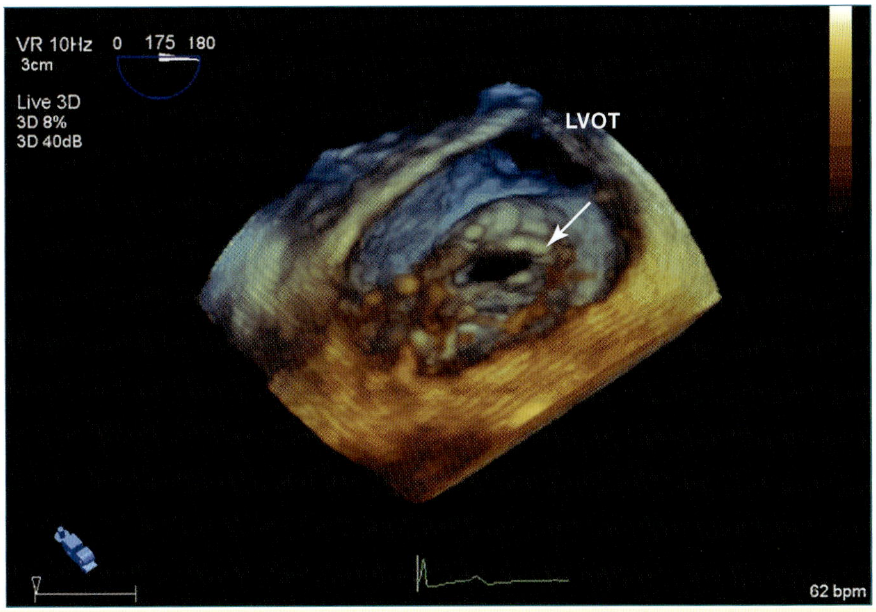

图 6-8　一例二尖瓣狭窄患者，实时三维经食管超声心动图显示二尖瓣口呈鱼口状，交界融合，活动受限。自心室面观察，内交界（箭头）融合较严重。显示左室流出道（LVOT）用于确定方位

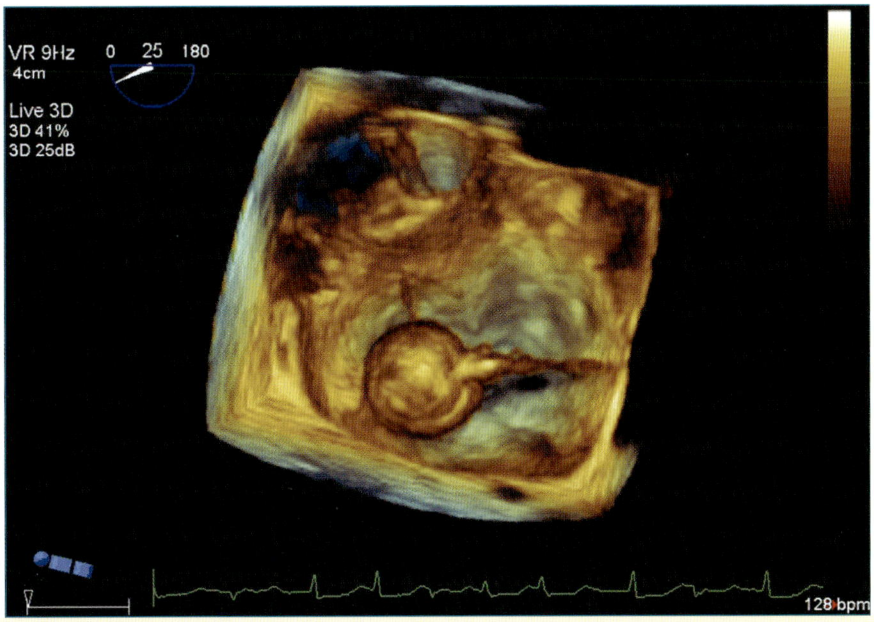

图 6-9　三维经食管超声心动图显示球囊充气扩张二尖瓣再到排气的过程

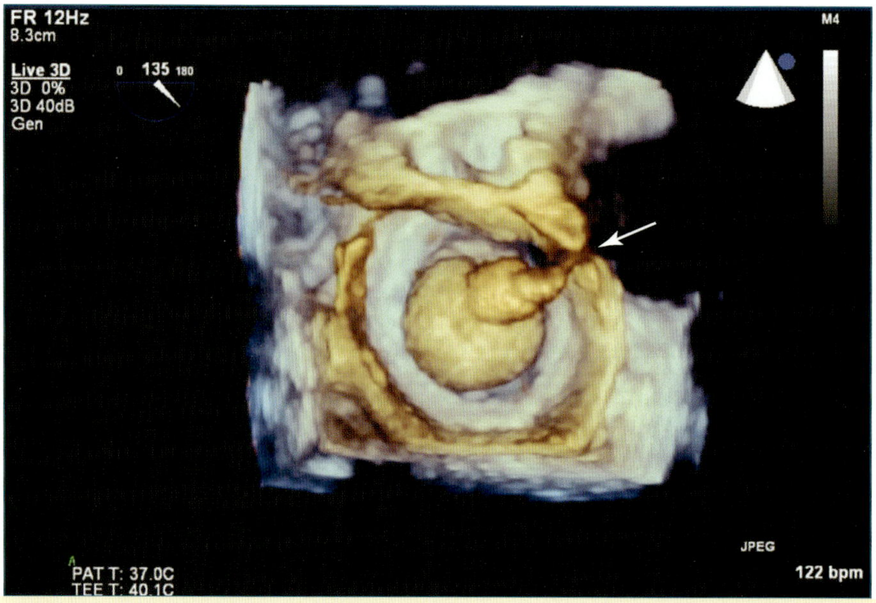

图 6-10 一例二尖瓣狭窄患者在经皮二尖瓣成形术中获取的三维经食管超声心动图图像。可以清楚地看到房间隔穿刺处（箭头）。球囊正在跨二尖瓣口处充气膨胀

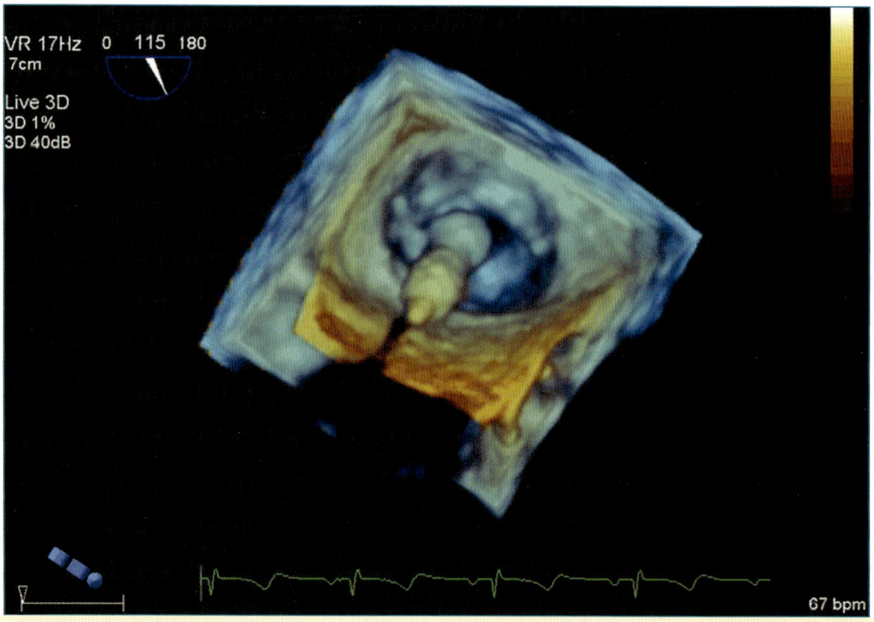

图 6-11 成形球囊导管尝试通过二尖瓣口，没有成功。在这个二尖瓣狭窄的三维经食管超声心动图图像中，介入医师正在尝试以 Inoue 球囊通过瓣口。这次尝试也说明经皮二尖瓣成形术前除外左心耳血栓的重要性，因为在本例中，导管锚定在左心耳内

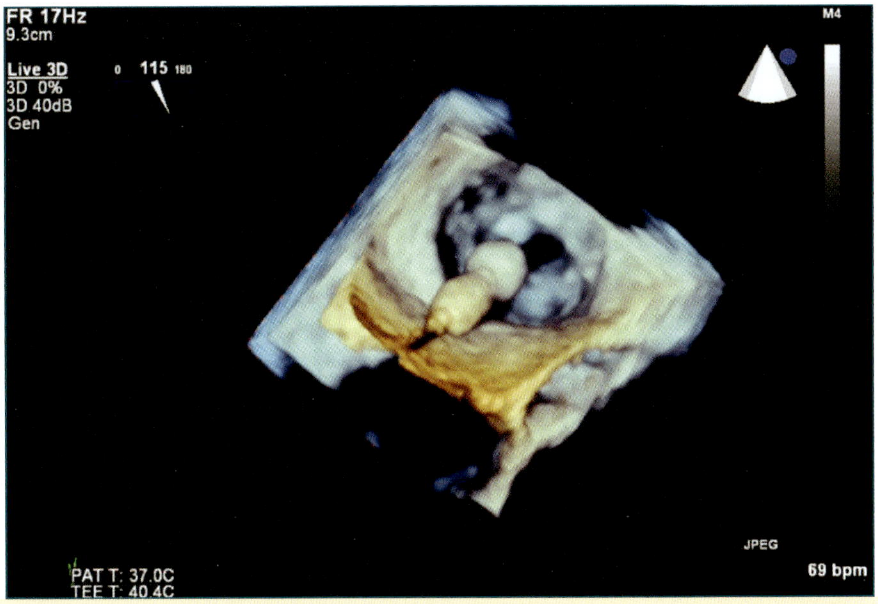

图 6-12　经皮二尖瓣成形术中在三维经食管超声心动图引导下成功通过二尖瓣口

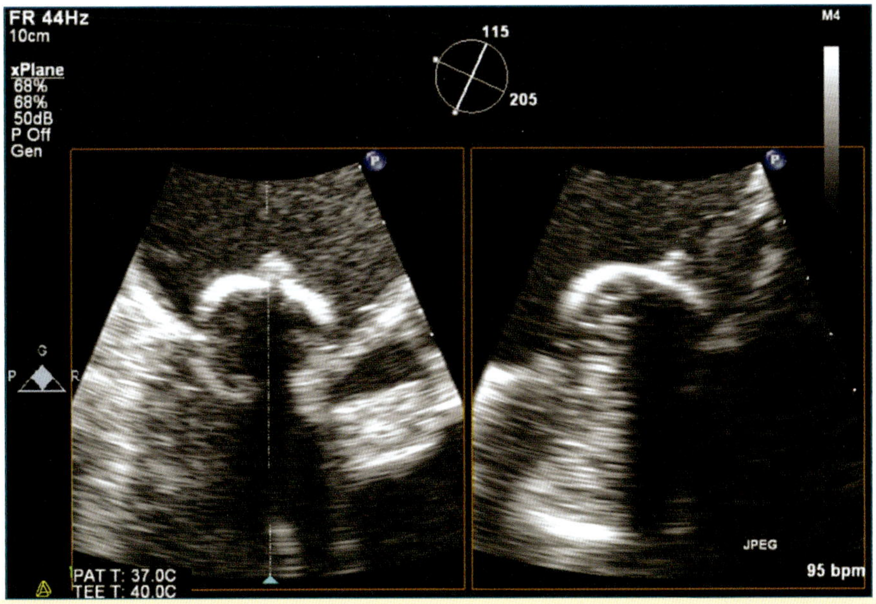

图 6-13　Inoue 球囊扩张二尖瓣口的经食管超声心动图图像。再一次用经食管矩阵探头同时显示两个正交的二维切面；本例中，Inoue 球囊扩张了二尖瓣口

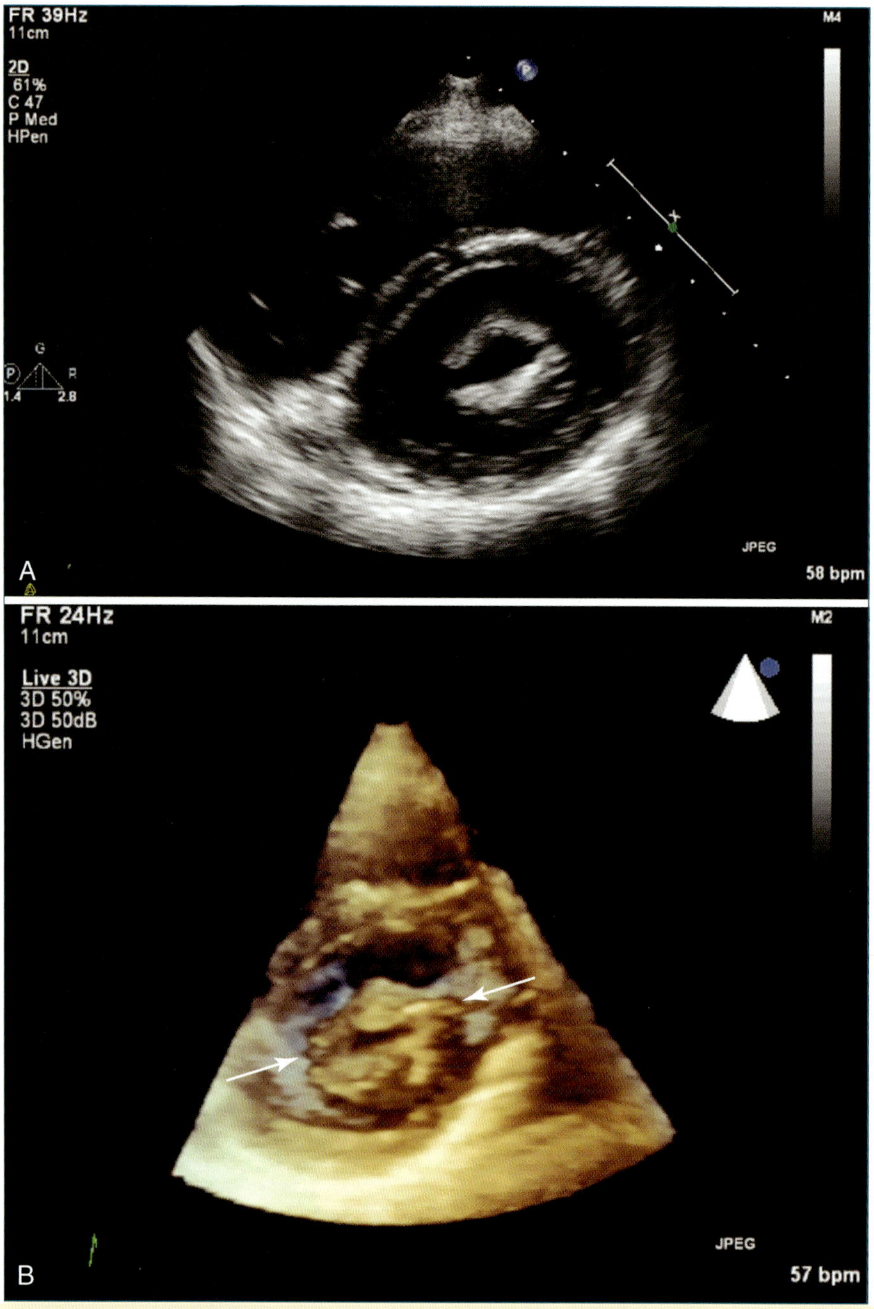

图 6-14 经皮二尖瓣成形术后，交界区成功分离。显示交界分离的二维超声心动图图像（**A**）和三维超声心动图图像（**B**）。三维图像（**B**）达到二维图像不能达到的深度，显示交界分离相当大（箭头）

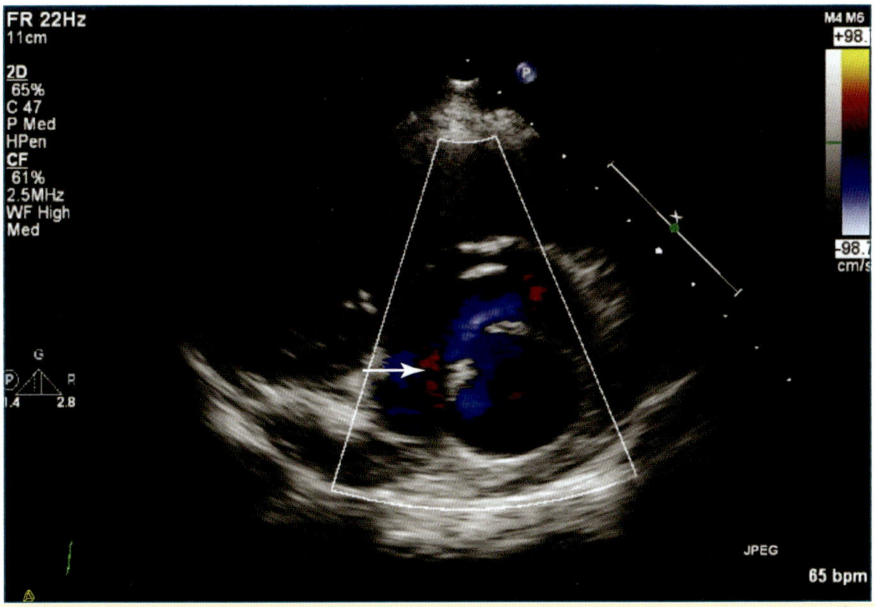

图 6-15　二尖瓣成形术后二尖瓣反流的评价。二维彩色图像显示二尖瓣口和二尖瓣反流。沿二尖瓣内交界出现一个很小的反流束，这个反流是由于经皮成形术和交界分离而产生的。瓣膜成形程度太大就会引起明显的二尖瓣反流，而成形得不够，则不能有效解除二尖瓣狭窄，这需要在两者间权衡

心动图显示两侧交界分离。术后 4 年情况仍然很好。

病例 2

患者女性，48 岁，门诊检查发现心脏杂音，并有心悸和呼吸困难症状。对其进行超声心动图检查，结果显示二尖瓣中度狭窄。该患者既往孕 3 产 3，在怀孕期间没有明显的呼吸困难、心悸或已知的心律失常等。她最近的一次怀孕是在 7 年前。二尖瓣口面积用三维超声心动图描记法测量为 1.2cm^2，用压力减半时间法测量为 1.3cm^2，肺动脉收缩压为 45mmHg，在踏车运动时增加到 60mmHg，该患者有行 PMV 手术的指征。术中有几个挑战明确需要实时三维经食管超声心动图辅助，首先是用标准二维经食管超声心动图发现左心耳可疑血栓（图 6-16，A），而应用双平面或 X- 平面技术以正交平面探查该结构，可以清楚显示该结构是左心耳内肌小梁而不是血栓（见图 6-16，B），应用实时三维经食管超声心动图的 3D 放大模式观察也可以显示。第二个挑战是导管的定位，Ionue 球囊跨过瓣膜很困难，用实时三维经食管超声心动图引导大大加速了这个过程（见图 6-10 和图 6-11）。成功克服了这些潜在的障碍后，手术取得了成功，二尖瓣口面积增加至 1.7cm^2，平均跨瓣压差下降到 5mmHg。

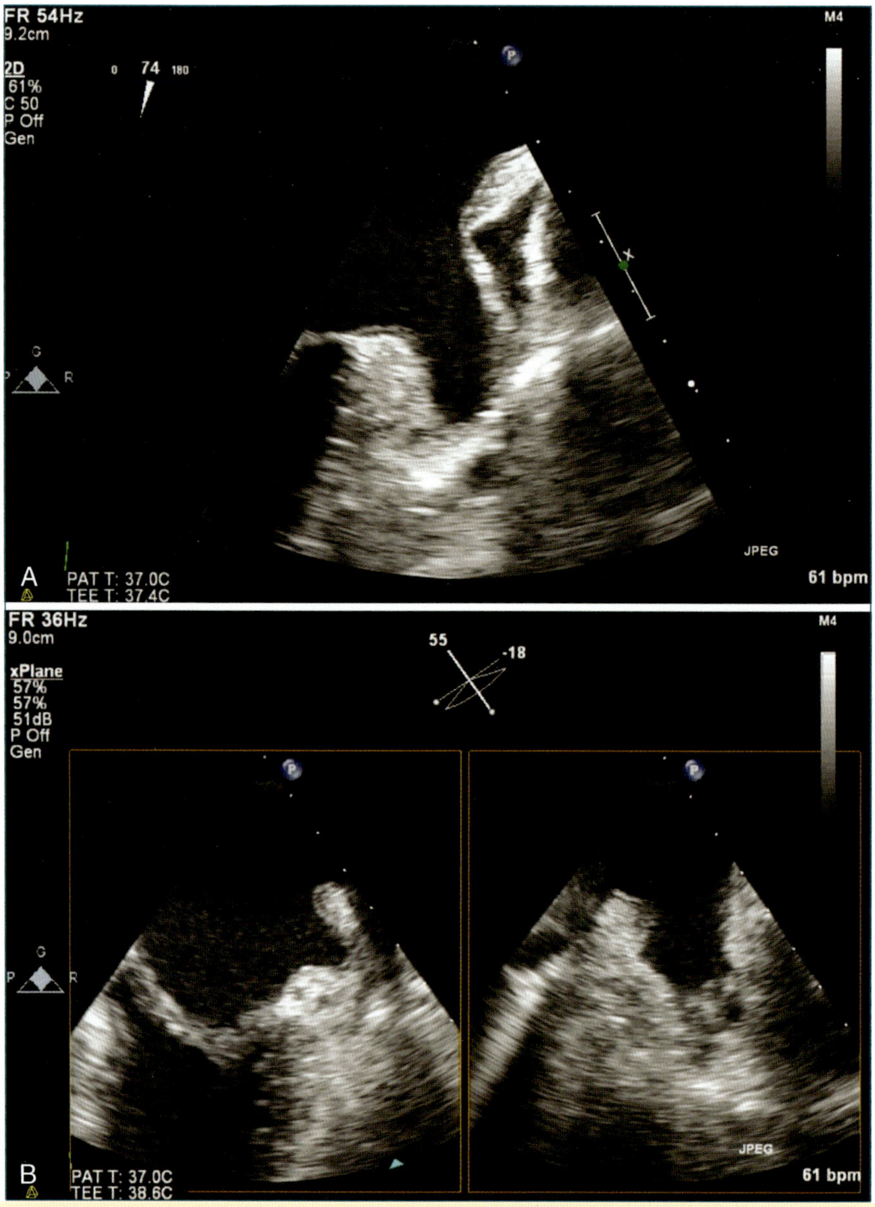

图 6-16 左心耳内可疑血栓。用双平面或 X- 平面显示，则图 **A** 中的可疑血栓在图 **B** 的正交平面中可以明确是肌小梁

参考文献

1. Veasy LG, Tani LY, Hill HR: Persistence of acute rheumatic fever in the intermountain area of the United States. *J Pediatr* 124:9–16, 1994.
2. Tani LY, Veasy LG, Minich LL, Shaddy RE: Rheumatic fever in children younger than 5 years: Is the presentation different? *Pediatrics* 112:1065–1068, 2003.
3. Meira ZM, Goular EM, Colosimo EA, Mota CC: Long term follow up of rheumatic fever and predictors of severe rheumatic valvular disease in Brazilian children and adolescents. *Heart* 91:1019, 2005.
4. Bono RO, Carabello BA, Chatterjee K, et al: ACC/AHA 2006 guidelines for the management of patients with valvular heart disease. *Circulation* 114:e84, 2006.
5. Rahimtoola SH, Durairaj A, Mehra A, et al: Current evaluation and management of patients with mitral stenosis. *Circulation* 106:1183, 2002.
6. Vijayaraghavan G, Cherian G, Krishnaswami S, et al: Rheumatic aortic stenosis in young patients presenting with combined aortic and mitral stenosis. *Br Heart J* 39:294, 1977.
7. Davidson M, Bulkow LR, Gellin BG: Cardiac mortality in Alaska's indigenous and non-Native residents. *Int J Epidemiol* 22:62–71, 1993.
8. Wilkins GT, Weyman AE, Abascal VM, et al: Percutaneous balloon dilatation of the mitral valve: An analysis of echocardiographic variables related to outcome and the mechanism of dilatation. *Br Heart J* 60:299, 1988.

9. Gill EA, Kim MS, Carroll JD: 3D TEE for evaluation of commissural opening before and during percutaneous mitral commissurotomy. *J Am Coll Cardiol Imag* 2:1034–1035, 2009.
10. Hernandez R, Banuelos C, Alfonso F: Long-term clinical and echocardiographic follow-up after percutaneous mitral valvuloplasty with the Inoue balloon. *Circulation* 99:1580, 1999.
11. Lung B, Garbarz E, Michaeud P, et al: Late results of percutaneous mitral commissurotomy in a series of 1024 patients. Analysis of late clinical deterioration: Frequency, anatomic findings, and predictive factors. *Circulation* 99:3272, 1999.
12. Cannon CR, Nishimura RA, Reeder GS, et al: Echocardiographic assessment of commissural calcium: A simple predictor of outcome after percutaneous mitral balloon valvotomy. *J Am Coll Cardiol* 29:175, 1997.
13. Chen Q, Hosir YF, Vletter WB, et al: Accurate assessment of MVA in patients with mitral stenosis by three-dimensional echocardiography. *J Am Soc Echocardiogr* 10:133–150, 1997.
14. Singh V, Nanda NC, Agrawal G, et al: Live three-dimensional echocardiographic assessment of mitral stenosis. *Echocardiography* 20:43–50, 2003.
15. Zamorano J, Cordeiro P, Sugeng L, et al: Real-time three dimensional echocardiography for rheumatic mitral valve stenosis evaluation. *J Am Coll Cardiol* 43:2091–2096, 2004.
16. Xie MX, Wang XF, Cheng TO, et al: Comparison of accuracy of mitral valve area in mitral stenosis by real-time, three-dimensional echocardiography versus two-dimensional echocardiography versus Doppler pressure half-time. *Am J Cardiol* 95:1496–1499, 2005.
17. Zamorano J, Perez de Isla L, Sugeng L, et al: Non-invasive assessment of mitral valve area during percutaneous balloon mitral valvuloplasty: Role of real-time 3D echocardiography. *Eur Heart J* 25:2086–2091, 2004.
18. Perez de Isla L, Casanova C, Almeria C, et al: Which method should be the reference method to evaluate the severity of rheumatic mitral stenosis? Gorline's method versus 3D echo. *Eur J Echocardiogr* 8(6):470–273, 2007.
19. Mannaerts HF, Kamp O, Visser CA: Should mitral valve area assessment in patients with mitral stenosis be based on anatomical or on functional evaluation? A plea for 3D echocardiography as the new clinical standard. *Eur Heart J* 25:2073–2074, 2004.
20. Zamorano J, Cordeiro P, Sugeng L, et al: Real-time three-dimensional echocardiography for rheumatic mitral valve stenosis evaluation: An accurate and novel approach. *J Am Coll Cardiol* 43:2091, 2004.
21. Applebaum RM, Kasliwal RR, Kanojia A, et al: Utility of three-dimensional echocardiography during balloon mitral valvuloplasty. *J Am Coll Cardiol* 32:1405–1409, 1998.
22. Gill EA, Bhola R, Carroll J, et al: Three dimensional echocardiography predictors of percutaneous balloon mitral valvuloplasty success. *Eur J Echocardiogr* 1:S32, 2001.
23. Gill EA, Bhola R, Carroll JD, et al: Live 3D echo and biplane evaluation of mitral stenosis for prediction of mitral valvuloplasty success. *J Am Soc Echocardiogr* 17:499, 2004.
24. Kim MJ, Song JK, Song JM, et al: Long-term outcomes of significant mitral regurgitation after percutaneous mitral valvuloplasty. *Circulation* 114:2815, 2006.

第7章 规划和指导二尖瓣修复

Gary S.Mak 和 *Judy Hung*

（吕秀章 译 梁 玉 校）

引 言

在发达国家，二尖瓣脱垂是慢性二尖瓣反流导致外科手术的最常见的结构性病因。据报道二尖瓣脱垂的发病率已达 2.5%[1]。二尖瓣修复是有症状的二尖瓣重度反流和许多无症状二尖瓣反流明确的治疗选择。评估二尖瓣疾病的一个重大进步是实时三维超声心动图（RT3DE）的发展和应用，尤其是实时三维经食管超声心动图（RT3DTEE），可以准确定位解剖部位和病因。本章将对二尖瓣脱垂的病理生理、解剖、变异和自然病史以及实时三维超声心动图在二尖瓣修复术中的临床应用做一概述。

背 景

二尖瓣脱垂的超声心动图定义为二尖瓣瓣叶向上移位脱入左房，超过二尖瓣环平面至少 2mm。其组织学改变为黏液样变导致二尖瓣冗长伴有腱索拉长或断裂，结果瓣叶在收缩期脱垂超过二尖瓣环平面引起反流。随着时间的延长，这可能导致二尖瓣瓣环扩张和二尖瓣反流进一步加重。二尖瓣脱垂的形态学表现多样，典型的和较常见的二尖瓣脱垂形式是瓣叶黏液样变导致的瓣叶增厚、冗长，这种黏液样变可以位于单独的瓣区，也可以累及整个瓣叶。后一种二尖瓣叶普遍增厚、卷曲的情形叫作巴洛病（Barlow disease）。瓣叶厚度正常是较少见的非典型的形式。当病变位于单独的瓣区时被称作纤维弹性缺陷。巴洛病的修复很有挑战性，包括从剔除冗长的瓣叶组织到腱索调整以及保留瓣叶组织等一系列的二尖瓣修复技术[2]。实时三维经食管超声心动图可以提供巴洛病和纤维弹性缺陷的定量和机制分析，确定巴洛病的瓣环大小和瓣叶脱垂高度[3]。二尖瓣脱垂既有散发的，又有家族性的，家族性的病例表现为常染色体显性基因的遗传变异表达，现已标测出三个与二尖瓣脱垂相关的基因位点[4-5]。

二尖瓣脱垂的自然病史差别较大，但绝大部分取决于二尖瓣反流的严重程度。尽管大部分患者无症状，寿命也可能接近正常，但有将近 5% ～ 10% 的患者最终发展为重度二尖瓣反流[6-7]。如果不行外科手术治疗，伴有重度二尖瓣反流的二尖瓣脱垂将导致左室功能减低、心力衰竭、心房颤动和肺动脉高压，其他严重并发症包括并发的腱索断裂、心内膜炎、卒中等。如果不行手术治疗，二尖瓣脱垂和重度二尖瓣反流的患者年病死率达6%～7%，且有将近10%的患者进展为有明确的外科手术指征[8-9]。

与二尖瓣脱垂不同，功能性二尖瓣反流是由心室几何重塑引起的，瓣膜本身没有任何病理变化，这种情况典型的就是继发于慢性缺血性二尖瓣反流或扩张型心肌病所致的心室扩张。在慢性缺血性二尖瓣反流中，二尖瓣和腱索相对正常，腱索没有延长和断裂，二尖瓣闭合受限是由于乳头肌移位牵拉瓣叶造成的[10]。

退行性疾病和功能性疾病往往都需要二尖瓣修复，然而，实际接受修复的概率却很低。在需要手术的患者中接受二尖瓣修复手术者在美国只有44%，在欧洲也只有46%，但手术率正逐渐增加[11-12]。对于有多重合并症，NYHA分级在Ⅲ～Ⅳ级的患者和需要紧急手术的患者修复率较低[12]。不过以上美国44%和欧洲46%的手术率是2003年报道的，代表的是20世纪90年代末期的水平。自2010年起，一些中心的二尖瓣修复率接近75%[13]，在众多因素中，实时三维经食管超声心动图无疑对这一改进起到了重要作用。

二维和三维超声心动图在二尖瓣修复中的应用

非侵入性影像学尤其是超声心动图检查在慢性二尖瓣反流患者的初始和连续评价中发挥关键性作用。一个综合的超声心动图检查对全面理解二尖瓣反流的病因和病理机制是十分必要的[14]。之前已经描述了用二维经食管超声心动图（2DTEE）系统评价二尖瓣的方法[15]。以标准方法获得4个食管中段超声心动图切面（四腔心切面、双交界区切面、两腔心切面、左室长轴切面）和胃底短轴切面，仔细观察二尖瓣叶和相应的节段来判断二尖瓣反流的病理生理改变。二尖瓣反流的严重程度可以用多普勒技术来定性和定量评价。左室收缩末期内径和射血分数可以用二维和三维技术来准确评价，而三维容积测量会更准确。应用实时三维经食管超声心动图可以轻松判断二尖瓣的解剖学方位，将主动脉瓣结构旋转到11点方位可以很容易显示外科视野。与二维经食管超声心动图相比，三维经食管超声心动图能够提供更准确的有关瓣环内径和高度、瓣叶长度和面积以及对合面积的评估，同时还可以测量交界间距、乳头肌间距等。这些测量对理解二尖瓣反流的机制和提高预测手术复杂程度的准确性非常重要。在大样本的队列研究中，三维经食管超声心动图为预测各种病因的二尖瓣反流手术复杂程度提供了客观方法[16]。对于复杂二尖瓣修复术预测性最强的因素包括多节段病因、高度脱垂、后叶成角等。这些简单的参数被推荐为指导二尖瓣修复术的决策指标。与其他超声心动图技术相比，三维经食管超声心动图识别二尖瓣前叶脱垂的符合率最高[17]。

为什么进行二尖瓣修复

尽管二尖瓣修复术的主要限制是术后二尖瓣反流有一定的复发率，但与二尖瓣置换相比它可以显著提高患者的长期存活[18]。二尖瓣修复的目标是在收缩期使两个瓣叶有足够的对合面积，保留或修复瓣叶的活动度和瓣下的瓣环。另外，为了矫治和预防二尖瓣环进行性扩张，还应该放置成形环或成形带对修复进行加固[19-20]。Carpentier 技术仍然是最常用的修复方法并且获得了非常好的远期结果，手术通常要切除异常的或病理性的组织，精确地重建和恢复正常的瓣膜解剖结构[21]。孤立的后叶中间区（P2 区）脱垂最常见的原因是退行性二尖瓣反流，其修复方法通常是局限的四方形或三角形瓣叶切除，移除冗长的或断裂的腱索和支撑装置，使后叶其余的扇区靠近，纠正后叶多余的组织，放置成形环减低后叶的高度，随后使游离缘靠近[22]，最后用成形环或成形带固定住扩张或受压的瓣环。最终的目标是恢复患者残余瓣区的正常高度和形状、前后叶面积以及瓣环大小的正常关系。预防二尖瓣前叶收缩期前向运动（SAM），最主要的是使瓣叶的对合点不要离室间隔太近，以免引起左室流出道梗阻[22-24]。

为了解决手术时发生前叶的 SAM，给予容量负荷，增加后负荷以及停止使用影响心肌收缩力的药物可能有所帮助。在有些病例中，可能需要重复修复或置换人工二尖瓣。据报道二尖瓣黏液样变修复术后多达 14% 的患者出现 SAM 征，但受到影响的不到 10%[25]。随着可适应较大瓣叶并使瓣叶对合点远离间隔的新的大径环的使用，减少了复杂的瓣环成形术或其他重建术的需要[26]。

传统上认为单独的前叶修复或者前、后叶同时修复更为复杂，但前叶修复的经验和方法在不断地进展和改进。前叶修复的主要困难在于二尖瓣环前部和主动脉瓣共享一部分组织，这使前叶硬度增加，不容易进行四方形的切除。前叶修复有多种方法，包括前叶局限三角形切除、腱索缩短和移植、人工腱索置换和缘对缘的修复等[27-28]。然而，还没有一个共识或者首选方案的科学依据，前叶修复和前、后叶同时修复的方案在不同的研究间有很大差别。

二尖瓣修复术中应常规进行二维和实时三维经食管超声心动图监测。实时三维经食管超声心动图评价二尖瓣优于二维经食管超声心动图，而且可以预测手术的复杂程度[17，29-30]。当计划进行二尖瓣修复时，下面的几个因素是手术复杂程度的决定因素：①二尖瓣反流程度，②二尖瓣反流机制，③解剖损伤程度，④基础退行性病因（巴洛病或纤维弹力缺陷），⑤节段瓣叶病理，⑥瓣下病理和钙化，⑦左室大小和功能，⑧左房大小及是否存在血栓，⑨其他伴发的瓣膜病变，⑩卵圆孔未闭，⑪右心功能[15，31]。应用术中经食管超声心动图测量二尖瓣环直径、前和后叶大小和二尖瓣对合点到间隔的距离来预测 SAM 发展的可能[23]。二尖瓣前叶短、后叶长或者二尖瓣对合点到间隔的距离近，则二尖瓣修复术后发展成 SAM 的可能性就大，了解这些超声心动图参数，才有可能减低二尖瓣修复术后 SAM 发生的可能性。在完成修复和除去体外循环后，应再次评价有无二尖瓣残余反流、二尖瓣压力阶差和有无 SAM。也应该对心室功能和心腔内是否有残余气体进行评价。如果发现有轻度以上的反流应考虑重新探查二尖瓣以识别残余反流的病因，如脱垂未完全矫正、有瓣叶裂、瓣叶联合处有缺损或者邻近瓣叶反折的成形环缝合处出现瓣叶穿孔等。如果发生持续的 SAM 伴有残余反流以及明显的流出道压力阶差需要考虑重新手术。解决 SAM 的主要的手术方法是缩短瓣叶，如果瓣叶高度已经高过心室，超出瓣口，可以用短的新生腱索置换冗长的后叶[24]，如果初次修复时放置的瓣环型号不合适，可以放置更大的二尖瓣成形环[26]。

经二尖瓣修复术治疗的患者出院前应行经胸超声心动图检查以评估在正常和负荷状态下的二尖瓣反流情况，如果残余中度或重度二尖瓣反流应考虑再次探查对瓣膜进行修复或置换。应用经胸三维超声心动图的三维缩流法可以定量二尖瓣反流[32]。

保留腱索的数据

实时三维经食管超声心动图评价腱索断裂优于二维经食管超声心动图[33-34]。虽然实时三维经食管超声心动图还没有用于评估外科腱索置换术，然而一个新的模式是应用聚四氟乙烯（PTFE）新腱索重建脱垂节段游离缘的支持，确保良好的瓣叶对合表面，从而保留瓣膜而避免出现前叶 SAM[35-36]。常用的技术是将新的腱索锚定在乳头肌头端的纤维部，把分支固定在游离缘，防止瓣缘张力过大[37]。新腱索足够短，明显超出后叶高度，可将脱垂节段拉回入左室，以维持前叶较大的对合面积并防止出现前叶 SAM。人工腱索置换是明显更复杂的手术，一方面，腱索太长可能会发生残余二尖瓣脱垂和残余反流；另一方面，腱索太短可能会使瓣叶活动受限而参与二尖瓣反流。

如果切除异常组织后仍有残余脱垂，可以考虑将腱索移植到同一瓣区的游离缘，或者置换到其他瓣区。如果属于没有多余瓣叶组织的瓣叶脱垂，可能需要局限切除或人工腱索置换，再用成形环或成形带加固。弥漫性二尖瓣环钙化可能给瓣叶重建带来特殊挑战[38]。如果腱索、乳头肌、瓣叶、瓣环等存在钙化，要小心清除钙化组织，恢复正常瓣叶运动，确保足够的瓣膜对合面积。

因为二尖瓣环后部不与心脏纤维骨架相连，因此心房、心室扩大造成的慢性反流可能会导致病理性瓣环扩张。不论用何种瓣叶和腱索手术技术，通常都必须放置成形环或成形带以恢复与瓣叶组织相适应的正常二尖瓣周长和形态。与瓣叶组织相适应的瓣环大小取决于前叶的面积，在某些人群中应用标准长度的成形带也获得了非常好的结果[39]。二尖瓣修复时不放置成形环是修复失败的强预测因素，将会导致复发二尖瓣中-重度反流[40]。

二尖瓣修复术的并发症和死亡率

二尖瓣修复术手术死亡率为3%或更低[41-45]，在大的中心这个数字接近1%[46]，最常见的死因是心力衰竭，死亡的危险因素有高龄、NYHA分级差、心房颤动、射血分数低、左室收缩末期内径大以及有其他并发疾病如糖尿病、肥胖、肾病、慢性肺病等[41，47-48]。据（美国）国家成人心脏外科数据库胸外科学会分析，大多数二尖瓣修复术出院前的并发症包括通气支持延长（＞24h）（7.3%）、肾衰竭（2.6%）和卒中（1.4%）[48]。据报道，初次住院患者再手术率为6.3%，初次手术后近5%的患者5年内发生血栓栓塞[41，49]。2%至10%患者手术中改为进行二尖瓣置换。二尖瓣修复术后其他罕见并发症包括二尖瓣装置周围重要结构如冠状动脉左回旋支、希氏束和主动脉瓣等的损伤。

二尖瓣反流的复发率和再手术率

最重要的晚期并发症是再发二尖瓣反流，功能性二尖瓣反流患者的再发率更高。最近报道再发中至重度二尖瓣反流者占5%～29%[40，50]，其他报道中指出中期随访每年有1%～2%的患者再发中至重度反流[40，51]。二尖瓣退行性变手术后再手术率非常低，95%的患者15年内不用再次手术[21]。首次二尖瓣修复术后再发二尖瓣反流而需要再次手术的患者每年接近0.5%～1.5%[45，47]。最常见的再发二尖瓣反流的原因是原发病变瓣膜的基础退行性变的进展，瓣叶缩短或瘢痕形成、瓣环裂开和感染性心内膜炎也可引起再发反流。在功能性二尖瓣反流患者中，传统的瓣环成形术容易失败，据报道约25%的患者术后1年内再发二尖瓣重度反流[52]。二尖瓣修复术其他少见的并发症包括二尖瓣成形环引起的血管翳或溶血，可能需要再次手术。

二尖瓣修复和置换的结果对比

二尖瓣置换可以用机械瓣和生物瓣两种。一方面，机械瓣有血栓栓塞风险需要终身抗凝；另一方面，生物瓣瓣膜有可能退化而发生功能障碍，另外人工瓣置换术后还有并发心内膜炎的风险。如果在瓣膜置换时腱索被切断，心室壁不再和二尖瓣装置固定，腱索的牵拉作用消失，结果会造成左室应力增加，最终导致左室功能恶化[53-56]。

不论是瓣膜损坏还是瓣膜功能不全导致的慢性二尖瓣反流，二尖瓣修复术成功率均接近90%[57]。对于大部分二尖瓣反流患者二尖瓣修复术优于二尖瓣置换术，二尖瓣修复术的优点包括：较低的血栓栓塞发生率，较高的抗心内膜炎能力，有效的长期耐用度（据报道可长达25年），而且绝大多数患者不需要抗凝[58-59]。在联合冠状动脉旁路移植术、再次手术、双瓣手术和老年患者等情形中，二尖瓣修复术更具有优势[60-63]，只要可能，二尖瓣修复术应该成为标准治疗方法。

然而，至今还没有前瞻性的随机对照研究比较二尖瓣修复术和二尖瓣置换术，迄今的各项研究报道还不能完全去除偏倚和队列异质性的影响。有观察性研究数据显示了二尖瓣修复术的获益[64-66]。一项 meta 分析比较了退行性二尖瓣疾病瓣膜修复术和瓣膜置换术的结果，显示二尖瓣置换术较二尖瓣修复术患者存活率低[64]。另外一个报告显示二尖瓣修复术患者的 5 年存活率高于置换术患者，但生活质量没有明显差别[65]。然而，在一项配对队列研究中，因二尖瓣退行性变行二尖瓣修复术和二尖瓣置换术的 5 年、10 年、15 年存活率没有明显差别[66]。

个人和机构的经验是决定二尖瓣修复术成功的关键因素，大手术量中心手术死亡率低，二尖瓣修复较二尖瓣置换所占的比例更大[46]。在现代临床实践中，二尖瓣退行性变初始治疗选择行二尖瓣置换术的应该不多了，选择二尖瓣置换术治疗方案最常见的是晚期巴洛病，尤其是病程长的老年人。如果必须进行瓣膜置换，为了保持瓣环和乳头肌的连续性要考虑保留腱索。尽管钙化的瓣叶需要部分切除，有完整腱索的非钙化部分可以缝合到瓣环上以植入人工瓣膜。

二尖瓣修复的进展

二尖瓣修复的原则从经典的 Carpentier 技术开始演变，首先是融合了四角形切除术，到将正常腱索移植到其他瓣区脱垂的瓣叶组织上，再到放置成形环或成形带[20]。因为二尖瓣环是一个动态的马鞍形结构，新的成形环还在不断地尝试以复制出瓣环自然形状和灵活度。成形环的最佳型号和材料属性很重要，因为植入后会改变二尖瓣环的几何形态和动力学，直接影响二尖瓣修复术的耐久度。成形环不成比例地缩减了间隔到侧壁的径线是为了恢复功能性二尖瓣反流的瓣叶对合而设计的。为了改进二尖瓣修复术后长期耐久度，对不同形状和硬度的成形环进行了研究，在动物模型中这些成形环对二尖瓣前叶和二尖瓣环动力学有不同影响[67]。

近来，一些中心的外科医生已获得了微创方法进行二尖瓣修复的经验。尽管微创手术可以避免整个胸骨切开而可能被广泛应用，但机器人二尖瓣修复术却变得更加受欢迎，尤其是对于年轻和无症状的患者。最近在一个连续收集 261 例二尖瓣后叶脱垂接受机器人二尖瓣修复术患者的研究中，没有死亡病例的报道，但是这一队列倾向于低危患者[68]，另外机器人二尖瓣修复术局限于退行性后叶脱垂（目前对其手术经验最为丰富），其整体结果绝大部分依赖于外科医生的经验。微创手术和传统修复术质量的对比数据还不充分。通过一个恰当的迷你胸腔镜进行微创二尖瓣修复术的治疗经验也在增加，在一个单中心包含 1339 例患者的研究中，30 天死亡率为 2.4%，5 年存活率为 82.6%，再手术率为 3.7%[69]，结果与传统手术相似。然而，这些微创方法的广泛普及和效价比仍然需要进一步评价。

二尖瓣缘对缘的拉近（Alfieri 技术）再次出现在传统二尖瓣修复术中[70-71]。此技术主要是和其他修复技术以及和瓣环成形术联合应用，因为如果单用这个技术而不放置成形环，再发二尖瓣反流和再手术风险较高。缘对缘技术的风险之一是限制二尖瓣口，如果存在二尖瓣增厚或硬化可能会导致二尖瓣狭窄。

对于复杂的缺血性二尖瓣疾病，一些方法集中在接近乳头肌的二尖瓣瓣下结构上，把乳头肌移向瓣环或切断次级腱索以减轻对瓣叶的牵拉[72]。大部分有二尖瓣反流的患者在进行冠状动脉旁路移植术的同时简单放置一个成形环或成形带来治疗。

二尖瓣反流经皮治疗方法

多种新的经皮治疗二尖瓣疾病的方法还处于临床应用早期或临床前研究阶段，最近发表了这一领域的研究综述[73-74]。缘对缘外科手术技术被改良成经皮治疗方法，如二尖瓣钳夹术（Abbott Vascular，Santa Clara，CA），这个装置可以作为一种实践方法应用在二尖瓣叶相对应的脱垂瓣区，尤其对于那些简单局限的脱垂瓣区如 A2 区、P2 区或两者同时受累时。要判断采用这种装置修复的耐久性需要对二尖瓣反流的病因和机制进行全面评估。经食管超声心动图，尤其是实时三维经食管超声心动图对引导装置的植入至关重要，并可以对装置的稳定性和修复结果做出快速评估。

在向二尖瓣瓣缘上植入夹子时，多平面经食管超声心动图对将夹子放置到二尖瓣口中心以及将夹子和瓣缘对齐十分重要，夹子要垂直于二尖瓣对合线并同时获得垂直的平面[75]。当瓣叶落进夹子臂时，将夹子夹住，二尖瓣反流减少的程度可以即刻评估，如果首次的结果不理想，还可以重新放置，或者也可以再放置第二个夹子。尽管减少二尖瓣反流的成功率低，但这种经皮方法改善临床获益的中期结果与传统外科手术相似，安全性优于传统的外科手术。在钳夹成功的患者中，77% 的患者仍有 2 ＋以下的二尖瓣反流[76]。严重的有症状的二尖瓣反流患者，由于并发症进行外科手术具有很高的风险，而二尖瓣钳夹治疗在大多数患者中能够减轻二尖瓣反流的程度，改善其临床症状，1 年随访时发现还可以逆转左室重构[77]。然而，经皮治疗方法没有同时放置成形环，不能解决瓣环的扩张和受压等。就外科的经验，仅用缘对缘技术而不放置成形环的患者，术后 5 年因为复发明显的二尖瓣反流，约有 30% 的患者需要再次手术；而放置了成形环的患者术后 5 年仅有约 8% 需要再次手术[70，78]。

非常有趣的办法是在冠状静脉窦内放置装置，推压二尖瓣环后部，通过缩短二尖瓣环的整个周长和前后径促进前、后瓣叶的闭合。然而，冠状静脉窦不直接与二尖瓣后方毗邻，常常和二尖瓣环不在同一水平[79]。考虑到冠状静脉窦和心大静脉的解剖和位置变异，需要准确确定自二尖瓣环到冠状静脉窦以及二尖瓣口中心到冠状静脉窦的距离[80]。心脏静脉的位置以及与二尖瓣环的关系可以预测操作能否成功，并且冠状动脉左回旋支的走行和分支需要在放置装置之前进行评估。由于左回旋支或其分支位于二尖瓣环和冠状静脉窦之间，装置的植入可能会危害到左回旋支[81]，尽管心脏计算机化断层显像（CT）和磁共振成像也能够提供这些信息，但实时三维经食管超声心动图在术中的引导更有优势，而且可在放置装置后即刻对手术结果进行评估。

二尖瓣手术的推荐

如果在出现临床症状、心室功能不全或心房颤动之前进行手术，二尖瓣修复术者与年龄匹配的对照组相比其长期存活率相似[59]。有明显症状的患者进行二尖瓣外科手术明显较症状轻的患者预后差，所以其他低危患者一出现症状就应该推荐进行外科手术治疗。如果初始射血分数降到 60% 以下，二尖瓣外科手术后长期存活就会受到影响，因此射血分数小于 60% 是考虑是否进行外科手术的一个关键点。

目前对于重度退行性二尖瓣反流进行二尖瓣修复术的推荐都是以观察性数据为基础的，而对于那些没有症状且无左心功能不全或扩张、心房颤动、肺动脉高压的重度二尖瓣反流患者，是否需要早期进行外科手术仍然存在很大的争议。一些研究者发现了外科手术减低发病率和死亡率的证据而推荐早期进行手术治疗，然而其他一些研究者却发现观察等待得到了相似的结果[42, 82-83]。因为二尖瓣修复术与二尖瓣置换术相比有很多优点，因此进行二尖瓣修复术的门槛明显降低，依据机构或中心的经验呈不同程度降低。根据美国心脏病学会基金会 / 美国心脏协会的指南，出现早期、可疑症状或无症状的二尖瓣反流患者经常被推荐进行外科手术，尤其是在手术修复率超过 90% 的中心[84-85]，然而欧洲心脏病学会指南推荐观察等待，同时进行药物治疗和密切随访[86]。

在对之前方法的病理生理和局限性的深入了解以及积累广泛经验的基础上，二尖瓣修复术已经超越第一代技术和装置，发展逐渐成熟，日臻完善。更新的技术和成形环被设计以增加二尖瓣修复术的有效性和耐用度。人们希望看到这些装置能获得增加二尖瓣修复术获益的证据，最终能被心脏外科医师广泛应用于临床实践。经皮行二尖瓣修复术的方法还在发展过程中，新的经皮二尖瓣修复术在学习传统外科技术的基础上建立，设计得更加安全有效和耐用。无论外科还是经皮的二尖瓣修复手术，超声心动图尤其是实时三维经食管超声心动图在术中及术后对病理解剖以及手术成功与否的评价中发挥了重要的促进作用。

病例学习

病例 1（图 7-1 至图 7-6）

男，57 岁，二尖瓣反流患者，心脏扩大并有心功能减低症状。术中超声心动图确定明显脱垂病变在二尖瓣后叶中间区（P2），二尖瓣前叶中间区（A2）也有轻度脱垂。二维彩色多普勒超声显示一束小的中心性反流和一束较大量的偏心性反流。目测观察确认二尖瓣后叶的中间区有明显的运动过度，腱索拉长，而 P1、P3 区被很好支撑。患者进行了积极的

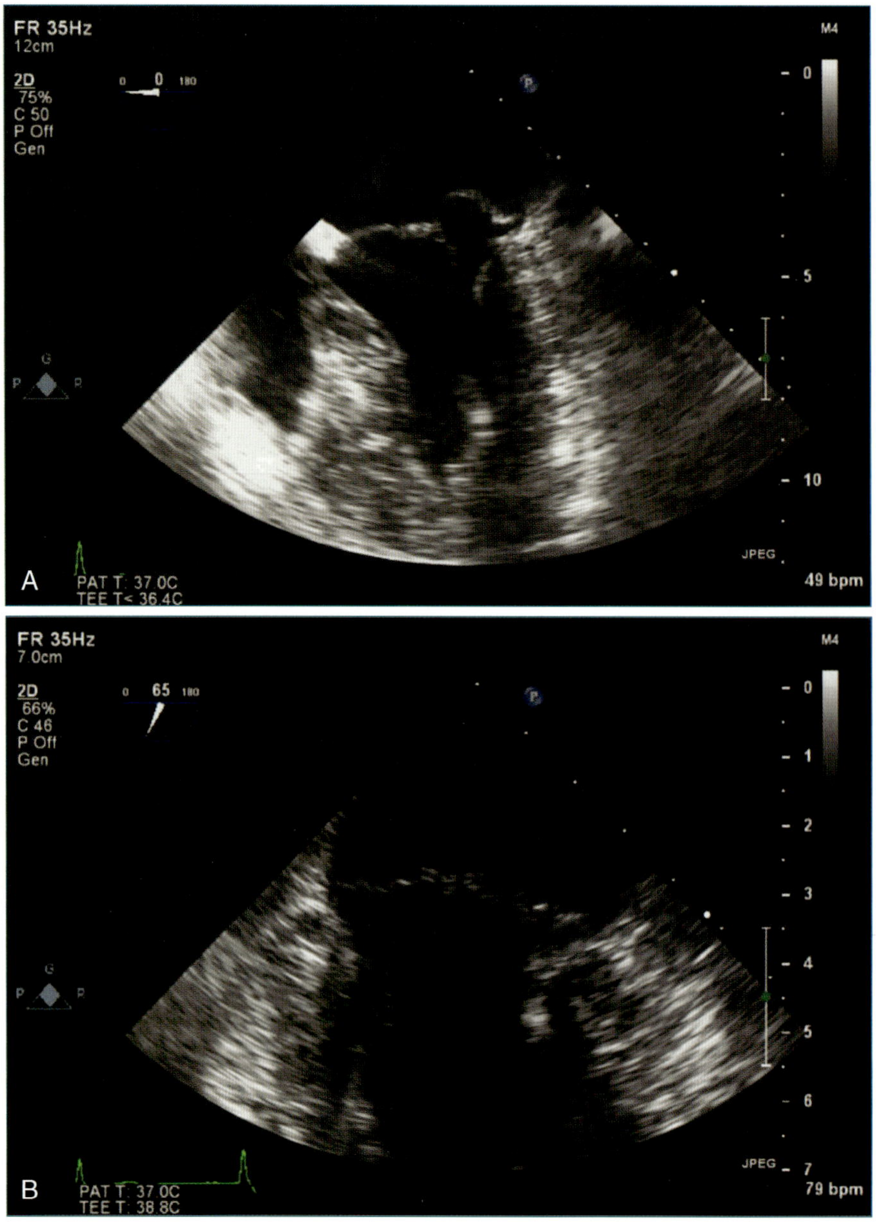

图 7-1 修复术前，二尖瓣后叶 P2 区脱垂，前叶 A2 区可疑脱垂

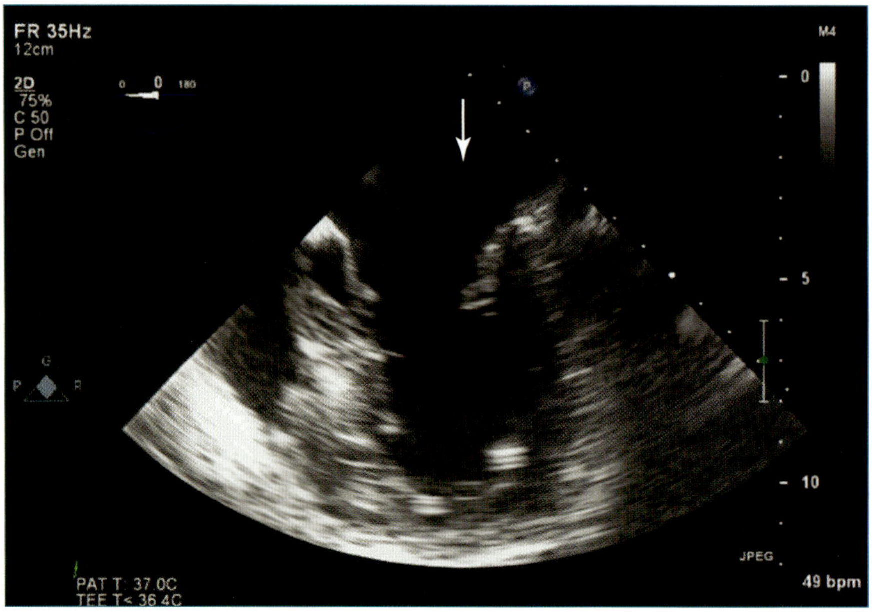

图 7-2 二维经食管超声心动图显示后叶（可能是 P2 区）脱垂

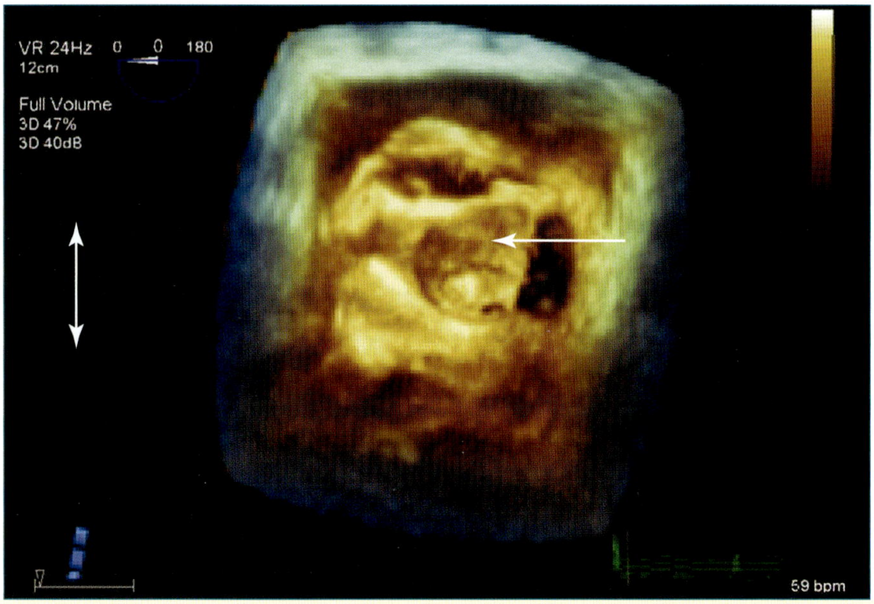

图 7-3　三维显示后叶 P2 区脱垂，前叶 A2 区脱垂难以识别（箭头）

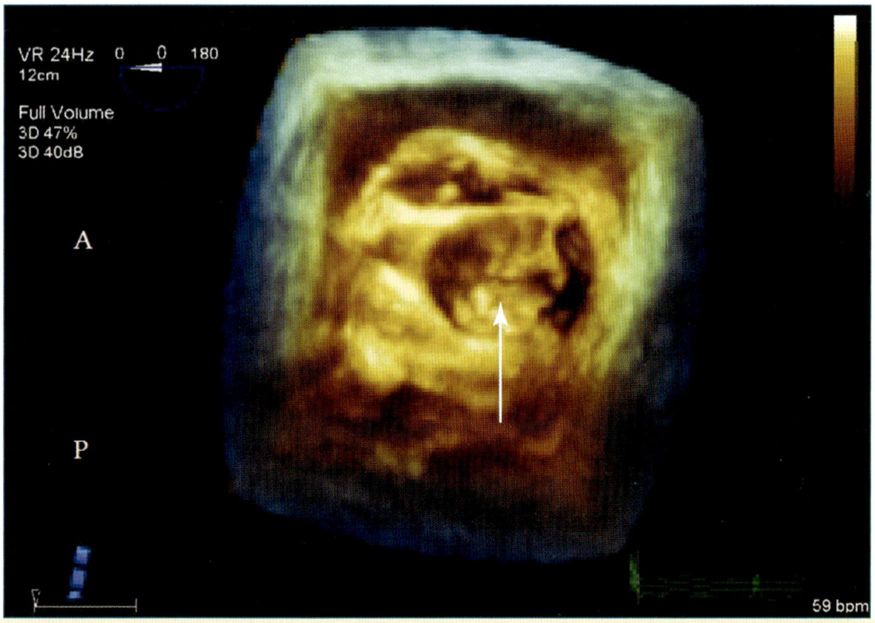

图 7-4　三维经食管超声心动图显示二尖瓣后叶 P2 区（箭头）脱垂的外科视野。正前方的前叶 A2 区也有轻度脱垂

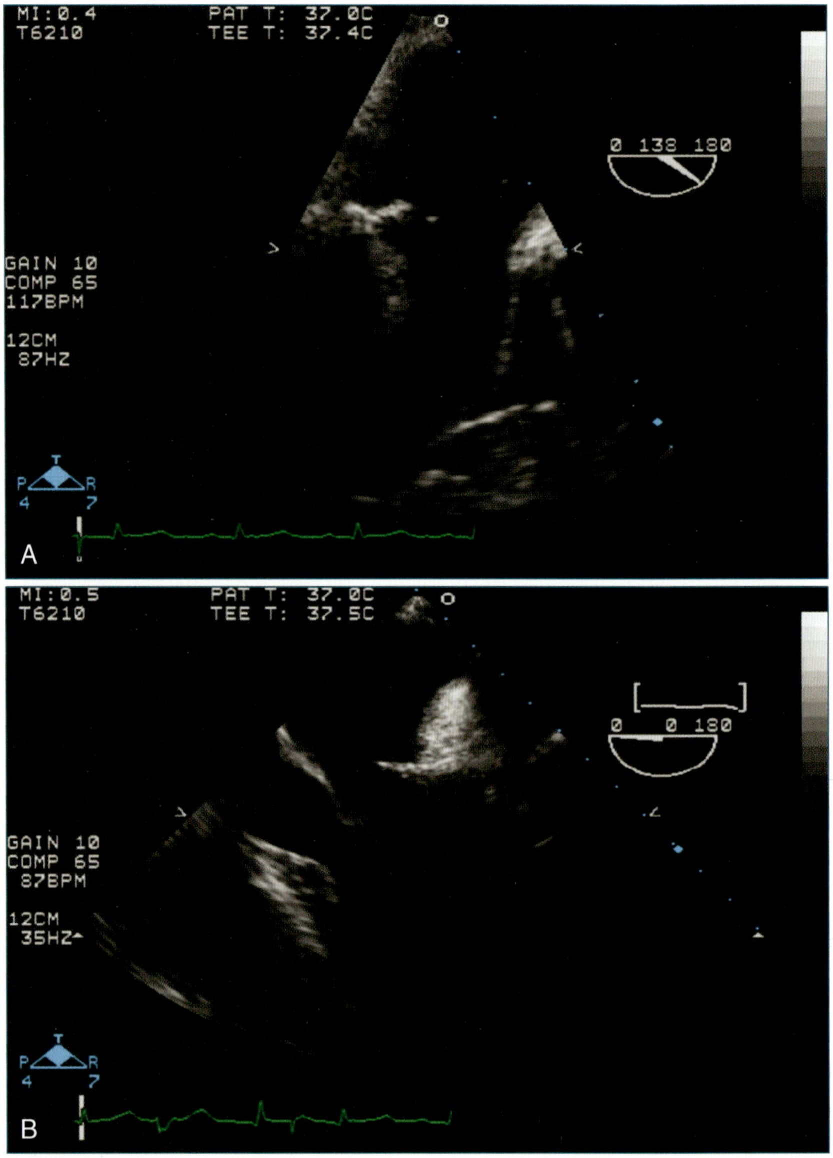

图 7-5 **A**，二尖瓣修复术后，经食管超声心动图食管中段、长轴切面显示收缩期前向运动（SAM）。**B**，经食管超声心动图四腔心切面显示二尖瓣修复术后轻微 SAM，这种 SAM 不需要额外干预

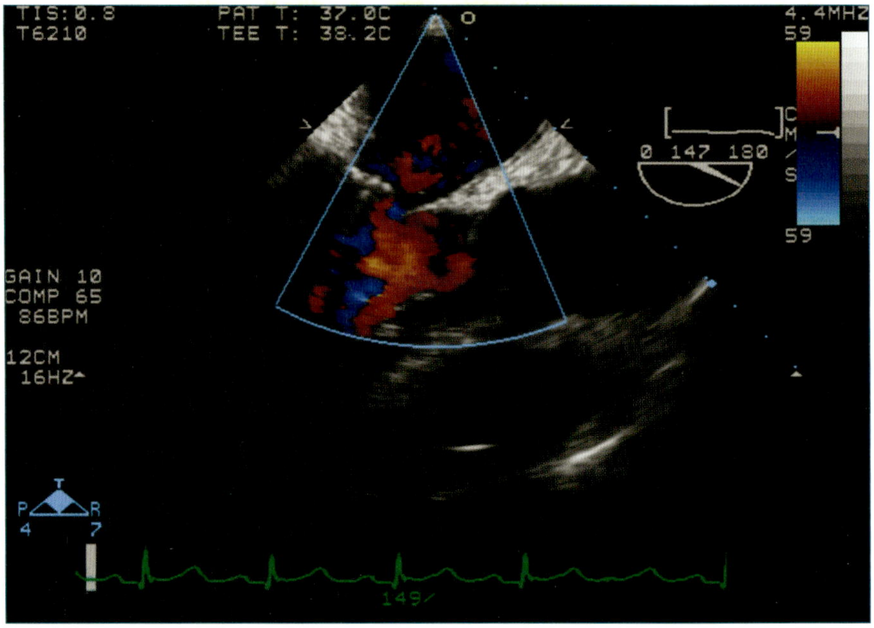

图 7-6 二尖瓣修复术后超声心动图显示有微量反流

二尖瓣重建和左心耳切除，后叶中间部分被三角形切除，在心室面进行了断端缝合重建，并放置了部分瓣环。术后即刻，腱索装置有轻微、间断的收缩期前向运动，残留微量二尖瓣反流。

病例 2（图 7–7 至图 7–14）

男，70 岁，近期发现二尖瓣反流并有明显的呼吸困难和乏力症状，最近他被诊断为心房颤动，尽管他自己还不知道。超声心动图显示左室功能保留，探及发自二尖瓣后叶 P2 区的重度反流并有连枷样运动，与二尖瓣后叶相连的腱索断裂。三维经食管超声心动图确定瓣膜脱垂局限于 P2 区，二尖瓣反流的方向偏向前方。他接受了微创二尖瓣修复术，术中发现二尖瓣后叶中间部分多条腱索断裂，二尖瓣增厚和脱垂。病变被三角形切除，并对后叶进行缝合重建。外科修复术后，仅有微量二尖瓣反流，没有二尖瓣狭窄和 SAM。

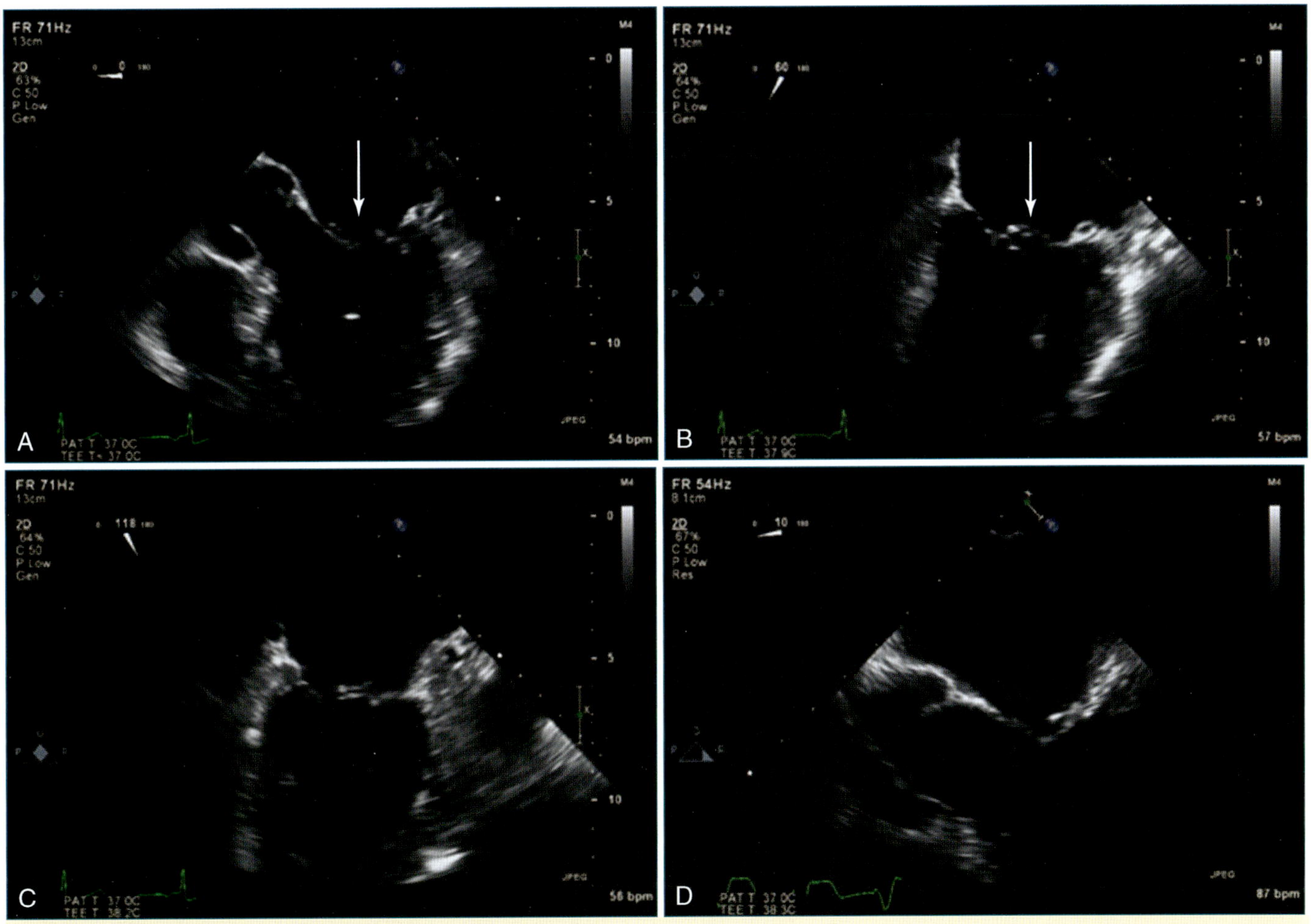

图 7-7　A 到 D，二尖瓣后叶 P2 区脱垂（箭头）

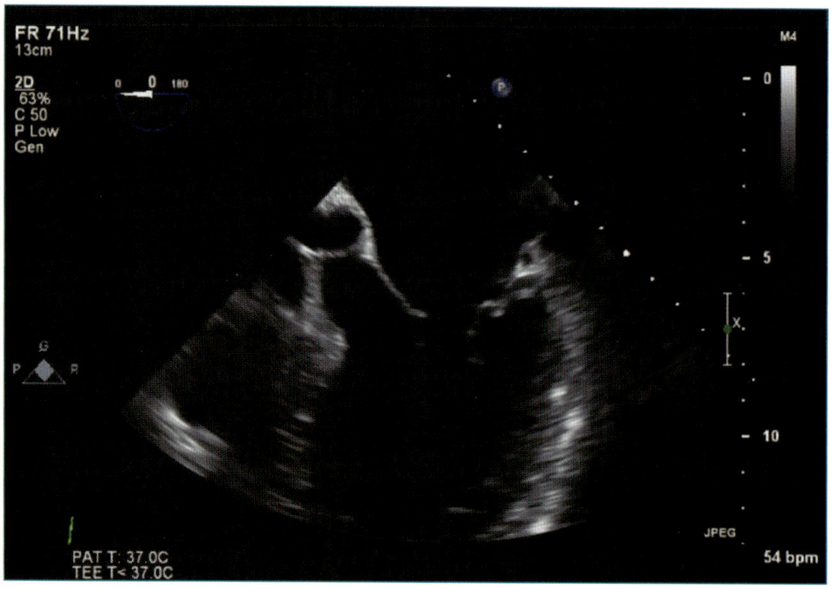

图 7-8 二维经食管超声心动图显示后叶脱垂和连枷样腱索

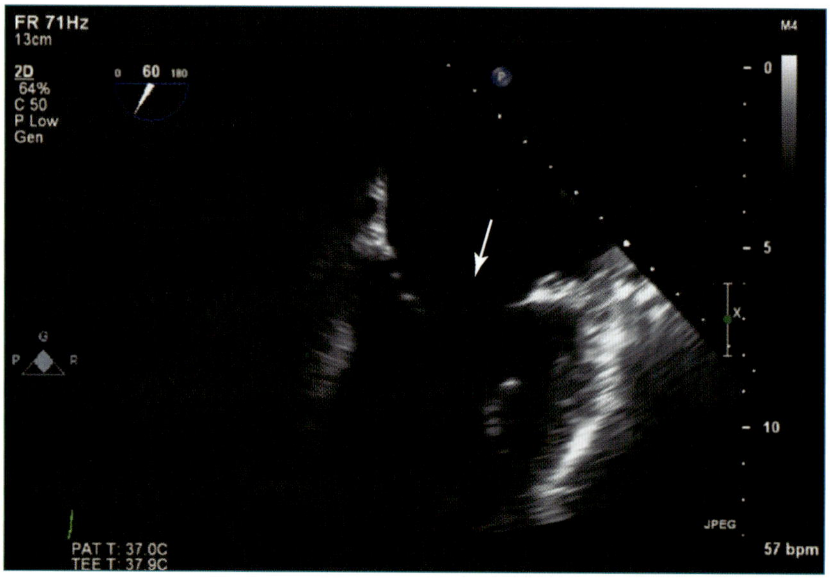

图 7-9 二维经食管超声心动图显示后叶脱垂，双交界切面稍向后倾斜显示脱垂最可能在 P2 区（箭头）

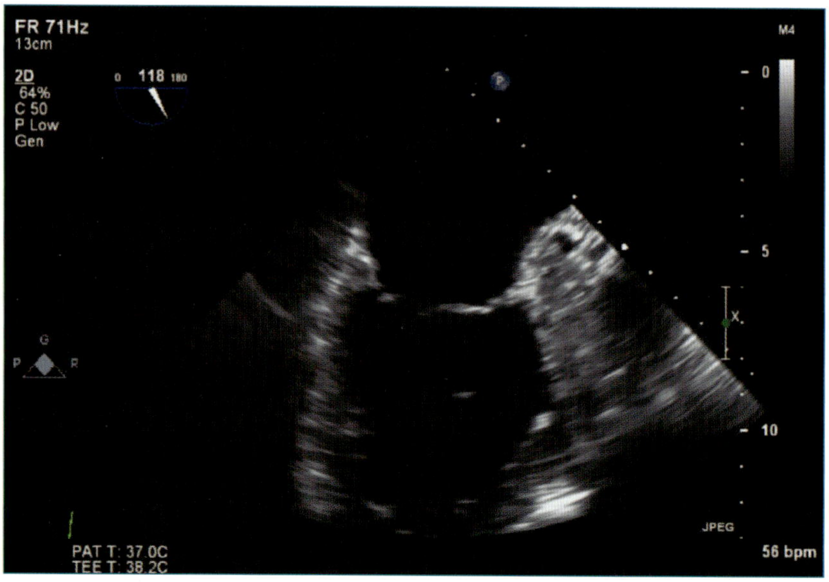

图 7-10 二维经食管超声心动图前后切面（118°）显示，前叶的 A2 区和后叶的 P2 区在同一条线上，P2 区脱垂和并有连枷样腱索（独立于瓣叶运动的较细的结构）

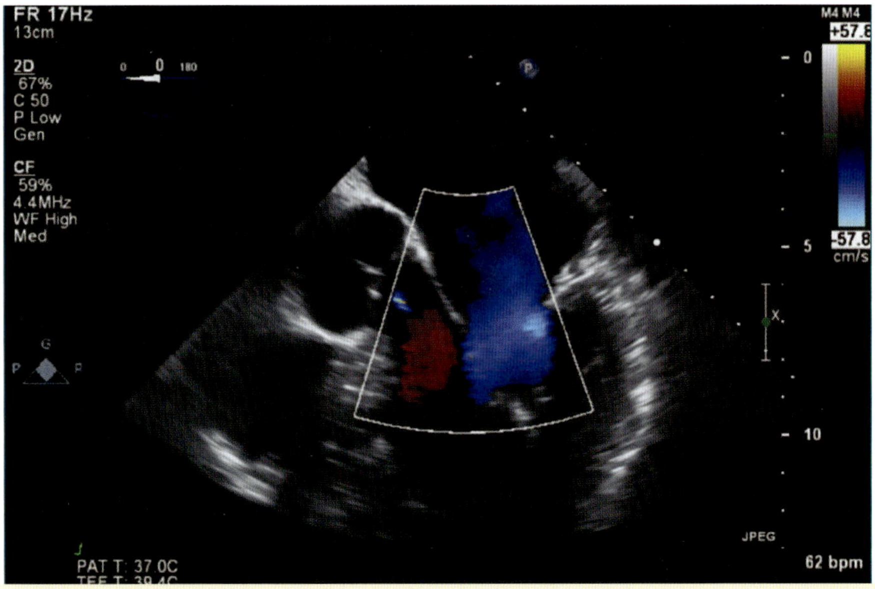

图 7-11　二尖瓣后叶 P2 区脱垂和偏向前的反流束

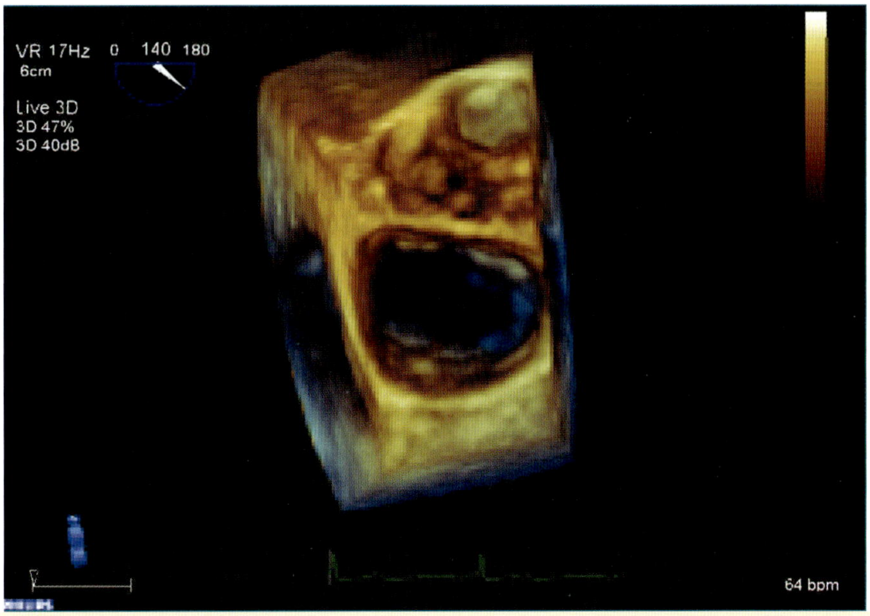

图 7-12　三维经食管超声心动图确定仅二尖瓣后叶 P2 区脱垂合并腱索断裂，断裂腱索独立于后叶运动

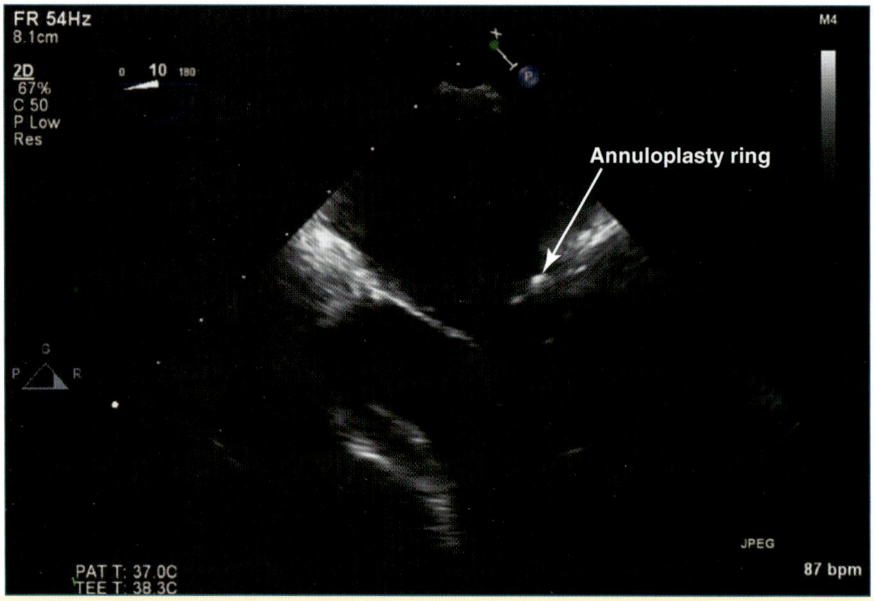

图 7-13 二尖瓣修复术后，二维经食管超声心动图显示二尖瓣对合满意，可见成形环，无 SAM 和二尖瓣狭窄

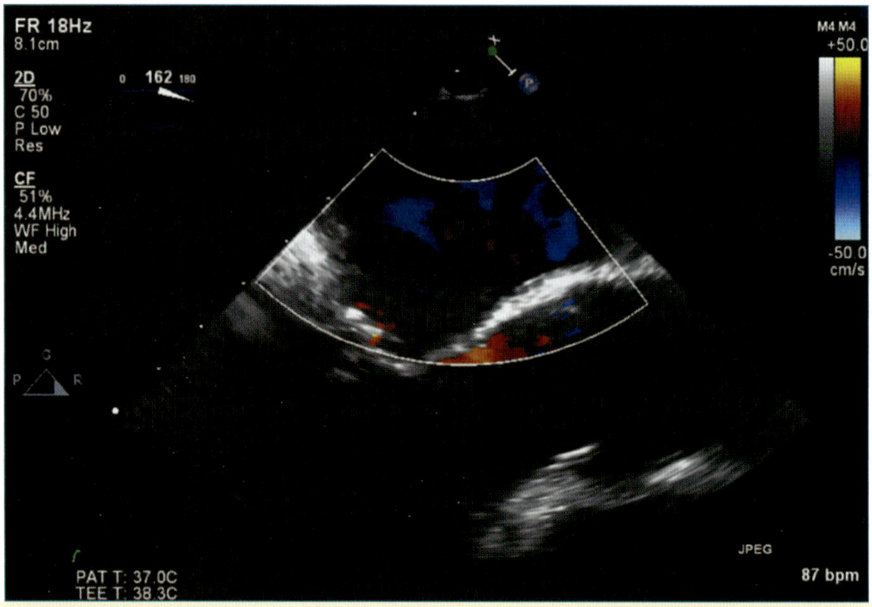

图 7-14 二尖瓣修复术后，超声心动图显示二尖瓣仅有微量反流

病例 3（图 7-15 至图 7-21）

女，79 岁，二尖瓣反流并已进展为充血性心力衰竭，左室内径扩大，需要进行外科手术治疗。超声心动图检查显示二尖瓣后叶重度脱垂，尤其是 P2 增厚、冗长，二维经食管超声心动图提示 P3 受累，进行三维经食管超声心动图得到确认。二尖瓣中-重度反流。她接受了二尖瓣重建手

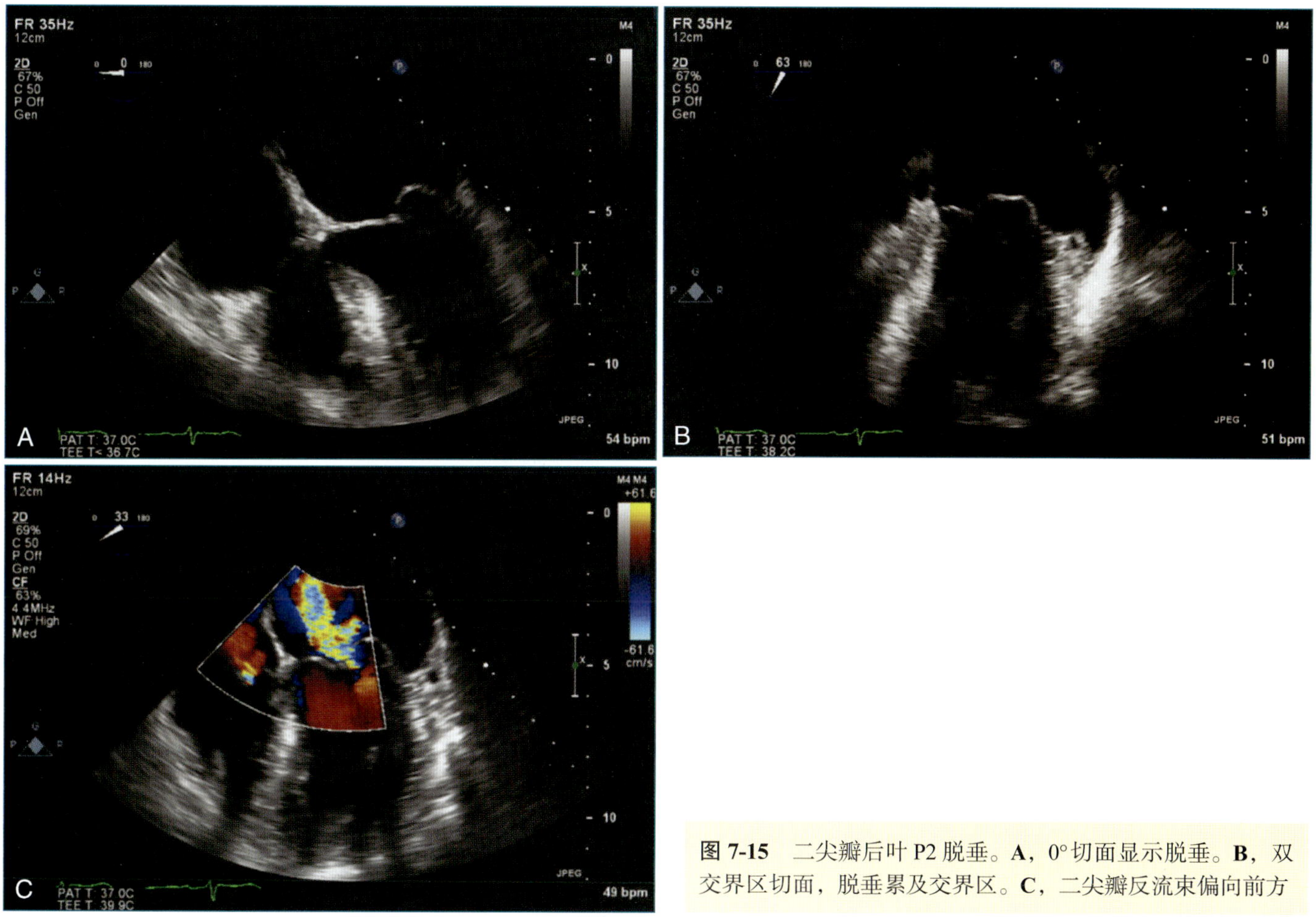

图 7-15　二尖瓣后叶 P2 脱垂。**A**，0°切面显示脱垂。**B**，双交界区切面，脱垂累及交界区。**C**，二尖瓣反流束偏向前方

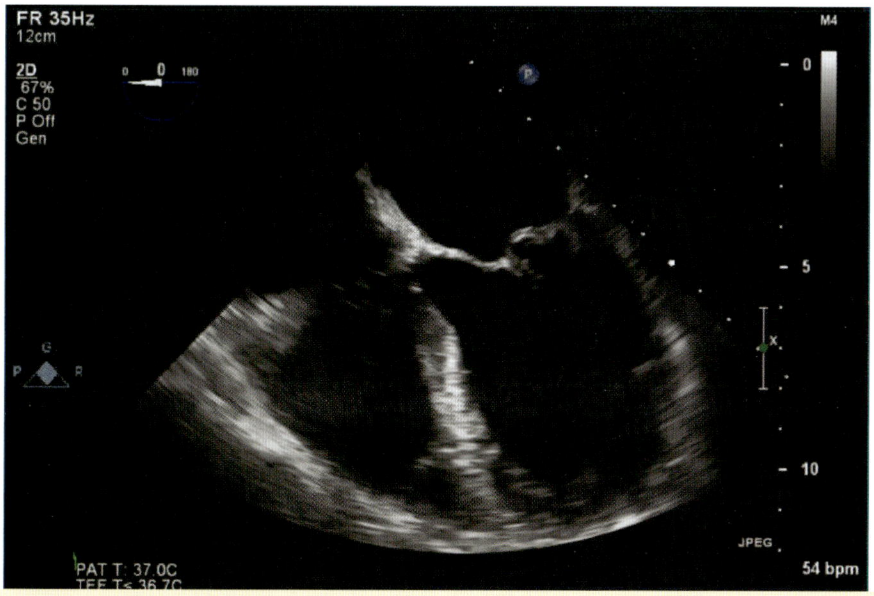

图 7-16　二维经食管超声心动图显示二尖瓣后叶脱垂

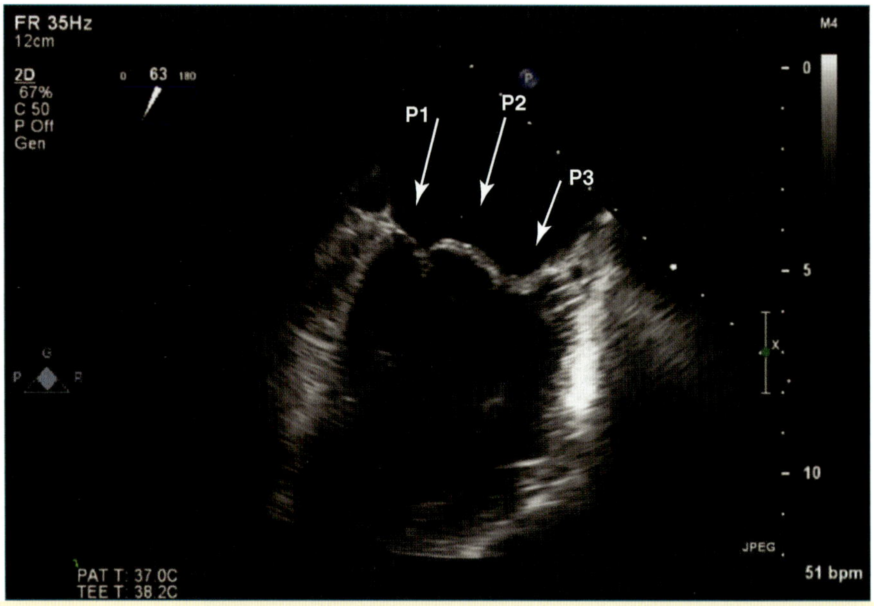

图 7-17 二维经食管超声心动图显示二尖瓣后叶 P2 脱垂，提示 P3 也受到累及。双交界区平面稍向后倾斜显示二尖瓣中间区 P2 受累（箭头）

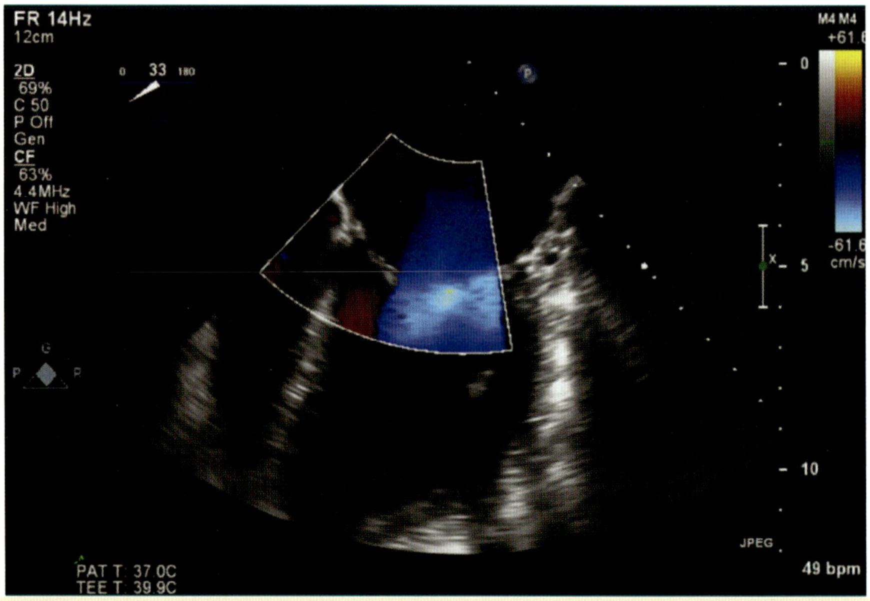

图 7-18 二维经食管超声心动图显示偏向前方的二尖瓣反流

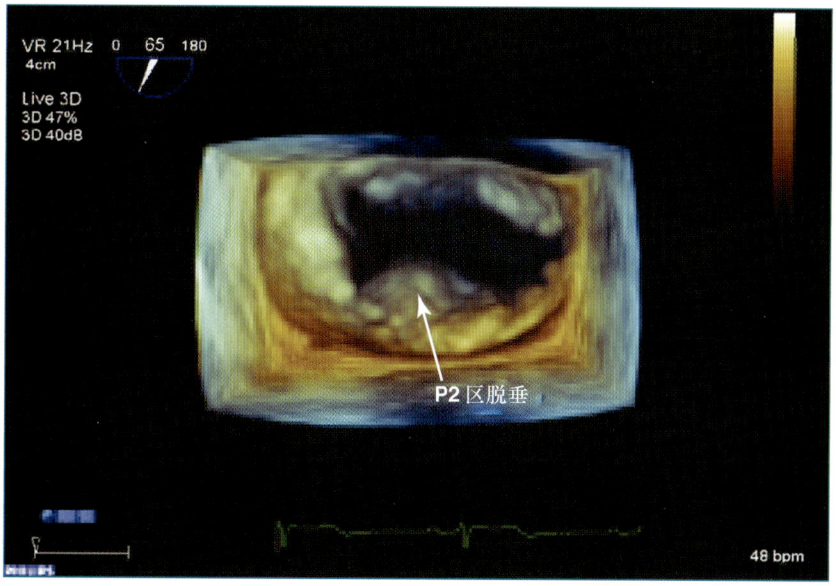

图 7-19　三维经食管超声心动图显示广泛的后叶脱垂，尤其是 P2 区和部分 P3 区。与二维经食管超声心动图相比三维经食管超声心动图能更好地显示 P2 区和 P3 区的脱垂

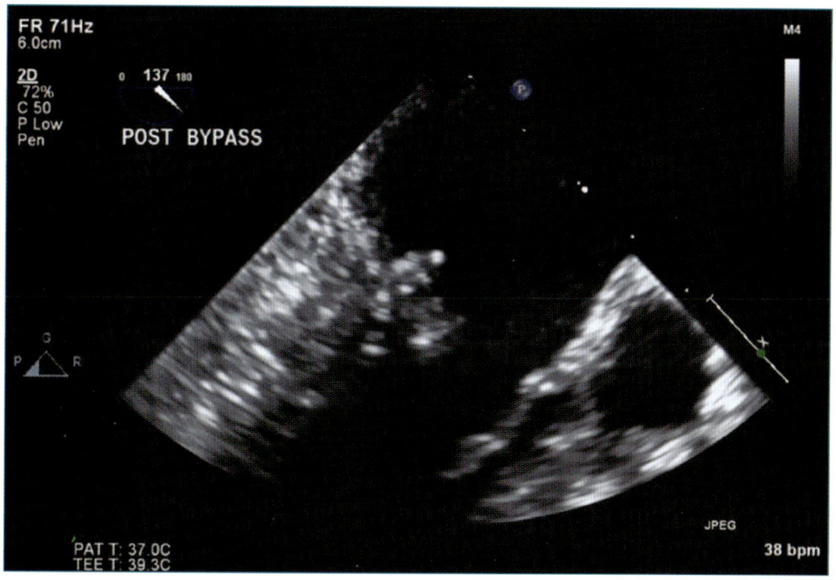

图 7-20　二尖瓣后叶修复后，可以看到轻微的 SAM，后叶与前叶对合满意

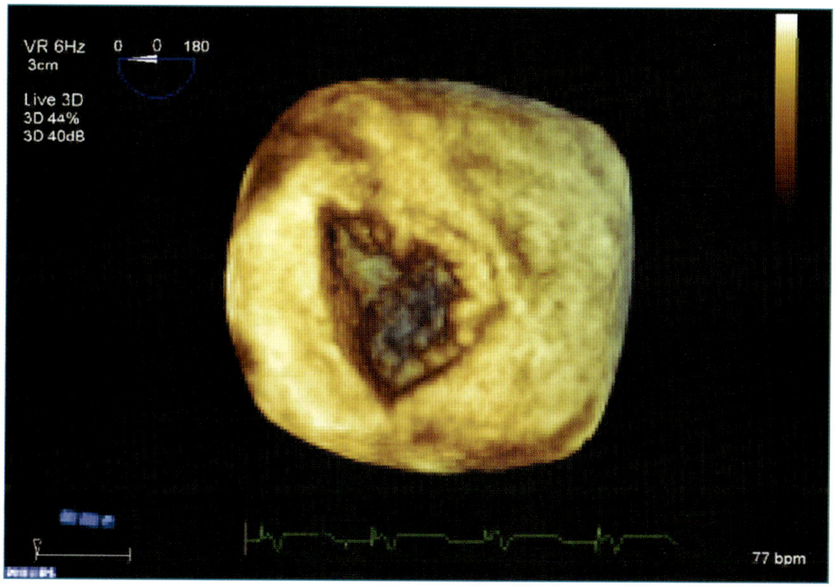

图 7-21　三维经食管超声心动图显示二尖瓣修复术后二尖瓣叶对合满意。但其图像质量欠佳

术并放置了成形带，对 P2 区中间部分进行了三角形切除，对切除位置进行了简单的间断缝合并将成形带缝到二尖瓣环上。修复术后超声心动图显示腱索装置轻微的收缩期前向运动，没有残余二尖瓣反流。

病例 4（图 7–22 至图 7–26）

男，68 岁，进行性劳力性呼吸困难 10 个月。患者有较长的心脏杂音病史，但直到近 10 个月前没有明显症状。评估显示为伴有严重二尖瓣环钙化的二尖瓣重度反流。另外该患者有短暂性脑缺血发作（TIA）并单眼失明病史。超声心动图检查显示二尖瓣环后瓣环钙化，后叶（P2 区和 P3 区）重度脱垂，部分 P2 区和 P3 区连枷运动。术中发现二尖瓣 P2 区、P3 区对应的瓣环明显钙化，断裂的腱索在 P2 区和 P3 区。手术首先是去除二尖瓣环钙化，然后进行二尖瓣重建并植入了几条新的腱索。

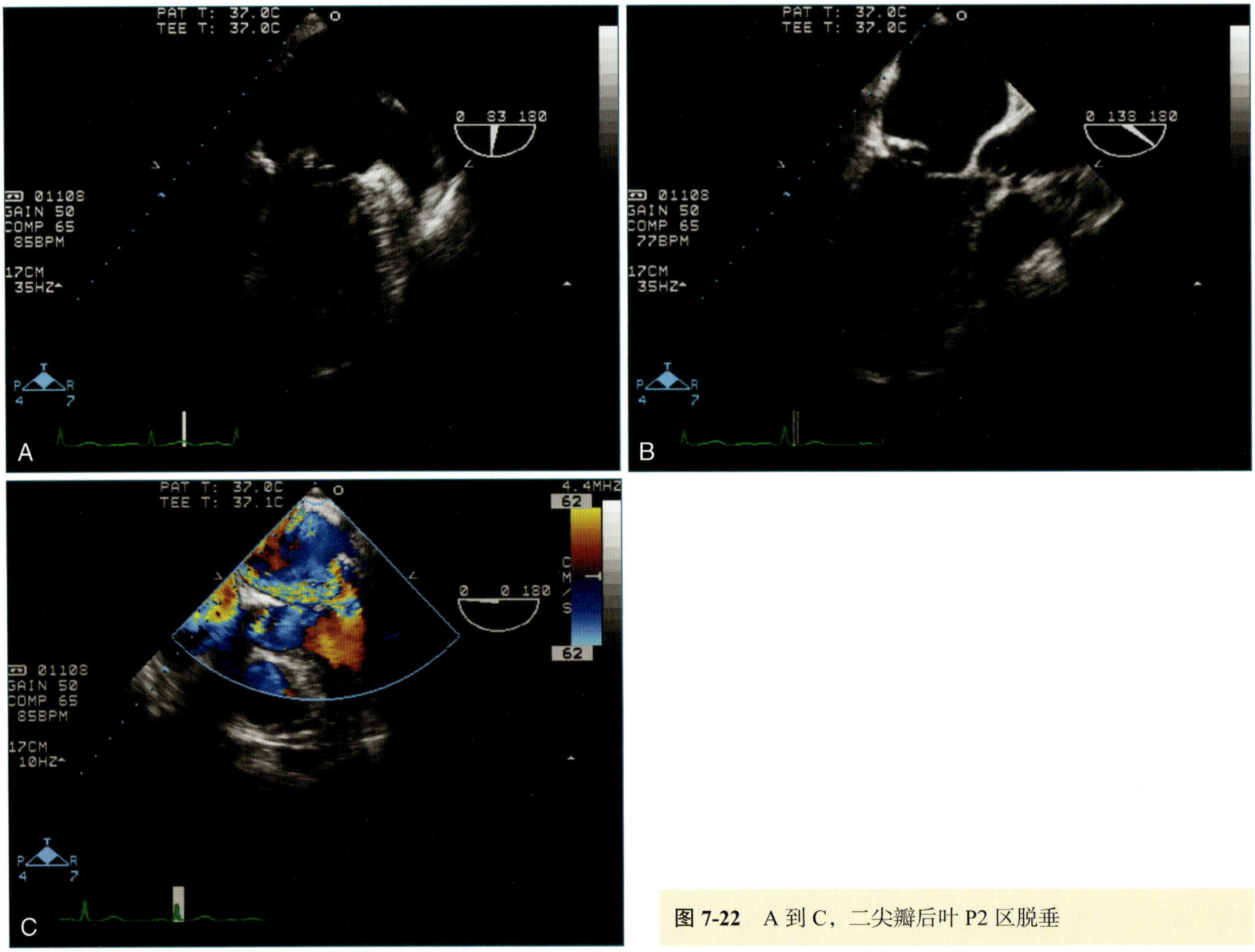

图 7-22 A 到 C，二尖瓣后叶 P2 区脱垂

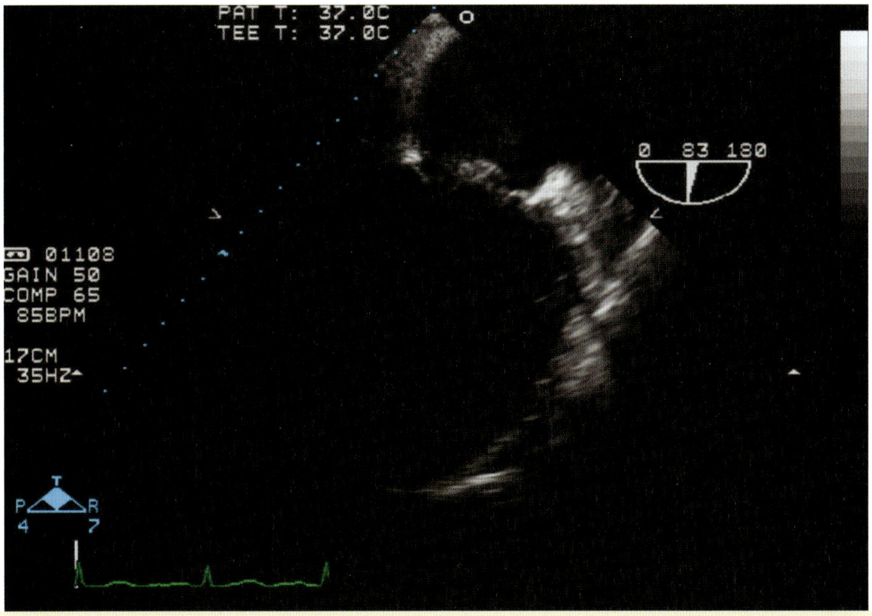

图 7-23　二维经食管超声心动图（2DTEE）在 83°切面显示二尖瓣后叶 P2 区脱垂，后叶呈“穹窿样”，左房内能看到一些腱索。是仅有 P2 区受累还是也累及 P3 区，2DTEE 很难明确

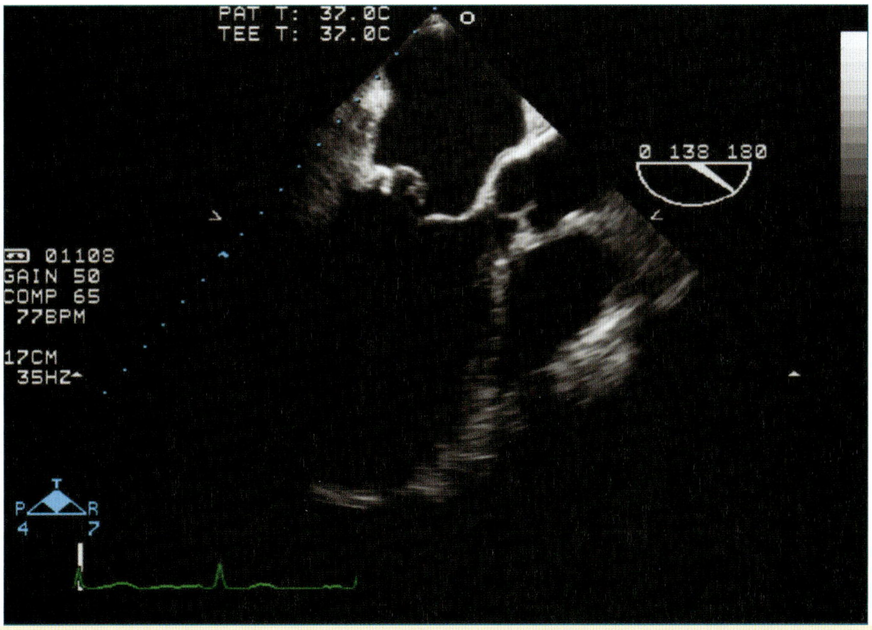

图 7-24　二维经食管超声心动图 138°切面显示后叶脱垂，后叶呈“穹窿样”，左房内看到一些腱索

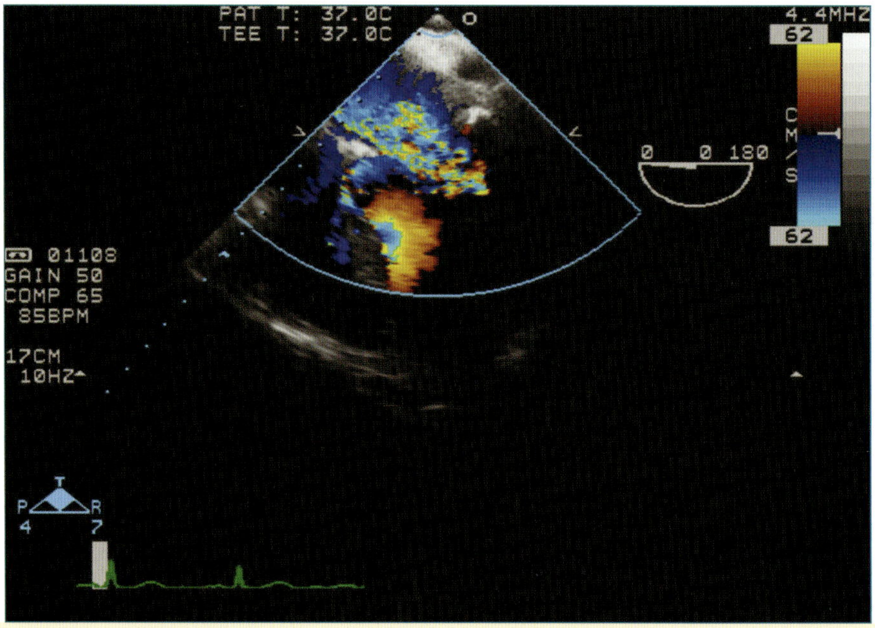

图 7-25　二维经食管超声心动图显示二尖瓣大量偏向后方的反流

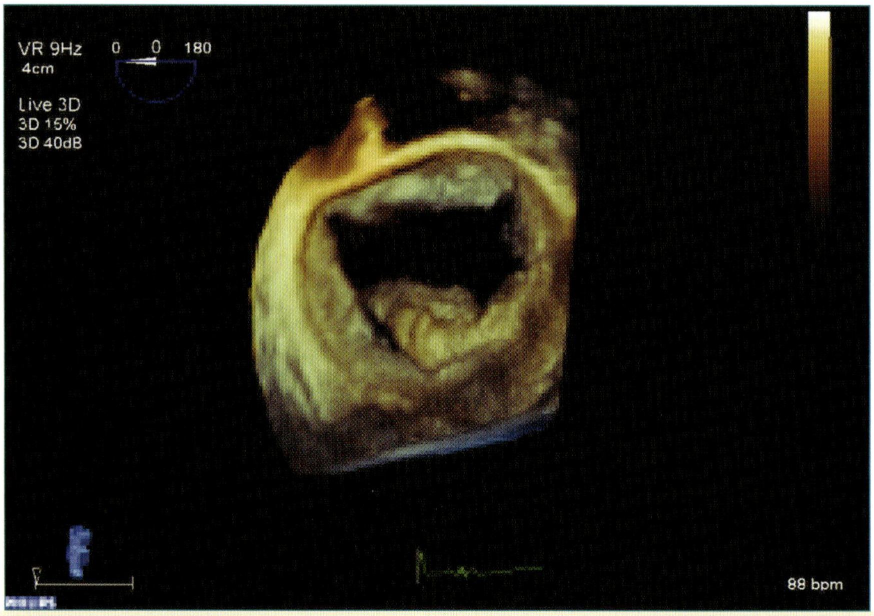

图 7-26　三维经食管超声心动图显示二尖瓣后叶 P2 区和 P3 区脱垂，可以看到明显连枷样腱索

病例 5（图 7–27 至图 7–34）

男，66 岁，有高脂血症和已知的二尖瓣反流病史，近期曾发作 TIA 和视力丧失。连续超声心动图检查表明源自连枷样二尖瓣后叶的二尖瓣反流逐渐加重。冠状动脉造影显示左主干远端和左回旋支近端严重病变。经食管超声心动图显示近 P1 区和 P2 区交界处连枷样二尖瓣后叶并导致重度二尖瓣反流，二尖瓣后叶 P1 区和 P2 区交界处腱索断裂，

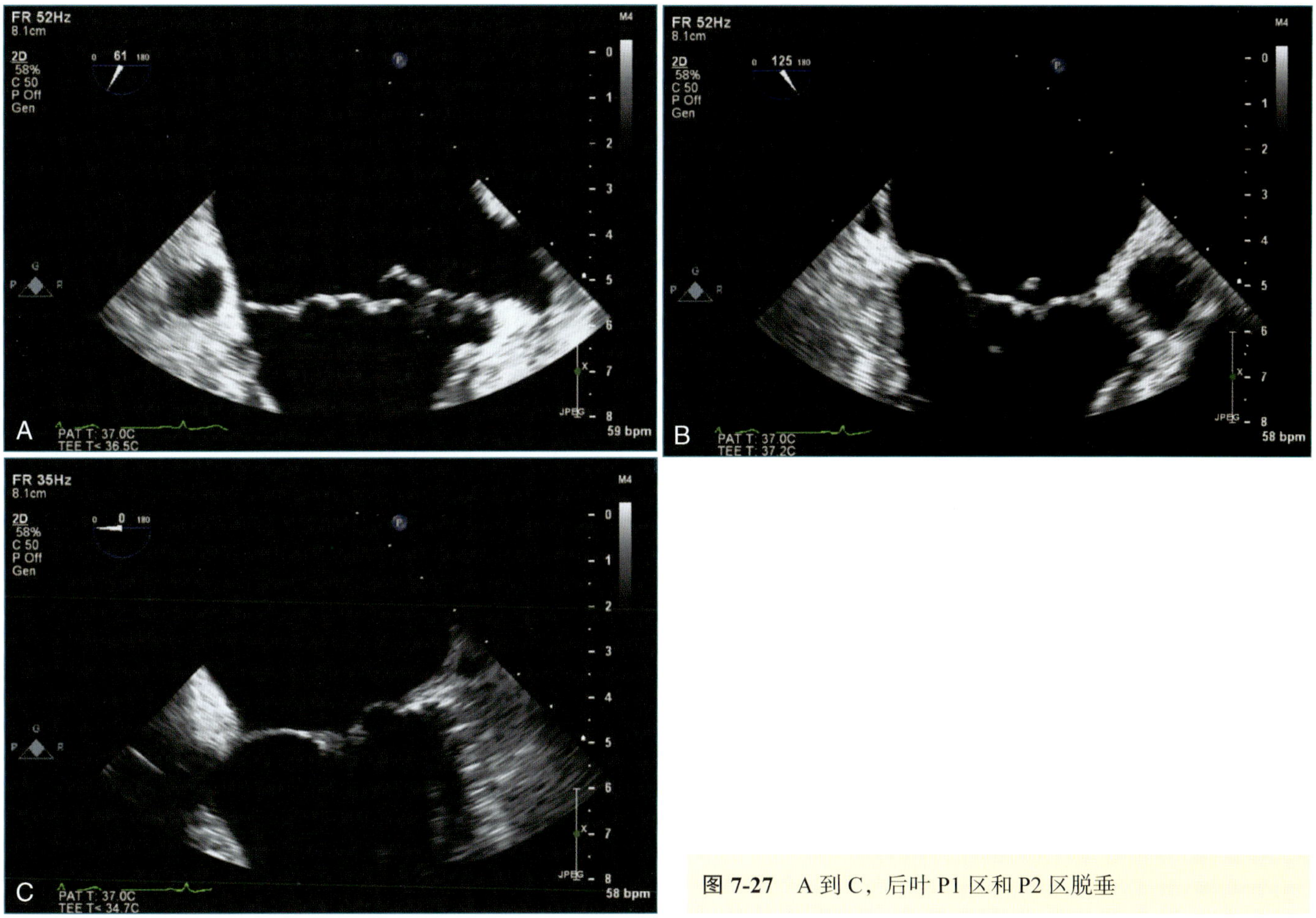

图 7-27　A 到 C，后叶 P1 区和 P2 区脱垂

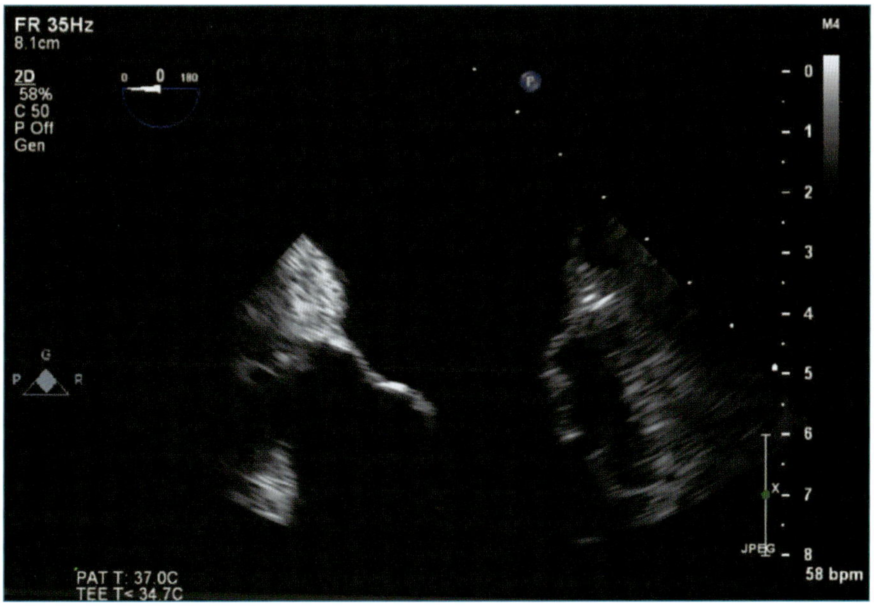

图 7-28　二维经食管超声心动图 0° 切面，在这个角度没有看到明显的二尖瓣脱垂

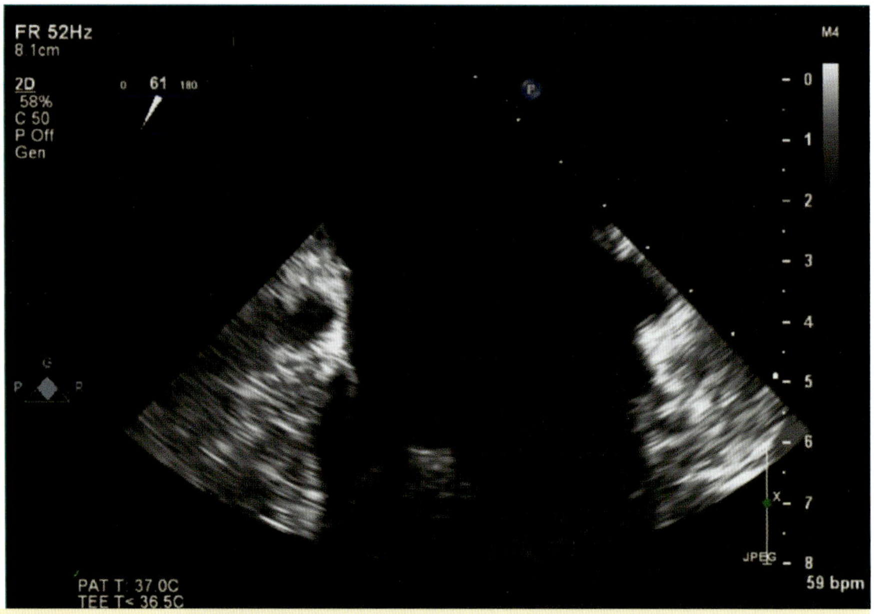

图 7-29 二维经食管超声心动图 61°切面显示二尖瓣脱垂。在此双交界区切面后叶脱垂显示得不十分清楚，提示脱垂可能累及交界区

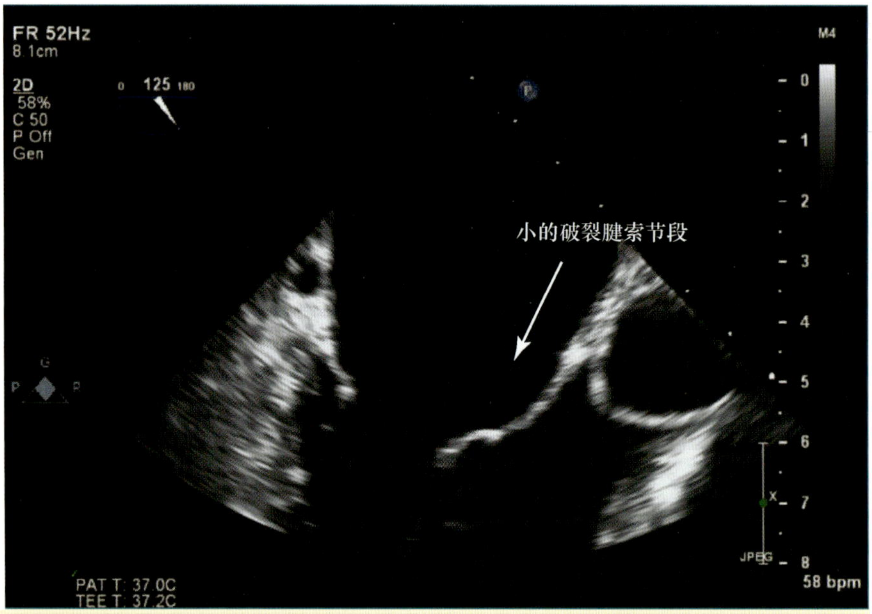

图 7-30 125°切面，能够看到断裂的后叶腱索和轻微的后叶脱垂

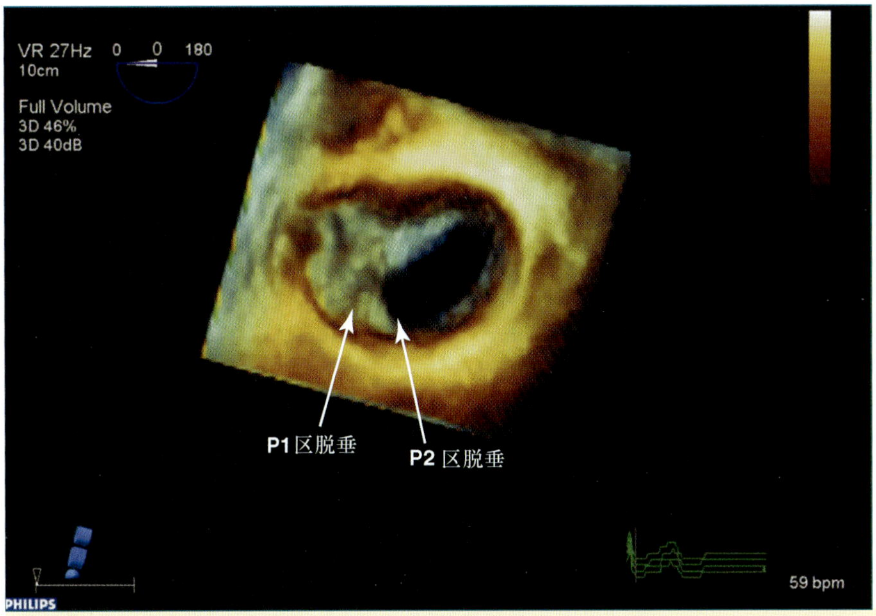

图 7-31　三维经食管超声心动图显示二尖瓣后叶 P1 区和 P2 区脱垂

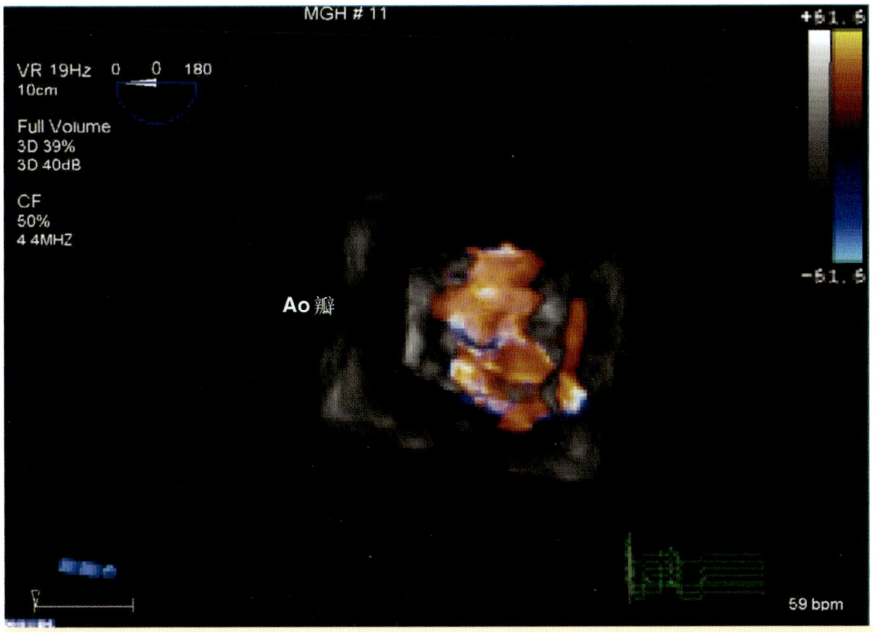

图 7-32　二尖瓣反流的三维经食管超声心动图显示，二尖瓣反流偏向前方。Ao，主动脉

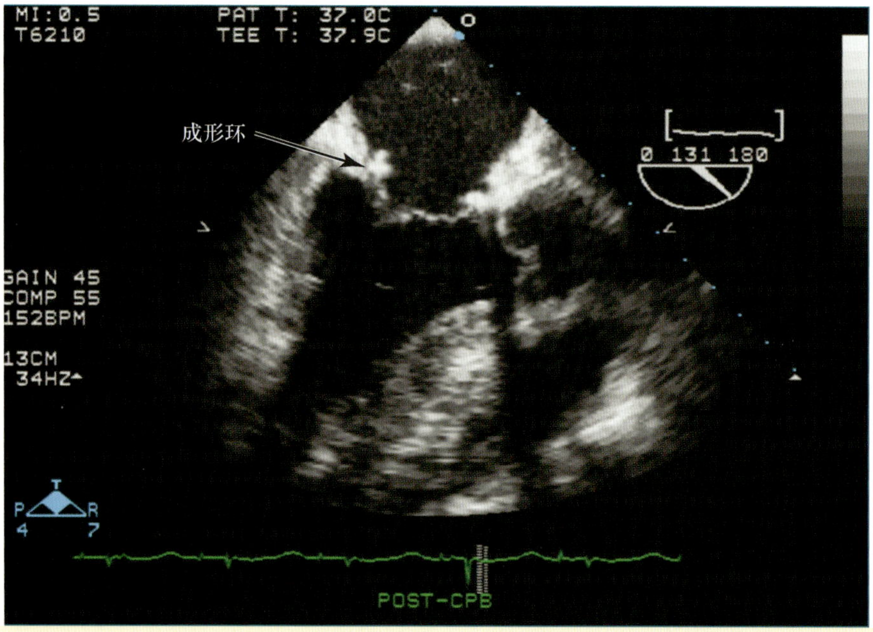

图 7-33 二尖瓣修复术后二尖瓣成形环

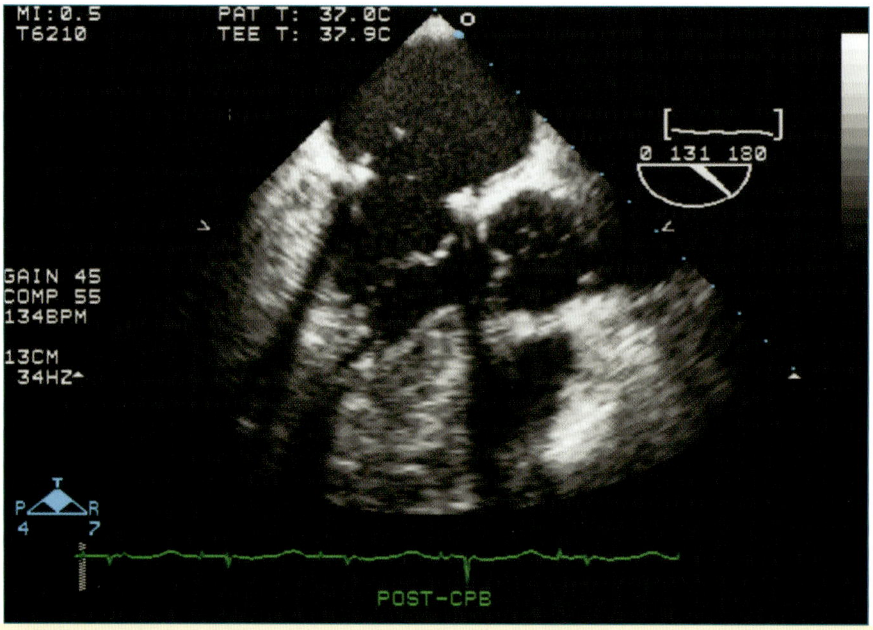

图 7-34 二尖瓣修复术后二尖瓣叶没有脱垂且对合满意

二尖瓣反流束偏向前方。P1 区和 P2 区脱垂经三维经食管超声心动图进一步确定。进行冠状动脉旁路移植术，连枷样后叶被部分切除并进行间断缝合。

病例 6（图 7–35 至图 7–41）

男，65 岁，与一低速机动车相撞发生车祸而心搏骤停。发现其心室

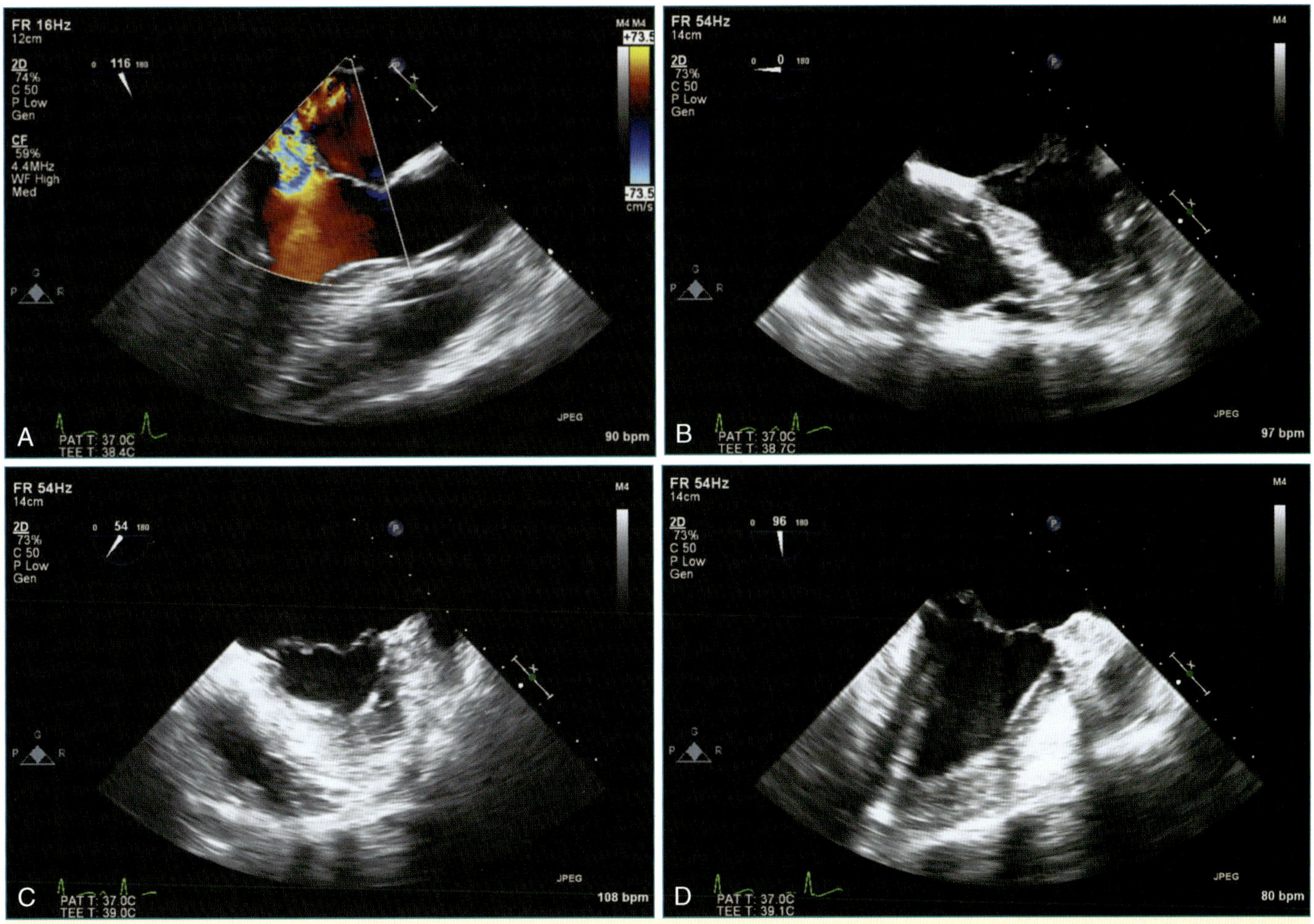

图 7-35　A 到 D，偏向后方的二尖瓣重度反流。前叶脱垂伴随着偏向后方的二尖瓣反流

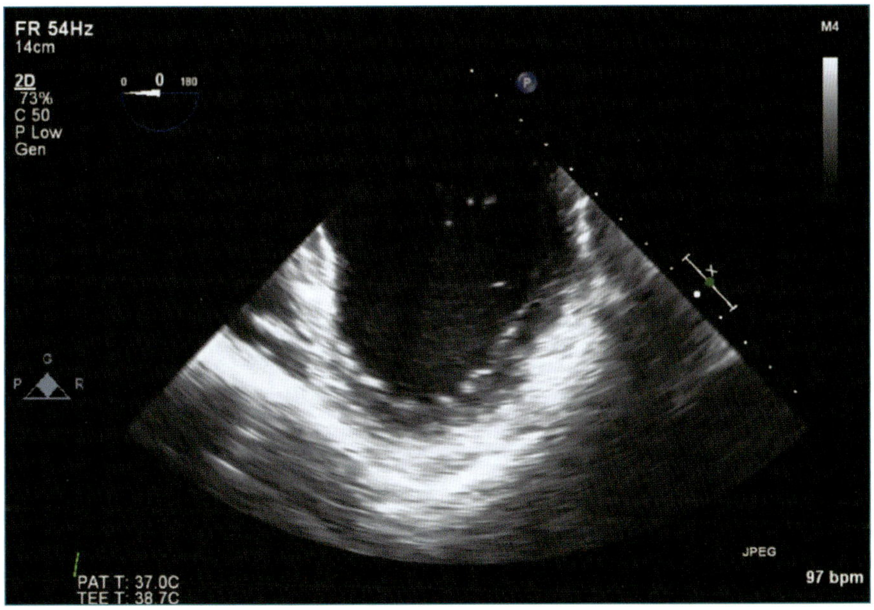

图 7-36　二维经食管超声心动图 0°切面显示二尖瓣黏液样改变，由于“蜿蜒”走行，前叶脱垂在左侧“蜿蜒”区的初始部分可见

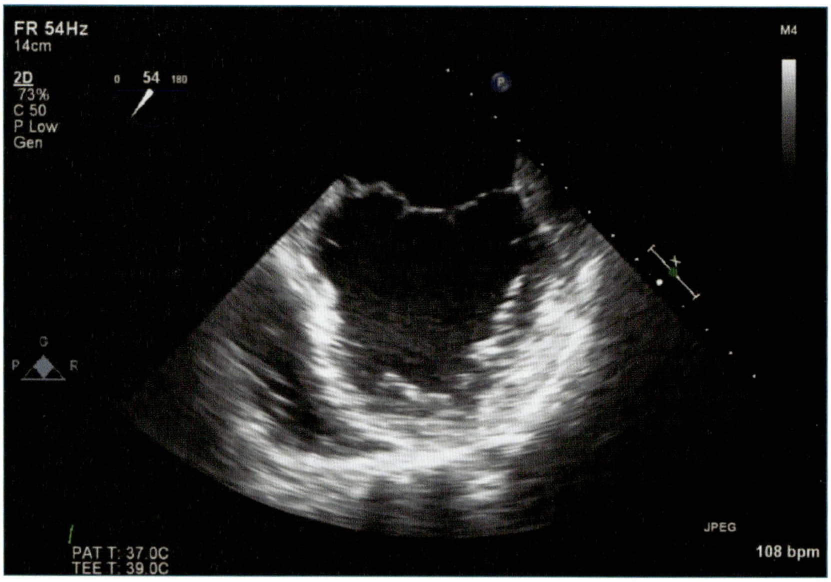

图 7-37 前叶脱垂。两交界切面显示后叶没有受累

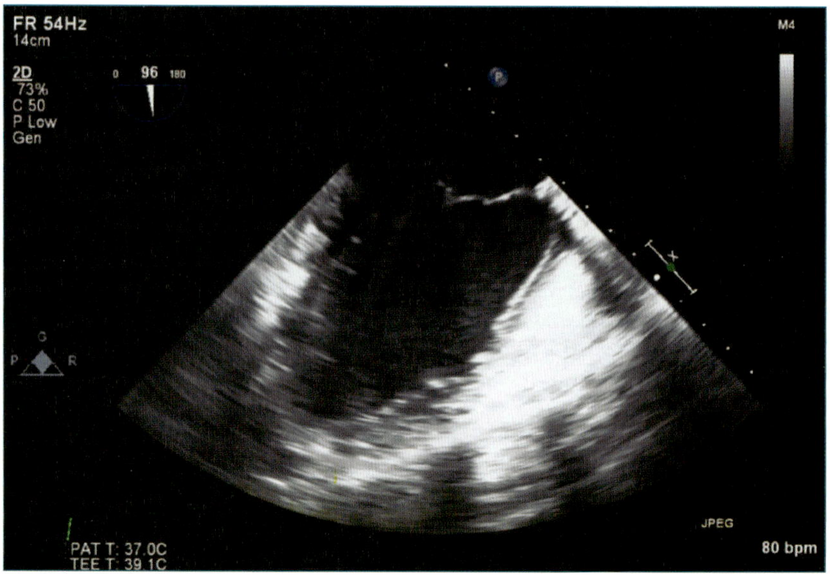

图 7-38 经食管超声心动图 96°切面显示脱垂，但是实际受累的瓣区很难确定。令人吃惊的是，虽然是前叶脱垂但看起来像是后叶脱垂，主要由于连枷样的腱索结构太长，以至于看起来像是后叶脱垂

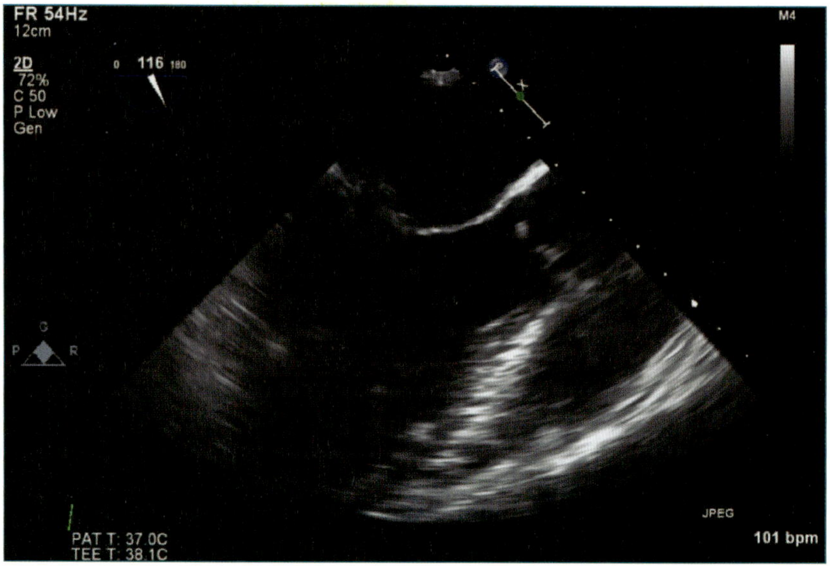

图 7-39 二维经食管超声心动图显示前叶脱垂和腱索断裂，断裂的腱索脱入左房

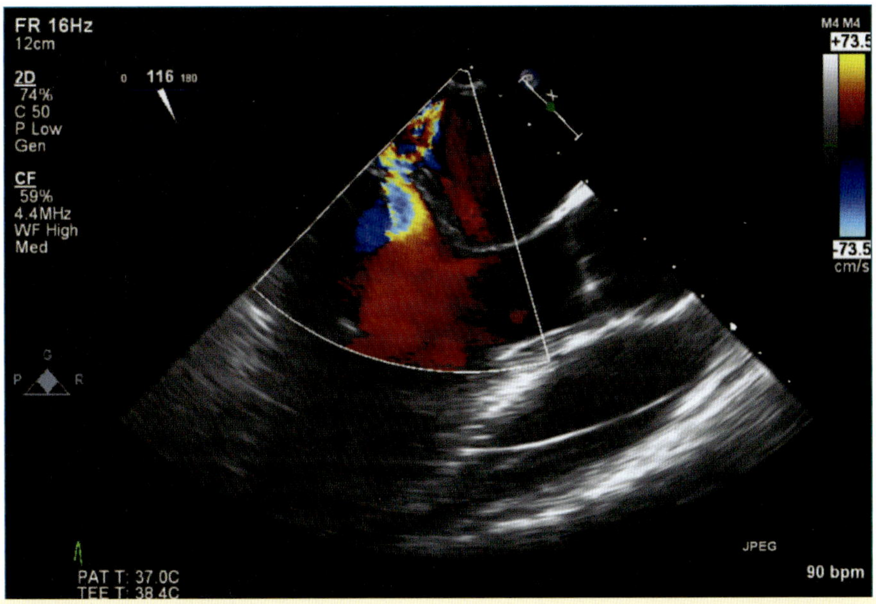

图 7-40　二维经食管超声心动图显示二尖瓣前叶重度脱垂和偏向后方的重度偏心性反流

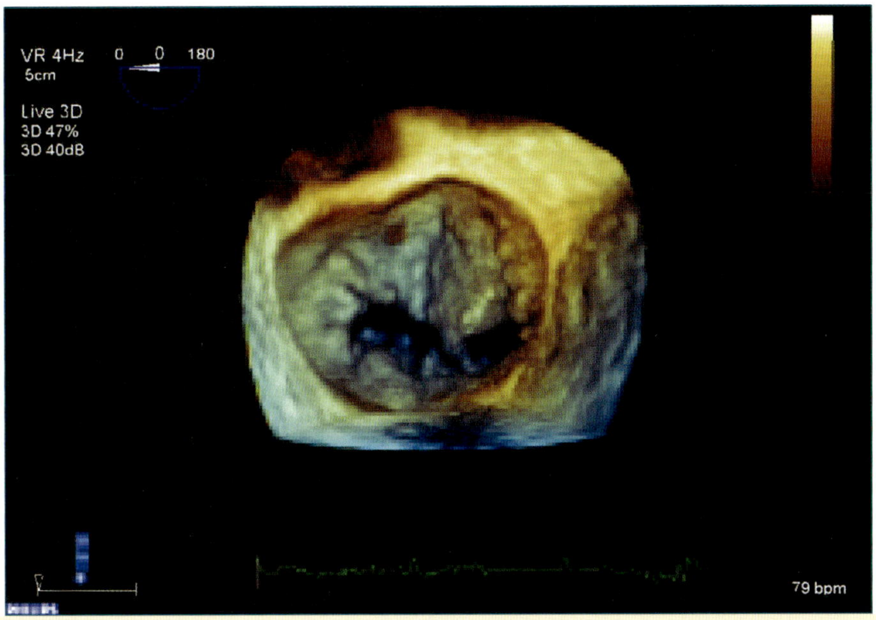

图 7-41　三维经食管超声心动图显示二尖瓣前叶的 A2 区到 A3 区脱垂

颤动而进行了心肺复苏，并对其进行了低温治疗，随后的冠状动脉造影没有发现冠状动脉阻塞。但检查发现患者患有扩张型心肌病，射血分数严重减低，二尖瓣重度反流和肺动脉高压。经食管超声心动图检查发现二尖瓣前叶后内部 A2 区和 A3 区脱垂，部分呈连枷运动。前叶瓣尖发现活动的致密回声，提示为断裂的腱索。二尖瓣反流偏向后方。术中目测观察由于腱索断裂二尖瓣 A2 区呈完全性连枷运动。考虑到该患者为急性起病，进行了二尖瓣前叶切除和机械瓣置换。本病例表明，与二维经食管超声心动图相比三维经食管超声心动图更具有诊断价值。

参考文献

1. Freed LA, Levy D, Levine RA, et al: Prevalence and clinical outcome of mitral-valve prolapse. *N Engl J Med* 341:1–7, 1999.
2. Adams DH, Anyanwu AC, Rahmanian PB, et al: Large annuloplasty rings facilitate mitral valve repair in Barlow's disease. *Ann Thorac Surg* 82:2096–2100, 2006.
3. Maffessanti F, Marsan NA, Tamborini G, et al: Quantitative analysis of mitral valve apparatus in mitral valve prolapse before and after annuloplasty: A three-dimensional intraoperative transesophageal study. *J Am Soc Echocardiogr* 24:405–413, 2011.
4. Disse S, Abergel E, Berrebi A, et al: Mapping of a first locus for autosomal dominant myxomatous mitral-valve prolapse to chromosome 16p11.2-p12.1. *Am J Hum Genet* 65:1242–1251, 1999.
5. Freed LA, Acierno JS, Jr, Dai D, et al: A locus for autosomal dominant mitral valve prolapse on chromosome 11p15.4. *Am J Hum Genet* 72:1551–1559, 2003.
6. Barlow JB, Pocock WA: Mitral valve prolapse, the specific billowing mitral leaflet syndrome, or an insignificant non-ejection systolic click. *Am Heart J* 97:277–285, 1979.
7. Abrams J: Mitral valve prolapse: A plea for unanimity. *Am Heart J* 92:413–415, 1976.
8. Ling LH, Enriquez-Sarano M, Seward JB, et al: Clinical outcome of mitral regurgitation due to flail leaflet. *N Engl J Med* 335:1417–1423, 1996.
9. Rosen SE, Borer JS, Hochreiter C, et al: Natural history of the asymptomatic/minimally symptomatic patient with severe mitral regurgitation secondary to mitral valve prolapse and normal right and left ventricular performance. *Am J Cardiol* 74:374–380, 1994.
10. Otsuji Y, Handschumacher MD, Liel-Cohen N, et al: Mechanism of ischemic mitral regurgitation with segmental left ventricular dysfunction: Three-dimensional echocardiographic studies in models of acute and chronic progressive regurgitation. *J Am Coll Cardiol* 37:641–648, 2001.
11. Savage EB, Ferguson TB, Jr, DiSesa VJ: Use of mitral valve repair: Analysis of contemporary United States experience reported to the Society of Thoracic Surgeons National Cardiac Database. *Ann Thorac Surg* 75:820–825, 2003.
12. Iung B, Baron G, Butchart EG, et al: A prospective survey of patients with valvular heart disease in Europe: The Euro Heart Survey on Valvular Heart Disease. *Eur Heart J* 24:1231–1243, 2003.
13. Rankin JS, Burrichter CA, Walton-Shirley MK: Trends in mitral valve surgery: A single practice experience. *J Heart Valve Dis* 18:359–366, 2009.
14. O'Gara P, Sugeng L, Lang R, et al: The role of imaging in chronic degenerative mitral regurgitation. *JACC Cardiovasc Imag* 1:221–237, 2008.
15. Foster GP, Isselbacher EM, Rose GA, et al: Accurate localization of mitral regurgitant defects using multiplane transesophageal echocardiography. *Ann Thorac Surg* 65:1025–1031, 1998.
16. Chikwe J, Adams DH, Su KN, et al: Can three-dimensional echocardiography accurately predict complexity of mitral valve repair? *Eur J Cardiothorac Surg* 41:518–524, 2012.
17. Ben Zekry S, Nagueh SF, Little SH, et al: Comparative accuracy of two- and three-dimensional transthoracic and transesophageal echocardiography in identifying mitral valve pathology in patients undergoing mitral valve repair: Initial observations. *J Am Soc Echocardiogr* 24:1079–1085, 2011.
18. Enriquez-Sarano M, Schaff HV, Orszulak TA, et al: Valve repair improves the outcome of surgery for mitral regurgitation. A multivariate analysis. *Circulation* 91:1022–1028, 1995.
19. Adams DH, Filsoufi F: Another chapter in an enlarging book: Repair degenerative mitral valves. *J Thorac Cardiovasc Surg* 125:1197–1199, 2003.
20. Filsoufi F, Carpentier A: Principles of reconstructive surgery in degenerative mitral valve disease. *Semin Thorac Cardiovasc Surg* 19:103–110, 2007.
21. Braunberger E, Deloche A, Berrebi A, et al: Very long-term results (more than 20 years) of valve repair with Carpentier's techniques in nonrheumatic mitral valve insufficiency. *Circulation* 104:I8–I11, 2001.
22. Jebara VA, Mihaileanu S, Acar C, et al: Left ventricular outflow tract obstruction after mitral valve repair: Results of the sliding leaflet technique. *Circulation* 88:II-34, 1993.
23. Maslow AD, Regan MM, Haering JM, et al: Echocardiographic predictors of left ventricular outflow tract obstruction and systolic anterior motion of the mitral valve after mitral valve reconstruction for myxomatous valve disease. *J Am Coll Cardiol* 34:2096–2104, 1999.
24. Quigley RL: Prevention of systolic anterior motion after repair of the severely myxomatous mitral valve with an anterior leaflet valvuloplasty. *Ann Thorac Surg* 80:179–182, 2005.
25. Brown ML, Abel MD, Click RL, et al: Systolic anterior motion after mitral valve repair: Is surgical intervention necessary? *J Thorac Cardiovasc Surg* 133:136–143, 2007.
26. Adams DH, Anyanwu AC, Rahmanian PB, et al: Large annuloplasty rings facilitate mitral valve repair in Barlow's disease. *Ann Thorac Surg* 82:2096–2100, 2006.
27. Mesana TG, Ibrahim M, Kulik A, et al: The "hybrid flip-over" technique for anterior leaflet prolapse repair. *Ann Thorac Surg* 83:322–323, 2007.
28. Mesana T, Ibrahim M, Hynes M: A technique for annular plication to facilitate sliding plasty after extensive mitral valve posterior leaflet resection. *Ann Thorac Surg* 79:720–722, 2005.
29. Grewal J, Mankad S, Freeman WK, et al: Real-time three-dimensional transesophageal echocardiography in the intraoperative assessment of mitral valve disease. *J Am Soc Echocardiogr* 22:34–41, 2009.
30. Chikwe J, Adams DH, Su KN, et al: Can three-dimensional echocardiography accurately predict complexity of mitral valve repair? *Eur J Cardiothorac Surg* 41:518–524, 2012.
31. Adams DH, Anyanwu AC, Sugeng L, Lang RM: Degenerative mitral valve regurgitation: Surgical echocardiography. *Curr Cardiol Rep* 10:226–232, 2008.
32. Yosefy C, Hung J, Chua S, et al: Direct measurement of vena contracta area by real-time 3-dimensional echocardiography for assessing severity of mitral regurgitation. *Am J Cardiol* 104:978–983, 2009.
33. Manda J, Kesanolla SK, Hsuing MC, et al: Comparison of real time two-dimensional with live/real time three-dimensional transesophageal echocardiography in the evaluation of mitral valve prolapse and chordae rupture. *Echocardiography* 25:1131–1137, 2008.
34. Chen X, Sun D, Yang J: Preoperative assessment of mitral valve prolapse and chordae rupture using real time three-dimensional transesophageal echocardiography. *Echocardiography* 28:1003–1010, 2011.
35. David TE: Artificial chordae. *Semin Thorac Cardiovasc Surg* 16:161–168, 2004.
36. Seeburger J, Kuntze T, Mohr FW: Gore-tex chordoplasty in degenerative mitral valve repair. *Semin Thorac Cardiovasc Surg* 19:111–115, 2007.
37. Falk V, Seeburger J, Czesla M, et al: How does the use of polytetrafluoroethylene neochordae for posterior mitral valve prolapse (loop technique) compare with leaflet resection? A prospective randomized trial. *J Thorac Cardiovasc Surg* 136:1205, 2008.
38. Carpentier AF, Pellerin M, Fuzellier JF, Relland JY: Extensive calcification of the mitral valve annulus: Pathology and surgical management. *J Thorac Cardiovasc Surg* 111:718–729, 1996.

39. Brown ML, Schaff HV, Li Z, et al: Results of mitral valve annuloplasty with a standard-sized posterior band: Is measuring important? *J Thorac Cardiovasc Surg* 138:886–891, 2009.
40. Flameng W, Herijgers P, Bogaerts K: Recurrence of mitral valve regurgitation after mitral valve repair in degenerative valve disease. *Circulation* 107:1609–1613, 2003.
41. Gillinov AM, Cosgrove DM, Blackstone EH, et al: Durability of mitral valve repair for degenerative disease. *J Thorac Cardiovasc Surg* 116:734–743, 1998.
42. Rosenhek R, Rader F, Klaar U, et al: Outcome of watching waiting in asymptomatic severe mitral regurgitation. *Circulation* 113:2238–2244, 2006.
43. Mohty D, Orszulak TA, Schaff HV, et al: Very long-term survival and durability of mitral valve repair for mitral valve prolapse. *Circulation* 104:I1–I7, 2001.
44. Akins CW, Hilgenberg AD, Buckley MJ, et al: Mitral valve reconstruction versus replacement for degenerative or ischemic mitral regurgitation. *Ann Thorac Surg* 58:668–675, 1994.
45. Lee EM, Shapiro LM, Wells FC: Superiority of mitral valve repair in surgery for degenerative mitral regurgitation. *Eur Heart J* 18:655–663, 1997.
46. Gammie JS, O'Brien SM, Griffith BP, et al: Influence of hospital procedural volume on care process and mortality for patients undergoing elective surgery for mitral regurgitation. *Circulation* 115:881–887, 2007.
47. Suri RM, Schaff HV, Dearani JA, et al: Survival advantage and improved durability of mitral repair for leaflet prolapse subsets in the current era. *Ann Thorac Surg* 82:819–826, 2006.
48. O'Brien SM, Shahian DM, Filardo G, et al: The Society of Thoracic Surgeons 2008 cardiac surgery risk models: Part 2—isolated valve surgery. *Ann Thorac Surg* 88:S23–S42, 2009.
49. Duran CG, Pomar JL, Revuelta JM, et al: Conservative operation for mitral insufficiency: Critical analysis supported by postoperative hemodynamic studies of 72 patients. *J Thorac Cardiovasc Surg* 79:326–337, 1980.
50. Suri RM, Schaff HV, Dearani JA, et al: Recurrent mitral regurgitation after repair: Should the mitral valve be re-repaired? *J Thorac Cardiovasc Surg* 132:1390–1397, 2006.
51. David TE: Outcomes of mitral valve repair for mitral regurgitation due to degenerative disease. *Semin Thorac Cardiovasc Surg* 19:116–120, 2007.
52. McGee EC, Gillinov AM, Blackstone EH, et al: Recurrent mitral regurgitation after annuloplasty for functional ischemic mitral regurgitation. *J Thorac Cardiovasc Surg* 128:916–924, 2004.
53. Yacoub M, Halim M, Radley-Smith R, et al: Surgical treatment of mitral regurgitation caused by floppy valves: Repair versus replacement. *Circulation* 64:II210–II216, 1981.
54. David TE, Uden DE, Strauss HAD: The importance of the mitral apparatus in left ventricular function after correction of mitral regurgitation. *Circulation* 68:II76–II82, 1983.
55. Goldman ME, Mora F, Guarino T, et al: Mitral valvuloplasty is superior to valve replacement for preservation of left ventricular function: an intraoperative two-dimensional echocardiographic study. *J Am Coll Cardiol* 10:568–575, 1987.
56. Pitarys CJ, II, Forman MB, Panayiotou H, Hansen DE: Long-term effects of excision of the mitral apparatus on global and regional ventricular function in humans. *J Am Coll Cardiol* 15:557–563, 1990.
57. Gillinov AM, Cosgrove DM: Mitral valve repair for degenerative disease. *J Heart Valve Dis* 11:S15–S20, 2002.
58. Ling LH, Enriquez-Saraoo M, Seward JB, et al: Clinical outcome of mitral regurgitation due to flail leaflet. *N Engl J Med* 335:1417–1423, 1996.
59. Mohty D, Orszulak TA, Schaff HV, et al: Very long-term survival and durability of mitral valve repair for mitral valve prolapse. *Circulation* 104:I1–I17, 2001.
60. Gillinov AM, Cosgrove DM, Lytle BW, et al: Reoperation for failure of mitral valve repair. *J Thorac Cardiovasc Surg* 113:467–473, 1997.
61. Gillinov AM, Faber C, Houghtaling PL, et al: Repair versus replacement for degenerative mitral valve disease with coexisting ischemic heart disease. *J Thorac Cardiovasc Surg* 125:1350–1362, 2003.
62. Gillinov AM, Blackstone EH, Cosgrove DM, III, et al: Mitral valve repair with aortic valve replacement is superior to double valve replacement. *J Thorac Cardiovasc Surg* 125:1372–1387, 2003.
63. Lee EM, Porter JN, Shapiro LM, Wells FC: Mitral valve surgery in the elderly. *J Heart Valve Dis* 6:22–31, 1997.
64. Shuhaiber J, Anderson RJ: Meta-analysis of clinical outcomes following surgical mitral valve repair or replacement. *Eur J Cardiothorac Surg* 31:267–275, 2007.
65. Jokinen JJ, Hippelainen MJ, Pitkanen OA, Hartikainen JE: Mitral valve replacement versus repair: Propensity-adjusted survival and quality-of-life analysis. *Ann Thorac Surg* 84:451–458, 2007.
66. Gillinov AM, Blackstone EH, Nowicki ER, et al: Valve repair versus valve replacement for degenerative mitral valve disease. *J Thorac Cardiovasc Surg* 135:885–893, 2008.
67. Bothe W, Kvitting JP, Swanson JC, et al: Effects of different annuloplasty rings on anterior mitral leaflet dimensions. *J Thorac Cardiovasc Surg* 139:1114–1122, 2010.
68. Mihaljevic T, Jarrett CM, Gillinov AM, et al: Robotic repair of posterior mitral valve prolapse versus conventional approaches: Potential realized. *J Thorac Cardiovasc Surg* 141:72–80, 2011.
69. Seeburger J, Borger MA, Falk V, et al: Minimal invasive mitral valve repair for mitral regurgitation: Results of 1339 consecutive patients. *Eur J Cardiothoracic Surg* 34:760–765, 2008.
70. Alfieri O, Maisano F, De Bonis M, et al: The double-orifice technique in mitral valve repair: A simple solution for complex problems. *J Thorac Cardiovasc Surg* 122:674–681, 2001.
71. Bhudia SK, McCarthy PM, Smedira NG, et al: Edge-to-edge (Alfieri) mitral repair: Results in diverse clinical settings. *Ann Thorac Surg* 77:1598–1606, 2004.
72. Levine RA, Schwammenthal E: Ischemic mitral regurgitation on the threshold of a solution: From paradoxes to unifying concepts. *Circulation* 112:745–758, 2005.
73. Mack MJ: New techniques for percutaneous repair of the mitral valve. *Heart Fail Rev* 11:259–268, 2006.
74. Block PC: Percutaneous transcatheter repair for mitral regurgitation. *J Interv Cardiol* 19:547–551, 2006.
75. Swaans MJ, Van den Branden BJ, Van der Heyden JA, et al: Three-dimensional transesophageal echocardiography in a patient undergoing percutaneous mitral valve repair using the edge-to-edge clip technique. *Eur J Echocardiogr* 10:982–983, 2009.
76. Feldman T, Foster E, Glower DD, et al; EVEREST II Investigators: Percutaneous repair or surgery for mitral regurgitation. *N Engl J Med* 364:1395–1406, 2011.
77. Whitlow PL, Feldman T, Pedersen WR, et al; EVEREST II Investigators: Acute and 12-month results with catheter-based mitral valve leaflet repair: The EVEREST II (Endovascular Valve Edge-to-Edge Repair) High Risk Study. *J Am Coll Cardiol* 59:130–139, 2012.
78. Maisano F, Caldarola A, Blasio A, et al: Midterm results of edge-to-edge mitral valve repair without annuloplasty. *J Thorac Cardiovasc Surg* 126:1987–1997, 2003.
79. Mack MJ: Coronary sinus in the management of functional mitral regurgitation: The mother lode or fool's gold? *Circulation* 114:363–364, 2006.
80. Tops LF, Van de Veire NR, Schuijf JD, et al: Noninvasive evaluation of coronary sinus anatomy and its relation to the mitral valve

annulus: Implications for percutaneous mitral annuloplasty. *Circulation* 115:1426–1432, 2007.
81. Maselli D, Guarracino F, Chiaramonti F, et al: Percutaneous mitral annuloplasty: An anatomic study of human coronary sinus and its relation with mitral valve annulus and coronary arteries. *Circulation* 114:377–380, 2006.
82. Kang DH, Kim JH, Rim JH, et al: Comparison of early surgery versus conventional treatment in asymptomatic severe mitral regurgitation. *Circulation* 119:797–804, 2009.
83. Enriquez-Sarano M, Avierinos JF, Messika-Zeitoun D, et al: Quantitative determinants of the outcome of asymptomatic mitral regurgitation. *N Engl J Med* 352:873–883, 2005.
84. American College of Cardiology; American Heart Association Task Force on Practice Guidelines: ACC/AHA 2006 guidelines for the management of patients with valvular heart disease: A report of the American College of Cardiology/American Heart Association Task Force on Practice Guidelines (writing committee to revise the 1998 guidelines for the management of patients with valvular heart disease) developed in collaboration with the Society of Cardiovascular Anesthesiologists endorsed by the Society for Cardiovascular Angiography and Interventions and the Society of Thoracic Surgeons. *J Am Coll Cardiol* 48:e1–e148, 2007.
85. Bonow RO, Carabello BA, Chatterjee K, et al: 2008 focused update incorporated into the ACC/AHA 2006 guidelines for the management of patients with valvular heart disease: A report of the American College of Cardiology/American Heart Association Task Force on Practice Guidelines (writing committee to revise the 1998 guidelines for the management of patients with valvular heart disease). *J Am Coll Cardiol* 52:e1–e142, 2008.
86. Vahanian A, Baumgartner H, Bax J, et al: Guidelines on the management of valvular heart disease: The Task Force on the Management of Valvular Heart Disease of the European Society of Cardiology. *Eur Heart J* 28:230–268, 2007.

第8章 人工心脏瓣膜

G. Burkhard Mackensen，*Renata G. Ferreira* 和 *Edward A.Gill*

（吕秀章　译　蔡绮哲　校）

引　言

尽管超声心动图是观察心脏瓣膜首选的影像学工具，但在人工瓣膜的显示方面该技术仍存在明显的局限性。这些局限性在显示生物瓣时已经很明显，显示机械瓣时问题更为突出。典型的问题是在植入机械瓣的患者，由于混响伪影和声影的干扰，无法从心尖切面评估二尖瓣反流（MR）。大多数局限性可以用经食管超声心动图解决，尤其是观察二尖瓣时；因为声影存在于瓣膜的心室面，直接从心房面观察可以避免声影（图 8-1）。尽管一篇文献报道了 4 例二维（2D）经胸超声心动图（TTE）漏诊的心内膜炎、赘生物和（或）人工瓣裂隙[1]，后经实时三维经胸超声心动图（RT3DTTE）证实存在，但用该技术显示人工瓣膜的资料仍然有限。实时三维经食管超声心动图（RT3DTEE）评估人工瓣膜的数据已经有大量文献进行总结[2-3]。在一项研究中，与外科直视发现比较，RT3DTEE 能够准确诊断人工瓣膜的各种病变情况[4]。RT3DTEE 对二尖瓣尤其是瓣叶的显示，要远远优于对主动脉瓣或三尖瓣的显示。该研究中大多数瓣膜都没有病变，实际上人工瓣膜均为近期植入。尽管研究观察了 87 名患者，但植入人工瓣的患者不足 40 例，且机械瓣的植入例数报道不详。

观察机械二尖瓣时，RT3DTEE 较二维经食管超声心动图（2DTEE）的一个明显优势在于，它可以在全容积或三维放大（3D-zoom）模式下显示整个二尖瓣，而 2DTEE 只能显示一个切面（图 8-1 至图 8-6）。除了实时三维（3D）显示，RT3DTEE 还可获取一个三维容积，用于后期剪切和旋转，以显示瓣叶运动不良、血栓、赘生物或裂隙等病变，甚至可借助三维彩色探查很小的瓣周漏（图 8-4）。二尖瓣瓣膜的细节，如缝合环、每个缝合点、瓣架以及整个瓣叶的运动均可用 RT3DTEE 清晰显示（图 8-6）。但对于主动脉瓣和三尖瓣位的显示很难达到这样的效果。

机械瓣病变

应用 RT3DTEE 观察机械瓣的新生物或血管翳的报道并不多，因为此类

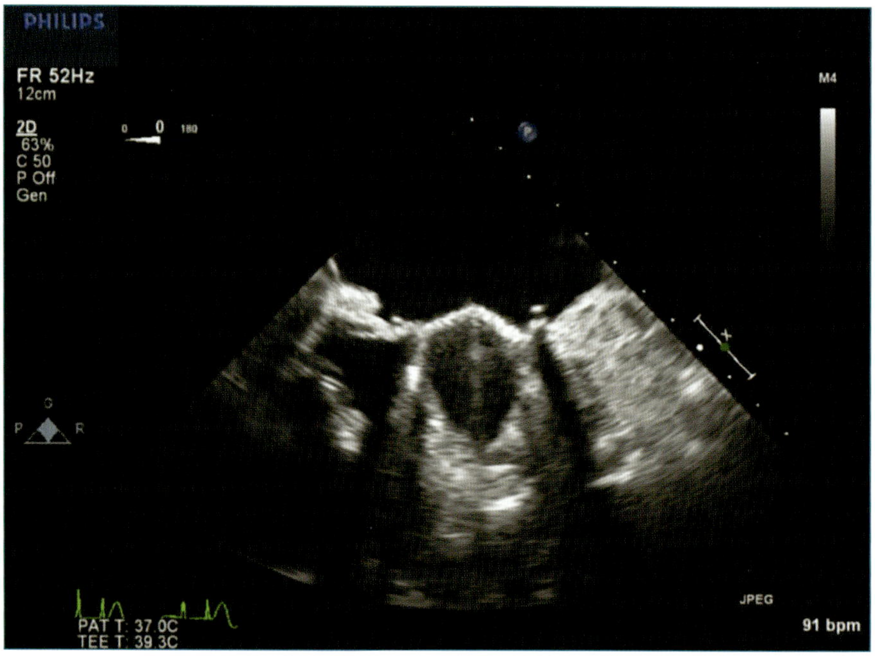

图 8-1 二维经食管超声心动图中段切面显示收缩期闭合的二尖瓣位双叶倾斜碟式机械瓣。图像清楚地显示因瓣叶嵌顿形成的特征性 V 型闭合状态

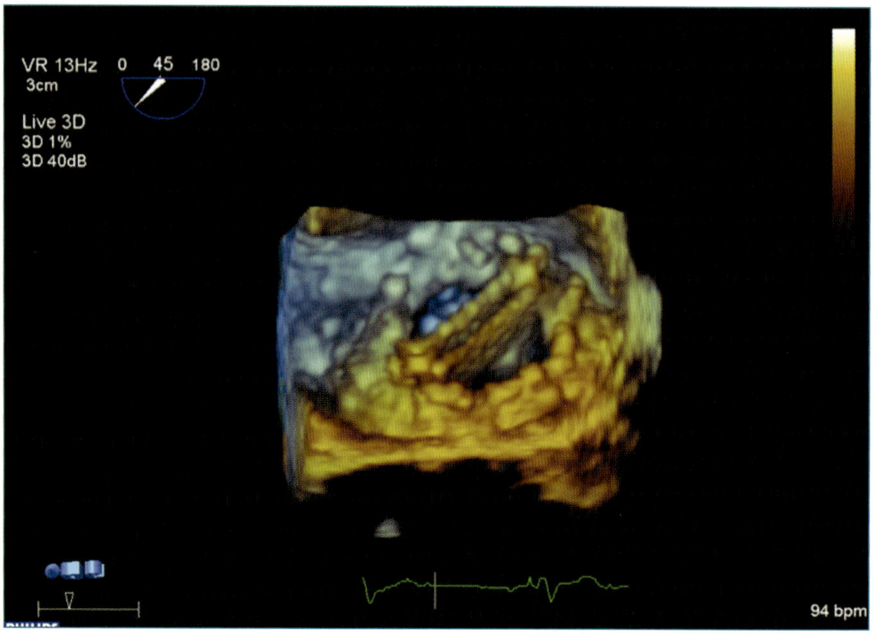

图 8-2 二尖瓣位双叶机械瓣舒张期开放时正面观。图像清晰地显示了缝合环以及两个碟状瓣叶

病变相对少见。用 RT3DTEE 评估二尖瓣位双叶机械瓣血管翳的形成目前仅有病例报道，其中一例 RT3DTEE 发现血管翳形成，但 2DTEE 完全没有显示[5]。RT3DTEE 显示血栓形成的准确性远远高于 2DTEE；实际上，这也证实了我们的观察，即与 2DTEE 相比，RT3DTEE 观察到的血栓数目更多、体积更大[6-7]。

瓣周漏

RT3DTEE 在引导 Amplatzer 封堵器（St. Jude Medical，St. Paul，MN）封堵瓣周漏方面具有非常重要的意义，尤其是二尖瓣的瓣周漏。具体介入过程在本书其他章节进行介绍。瓣周漏的诊断方法以及具体特征已有

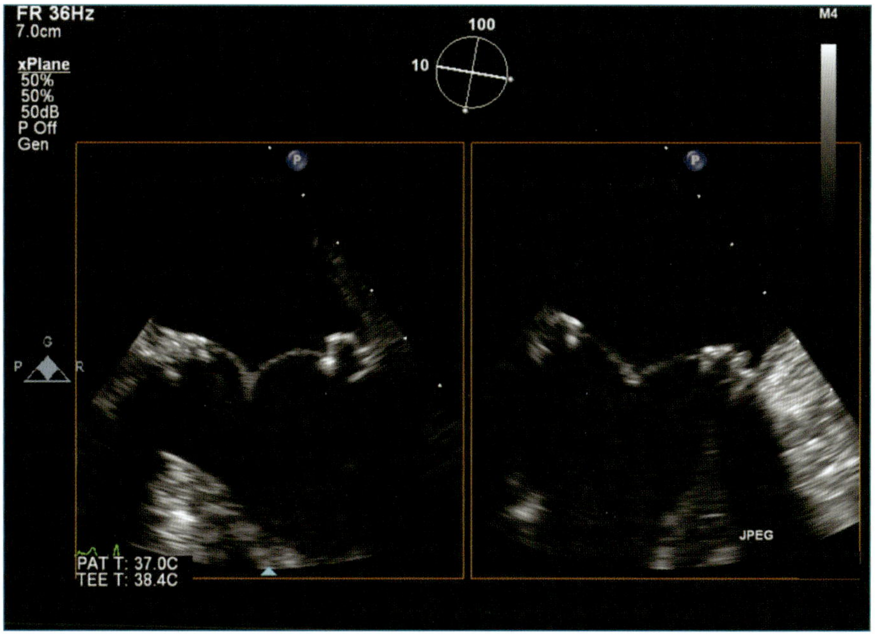

图 8-3　二尖瓣位带瓣架生物瓣二维超声心动图图像

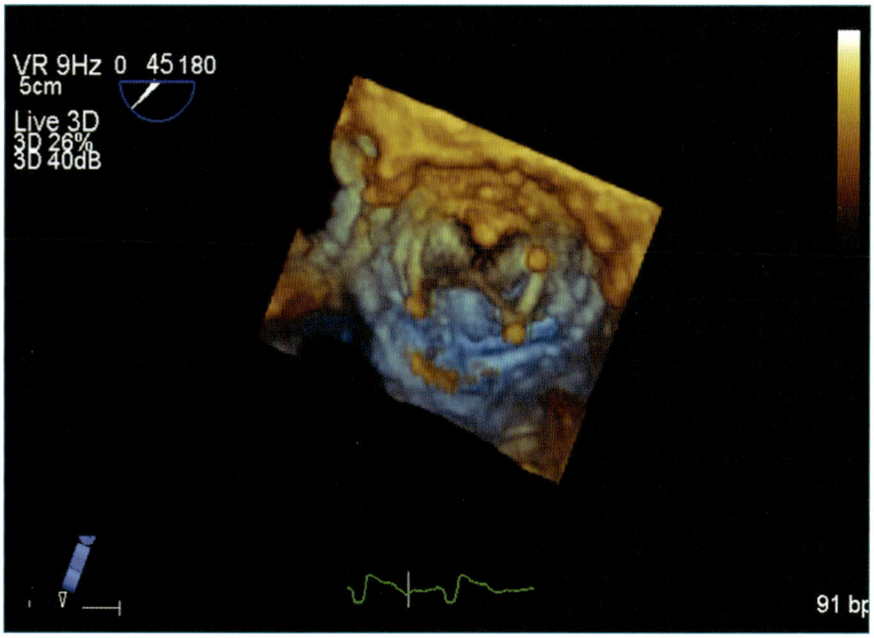

图 8-4　三维经食管超声心动图显示二尖瓣位带瓣架生物瓣的心室面

很多系统的评价，RT3DTEE 在确定反流的具体位置和程度方面显著优于 2DTEE。在一个包含 13 例患者的系列研究中，仅有两例患者植入了人工主动脉瓣，使得文章中关于用 RT3DTEE 评价人工主动脉瓣反流的论述并不十分可信[8]。然而，其中一例 2DTEE 并未发现缺损，而 RT3DTEE 则探查到面积很大的反流。

二尖瓣位人工瓣裂隙

RT3DTEE 可为术后的二尖瓣（MV）裂隙提供更多信息，并帮助制订最佳的介入治疗方式。Kronzon 及其同事[9]观察了 18 例并发 MV 裂隙的患者（10 名为换瓣术后，8 名为修复术后），应用 RT3DTEE 进行超声

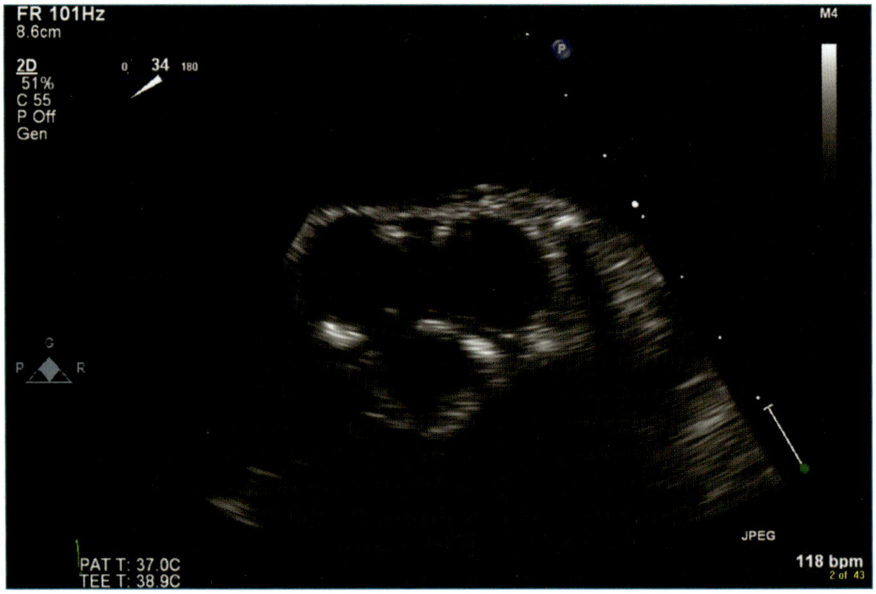

图 8-5 二维经食管超声心动图显示中段处于闭合状态的 23mm 主动脉瓣位生物瓣（PERIMOUNT Magna，Edwards Lifesciences，Irvine，CA）短轴观。图像显示交界点的 3 个支架

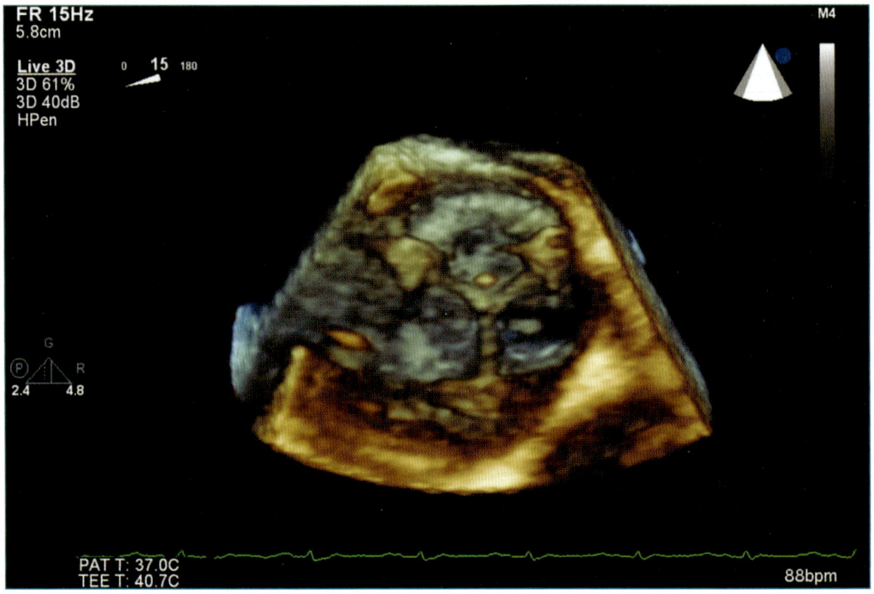

图 8-6 三维经食管超声心动图显示中段处于闭合状态的 23mm 主动脉瓣位生物瓣（PERIMOUNT Magna，Edwards Lifesciences，Irvine，CA）正面观。图像显示交界点的 3 个支架及 3 个瓣叶闭合线

心动图评价。所有患者中，RT3DTEE 显示的裂隙面积均大于 2DTEE，其中 10 例患者的裂隙定位得到外科手术的证实。18 例患者中，2DTEE 准确判断了 17 例，但都无法判断瓣环的种类或裂隙的位置。其中 10 名患者裂隙位于后方，4 名位于侧方，目前认为这些位置是最常见的，主要原因是：①手术中瓣环的后部最难达到，②外科医生尽量避免损伤冠状动脉回旋支[9]。

指导经皮人工瓣膜植入

TEE 是指导经皮导管主动脉瓣植入术的标准方法。尽管是一项常规检查，但在该项操作中应用 RT3DTEE 的资料很有限[10]。该过程应用 RT3DTEE 有许多潜在优势，第三维度的引入可以①更准确地评价主动脉瓣环、左室流出道以及主动脉根部的内径和形态；②测量主动脉瓣环与左冠状动脉入口之间的距离；③定位植入瓣膜的位置，同时显示主动脉瓣正面观、瓣叶以及人工瓣周围的组织[11]。这个正面观对于人工瓣植入时避免瓣周漏至关重要。RT3DTEE以及双平面成像还可在围术期全程进行监测，如引导导线是否正确进入主动脉瓣、猪尾巴导管是否位于Valsalva窦和左室，以及球囊成形术或瓣膜放置过程等。最后，在评价植入瓣膜的位置和功能时，2DTEE和RT3DTEE应互相补充应用。

小规模的经导管二尖瓣-瓣内植入术已有文献报道。RT3DTEE在此过程中也作为常规应用[12]。尽管在美国这一操作尚不可进行，但当这一技术可以应用时，RT3DTEE必将在瓣膜装置的放置过程中起到重要作用。

指导经皮瓣膜修复术

3D超声心动图已用于指导经皮二尖瓣瓣膜成形术，研究显示该技术非常适合监测疗效和并发症[13]。RT3DTEE可能成为描述二尖瓣前后叶交界处形态的金标准，前后叶交界区的形态是球囊扩张二尖瓣成形术的良好预后指标[14]。在MV病变的治疗中，风湿性心脏病二尖瓣狭窄患者的球囊瓣膜成形术是第一个用于二尖瓣疾病的经皮介入治疗。RT3DTEE不仅可指导房间隔穿刺的过程，还可以提高导管相对于MV的空间定位，并可以在成形术后即刻观察二尖瓣[15]。

经皮介入治疗MR的技术仍然有待发展。介入治疗二尖瓣功能不全的方法有很多，主要是通过缩小瓣环（如Viacor公司的Viacor系统）、置入Monarch冠状窦回缩支架（Edwards Lifesciences公司）、稳定瓣叶运动（如MitraClip和Evalve）或修复瓣叶缩窄（Myocor公司的Coapys，稳定瓣下装置，剪断二级腱索）。近期的研究证据证实，简单的边对边技术（MitraClip）可用于那些不适合传统外科手术的患者。基于边对边经导管介入修复技术的初期表现，进行了针对该技术的随机临床试验，即经皮二尖瓣修复系统核心研究Ⅱ期试验（phase II pivotal study of a percutaneous mitral valve repair system，EVEREST Ⅱ）。试验结果表明，MitraClip系统经皮修复术可以将大部分入选患者的二尖瓣反流程度降至2＋级以下，同时减低发病率和死亡率。未来该技术有望成为替代外科手术修复二尖瓣的低侵入性治疗选择[16-17]。

TEE不仅可以在经皮介入手术前确诊MR、描述MV的形态，在指导边对边修复过程中也起到重要作用。简而言之，患者在全麻的状态下，于RT3DTEE和双平面显示及透视的帮助下，将导引导丝经右股静脉送入右房。完成房间隔穿刺后（由TEE确保为后上径路），将一个24Fr大小的导引导管送入左房，然后MitraClip传送装置在TEE的持续监测下被送到二尖瓣口。在左房内，调整二尖瓣夹的方向使之与二尖瓣反流束起始处二尖瓣瓣缘的长轴垂直。根据我们的经验，第三维度的引入对这一步骤的帮助最大。然后将瓣夹送入左室，其长臂位于二尖瓣瓣叶的下方。瓣夹传送系统回缩，便可抓住二尖瓣瓣叶。TEE确认夹住瓣叶并成功减轻二尖瓣反流程度后，便可释放瓣夹。放好瓣夹后，再次进行2DTEE和3DTEE检查，分别在彩色和非彩色血流多普勒模式下评估MR的程度。

这种经皮介入治疗 MR 方法的多数可能出现的并发症均可用 TEE 监测和诊断。其并发症包括①在房间隔穿刺中误刺穿主动脉根部（右房主动脉瘘），②右房或左房被释放装置刺破（心脏压塞），③装置释放过程中二尖瓣反流加重，④引起二尖瓣狭窄，⑤造成较大的房间隔缺损，⑥装置脱落导致栓塞，⑦修复不成功。

总　结

总之，2D 和 3D 图像需要互补应用。RT3D，尤其是 RT3DTEE 极大地改进了对生物瓣膜和机械瓣膜的评价，尤其是二尖瓣位的评价。实时 3D 采集以及在线重建和剪切，使人工瓣的精确定位和病变的定性成为可能，并可以引导正确植入，有助于该技术日后成为规范化治疗的手段。然而，仍有一点需要注意，RT3DTEE 与 2D 超声依据同样的物理原理，因此也受超声伪影的影响。

病例研究

病例 1（图 8–7 和图 8–8）

二尖瓣位生物瓣：患者摔倒后收入院。TTE 显示 MV 的压差增加。TEE 和 RT3DTEE 显示三个瓣叶中有两个不运动。

病例 2（图 8–9 至图 8–13）

人工瓣瓣周漏：患者因感染性心内膜炎于三尖瓣位植入生物瓣。术后因怀疑心内膜炎复发，复查 TEE。然而，并未发现赘生物或脓腔，但有瓣周漏。这一发现十分偶然，因为患者没有任何与反流相关的临床症状。

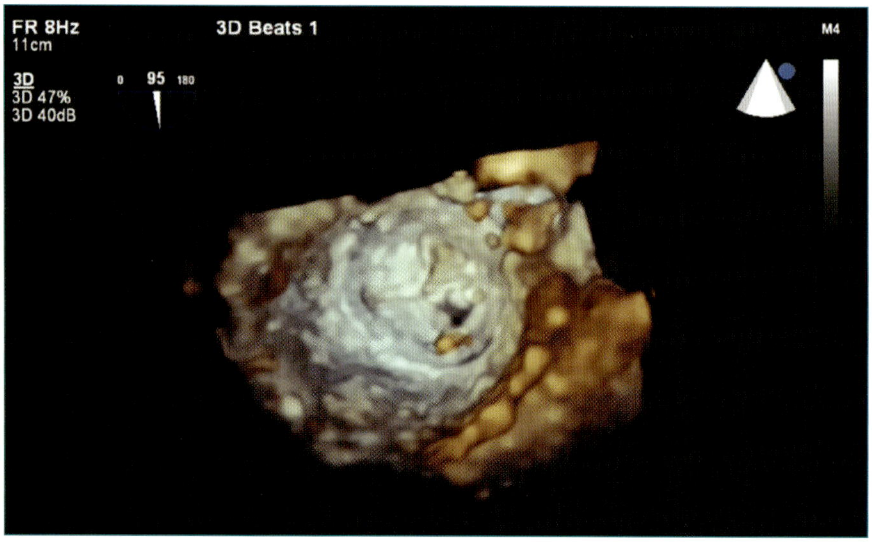

图 8-7　三维经食管超声心动图显示二尖瓣位生物瓣左室面。三个瓣叶中有两个不运动

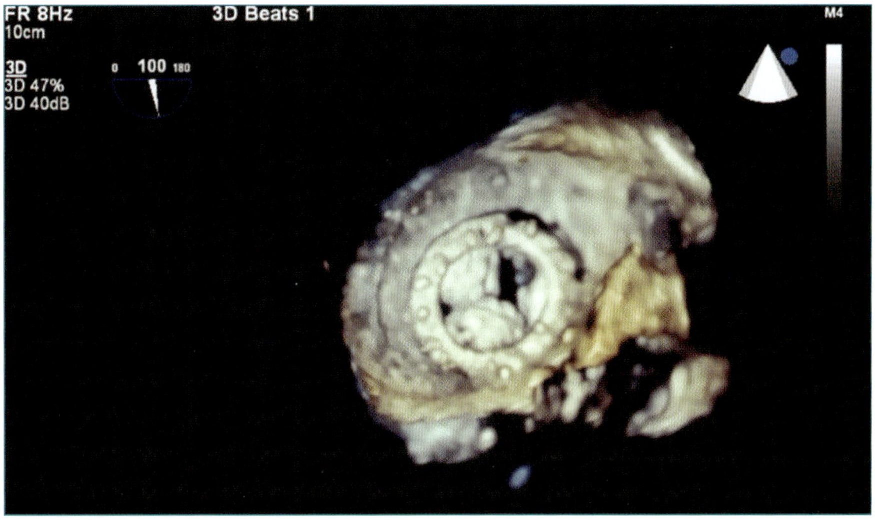

图 8-8　三维经食管超声心动图显示二尖瓣位生物瓣左房室面。三个瓣叶中有两个不运动

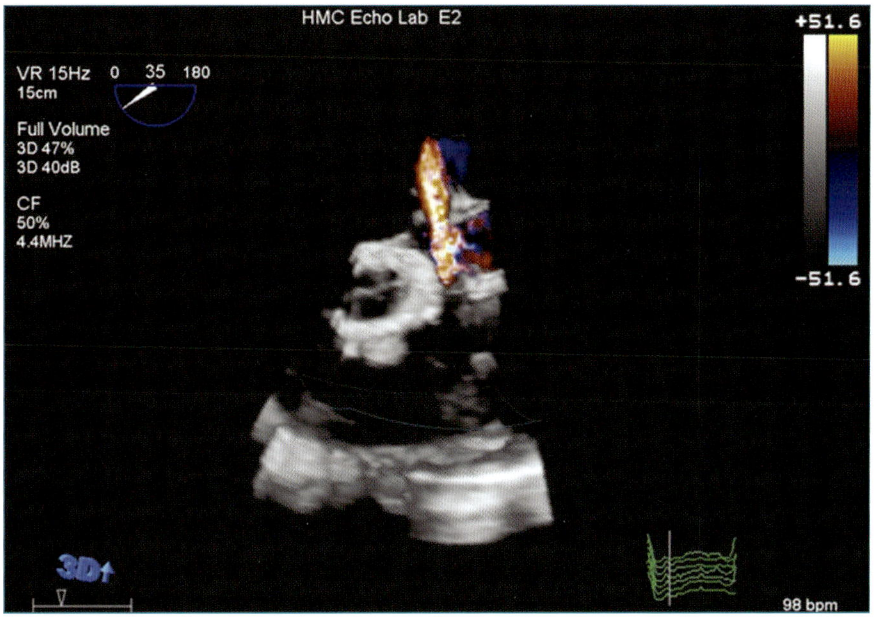

图 8-9　三维经食管超声心动图显示瓣周漏。三尖瓣位生物瓣，缝合环边缘可见反流束

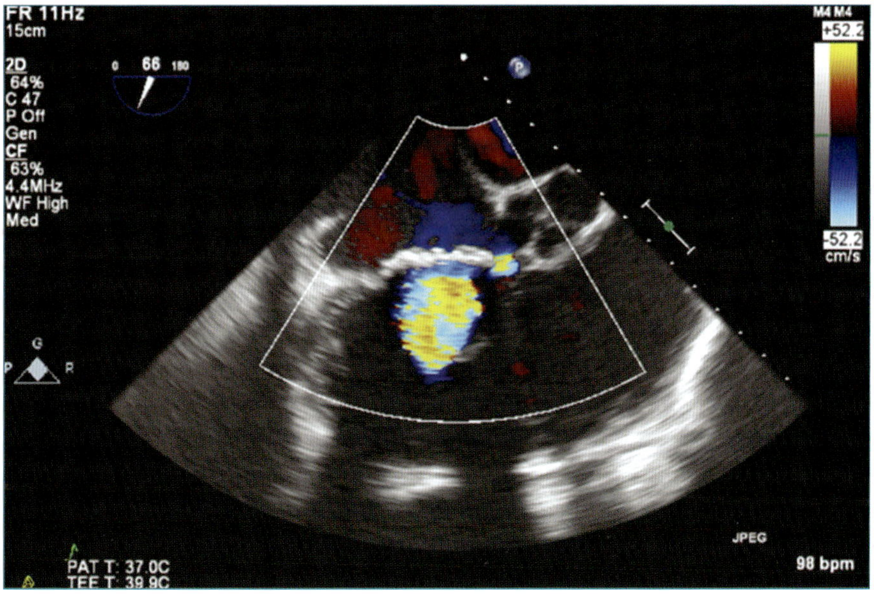

图 8-10　二维经食管超声心动图显示三尖瓣位生物瓣，缝合环边缘可见瓣周反流束

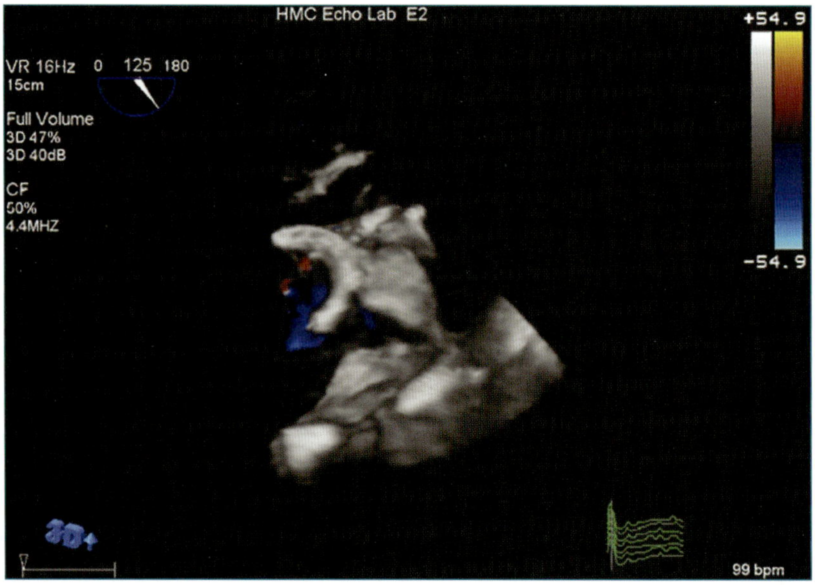

图 8-11 三维经食管超声心动图显示三尖瓣位生物瓣，缝合环边缘可见瓣周反流束

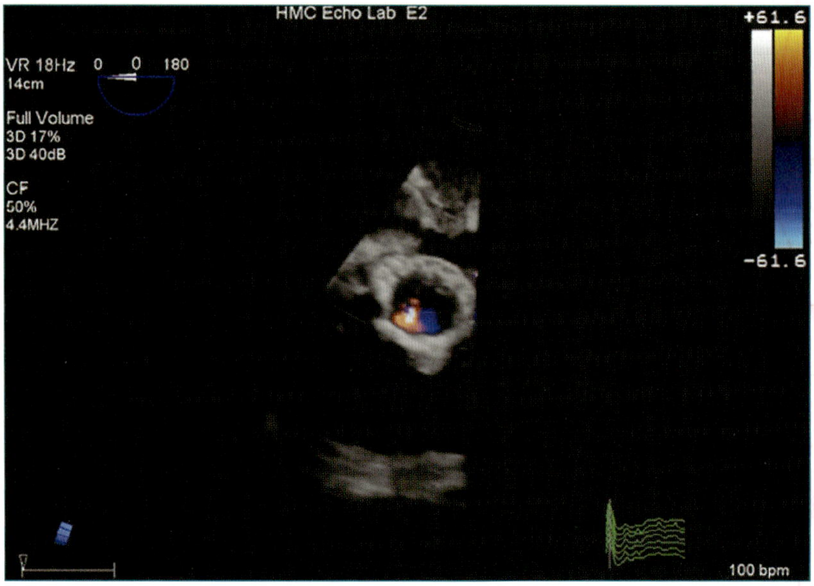

图 8-12 三维经食管超声心动图显示三尖瓣位生物瓣，缝合环边缘可见瓣周反流束

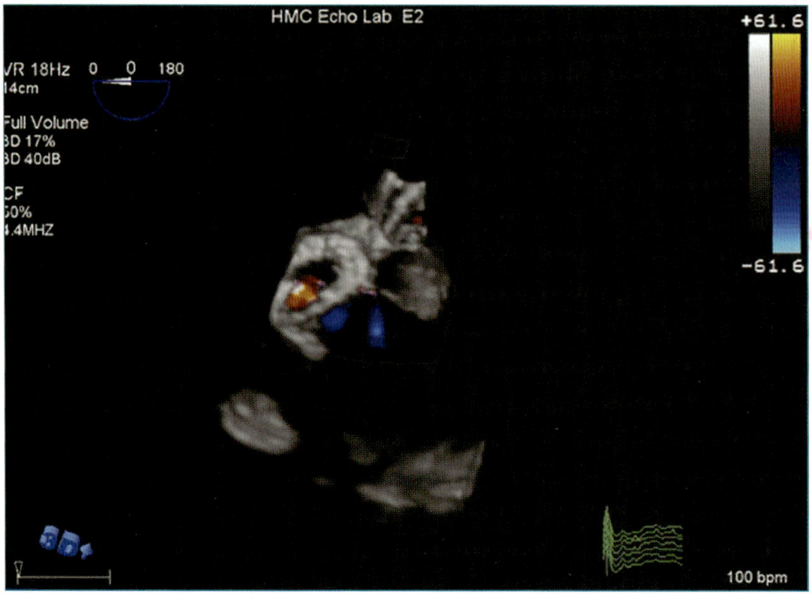

图 8-13 三尖瓣位生物瓣瓣周漏转动视图

病例 3（图 8–14 至图 8–21）

左室流出道占位：主动脉瓣位生物瓣。TTE 提示主动脉瓣占位病变，TEE 可以看到占位脱入左室流出道并由 RT3DTEE 证实。尽管 TEE 不能排除感染性内膜炎，但高度怀疑为自体瓣膜损坏所致。后来的血培养也没有任何病原体生长。由于存在主动脉瓣反流，后来又重新植入了新的生物瓣。

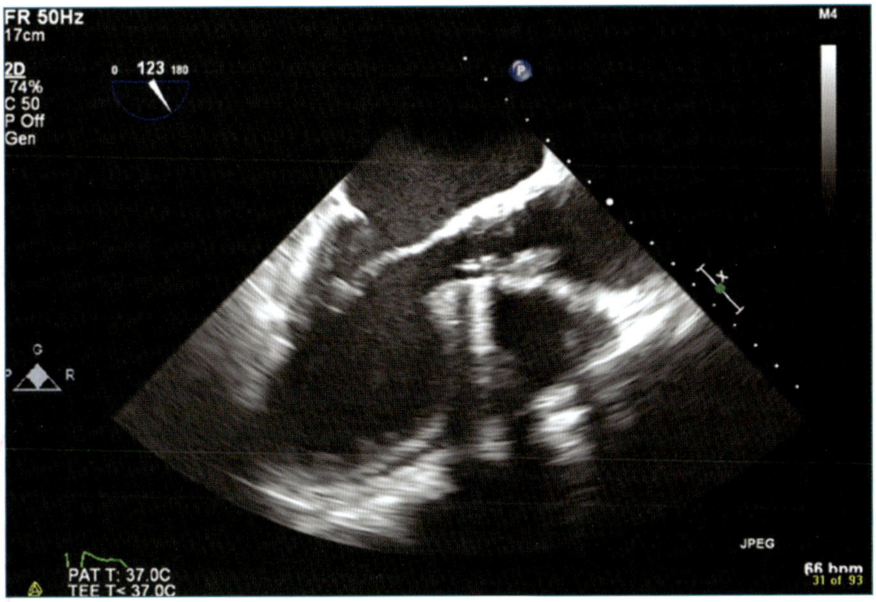

图 8-14 左室流出道内的占位

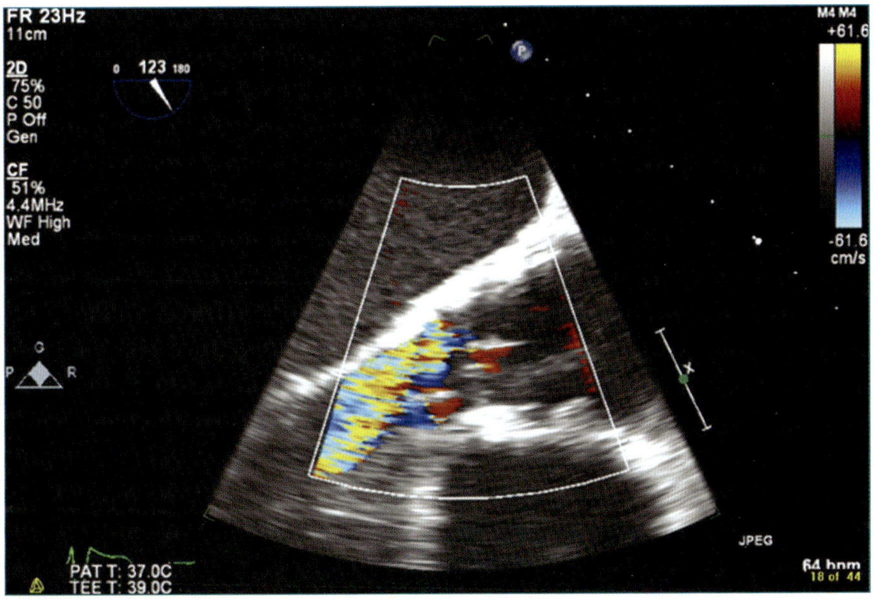

图 8-15 重度主动脉瓣反流

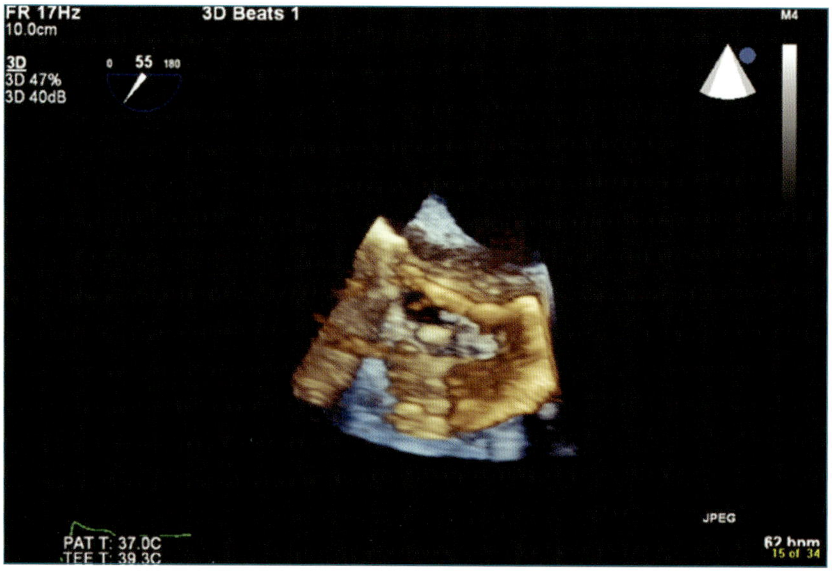

图 8-16　左室流出道内的占位

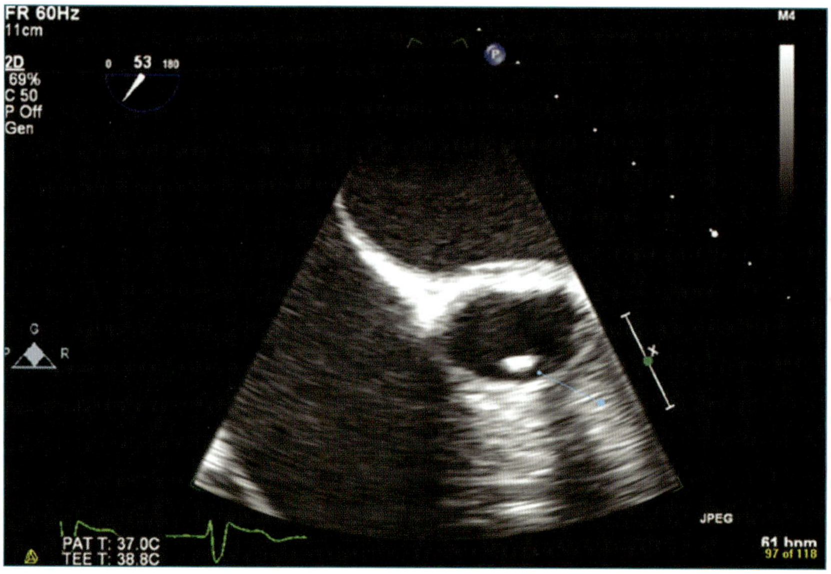

图 8-17　二维经食管超声心动图显示左室流出道占位

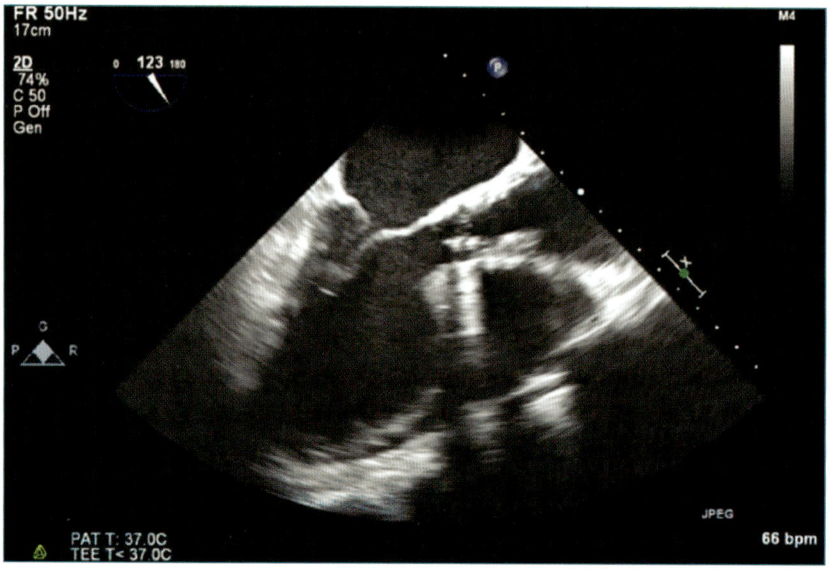

图 8-18　二维经食管超声心动图显示占位脱垂至左室流出道

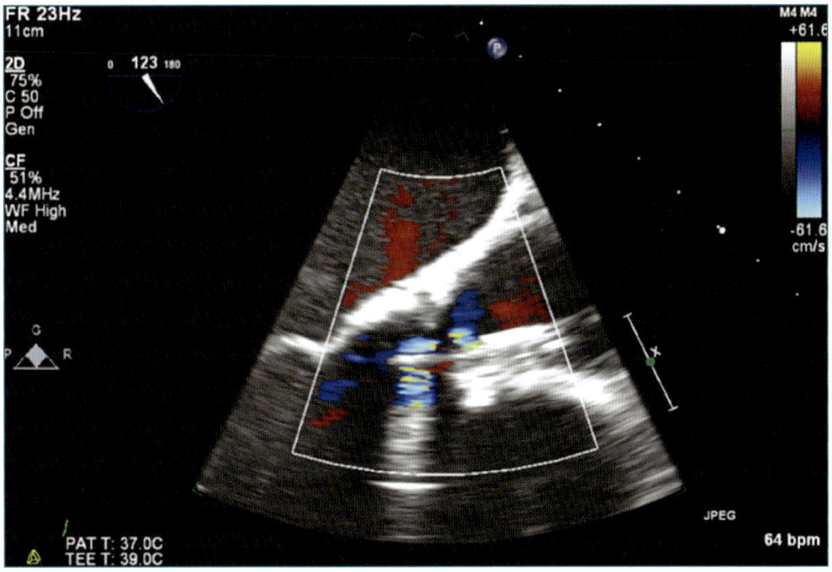

图 8-19　二维经食管超声心动图显示重度主动脉瓣反流

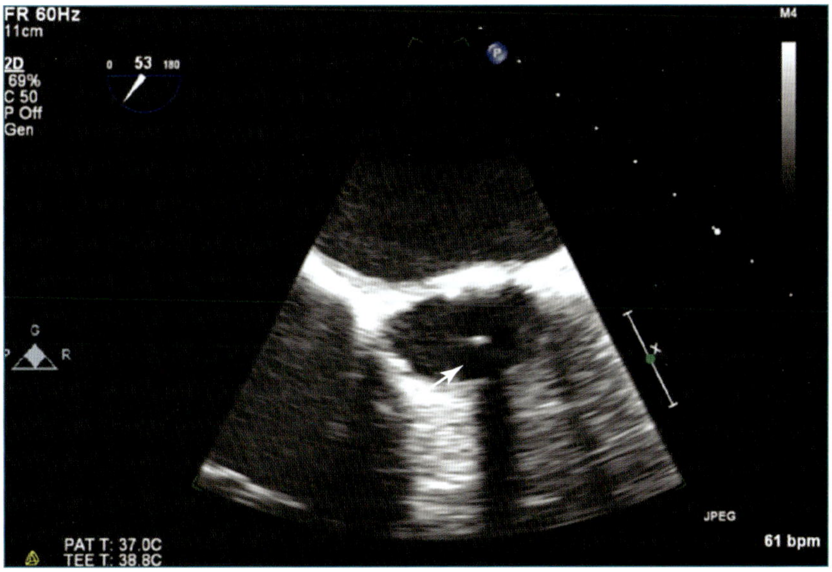

图 8-20　二维经食管超声心动图主动脉瓣短轴观显示左室流出道内占位

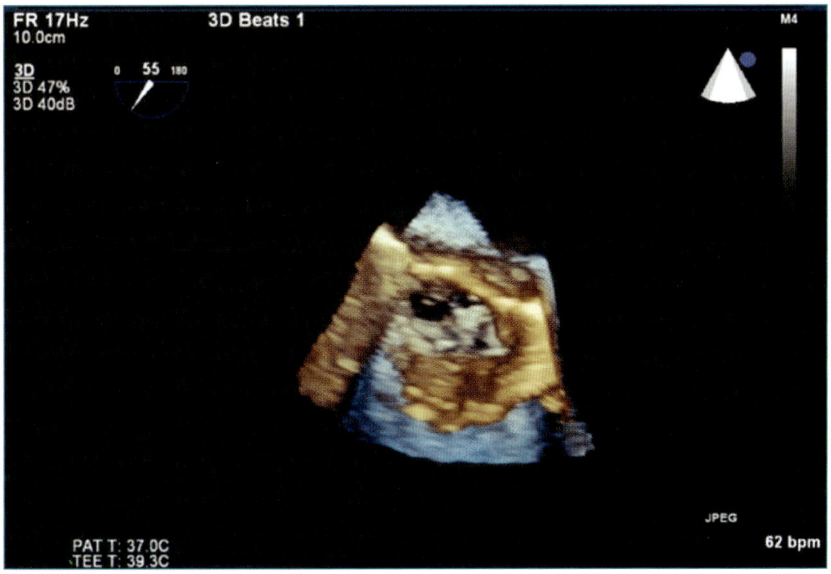

图 8-21　三维经食管超声心动图显示左室流出道占位，病变显示得更加完全，且所占左室流出道比例较二维经食管超声心动图显示得更大

病例 4（图 8–22 和图 8–23）

St. Jude 人工二尖瓣血栓形成：患者植入 St.Jude 人工二尖瓣后，自行停用口服抗凝药（华法林）。随后因脑血管意外入院，并发现血栓栓塞左侧大脑中动脉。TEE 显示左心耳及人工二尖瓣位血栓形成。RT3DTEE 对血栓的显示要优于 2DTEE。脱机后测量血栓大小，RT3DTEE 测量的直径要大于 2DTEE 所测量的。

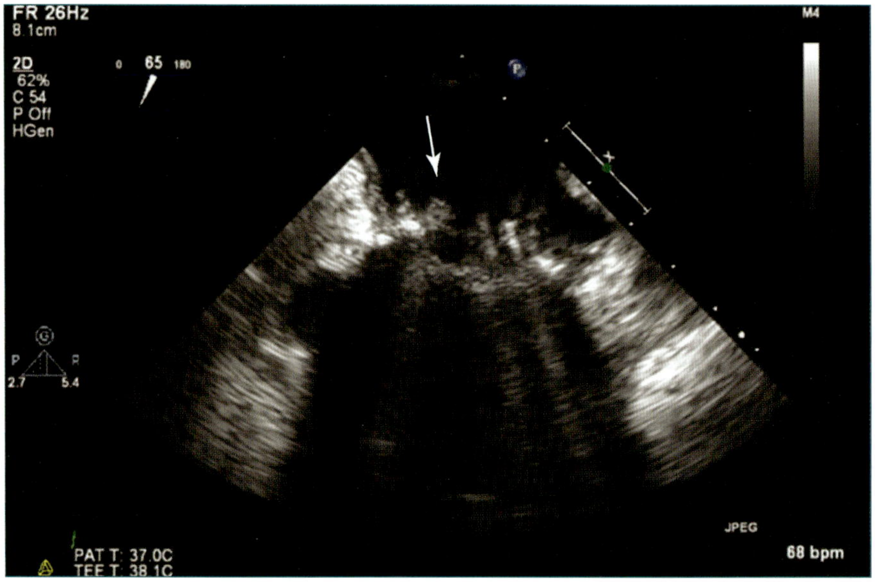

图 8-22 二维经食管超声心动图显示双叶二尖瓣位血栓形成

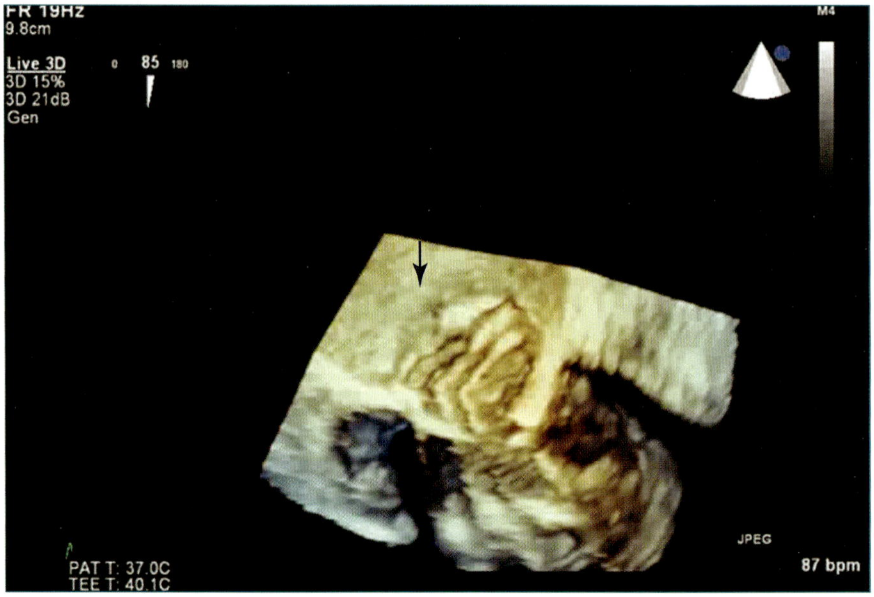

图 8-23 与图 8-22 为同一患者，三维经食管超声心动图测量血栓的长度和宽度均大于二维经食管超声心动图的测量值

病例 5（图 8-24 至图 8-30）

主动脉瓣位人工瓣赘生物：该患者接受了 TEE 检查，其血培养热带念珠菌阳性。在 St.Jude 人工主动脉瓣上发现一个赘生物。

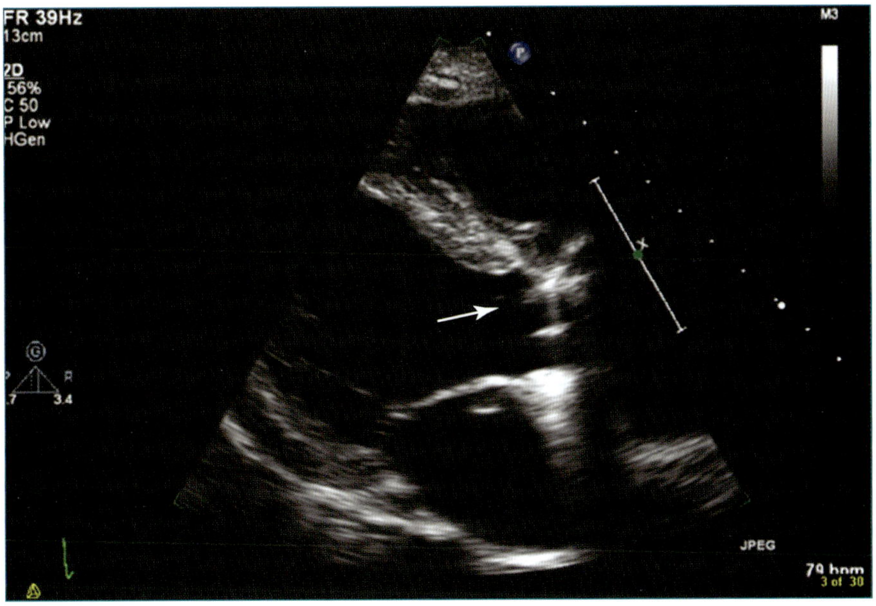

图 8-24　植入主动脉瓣位双叶机械瓣的患者，二维经胸超声心动图显示左室流出道内可疑赘生物形成。血培养为热带念珠菌阳性

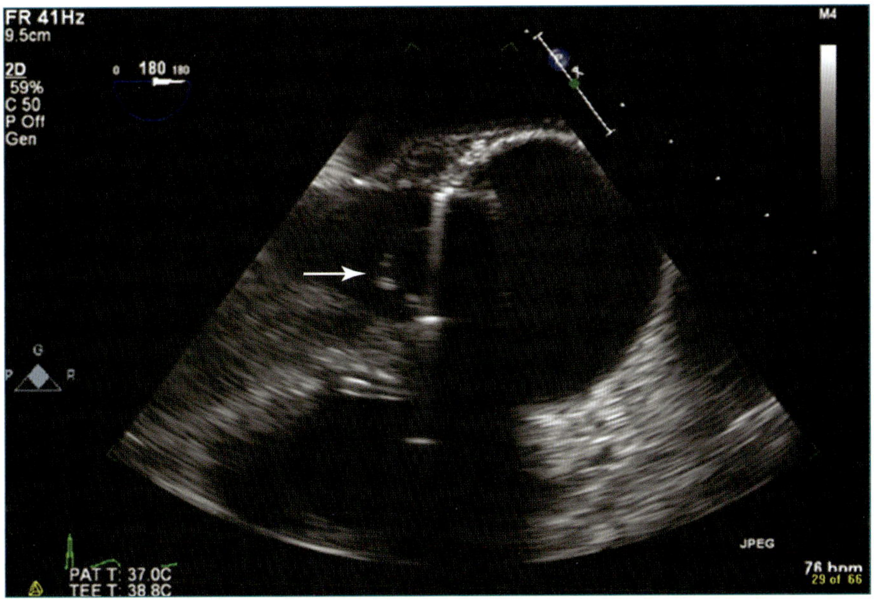

图 8-25　二维经食管超声心动图显示左室流出道的占位，符合赘生物的特点。血培养为热带念珠菌阳性

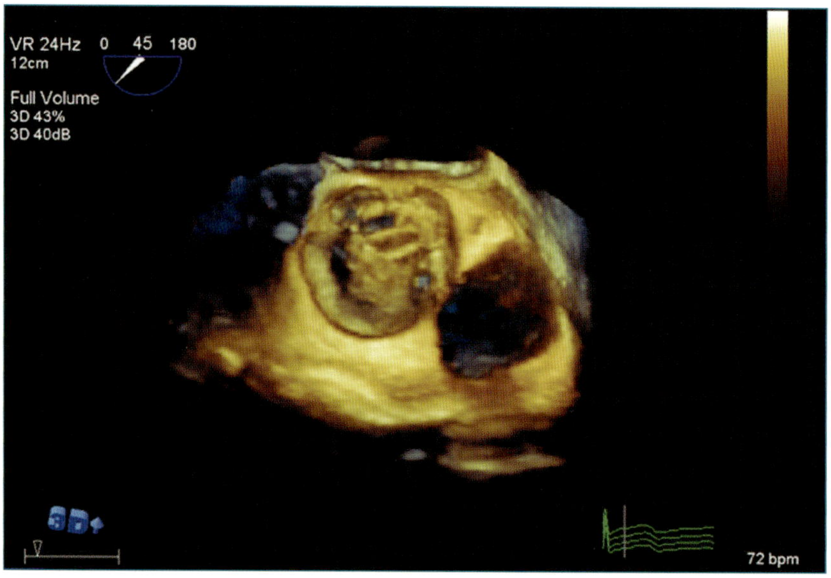

图 8-26 三维经食管超声心动图显示瓣膜的主动脉侧，未发现赘生物

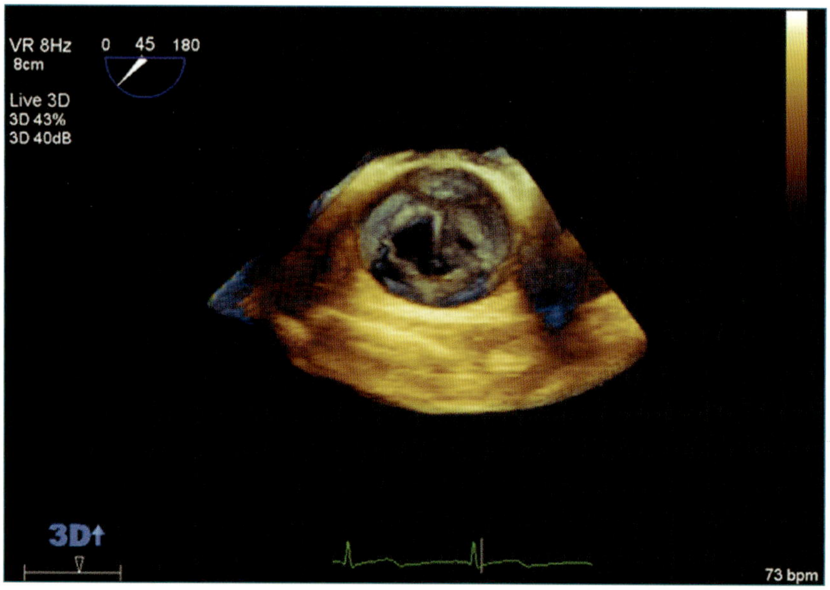

图 8-27 三维经食管超声心动图显示瓣膜的主动脉侧，未发现赘生物

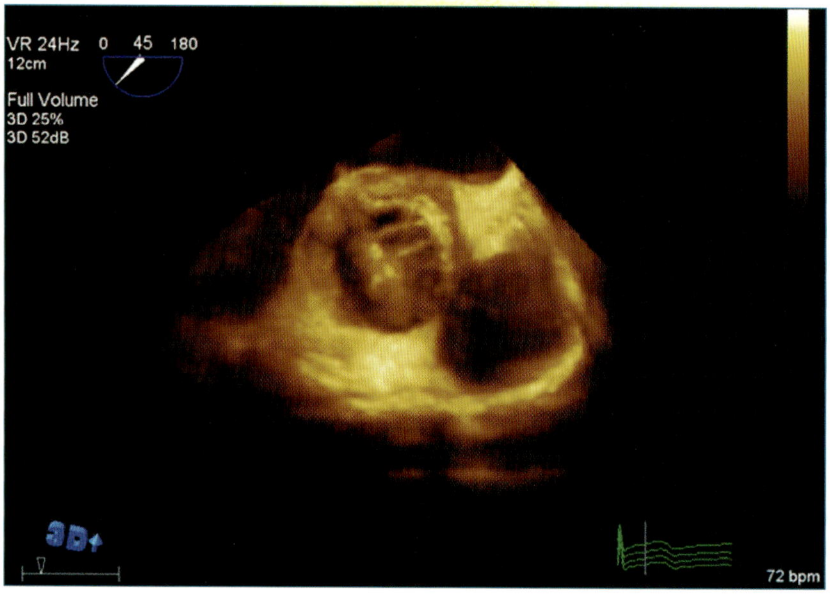

图 8-28 三维经食管超声心动图显示瓣膜的主动脉侧，未发现赘生物

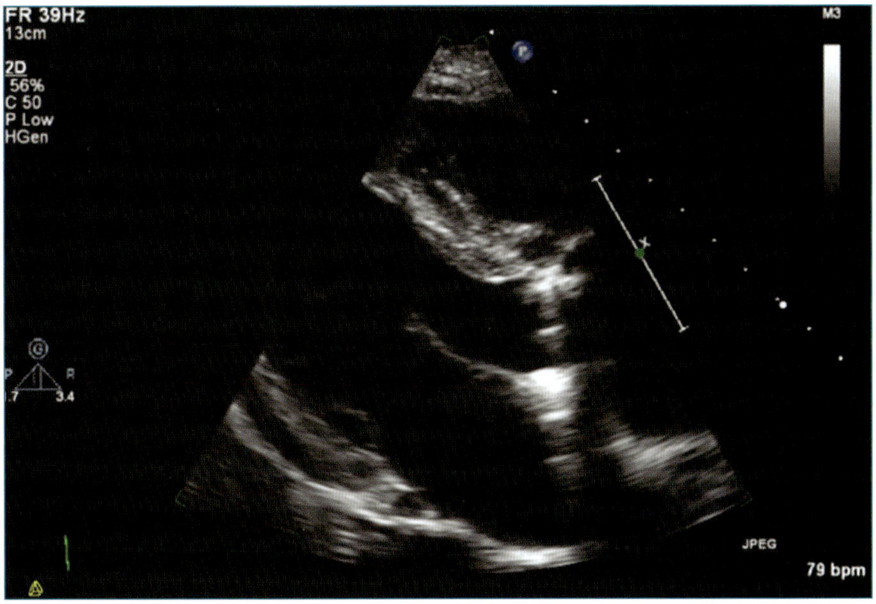

图 8-29 二维经胸超声心动图显示此植入主动脉瓣位双叶机械瓣的患者，左室流出道内可疑赘生物形成。血培养热带念珠菌阳性

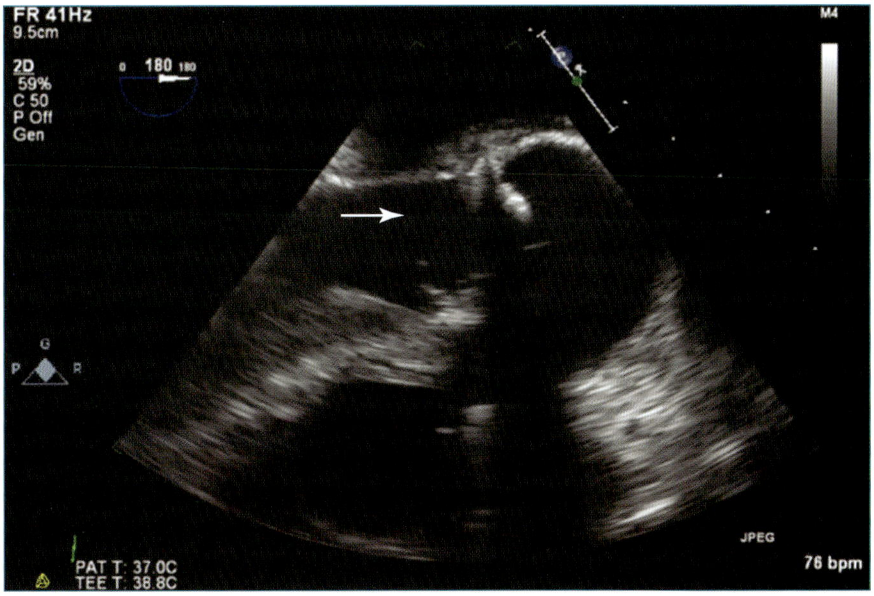

图 8-30 经食管二维超声心动图显示此植入主动脉瓣位双叶机械瓣的患者，左室流出道内占位，符合赘生物的特征。血培养为热带念珠菌阳性

病例 6（图 8–31 至图 8–35）

二尖瓣位生物瓣膜真菌性心内膜炎：74 岁老年女性患者，6 个月前在二尖瓣位植入了猪心包材质的生物瓣，同时进行了冠状动脉旁路移植术，患者因发热、急性心力衰竭以及多次晕厥再次入院。TEE 显示巨大的真菌性心内膜炎赘生物（凸脐蠕孢属）导致生物瓣几近闭塞。

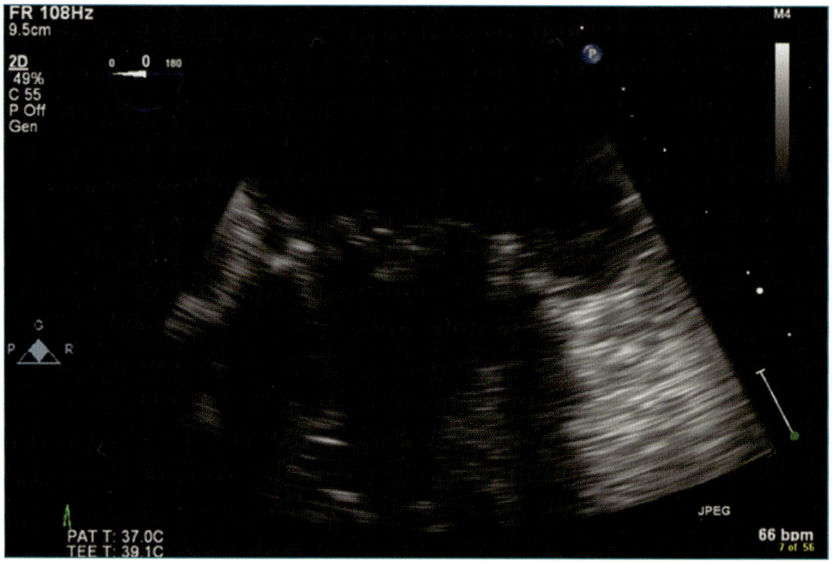

图 8-31 二维经食管超声心动图食管中段放大显示被完全覆盖的二尖瓣位生物瓣，严重的真菌性感染性心内膜炎导致二尖瓣重度狭窄，有效瓣口面积仅为 0.3cm^2

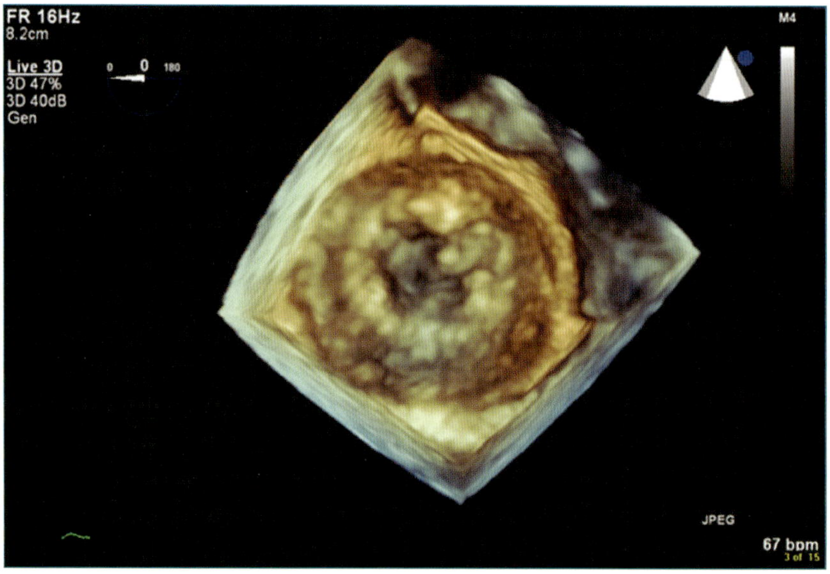

图 8-32 三维经食管超声心动图显示图 8-31 中二尖瓣位真菌赘生物覆盖的生物瓣正面观。二尖瓣重度狭窄，有效瓣口面积仅有 0.3cm^2

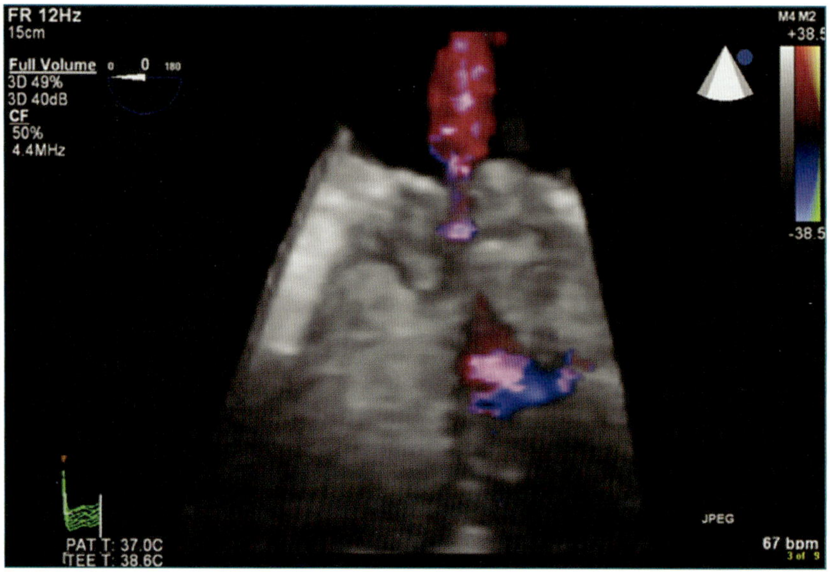

图 8-33 三维经食管超声心动图彩色血流图像显示真菌赘生物覆盖生物瓣导致二尖瓣开放严重受限

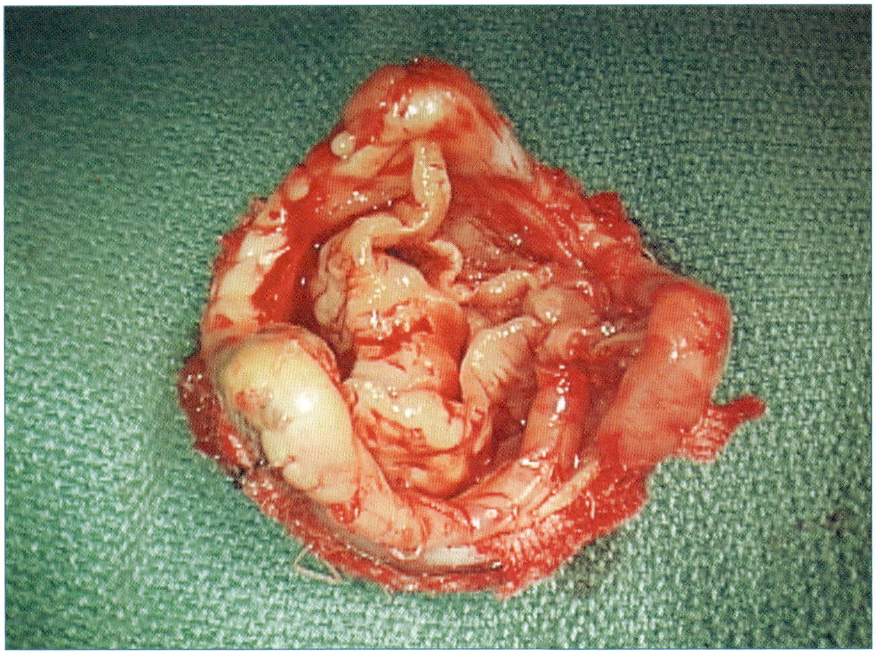

图 8-34　图 8-31 显示的被真菌赘生物覆盖的二尖瓣位生物瓣切除后离体标本。注意病变导致生物瓣几乎完全闭塞

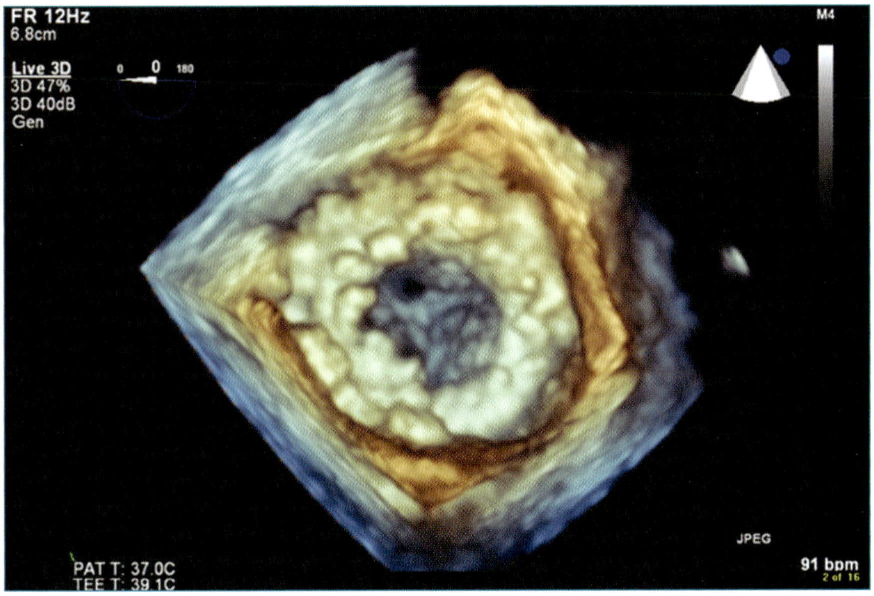

图 8-35　术后实时三维超声心动图显示图 8-31 患者的正面观，可以看到二尖瓣位新置换的生物瓣

病例 7（图 8–36 和图 8–37）

二尖瓣位双叶机械瓣血栓形成伴前叶嵌顿：该年轻患者没有遵医嘱服用华法林，因急性肾衰竭和心力衰竭症状入院。

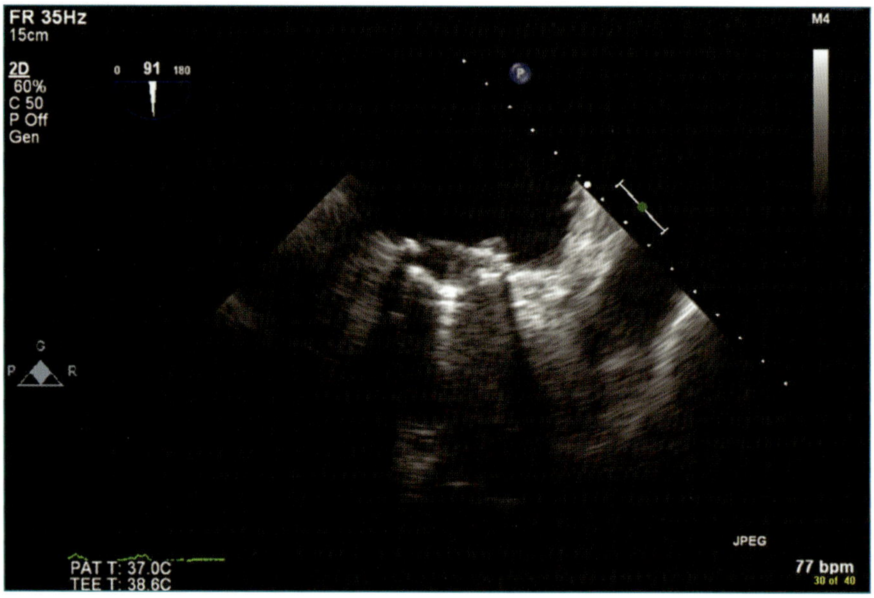

图 8-36　食管中段两腔心切面显示二尖瓣位生物瓣血栓形成及前叶嵌顿

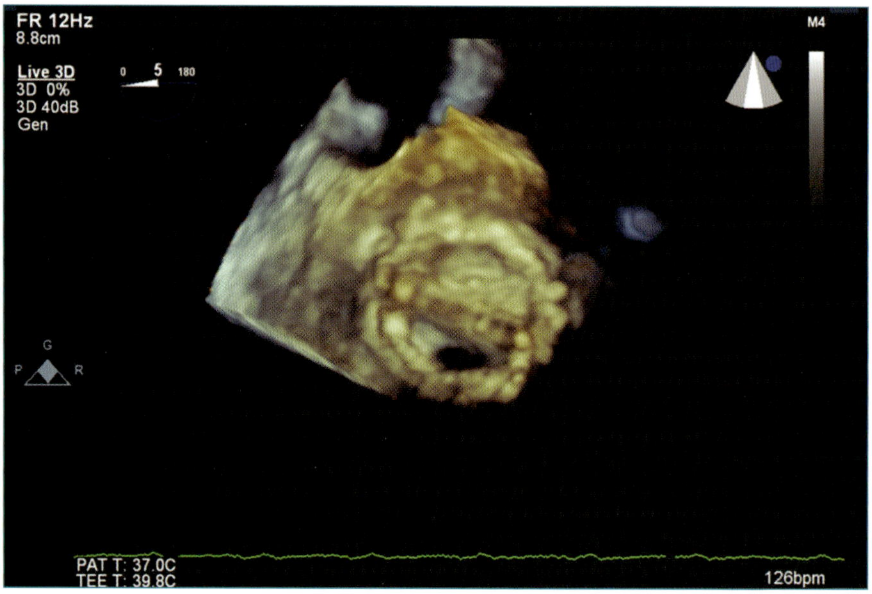

图 8-37　三维经食管超声心动图显示二尖瓣位人工瓣前叶嵌顿的正面观

病例 8（图 8–38 至图 8–42）

64 岁男性患者，于 1998 年行冠状动脉旁路移植术及 St.Jude 人工二尖瓣置换术；该患者出现了星座链球菌（streptococcus constellatus）感染性心内膜炎，于 2008 年 1 月更换了一个 CarboMedics（Sorin Group，Milan，Italy）机械二尖瓣。患者术后恢复不良，出现进行性乏力、静息及轻微运动后呼吸困难。后发现患者存在顽固性贫血；

四次血培养均提示耐甲氧西林表皮葡萄球菌阳性，给予适当抗生素治疗。TTE 显示重度 MR、二尖瓣位人工瓣异常摆动。术中 TEE 证实二尖瓣位双叶机械瓣前部裂隙并摆动。RT3DTEE 正面观很容易判断裂隙的位置及范围，但食管中段 90° 两腔心视图探查没有显示瓣周裂隙。

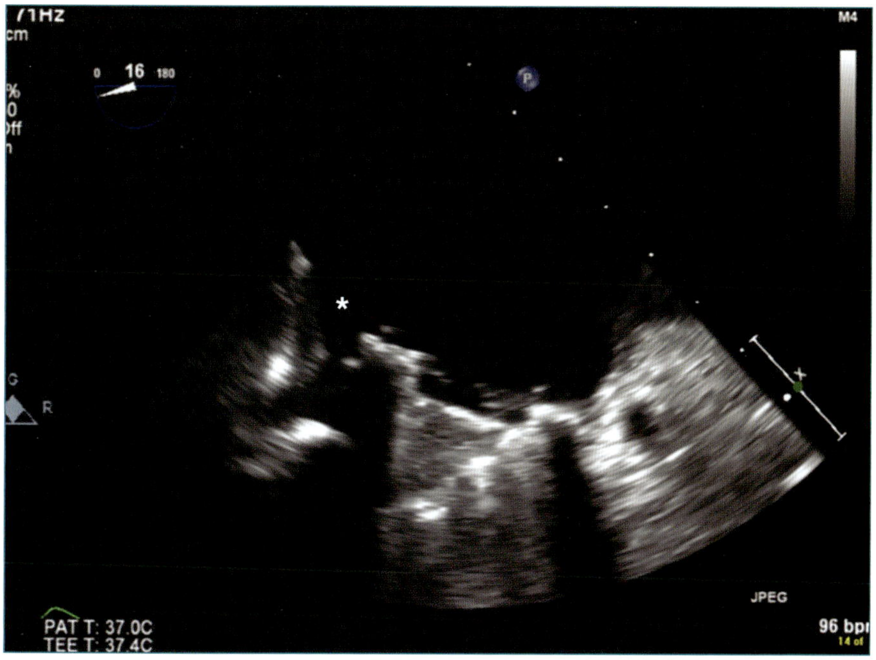

图 8-38　二维经食管超声心动图放大显示二尖瓣位双叶机械瓣前叶裂隙。星号显示裂隙位置

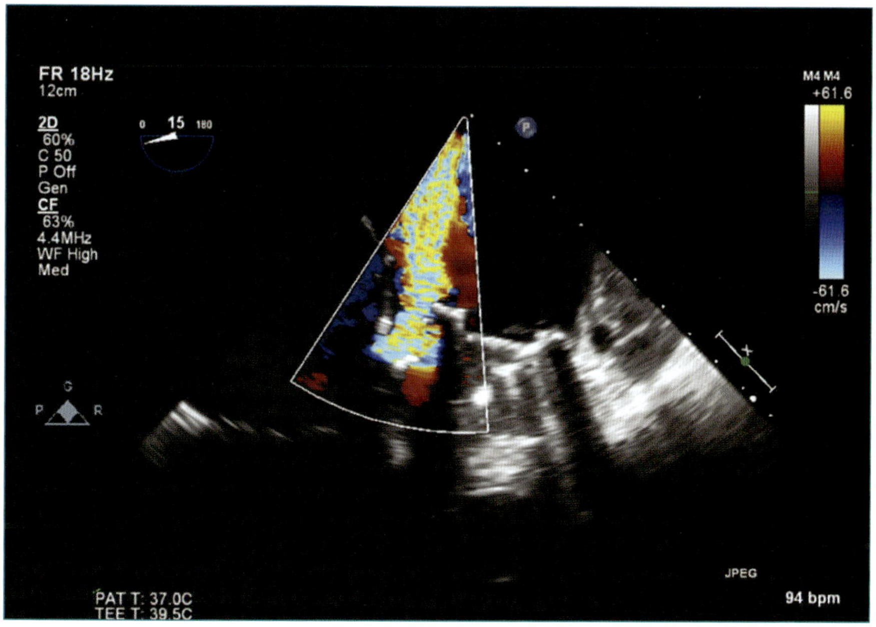

图 8-39　二维经食管超声心动图放大显示二尖瓣位双叶机械瓣裂隙处前方的反流束

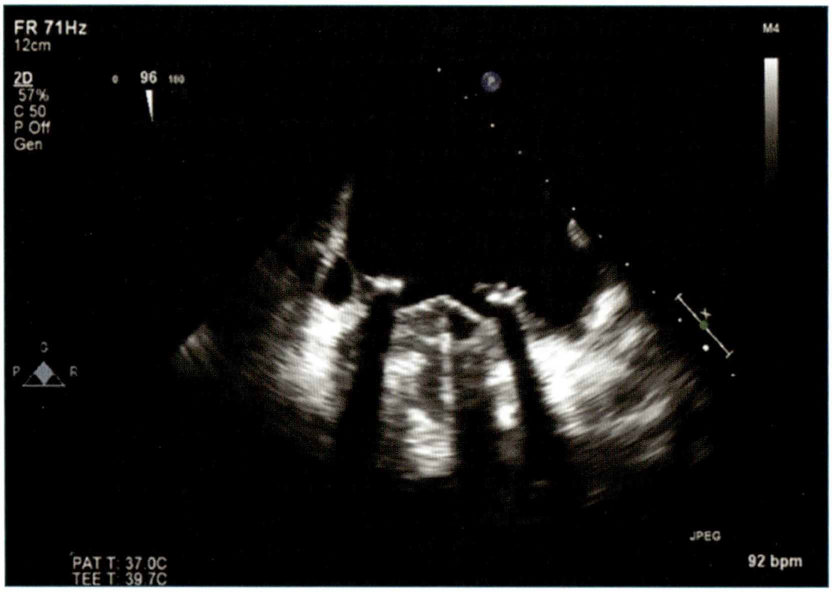

图 8-40 二维经食管超声心动图显示图 8-39 患者的两腔心切面。注意在多平面的这个角度（即 96°）不一定能探查到裂隙。然而，动态图像则显示机械瓣在摆动

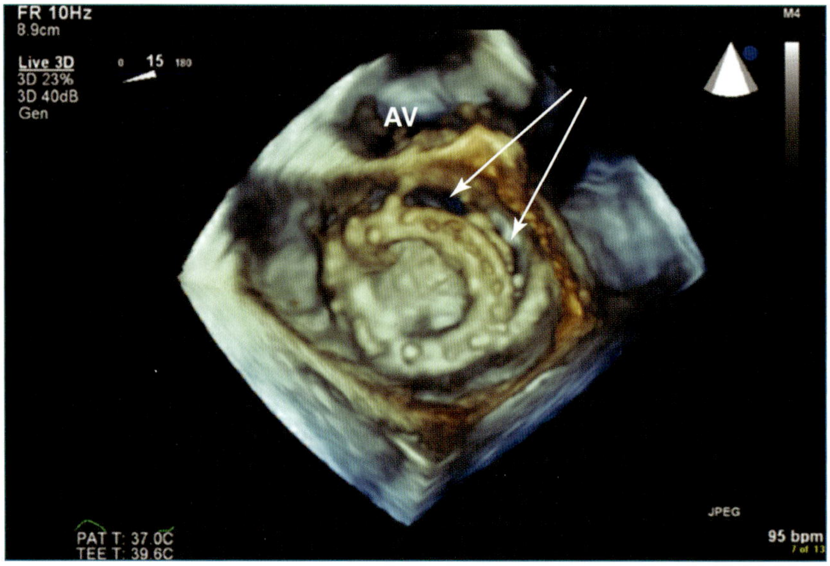

图 8-41 实时三维经食管超声心动图放大显示图 8-39 患者的双叶机械瓣正面观。注意裂隙几乎涉及整个瓣膜前部（箭头）。AV，主动脉瓣

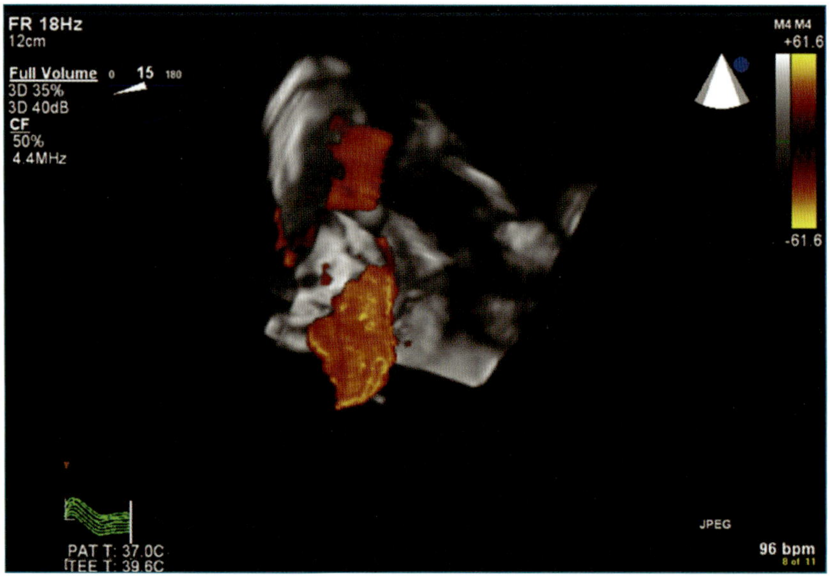

图 8-42 三维彩色经食管超声心动图从二尖瓣环的前方显示图 8-39 中机械瓣的巨大裂隙

参考文献

1. Kort S: Real-time 3-dimensional echocardiography for prosthetic valve endocarditis: Initial experience. *J Am Soc Echocardiogr* 19:130–139, 2006.
2. Tsang W, Weinert L, Kronzon I, Lang RM: Three-dimensional echocardiography in the assessment of prosthetic valves. *Rev Esp Cardiol* 64:1–7, 2011.
3. Chapman CB, Rahko PS: Three-dimensional echocardiography and mitral valve disease. *Curr Cardiol Rep* 12:243–249, 2010.
4. Sugeng L, Shernan SK, Weinert L, et al: Real-time three-dimensional transesophageal echocardiography in valve disease: Comparison with surgical findings and evaluation of prosthetic valves. *J Am Soc Echocardiogr* 21:1347–1354, 2008.
5. Ozkan M, Gunduz S, Yildiz M, Duran NE: Diagnosis of the prosthetic heart valve pannus formation with real-time three-dimensional transoesophageal echocardiography. *Eur J Echocardiogr* 11:E17, 2010.
6. Faletra FF, Moschovitis G, Auricchio A: Visualisation of thrombus formation on prosthetic valve by real-time three-dimensional transoesophageal echocardiography. *Heart* 95:482, 2009.
7. Paul B, Minocha A: Thrombosis of a bileaflet prosthetic mitral valve: A real-time three-dimensional transesophageal echocardiography perspective. *Int J Cardiovasc Imag* 26:367–368, 2010.
8. Singh P, Manda J, Hsiung MC, et al: Live/real time three-dimensional transesophageal echocardiographic evaluation of mitral and aortic valve prosthetic paravalvular regurgitation. *Echocardiography* 26:980–987, 2009.
9. Kronzon I, Sugeng L, Perk G, et al: Real-time 3-dimensional transesophageal echocardiography in the evaluation of post-operative mitral annuloplasty ring and prosthetic valve dehiscence. *J Am Coll Cardiol* 53:1543–1547, 2009.
10. Marcos-Alberca P, Zamorano JL, Sanchez T, et al: Intraoperative monitoring with transesophageal real-time three-dimensional echocardiography during transapical prosthetic aortic valve implantation. *Rev Esp Cardiol* 63:352–356, 2010.
11. Zamorano JL, Badano LP, Bruce C, et al: EAE/ASE recommendations for the use of echocardiography in new transcatheter interventions for valvular heart disease. *J Am Soc Echocardiogr* 24:937–965, 2011.
12. Cheung AW, Gurvitch R, Ye J, et al: Transcatheter transapical mitral valve-in-valve implantations for a failed bioprosthesis: a case series. *J Thorac Cardiovasc Surg* 141:711–715, 2011.
13. Dobarro D, Gomez-Rubin MC, Lopez-Fernandez T, et al: Real time three-dimensional transesophageal echocardiography for guiding percutaneous mitral valvuloplasty. *Echocardiography* 26:746–748, 2009.
14. Fatkin D, Roy P, Morgan JJ, Feneley MP: Percutaneous balloon mitral valvotomy with the Inoue single-balloon catheter: Commissural morphology as a determinant of outcome. *J Am Coll Cardiol* 21:390–397, 1993.
15. Perk G, Lang RM, Garcia-Fernandez MA, et al: Use of real time three-dimensional transesophageal echocardiography in intracardiac catheter based interventions. *J Am Soc Echocardiogr* 22:865–882, 2009.
16. Feldman T, Kar S, Rinaldi M, et al: Percutaneous mitral repair with the MitraClip system: Safety and midterm durability in the initial EVEREST (Endovascular Valve Edge-to-Edge REpair Study) cohort. *J Am Coll Cardiol* 54:686–694, 2009.
17. Mauri L, Garg P, Massaro JM, et al: The EVEREST II Trial: Design and rationale for a randomized study of the evalve mitraclip system compared with mitral valve surgery for mitral regurgitation. *Am Heart J* 160:23–29, 2010.

第 9 章 三尖瓣

Alicia A. Bourne 和 *Edward A. Gill*

（李一丹　译　吕秀章　校）

概　述

三尖瓣面积为 4 ～ 6cm^2，是四个心脏瓣膜中最大的。三尖瓣包括前叶、隔叶和后叶。前叶通常最大，宽约 2.2cm。隔叶和后叶明显较小，根据尸检测量分别约为 1.5cm 和 2cm[1]。我们的经验表明后叶通常是最小的，在许多情况下，后叶不仅是最小的，通常还发育不完全。三尖瓣疾病相对少见，三尖瓣功能不良通常不是瓣膜本身因素造成的。三尖瓣功能不良主要出现在右室的环形扩张、三尖瓣环扩张以及肺动脉高压的情况下。在直接累及瓣膜的病理状态下，如细菌性心内膜炎或三尖瓣脱垂，明确瓣膜受累及的情况对外科决策至关重要，尤其要确定是否进行三尖瓣置换或三尖瓣环成形术[2]。

实时三维超声心动图优势

实时三维超声心动图（RT3DE）对三尖瓣成像的一大优势在于能够显示三尖瓣正面观，进而同时显示三个瓣叶，这在标准二维（2D）成像中很难实现。此外，可能仅从一个切面就显示三尖瓣的正面观，即使仅发生在极少的情况下。实时三维超声心动图（RT3DE）以经胸方法通过几种方式显示三尖瓣正面观，包括右室流入道、胸骨旁短轴、心尖四腔心和剑突下切面。右室扩张为 RT3DE 显示三尖瓣提供非常满意的声窗。

三尖瓣病理

三尖瓣狭窄是一种罕见的病变，绝大多数是由风湿性心脏病引起的，特别是对于成年患者而言。先天性三尖瓣闭锁属于复杂先天性心脏病，不在本章讲述。目前报道几例由心脏起搏器电极导线引起的三尖瓣狭窄[3]。一例三尖瓣狭窄如图 9-1 所示。

连枷样三尖瓣已成为经常被探查到的问题，尤其是在进行移植项目的三级中心，三尖瓣经常在右室活检过程中被损伤。风湿性三尖瓣疾病很少导致瓣膜牵拉而明显影响其对合[4-6]。这个问题是三尖瓣良性肿瘤疾病常见的结果（图 9-2）。三尖瓣反流是右室起搏器的常见并发症，导线造成某个瓣叶

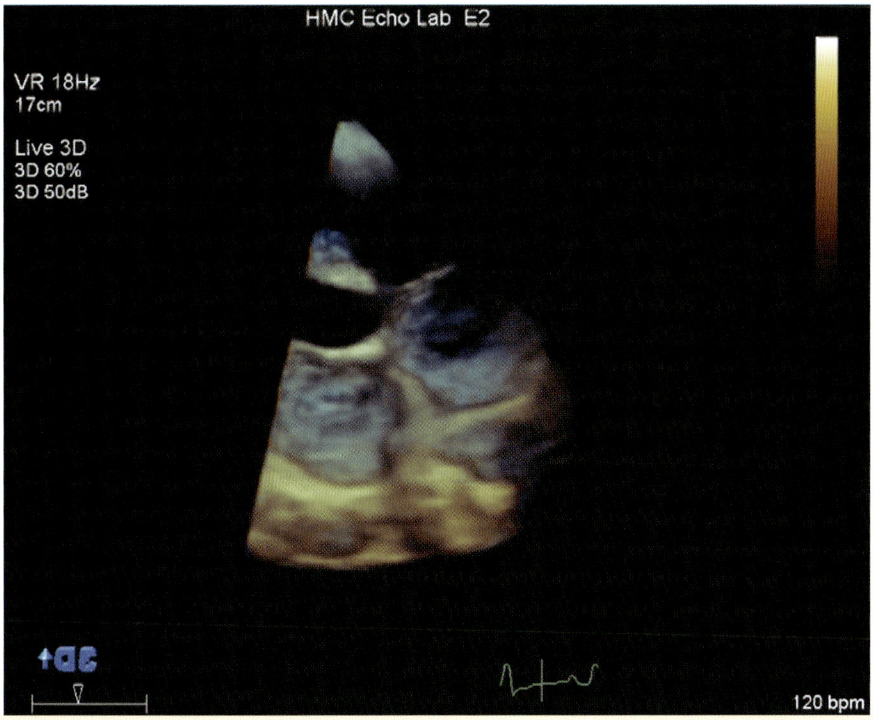

图 9-1 三尖瓣狭窄的三维超声心动图

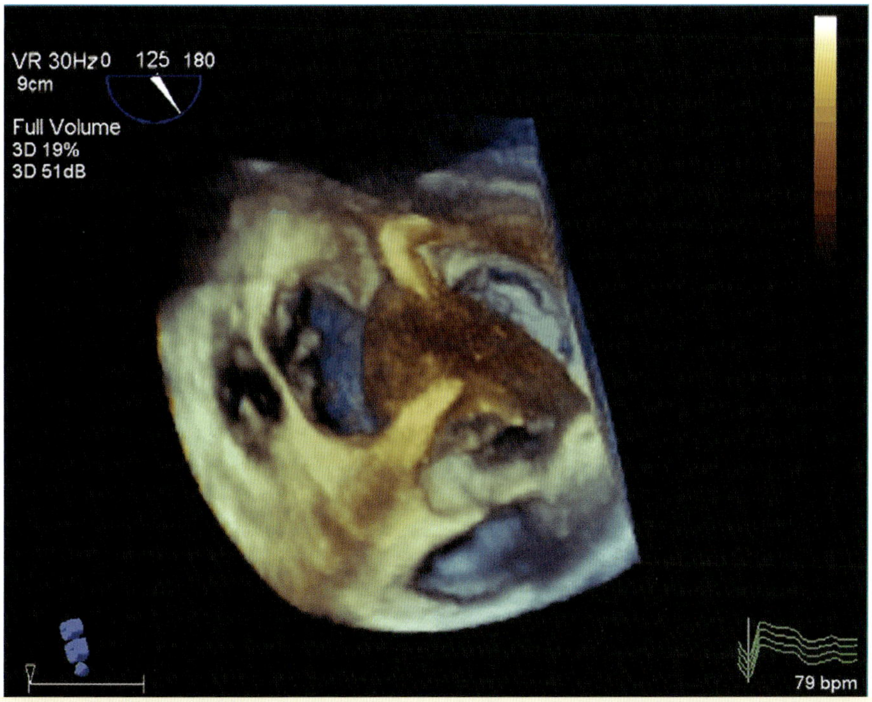

图 9-2 实时三维经食管超声心动图显示三尖瓣。本例为心内占位，三尖瓣位于病变左侧，起搏器导线通过三尖瓣进入右房。尽管起搏导线帮助鉴别三尖瓣，但是三尖瓣成像效果仍不如二尖瓣和主动脉瓣

穿孔或限制某个瓣叶开放而引起反流，三尖瓣轻度反流较普遍甚至属于正常情况。三尖瓣反流经常被看作是原发或继发性肺动脉高压的一个结果，尽管任何左心病变均可导致肺动脉高压，但二尖瓣病变导致三尖瓣反流尤其常见。

经胸和经食管实时三维超声心动图

与主动脉瓣和更明显的二尖瓣相比，以经食管方法获得满意的三尖瓣图像具有挑战性。经食管超声心动图（TEE）获得的三尖瓣 2D 图像质量一般，三维图像也有类似的问题，虽然图像可以用于诊断，但三尖瓣瓣叶有明显的回声失落。然而，可以首先尽可能优化三尖瓣的二维 TEE 图像，然后再转换至三维模式：三维放大、实时三维或三维全容积模式。图 9-2 显示起搏器导线穿过三尖瓣的 3DTEE 图像。实时三维经食管超声心动图（RT3DTEE）显示三尖瓣赘生物如图 9-3 所示。该病例二尖瓣和三尖瓣上均有赘生物。图 9-1 和 9-2 显示 RT3DTEE 静态图像，即使对三尖瓣图像进行了优化，左侧瓣膜显示效果通常更加理想。

应用实时三维超声心动图对三尖瓣成像的临床图片描述

以下图像说明 RT3DE 如何提供精彩的可以同时显示三个瓣叶的三尖瓣正面图。

- 图 9-4 同时显示三尖瓣、主动脉瓣和二尖瓣。

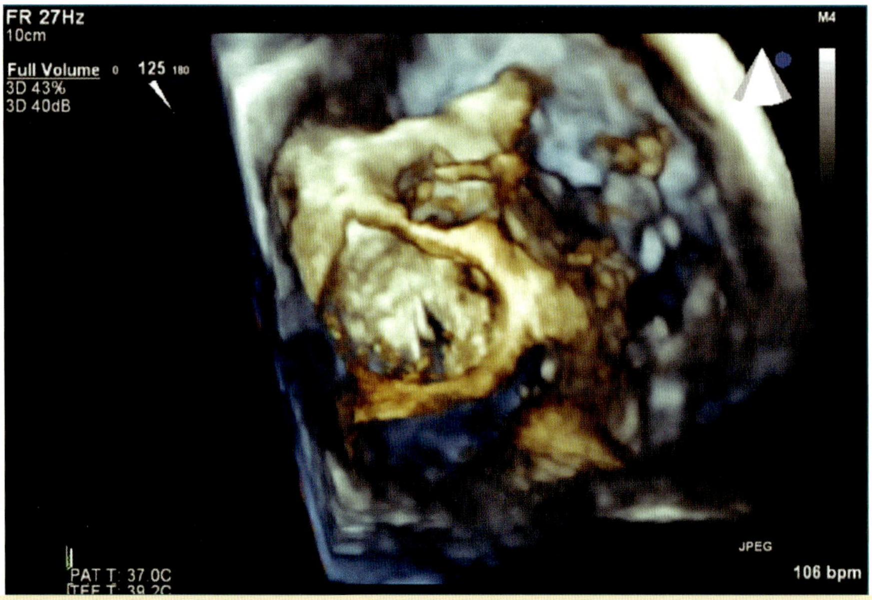

图 9-3 感染性心内膜炎患者在三尖瓣和二尖瓣上的赘生物

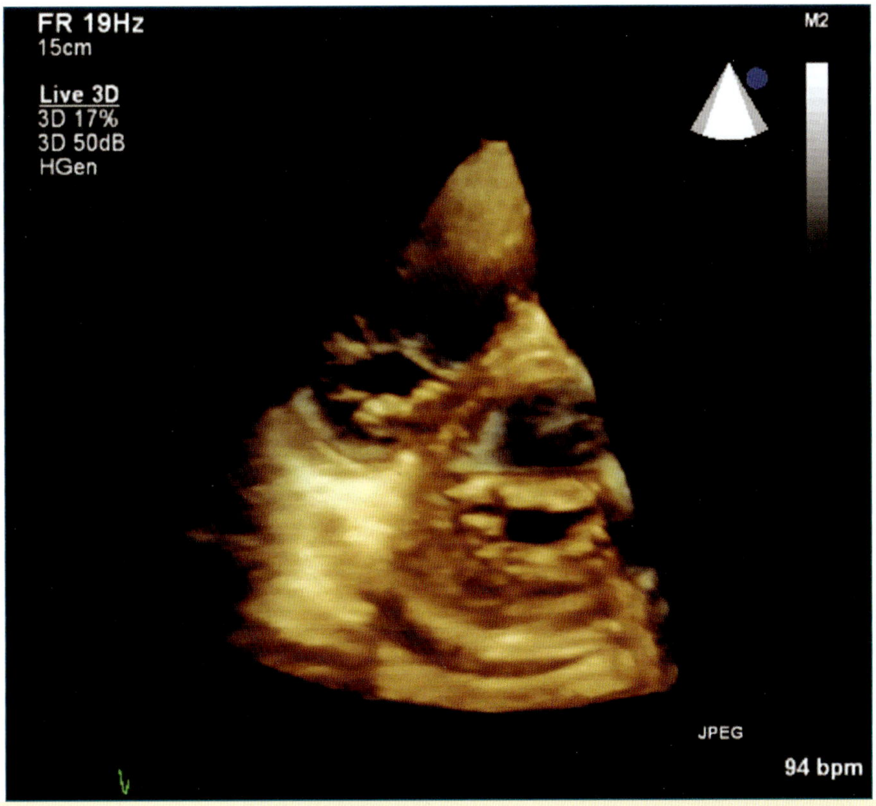

图 9-4　实时经胸三维超声心动图同时显示三尖瓣、主动脉瓣和二尖瓣

- 图 9-5 为肺动脉收缩压严重升高的患者（三尖瓣反流法估测 75mmHg），病因是复发性肺栓塞。
- 图 9-6 为系统性红斑狼疮患者合并有呼吸困难和继发性肺动脉高压。右室明显扩张。肺动脉收缩压估测 55mmHg。三尖瓣对合不良，重度三尖瓣反流。
- 图 9-7 感染性心内膜炎患者，经胸实时三维超声心动图显示三尖瓣赘生物。患者有静脉吸毒史、心脏杂音、胸痛、发热和白细胞计数升高。
- 图 9-8 显示外伤所致连枷样三尖瓣。患者在骑马事故中胸部受伤。三尖瓣重度反流，右室中度扩张，功能正常。实时三维经胸超声心动图显示连枷样瓣叶。
- 图 9-9 为严重充血性心力衰竭患者，左室扩大，射血分数 15%。右室中度扩张。瓣叶对合不良导致重度三尖瓣反流。肺动脉收缩压估测 42mmHg。
- 图 9-10 为二尖瓣狭窄继发性肺动脉高压患者。右室中至重度扩张伴收缩功能中度减低。三尖瓣反流法估算右室收缩压为 51mmHg。

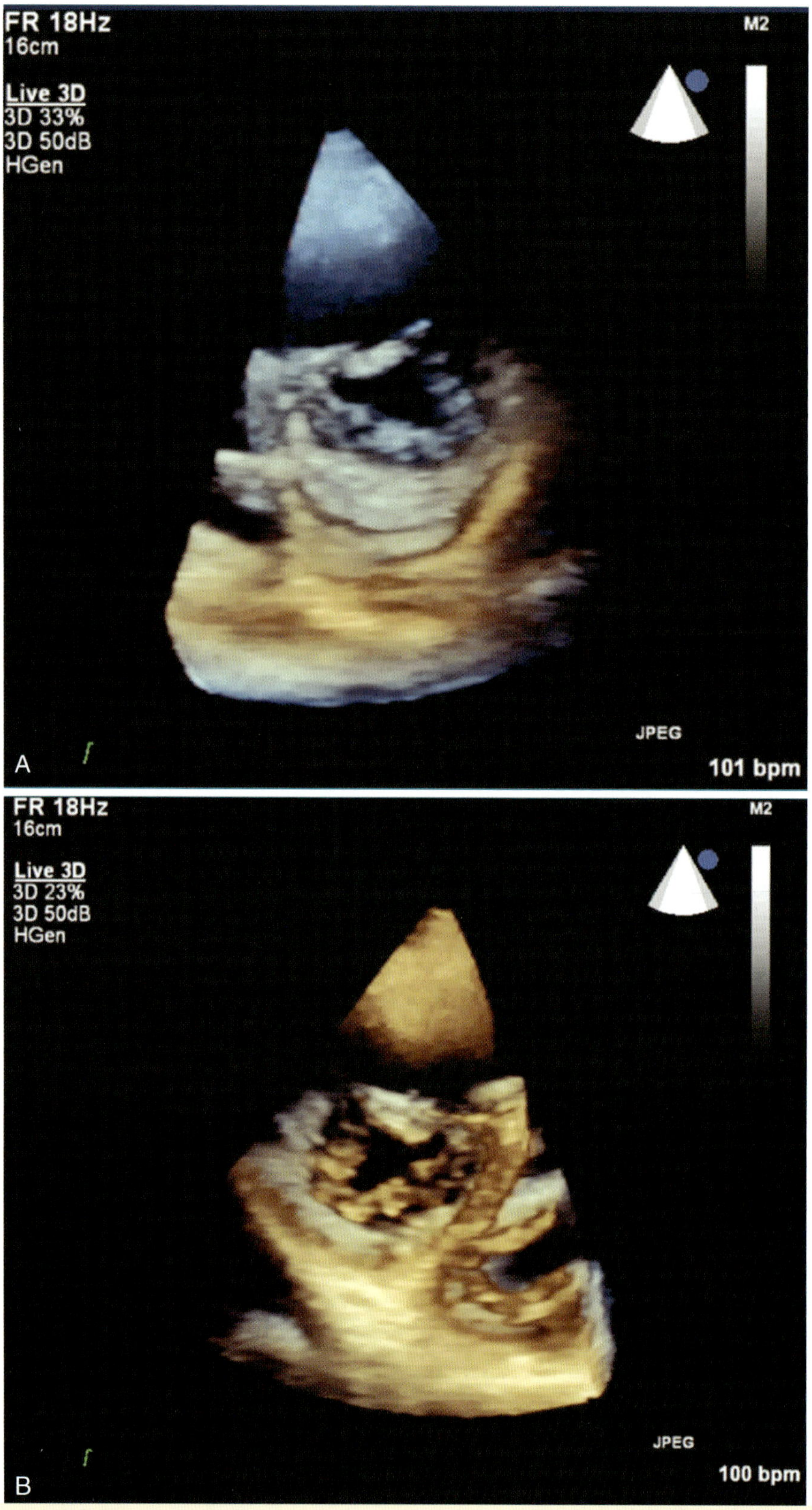

图 9-5 46 岁慢性肺动脉栓塞患者。右室明显扩张，右心功能明显减低。**A**，三尖瓣右房侧观。**B**，三尖瓣右室侧观

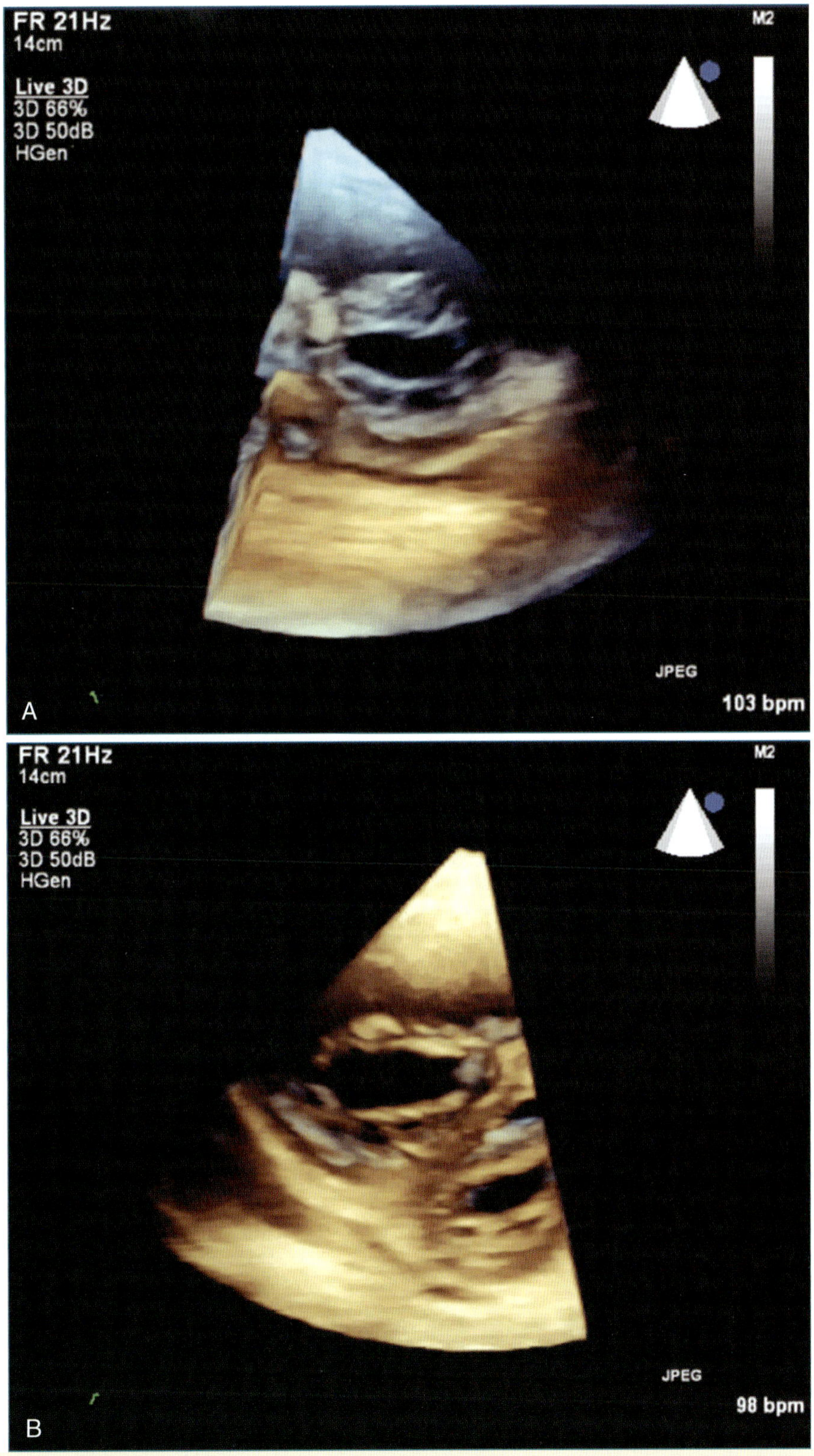

图 9-6　三尖瓣叶对合不良导致重度三尖瓣反流。系统性红斑狼疮继发肺动脉高压患者实时三维经胸超声图像，右室明显扩张。**A**，三尖瓣右房侧观。**B**，三尖瓣右室侧观

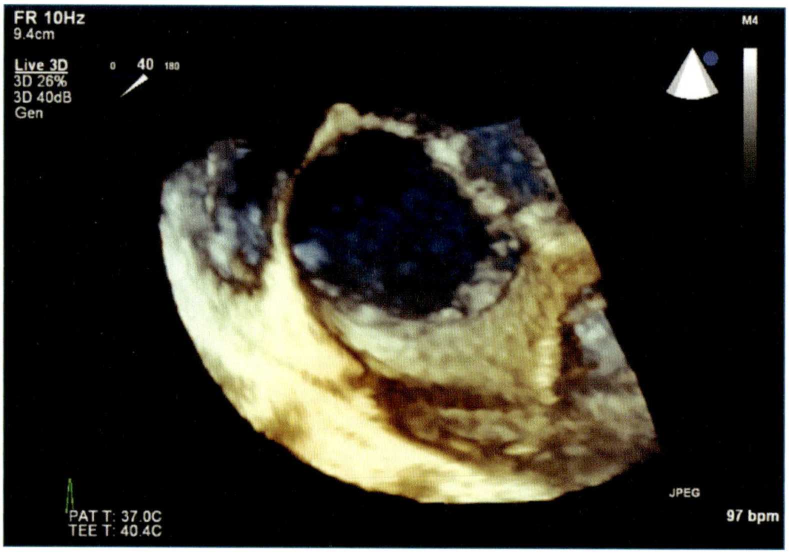

图 9-7 三尖瓣赘生物。三尖瓣感染性赘生物实时三维经食管超声心动图显像。患者连枷样三尖瓣伴三尖瓣前叶明显赘生物，重度三尖瓣反流

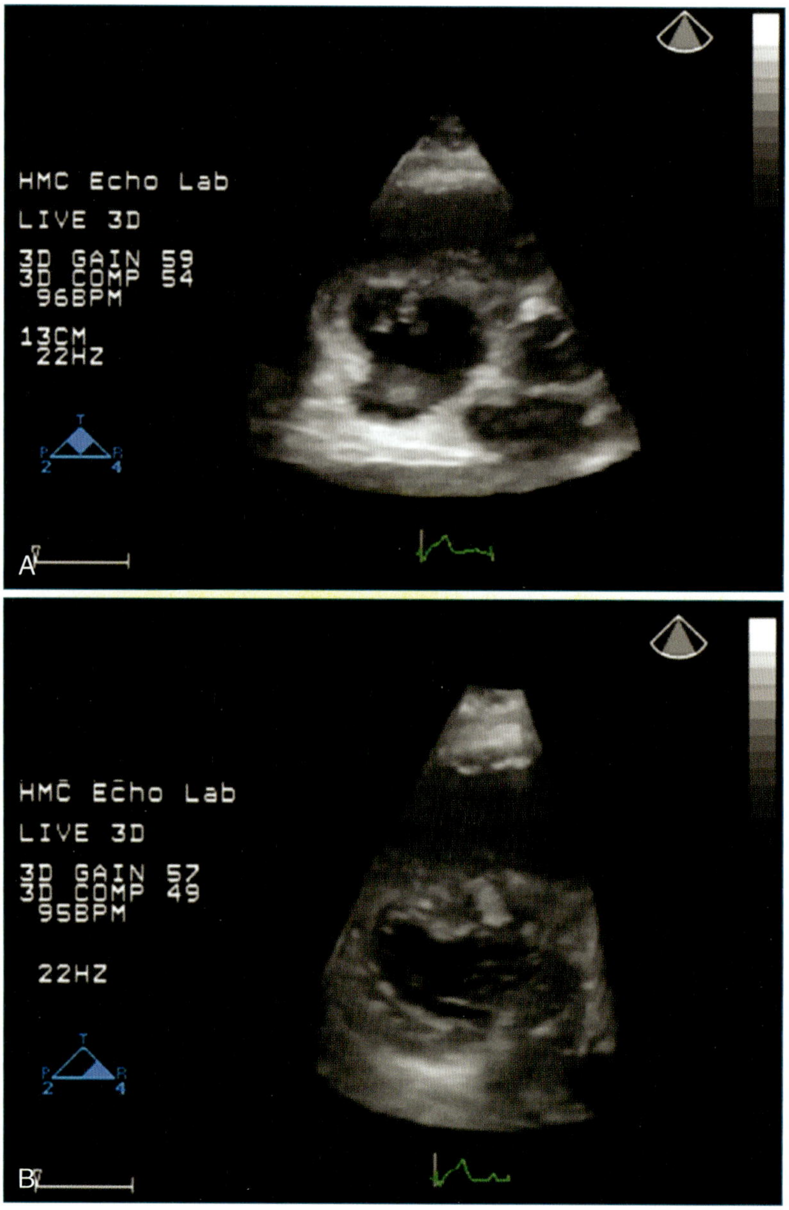

图 9-8 创伤引起连枷样三尖瓣。**A**，实时三维经胸超声心动图在胸骨旁短轴观，旋转图像显示连枷样三尖瓣，前叶最有可能。**B**，连枷样瓣叶右室侧观

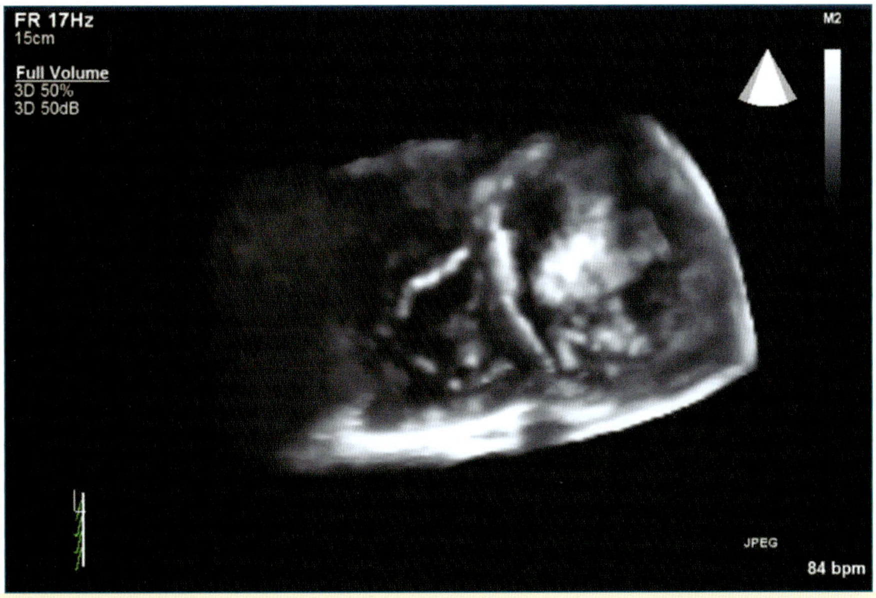

图 9-9 36 岁严重双心室衰竭患者。右室明显扩张，导致三尖瓣对合不良和重度三尖瓣反流。三尖瓣自心尖部观察，瓣叶如图所示

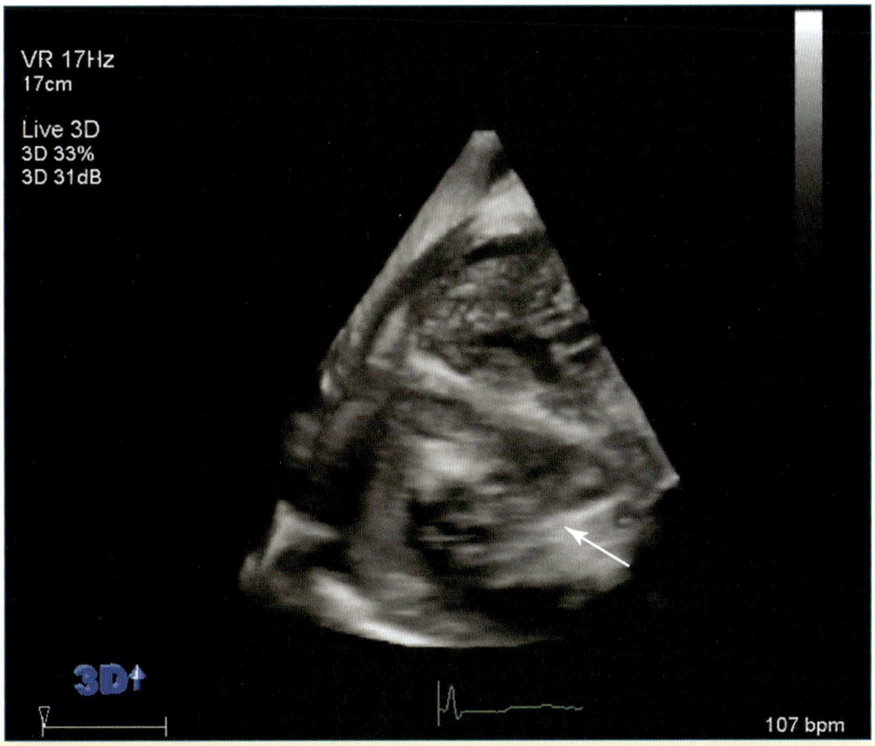

图 9-10 二尖瓣狭窄引起右室扩张。剑突下观，全容积实时三维经胸超声心动图显示右室明显扩张和三尖瓣各瓣叶。二尖瓣显示不佳（箭头）但有明显钙化

- 图 9-11 为感染性休克患者，左、右心室功能正常，右室轻度增大。肺动脉收缩压中度升高，约 50mmHg。患者有明显胸腔积液，这可能有助于获得右心图像。
- 图 9-12 为 22 岁患者来超声心动图室评价心脏杂音。由于声窗理想，获得三尖瓣正面观。

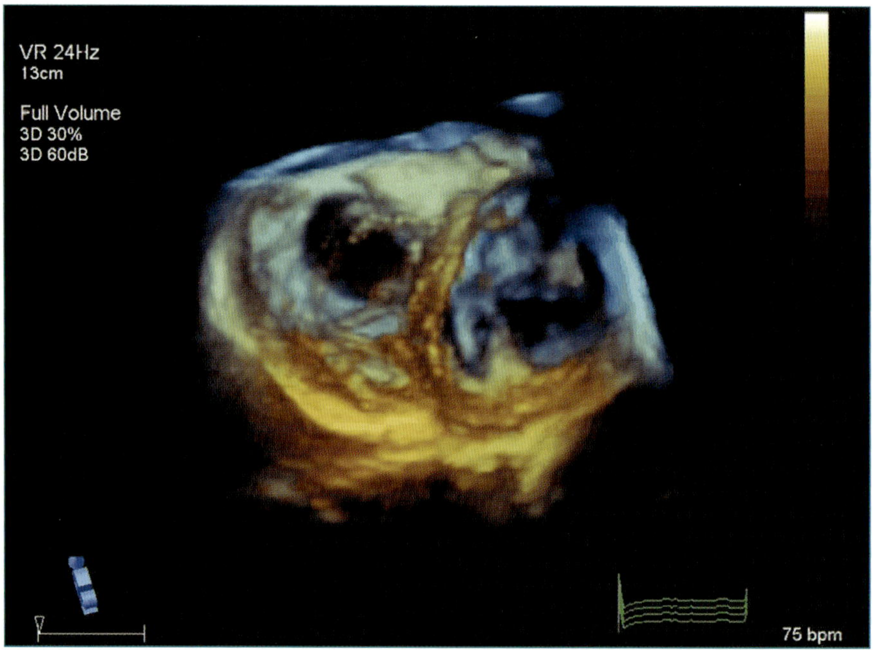

图 9-11 败血症和大量胸腔积液。实时三维经胸超声心动图低位胸骨旁左室长轴观采集并切割。该患者没有基础的心脏瓣膜疾病并且左室收缩功能正常。右室轻度扩张，伴有中度肺动脉高压，可能与败血症有关。容积图像切割后自心尖显示三尖瓣和二尖瓣

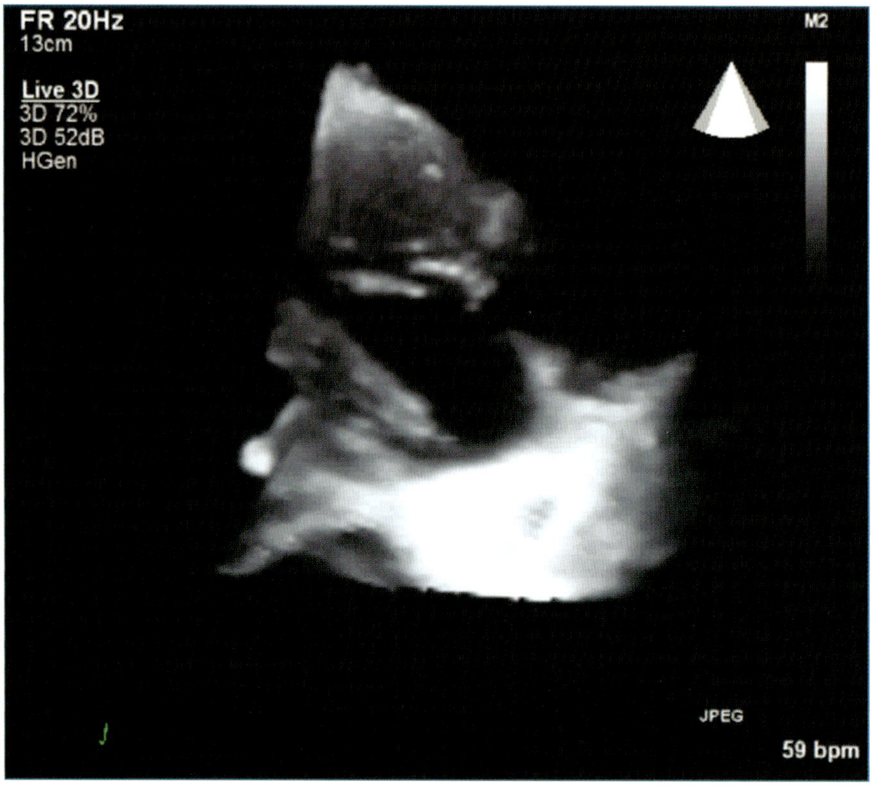

图 9-12 心脏正常患者行超声心动图检查评价心脏杂音。实时三维经食管超声心动图胸骨旁短轴观显示三尖瓣正面观

- 图 9-13 为 95 岁患者因心房颤动行超声心动图检查。患者有重度三尖瓣反流与肝静脉血流逆转，右室中度扩张，收缩功能正常。右室收缩压显著升高，由三尖瓣反流法估测约为 90mmHg，接近体循环收缩压。本次超声心动图检查 4 年后，患者 99 岁仍健在。
- 图 9-14 为右室容量和压力负荷过重患者。右室扩张，右室收缩功能减低为获取三尖瓣最佳图像提供了基础。
- 图 9-15 为 51 岁合并重度肺动脉高压患者，慢性肺动脉栓塞，肺

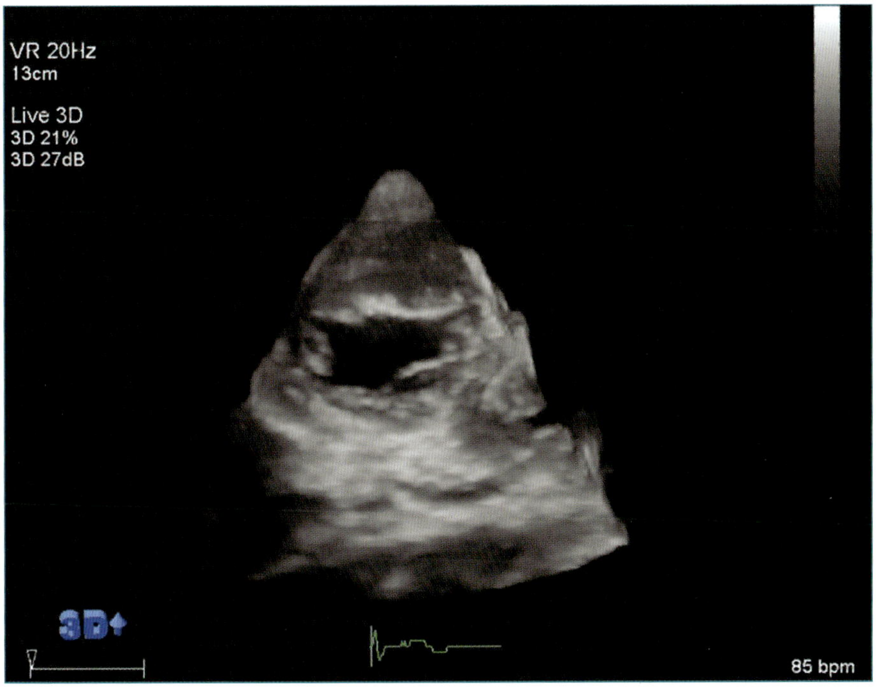

图 9-13 95 岁心房颤动患者，实时三维经食管超声心动图胸骨旁短轴观显示三尖瓣。患者有严重的三尖瓣反流与肝静脉血流逆转，右室中度扩张，收缩功能正常

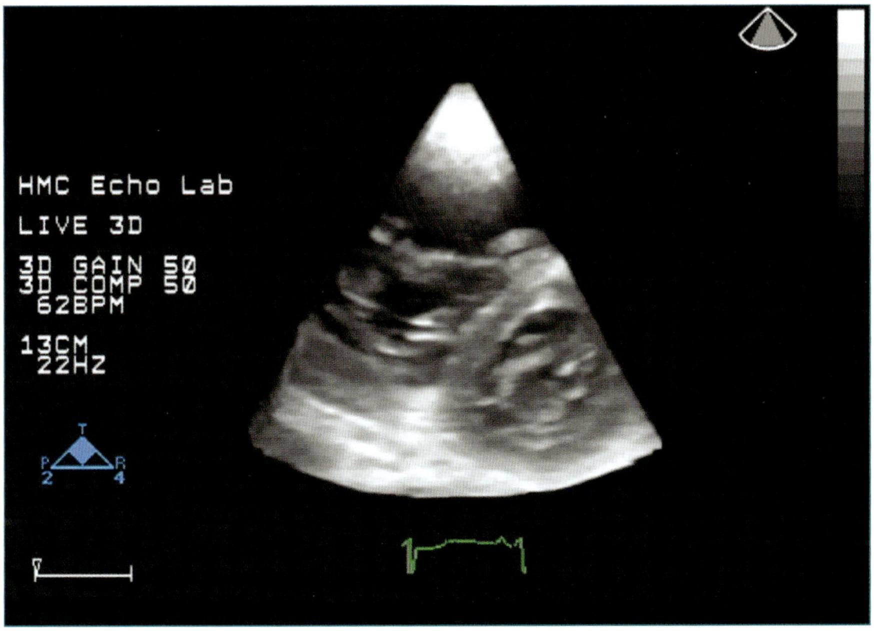

图 9-14 45 岁严重右心功能不全患者。三尖瓣实时三维经胸超声心动图胸骨旁短轴观图像显示三个瓣叶的理想成像。由于右室明显扩张，中度收缩功能减低，成像较为理想。肺动脉压升高至 76mmHg。注意室间隔平直

动脉收缩压 100mmHg。三尖瓣正面观图像理想。本例自右室侧观察三尖瓣瓣叶比从右房侧观察更为清晰。

- 图 9-16 为原发性肺动脉高压，右室扩张和严重的右室功能不全患者。右室扩张使得自右室侧的三尖瓣成像尤为清晰。前叶尤为突出，隔叶被 D 型室间隔拉长。

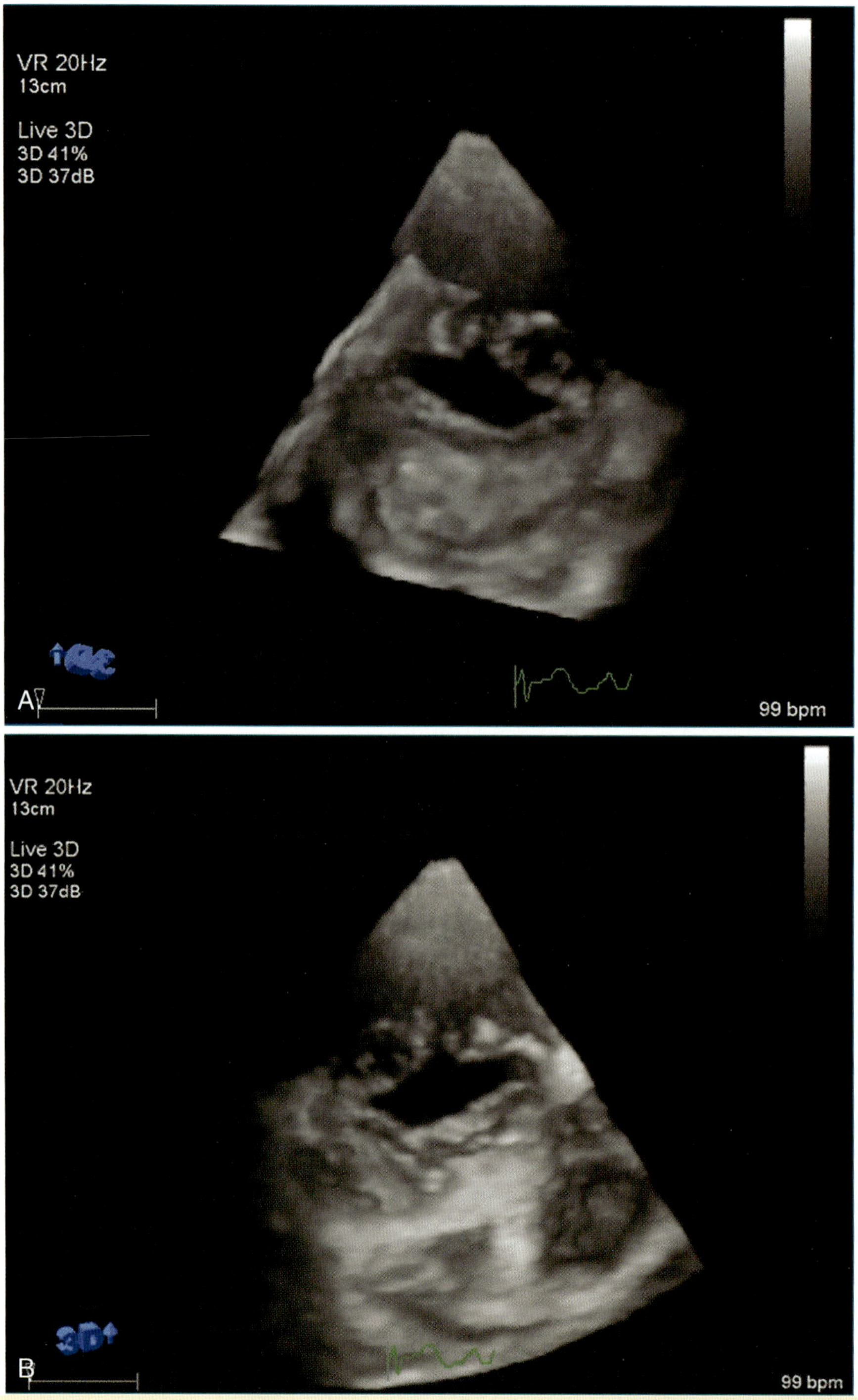

图 9-15 51 岁患者，重度肺动脉高压，慢性肺动脉栓塞，右心功能不全。实时三维经胸超声心动图胸骨旁短轴观。**A**，三尖瓣右房侧观。**B**，三尖瓣右室侧观

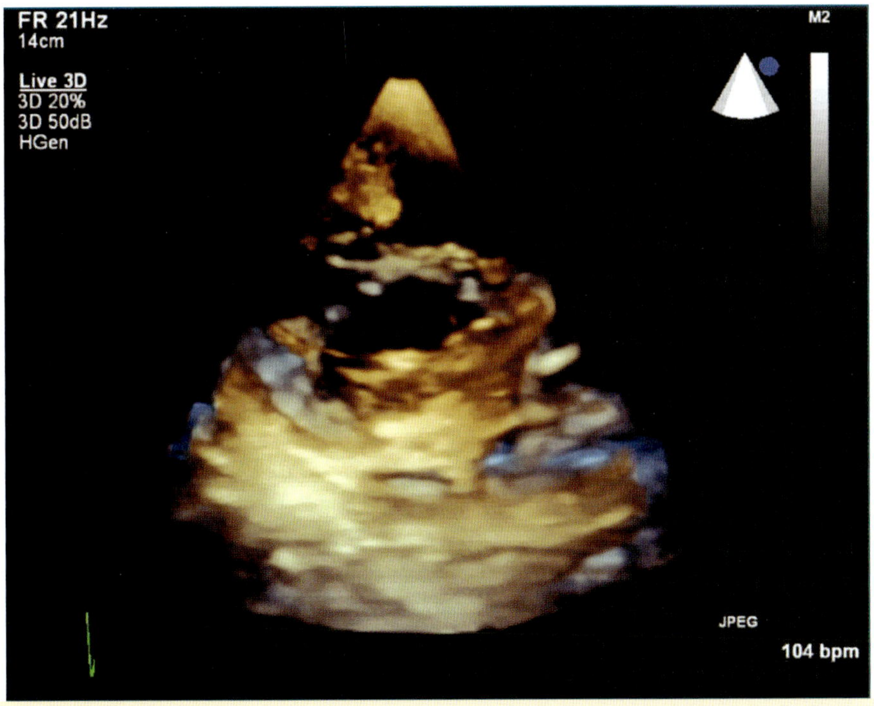

图 9-16 原发性肺动脉高压，右室明显扩大，严重右心功能不全。右室明显扩张为三尖瓣成像提供了基础。本例中三尖瓣前叶特别大从而得以清晰显示

总 结

三尖瓣重度反流一旦诊断，必须考虑三尖瓣修复或置换。三维超声心动图可以提供关于三尖瓣反流原因的更多信息。

参考文献

1. Silver MD, Lam JHC, Ranganathan N, Wigle ED: Morphology of the human tricuspid valve. *Circulation* 23:333–348, 1971.
2. Raman SV, Sparks EA, Boudoulas H, Wooley CF: Tricuspid valve disease: Tricuspid valve complex perspective. *Curr Prob Cardiol* 27(3):103–142, 2002.
3. Uijings R, Kluin J, Salomonsz R, et al: Pacemaker lead–induced severe tricuspid valve stenosis. *Circ Heart Failure* 3:465–467, 2010.
4. Faletra F, La Marchesina U, Bragato R, De Chiara F: Three-dimensional transthoracic echocardiography images of tricuspid stenosis. *Heart* 91:499, 2005.
5. Anwar AM, Geleijnse M: Evaluation of rheumatic tricuspid stenosis using real-time three-dimensional echocardiography. *Heart* 93:363, 2007.
6. Sultan FAT, Moustafa SE, Tajik J, et al: Rheumatic tricuspid valve disease: An evidence-based systematic overview. *J Heart Valve Dis* 19:374, 2010.

第10章 正常和病变肺动脉瓣

Edward A. Gill

（李一丹　译　吕秀章　校）

肺动脉瓣是人体内最小的瓣膜，与其大小一样，肺动脉瓣在成人心脏病学中的作用也相对较小。尽管成人心脏疾病很少累及肺动脉瓣，但对累及肺动脉瓣的临床疾病作一个回顾总结非常重要。肺动脉瓣狭窄很少在成年中诊断，更常在儿童患者中发现和治疗。当然，轻至中度的肺动脉瓣反流在成人中是常见的正常现象。

成人肺动脉瓣大量反流（定义为中度以上的肺动脉瓣反流）最常见原因是各种原因引起的肺动脉高压，伴或不伴肺动脉瓣环扩张。与三尖瓣类似，当肺动脉压力升高时肺动脉瓣通常会出现功能不全。肺动脉瓣反流较少见的原因包括感染性心内膜炎、类癌综合征和瓣膜肿瘤浸润（例如乳头状弹力纤维瘤）[1-5]。肺动脉高压可以是原发性或继发性，最常见的继发原因是左心衰竭。肺动脉扩张最终也会导致瓣环扩张，肺动脉扩张的原因包括结缔组织病，如马方综合征、Ehler-Danlos 综合征、系统性红斑狼疮和硬皮病。特发性肺动脉扩张是一个临床描述，常见于老年女性，可导致肺动脉瓣重度反流。在 Harborview 医学中心的患者人群中，感染性心内膜炎导致的瓣膜损害也是肺动脉瓣反流的常见原因。近几年我们已经诊断了数例肺动脉瓣感染性心内膜炎，这种现象很值得注意，因为肺动脉瓣感染性心内膜炎的整体发病率非常低——尸检估计发病率仅有 2%，明显低于三尖瓣的感染性心内膜炎[6]。当然，从 1960 年至 1999 年间，仅有 36 例心脏结构正常的肺动脉瓣感染性心内膜炎报道[7]。与经胸超声心动图（TTE）相比，经食管超声心动图（TEE）无疑提高了肺动脉瓣心内膜炎的诊断率，但其真正的发病率仍不明确[8-9]。先天性肺动脉瓣缺如可伴发于法洛四联症或先天性室间隔缺损（VSD），更少见的可与房间隔缺损（ASD）、主动脉缩窄或三尖瓣闭锁并发[10]。实际上，瓣叶往往是发育不全而不是完全不存在[11]。孤立的肺动脉瓣发育异常罕见，比先前提到的先天性缺损更为少见。

成人经胸三维超声心动图（3DE）显示肺动脉瓣非常困难，正如二维超声心动图（2DE）显示肺动脉瓣很有挑战性那样[12]。通常是由于肺组织干扰超声波穿透引起的。三维成像的一个经验是，如果 2DE 图像质量差，3DE 图像很可能也会差，甚至更糟。图 10-1 和图 10-2 显示 TTE 胸骨旁短轴观，与主动脉瓣毗邻的肺动脉瓣的二维（2D）图像和三维（3D）图像。肺动脉瓣是从长轴的

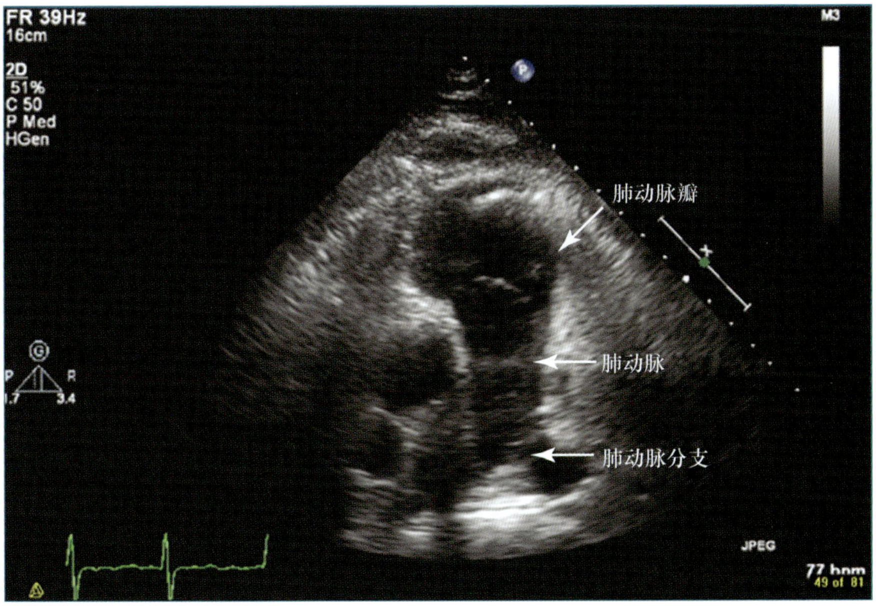

图 10-1 二维经胸超声心动图显示正常肺动脉瓣、肺动脉及其分支

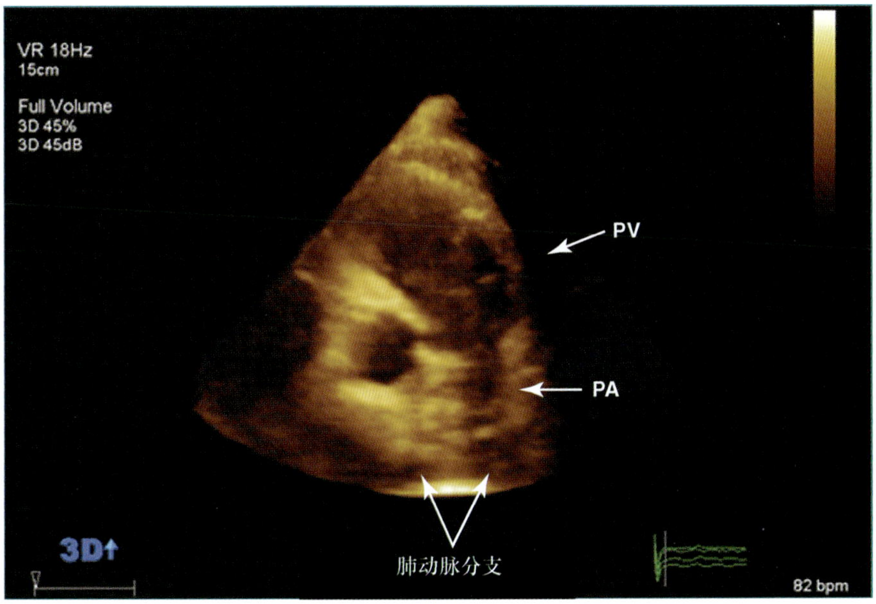

图 10-2 三维经胸超声心动图胸骨旁短轴切面显示肺动脉瓣（PV）、肺动脉（PA）及其分支。与二维图像相比，肺动脉瓣三维图像明显丢失了某些结构的一些明显特征。在本例中深度显像的优势被经胸成像有限的穿透力抵消

角度观察的，通常只能看到一个或最多两个瓣叶。在剑突下利用表面成像观察肺动脉瓣常常也很方便。图 10-3 为剑突下观显示的肺动脉瓣 2DE 和 3DE 图像。

病例 1

第一个病例是用 TTE 检测肺栓塞，本例可见一个马鞍形栓子。图 10-4 显示胸骨旁左室长轴观和心尖四腔观的 2D 切面。患者有呼吸困难和低血压，右室扩张且收缩力明显减低，可以看到 McConnell 征，即右室

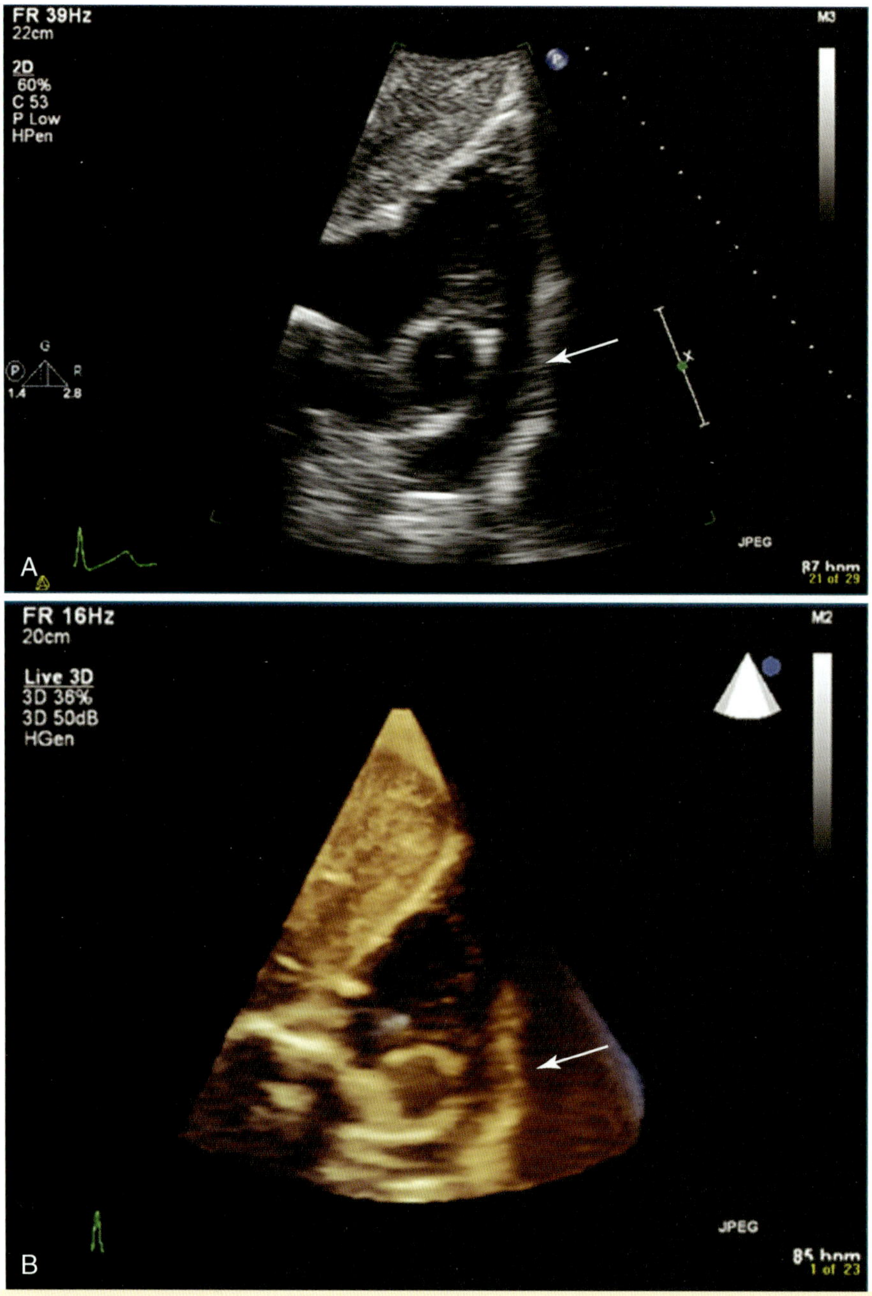

图 10-3 经胸二维（**A**）和三维（**B**）超声心动图剑突下观显示肺动脉瓣（箭头）、肺动脉及其分支

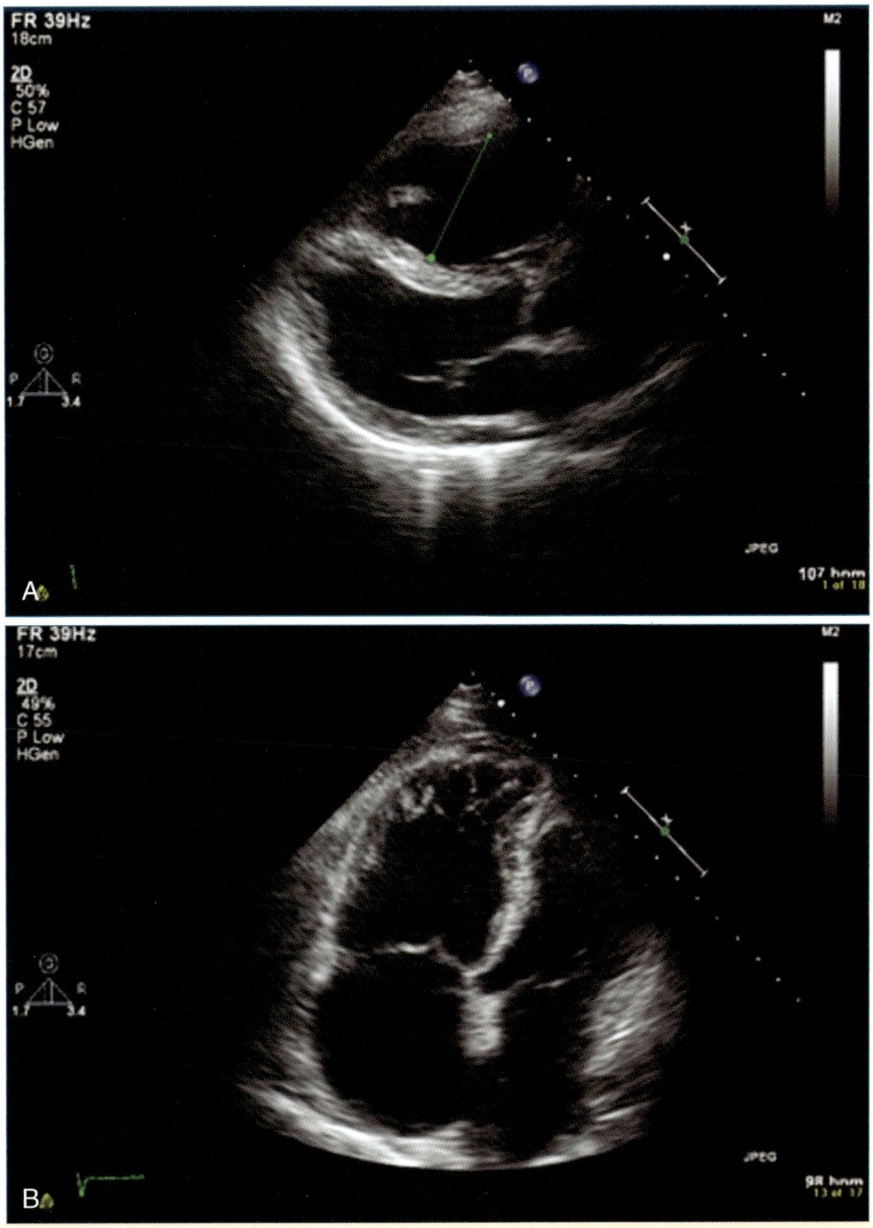

图 10-4　一例肺动脉有鞍形栓子的患者，其经胸二维超声心动图左室长轴观（**A**）和心尖四腔观（**B**）。注意两个切面均显示右室扩张

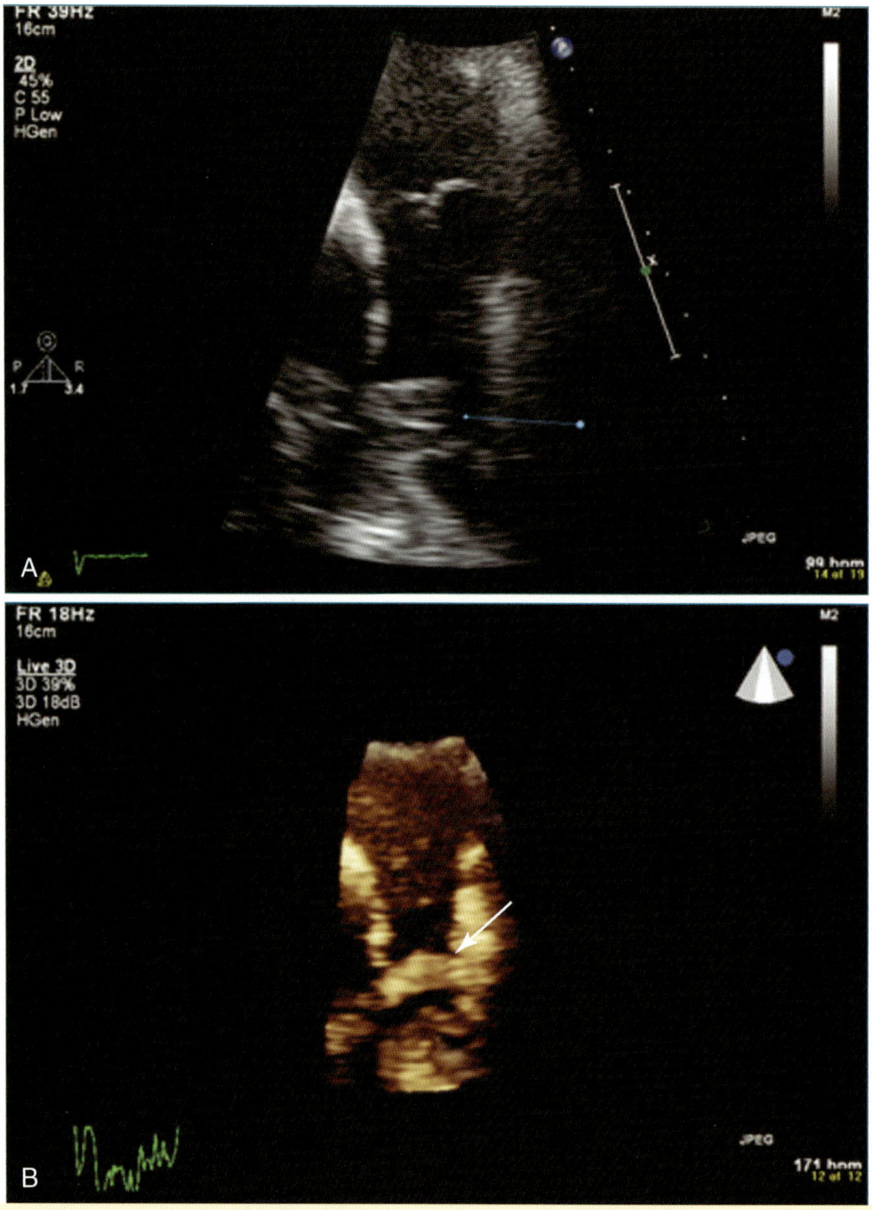

图 10-5 二维（A）和三维（B）胸骨旁短轴观显示血栓（箭头）位于肺动脉分叉处（线）

功能重度减低，但心尖部相对保留。图 10-5 和图 10-6，显示肺动脉分叉处一“马鞍形栓子”。生理盐水右心声学造影显示右室扩张和严重收缩功能不全更明显（参见图 10-6）。

要更清楚地显示瓣膜病变时可进行 TEE 成像，然而，即使是标准的 TEE 也不容易显示肺动脉瓣。公认的 TEE 显示肺动脉瓣的切面是在短轴观同时显示主动脉瓣时获得，通常为 50°～90°，肺动脉瓣显示为长轴观并且可以探查反流情况（图 10-7 和图 10-8）。有时在深部胃底观探查时会偶然发现肺动脉瓣（图 10-9 至图 10-11）。

获取深部胃底观 TEE 探头的位置如图 10-9 所示。获取深部胃底观的步骤如下：

1. TEE 探头达胃底观位置（通常距门齿 40cm）后继续推送至深约

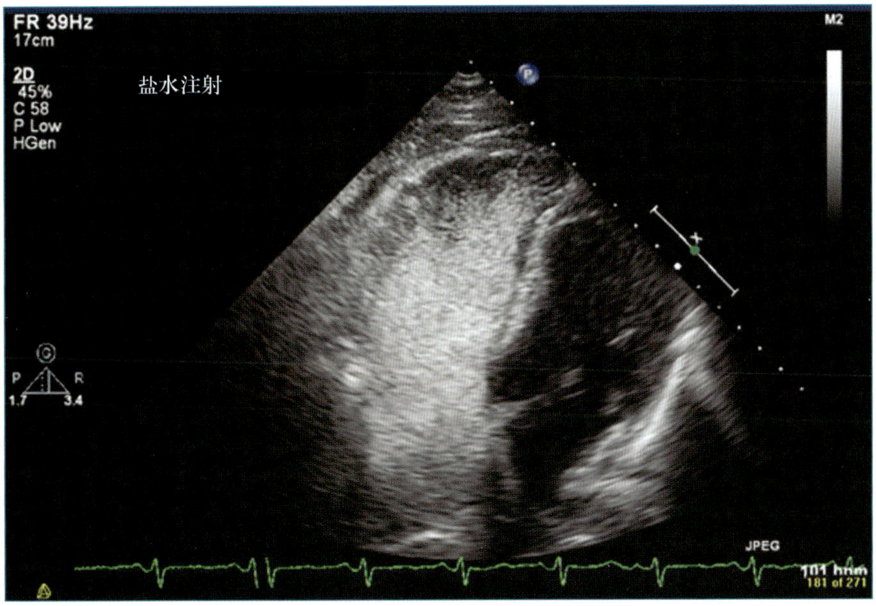

图 10-6　生理盐水造影显示右室扩张

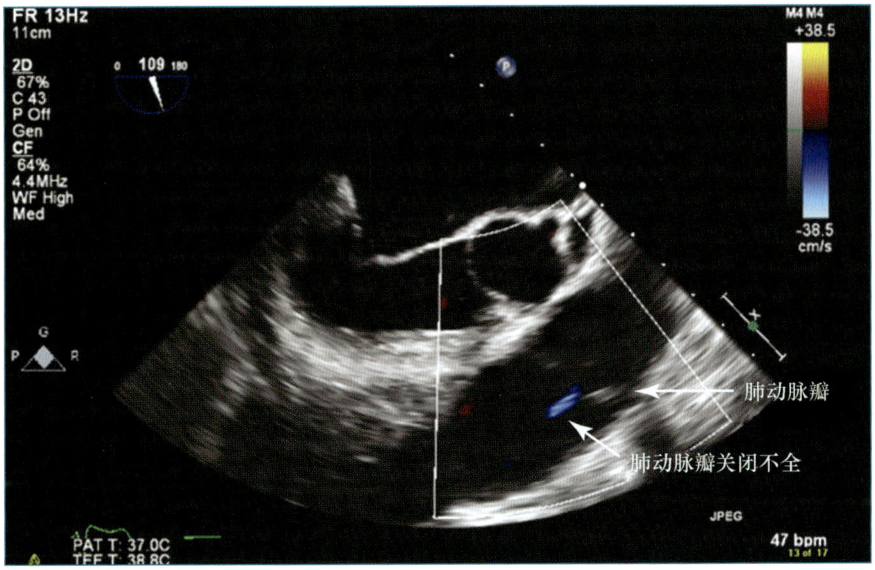

图 10-7　二维经食管超声心动图的肺动脉瓣食管中段观，彩色多普勒显示轻度肺动脉瓣反流

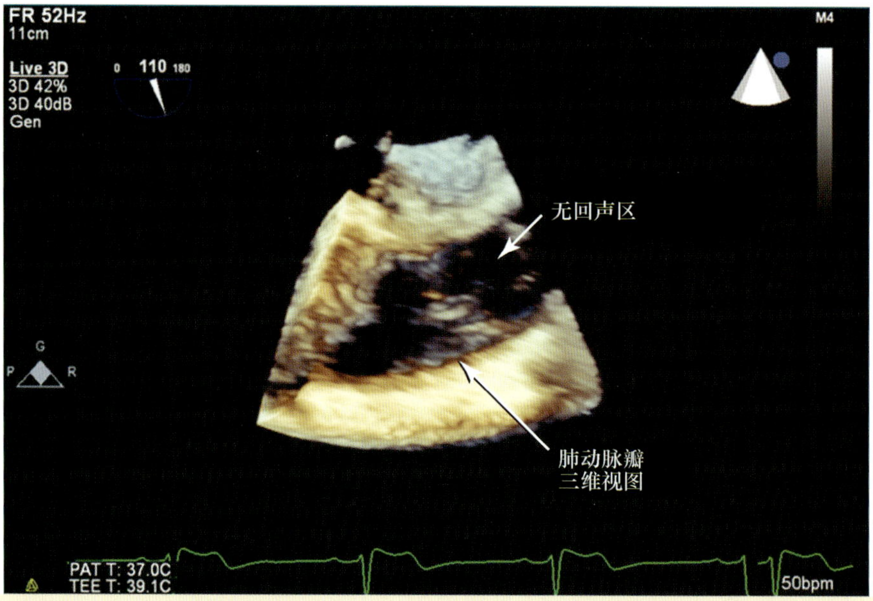

图 10-8 实时三维经食管超声心动图食管中段水平显示肺动脉瓣。该图显示了三维成像两个主要局限性。首先，为了显示肺动脉瓣需要减低增益和压缩，使图像出现明显的无回声区或“暗区”；增加增益可以消除回声失落，但会额外增加回声覆盖肺动脉瓣，使其无法显示。其次是菲薄的结构难以显示，本例为自身肺动脉瓣，典型的硬化性改变使肺动脉瓣异常增厚更容易显示

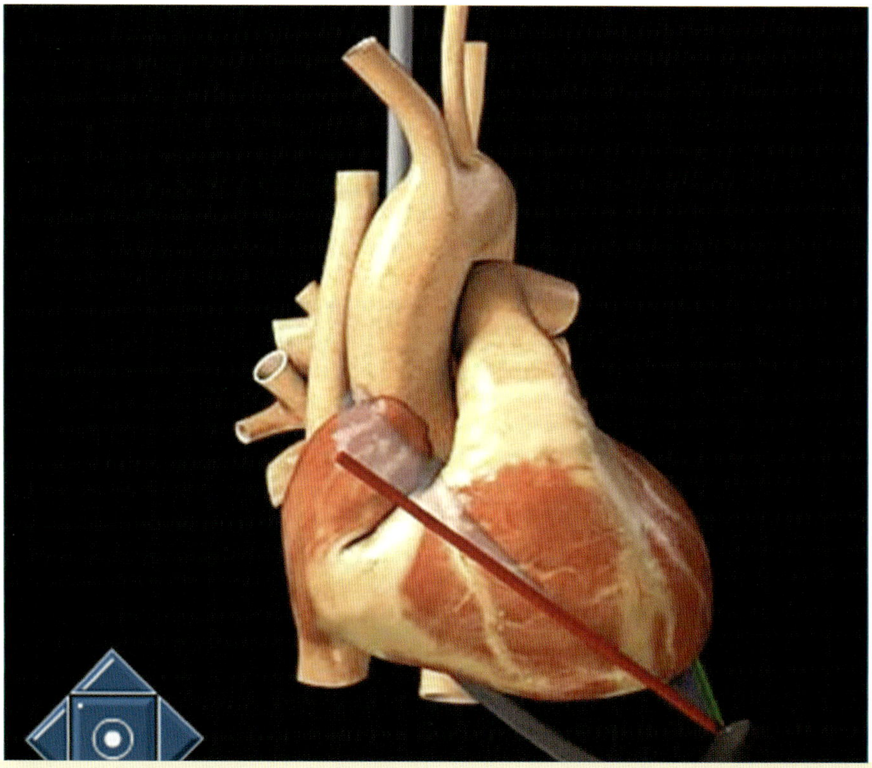

图 10-9 模拟经食管超声心动图（TEE）获取肺动脉瓣深部胃底观时探头的理想位置。此位置最初是显示主动脉瓣的理想位置。轻微回撤探头可显示肺动脉瓣

55cm 处。操作时探头角度在 0°。

2. 顺时针旋转前 / 后控制轮，并逆时针旋转内 / 外侧转向轮，两种方法结合可以使探头弯曲显示主动脉瓣。这种操作可以改善胃与前屈和侧动探头的接触并对准主动脉瓣（见图 10-10 和图 10-11）。

3. 后撤探头 3 ～ 5cm 以显示肺动脉瓣。

无论是 2DE 还是 3DE，经食管超声心动图显示肺动脉瓣最理想的位置都在高位食管水平，因为此处接近主动脉，特别是主动脉弓。在主动脉弓水平，主动脉提供了一个完美的声窗，可以显示右室流出道、肺动脉瓣、近端肺动脉及其分支（图 10-12）。唯一的问题是只有 50% ～ 60% 的患者能够显示这个切面。经验表明，有右心疾病，尤其是肺动脉扩张

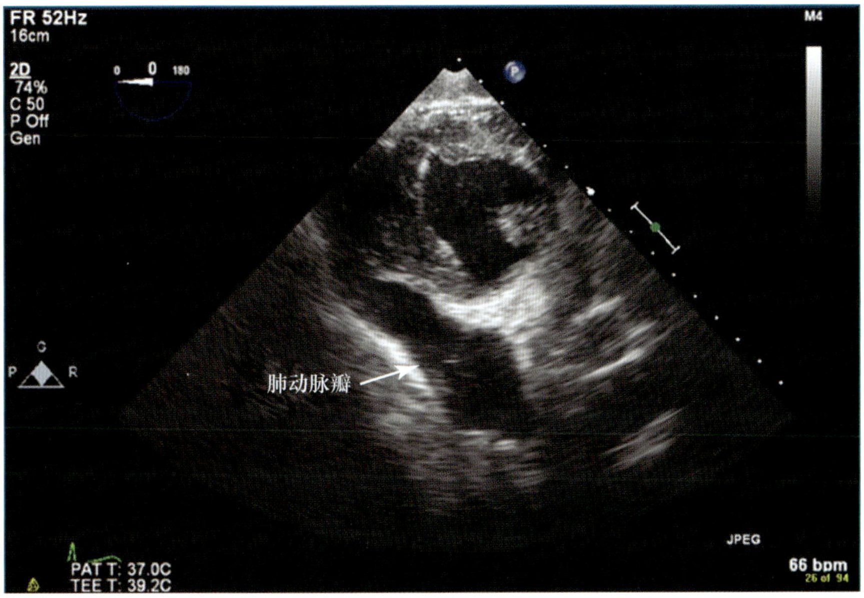

图 10-10 二维经食管超声心动图深部胃底观显示肺动脉瓣

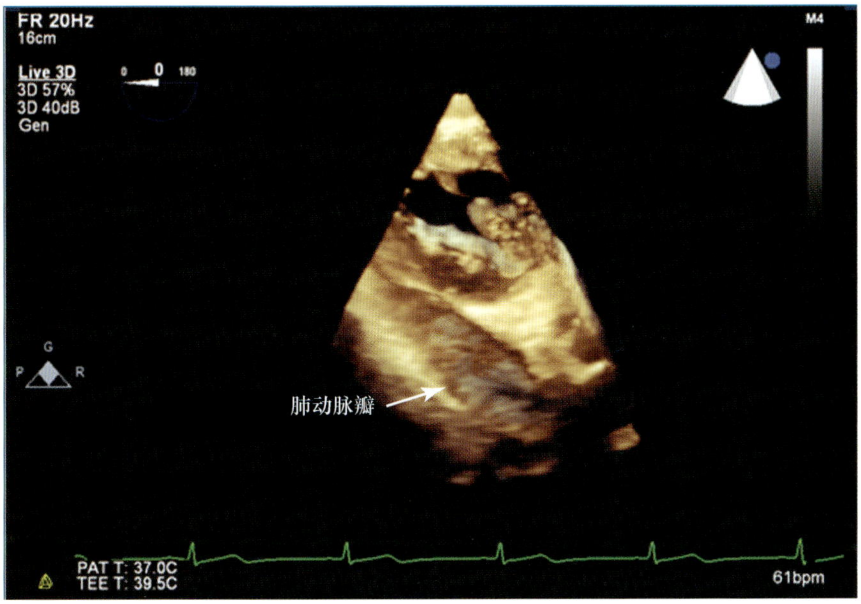

图 10-11 三维经食管超声心动图深部胃底观显示肺动脉瓣。由于肺动脉瓣叶非常薄而显示困难

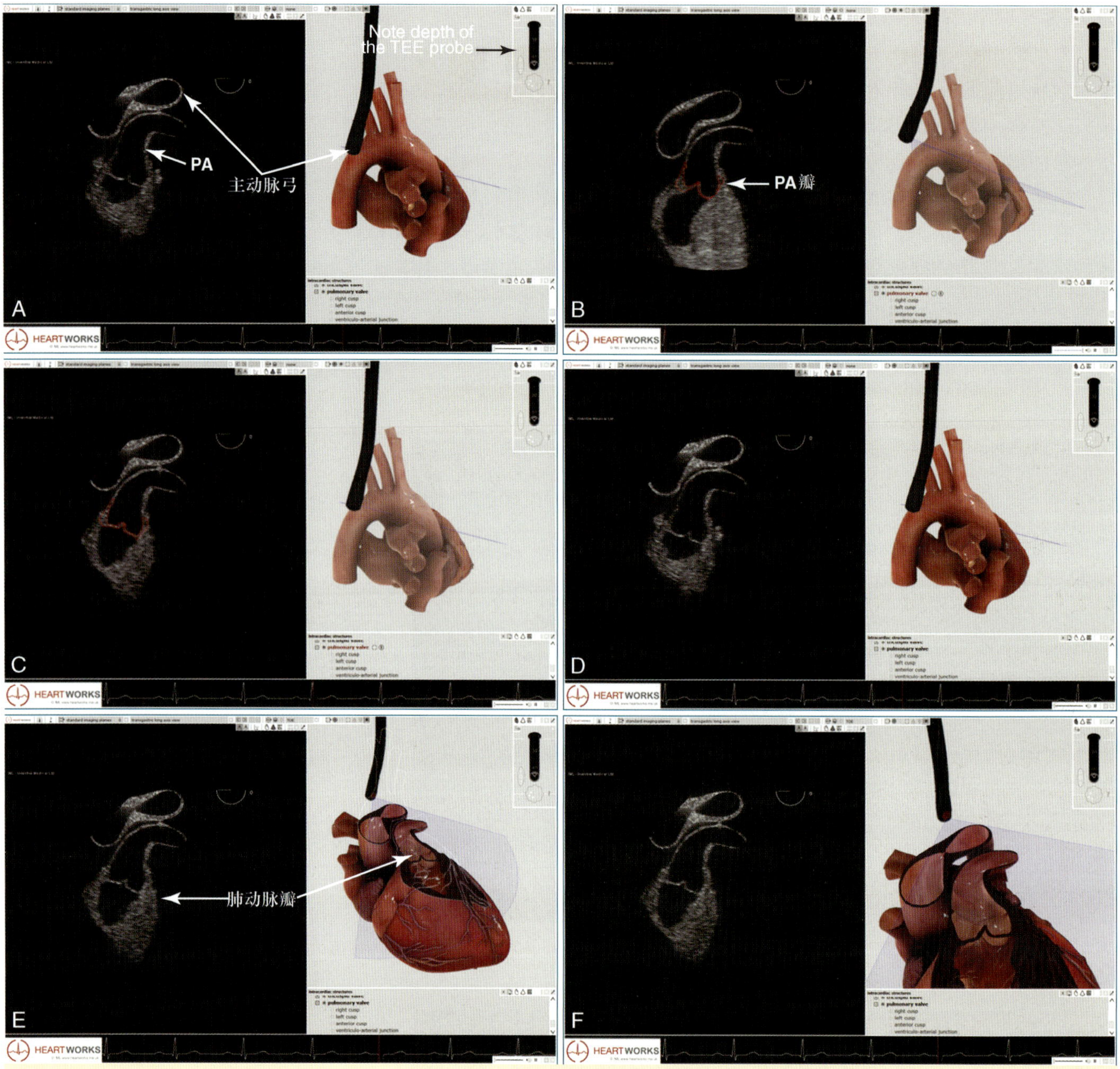

图 10-12 A，模拟经食管超声心动图（TEE）获取高位食管观时探头的位置。B，类似的 TEE 模拟示意图，重点观察肺动脉（PA）瓣。相对图像 A，TEE 探头稍后屈。C，获得高位食管观时 TEE 探头的位置。D，显示肺动脉瓣切面。E，TEE 探头的深度类似，左侧为 2D 图像，右侧为肺动脉和主动脉弓被部分切断以显示肺动脉瓣。F，TEE 探头的位置没有显著改变，放大显示主动脉弓和肺动脉瓣

的患者中该切面显示最好。图 10-13 至图 10-16 显示几个二维和三维经食管超声心动图通过高位食管声窗对肺动脉和肺动脉瓣成像的例子。图 10-14 和图 10-15 也通过高位食管声窗显示肺动脉瓣心内膜炎的情况。

肺动脉瓣的高位食管观（参见图 10-12）可以通过以下操作获得：

1. 操作初始需要显示降主动脉，此时 TEE 探头朝向后方（参见图 10-12B）。主动脉显示的是短轴或横断面。操作时探头角度为 0°。

2. 然后缓慢回撤 TEE 探头，从 30 ～ 35cm 的深度撤到 25 ～ 27cm，

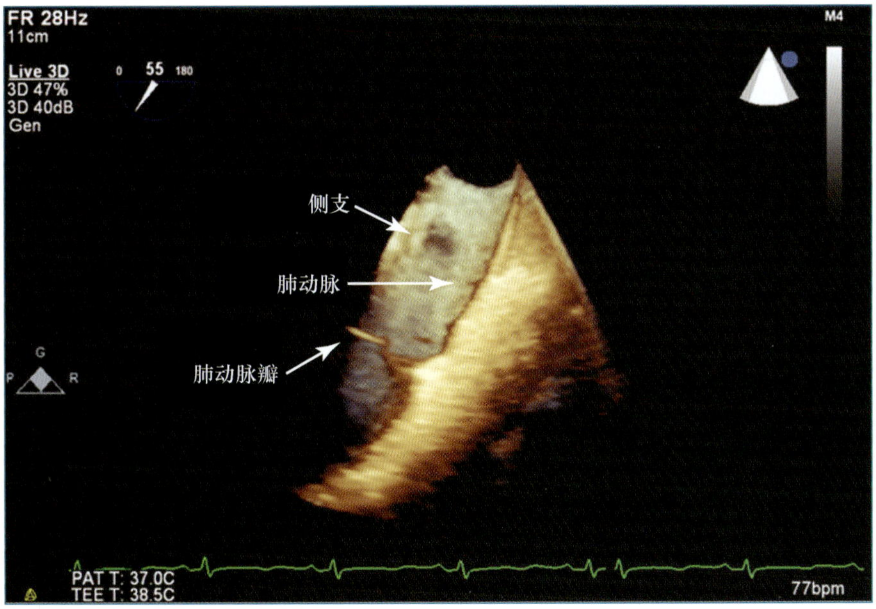

图 10-13　三维经食管超声心动图显示肺动脉、肺动脉瓣和一明显的肺动脉侧支。在高位食管主动脉弓水平获得这一切面

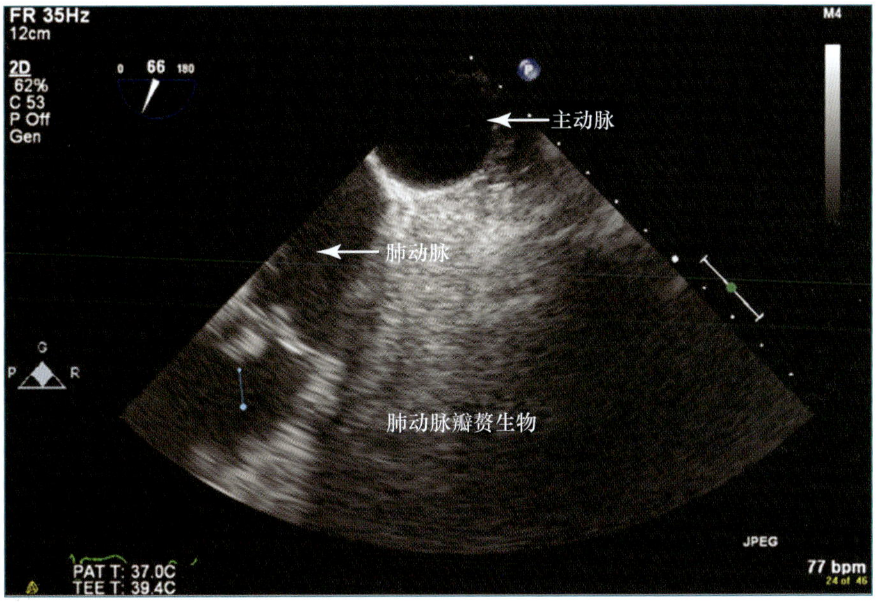

图 10-14　二维经食管超声心动图在高位食管水平显示肺动脉瓣赘生物，赘生物位于右室流出道和瓣膜的肺动脉侧

主动脉弓逐渐显现并“变长”，显示出长轴切面而不再是横断面（参见图 10-12C）。显示主动脉的深度通常为 4 ～ 6cm，要显示肺动脉和肺动脉瓣，需要将深度增至 9 ～ 11cm。

3. 显示了主动脉弓最长的横断面后，根据患者情况，探头角度依次从 0° 转到 50° 再转到 70°。整个探头顺时针旋转，或向右转向以靠近肺动脉。内侧 / 外侧控制轮也可以帮助完成这一内向运动（参见图 10-12D）。

4. 3D 成像时，可以在图 10-12D 所在的位置切换到实时 3D 模式。另外，也可以用 3D 放大模式。

5. 操作者开始未能获得此切面不必气馁，因为它是一个高水平的操作。另外，正如前面所提到的，只有 50% ～ 60% 的患者能够显示此切

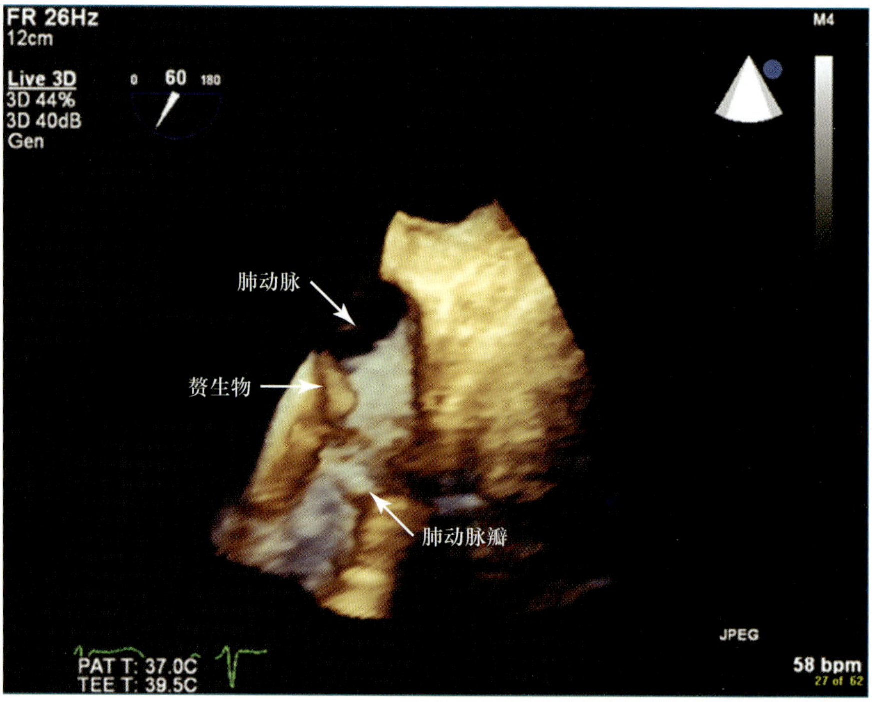

图 10-15 三维图像显示图 10-14 的赘生物。与二维图像相比，赘生物明显增大

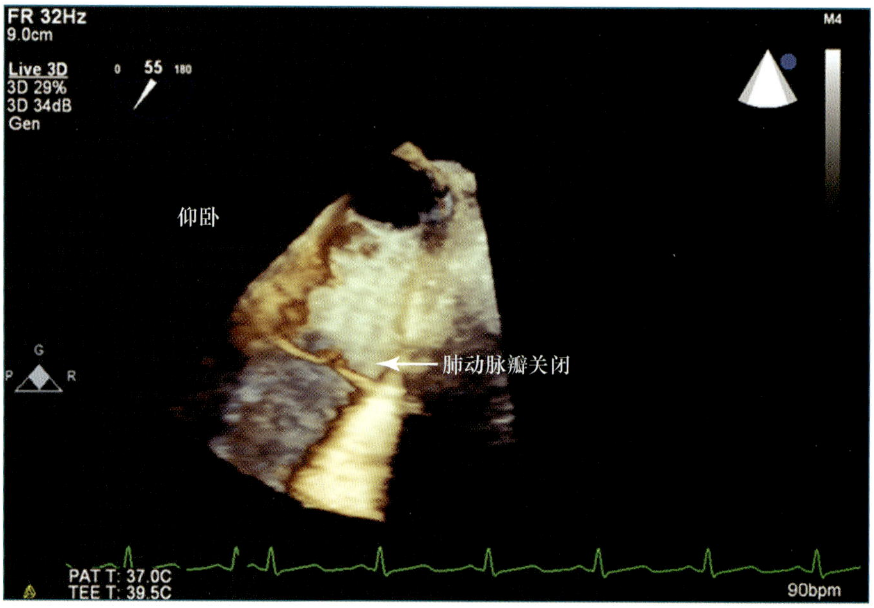

图 10-16 三维经食管超声心动图在高位食管水平显示关闭的肺动脉瓣

面。好消息是，肺动脉有病变的患者该切面显示成功率更高，下文的临床病例说明了这一点。

肺动脉瓣是唯一不能经常正面显示的瓣膜；事实上，TTE 显示出满意的肺动脉瓣正面观是很罕见的。然而，3DTEE 偶尔可以做到。

临床病例

46 岁男性，有静脉注射非法药物史，出现右心感染性心内膜炎的症状和体征。具体地讲，患者诉胸痛、呼吸困难和下肢水肿。体检在胸骨左缘听诊区听到新出现的舒张期杂音，符合肺动脉瓣反流。血培养金黄色葡萄球菌阳性。2DTEE 和 3DTEE 均显示赘生物（见图 10-14 和图 10-15），因此，超声心动图明确证实了感染性心内膜炎的诊断。

同其他断层成像方式如计算机化断层显像（CT）和磁共振成像（MRI）一样，3DE 可以清楚显示毗邻的结构及重要的解剖关系，因此 3DE 在先天性心脏病的诊断中非常有用。对于感染性心内膜炎，3DE 评价赘生物的形状、活动度及大小常常优于 2DE。3DE 测量大小尤其准确，因为它是一种容积技术，而 2DE 仅能对赘生物进行线性和面积测量。同许多右心感染性心内膜炎的治疗一样，本例感染性心内膜炎经药物治疗后痊愈。

结 论

3DE 显示肺动脉瓣具有挑战性，以 TEE 成像最好。偶尔在体型瘦的患者，TTE 可以获得诊断肺动脉瓣病变的图像，但这种情况并不常见。大部分患者可获得肺动脉瓣高位食管观，当瓣膜存在病变（如赘生物）或肿瘤（如乳头状弹力纤维瘤）时，这一切面非常有用。

参考文献

1. Hecht SR, Berger M: Right-sided endocarditis in intravenous drug users. Prognostic features in 102 episodes. *Ann Intern Med* 117:560–566, 1992.
2. Ohri SK, Schofield JB, Hodgson H: Carcinoid heart disease: Early failure of an allograft valve replacement. *Ann Thorac Surg* 58:1161, 1994.
3. Seymour J, Emanuel R, Patterson N: Acquired pulmonary stenosis. *Br Heart J* 30:776, 1968.
4. Gowda RM, Khan IA, Nair CK, et al: Cardiac papillary fibroelastoma: A comprehensive analysis of 725 cases. *Am Heart J* 146:404–410, 2003.
5. Odim J, Reehal V, Laks H, et al: Surgical pathology of cardiac tumors. Two decades at an urban institution. *Cardiovasc Pathol* 12:267–270, 2003.
6. Schroeder RA: Pulmonic valve endocarditis in a normal heart. *J Am Soc Echocardiogr* 18:197–198, 2005.
7. Ramadan FB, Beanlands DS, Burwash IG: Isolated pulmonic valve endocarditis in healthy hearts: a case report and review of the literature. *Can J Cardiol* 16:1282–1288, 2000.
8. Winslow T, Foster E, Adams JR, Schiller NB: Pulmonary valve endocarditis: improved diagnosis with biplane transesophageal echocardiography. *J Am Soc Echocardiogr* 5:206–210, 1992.
9. Shapiro SM, Young E, Ginzton LE, Bayer AS: Pulmonic valve endocarditis as an underdiagnosed disease: role of transesophageal echocardiography. *J Am Soc Echocardiogr* 5:48–51, 1992.
10. Howard S, Wan S, Freeman LJ: Congenital absence of the pulmonary valve. *Heart* 93(7):779, 2007.
11. Bharati AH, Naware A, Merchant SA: Absent pulmonary valve syndrome with tetralogy of Fallot and associated dextrocardia detected at a nearly gestational age of 26 weeks. *Ind J Radiol Imag* 18:4:352–354, 2008.
12. Kelly NF, Platts DG, Burstow DJ: Feasibility of pulmonary valve imaging using three-dimensional transthoracic echocardiography. *J Am Soc Echocardiogr* 23:1076–1080, 2010.

第11章 容量评估

Carly Jenkins

（吕秀章　译　孔令云　校）

三维超声心动图（3DE）在临床应用的证据越来越充足。研究 3DE 价值的四个主要领域包括：①心腔容量和左室质量的分析，②缺血性心脏病，③先天性心脏病和④瓣膜性心脏病。虽然自 20 世纪 70 年代初有不同的 3DE 方法问世，但"实时"或实时 3DE（RT3DE）是在 21 世纪早期才开始应用的（图 11-1 和图 11-2）[1]。

3DE 可以实时显示较深处心脏结构的切面和运动，这是二维超声心动图（2DE）无法实现的，因此 3DE 可以提供更好的诊断信息（图 11-3 至图 11-5）。考虑到心脏结构的复杂空间关系，这一优势尤其有帮助，特别是在获得性瓣膜病、房间隔和室间隔缺损及左室重塑等方面[2-4]。3DE 也可以准确评估左房容量[5-6]。由于右室形状不规则，3DE 尤其适用于分析右室的容量。3DE 能够模拟外科视角，有助于指导制订重要的外科决策，比如对经皮球囊瓣膜成形术效果的准确评估，以及人工瓣膜、间隔封堵装置功能的评估。最后，3DE 可能有助于提高定性评估的准确性及先天性心脏病的准确分类[7]。

到目前为止，左室容量、质量和形态的分析是 3DE 临床应用最广泛的领域；这强调了 3DE 评估心脏大小和形状时无需几何假设的优势，这一点在心脏形态改变时尤为重要。容量和质量的测量可以通过用自动和半自动软件追踪心内膜边界来完成。

目前二维超声心动图用于临床定性和定量评估的问题

定量评估左室容量和射血分数（EF）是所有心脏疾病评估的重要内容。当然，左室功能的评估是超声心动图检查最常见的应用指征，临床常常需要评估左室功能来指导治疗。然而，受图像质量较差、容量和质量计算相关的几何形态假设、非标准切面测量以及心室负荷水平变化等因素的影响，重复测量的变异性很大[8]。

EF 是反映左室功能的简单指标；但该指标很容易受负荷水平的影响，很多情况下与患者的症状并不相关。更重要的是，该指标重复检查的可靠性有限[9]。临床常常用肉眼主观或"眼球法"评估左室 EF（LVEF），但结果很可能误导临床，因为在左室腔很大或很小、心率很慢或很快的时候，这种评估方法受到心

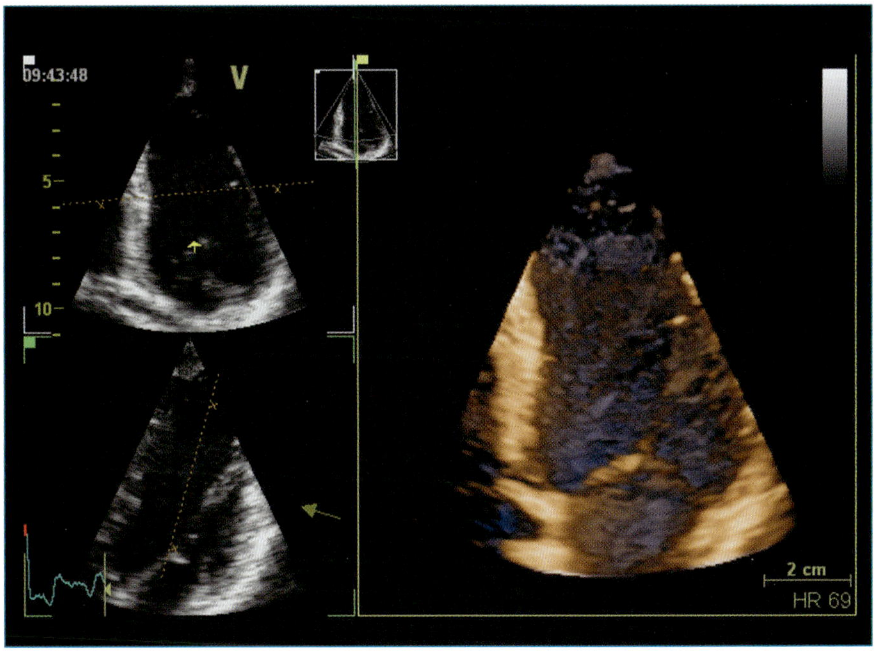

图 11-1 全容积三维图像及相应的二维四腔和两腔切面。(Courtesy EchoPAC-PC，GE Vingmed.)

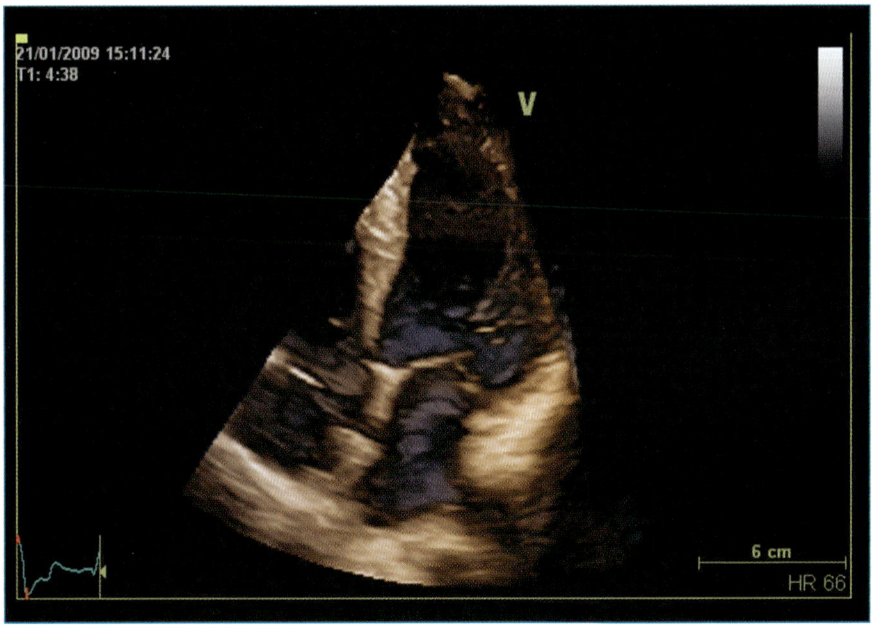

图 11-2 实时三维图像心尖观。(Courtesy EchoPAC-PC，GE Vingmed.)

律不齐的影响[10]。M 型超声心动图（MM）根据收缩末期和舒张末期左室内径来计算缩短分数和 EF 已有数十年的历史；但是由于角度依赖性的影响，这些数值的变异性很大[11]。有研究表明，双平面 Simpson 法测量 EF 的观察者间变异性可达 4.1%[12-13]。之所以有这么高的变异性，与 2DE 计算 EF 时复杂的几何假设和潜在的图像显示不全等问题有关。King 及其同事[11]的早期研究显示了心腔测量时所取切面的重要性，他们的研究表明，不是所有的患者都能得到最佳的标准 2DE 切面，大部分（93%）的图像都不在心腔轴心，导致 LV 容积测量出现变异（9%）[14]。另外，MM

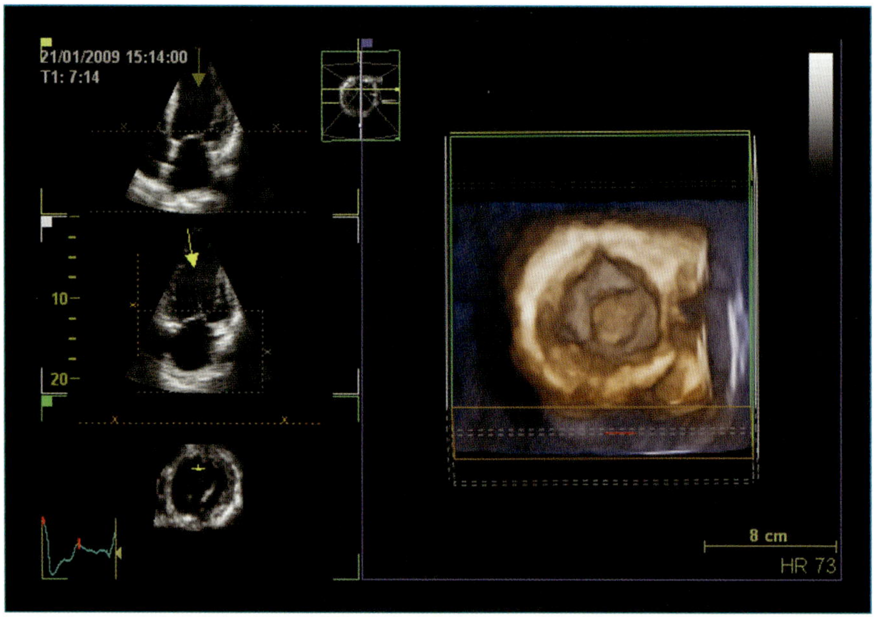

图 11-3 切割的三维图像，从左室往二尖瓣侧观察，旁边显示相应的四腔、两腔和短轴二维切面。（Courtesy EchoPAC-PC，GE Vingmed.）

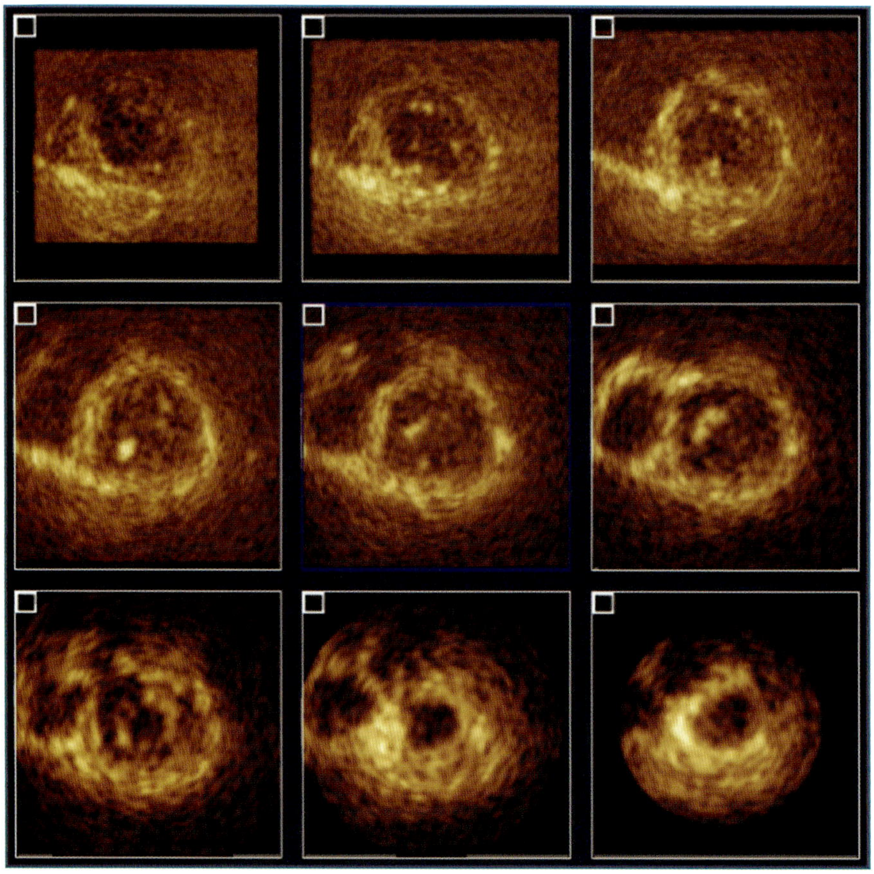

图 11-4 三维全容积显像的 9 个断面显示。（Courtesy Philips Healthcare，Andover，MA.）

或 Simpson 双平面法都没有考虑整个左室容量中的局部变异，而这在心肌梗死患者中是可能出现的。测量 LV 质量也有类似的问题，可信度为 95% 时，可以检测到的最小质量变化是 59g，而大多数降压治疗试验中每年的变化大约只有 20 ～ 40g[15]。

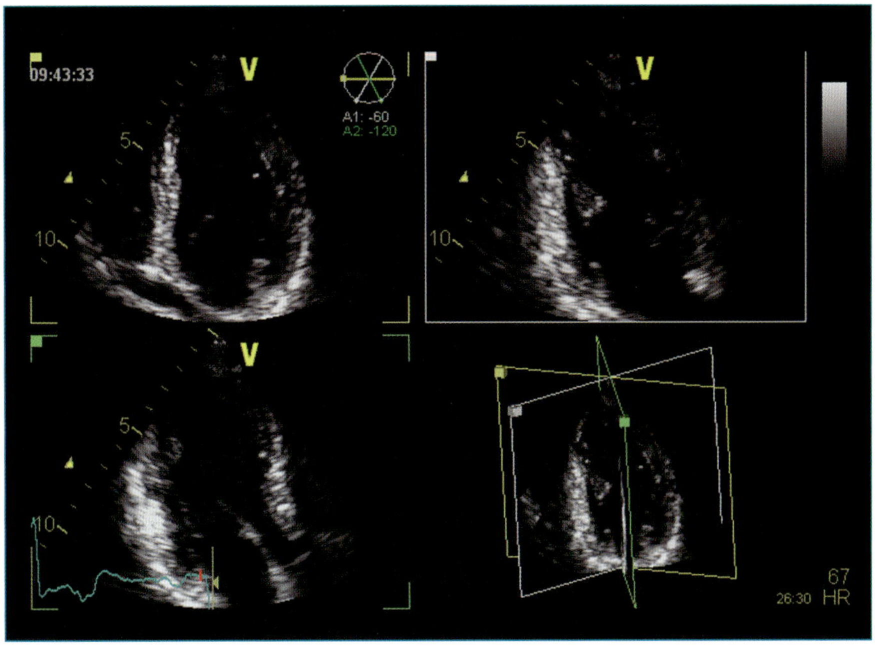

图 11-5　三平面显像，由全容积三维图像中的三个二维心尖切面组成。（Courtesy EchoPAC-PC，GE Vingmed.）

因此，有人认为心脏磁共振成像（MRI）是评估左室的理想替代手段，尤其在一些临床试验中，因为磁共振的图像质量和空间分辨率非常好[16]。鉴于此，心脏 MRI 已成为测量左室容量、EF 和质量的金标准。然而，费用、患者的耐受性（如幽闭恐惧症、噪声）、心脏植入装置患者的相对禁忌以及缺乏便携性的问题都限制了该技术在临床作为常规应用的可行性。

尽管 2DE 技术上的局限性，它仍然是评估左室大小和功能最常用的无创检查手段。3DE 的应用可能有助于克服这些局限性，因为 3DE 重复检查的变异性较低、可重复性更高，与 2DE 相比准确性也更高[9，17-21]。

左室容量和射血分数的评估

在过去的 30 年中，3DE 已经发展成为测量容量、EF 和左室质量的临床工具。很多研究显示用 3DE 测量的心腔容量与 MRI 的相关性更高，而变异性低于 2DE。3DE 技术的进步使其从笨重的脱机分析发展，实现了实时在线分析过程，并从研究领域进入了临床检查室。

20 世纪 90 年代早期，Duke 大学应用散在矩阵探头技术发明了容积 3DE。奠定该技术的理念是：心脏的形态类似一个金字塔样的数据集，其运动不受探头运动或连续捕捉的影响。虽然被称为“实时输出”，实际上它包含的是多个同时显示的 2D 切面[22]。其他早期的 3D 探头应用的是改良的 2D 探头，内部有单线排列的晶体，需要多个声窗和平面来重建一幅图像。这些容积和重建的容量可以提高容量测量的准确性。

早期的这些技术构成了 RT3DE 发展的基础。目前的矩阵探头应用密集的矩阵，而不是早先的散在矩阵排列，据报道含有超过 3000 个晶体[23]。RT3DE 用 256 个发射晶体，并将它们排列成坐标，而不是线样，可以在线获得 3D 容量的超声数据（图 11-6 至图 11-10）。

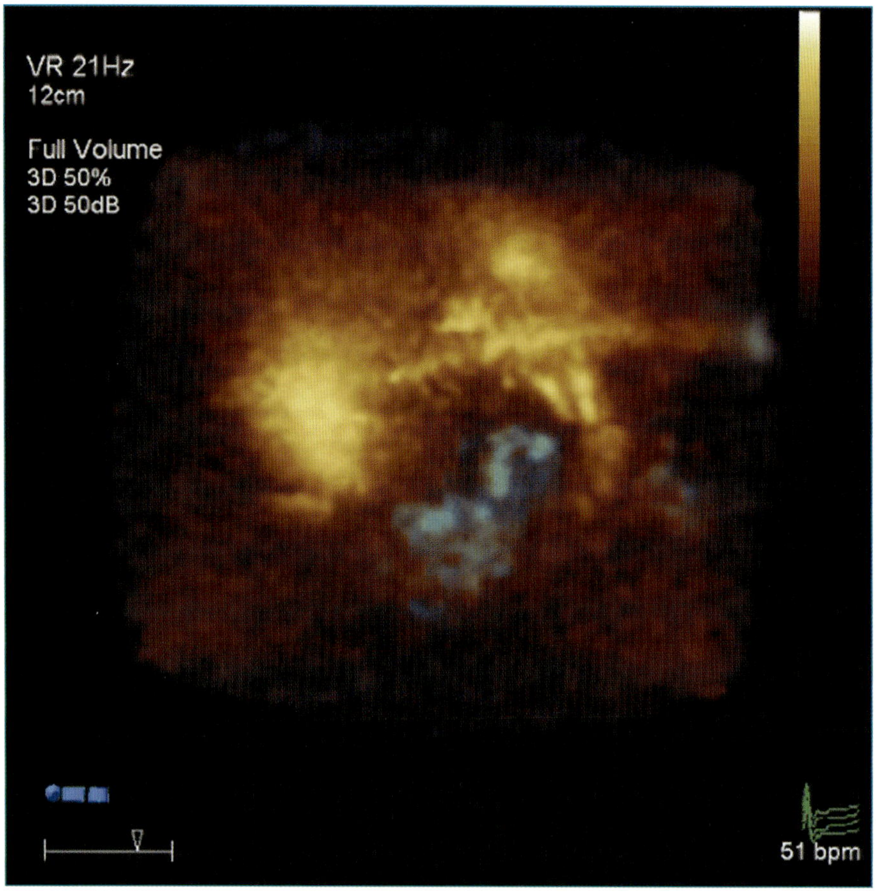

图 11-6 左室收缩功能正常者心动周期中的线框图。(Courtesy TomTec, Munich, Germany.)

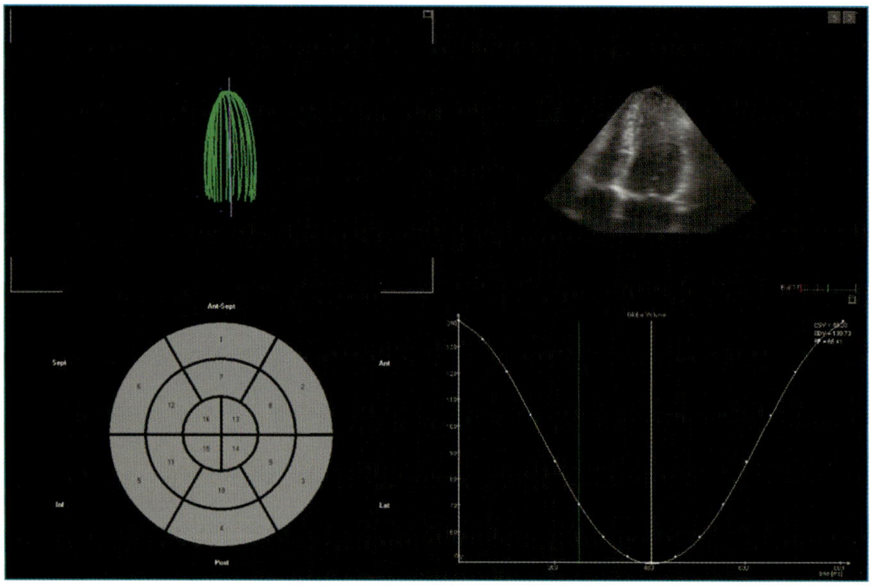

图 11-7 左室收缩功能正常者心内膜边界追踪及容量测量。(Courtesy Philips Healthcare, Andover, MA.)

在线 3DE 可以用双平面或三平面法测量容量[12]。3DE 具有准确显示真正左室长轴的优势，因此可以增加双平面 Simpson 法测量的准确性（见图 11-4 和图 11-5）。对 2DE 来说，Simpson 法测量左室容量的准确性取决于心尖四腔和两腔切面的长度是否近似相等。由于 2DE 计算基于的几何假设取决于心室长度测量的准确性，因此心尖缩短会导致对断面面积的低估。

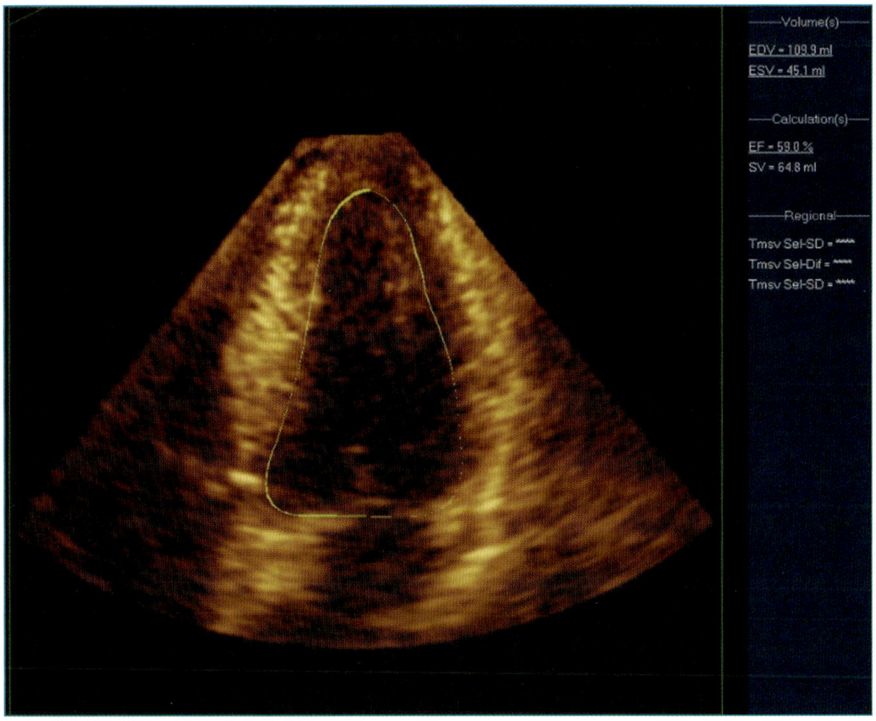

图 11-8　左室收缩功能不全及 16 节段模型。(Courtesy TomTec，Munich，Germany.)

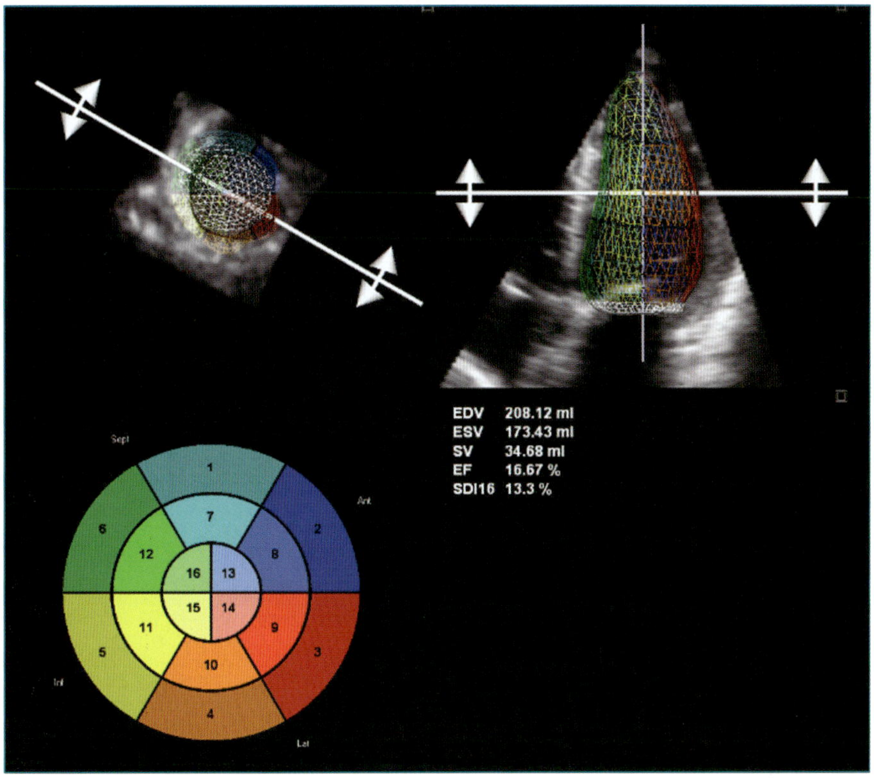

图 11-9　左室收缩功能不全及时间容量曲线。(Courtesy EchoPAC-PC，GE Vingmed.)

3DE 技术的最新进展主要是半自动心内膜边界检测技术，使其可以更快速地评估整个左室容积指标。在线测量左室容积在临床已经可行，且结果较 2DE 更为准确[24]。

研究表明，尽管有半自动测量技术，与 MRI 相比，3DE 仍会低估左室容量。3DE 的主要缺点是目前所获取的图像质量（图 11-11）。较低的扫描

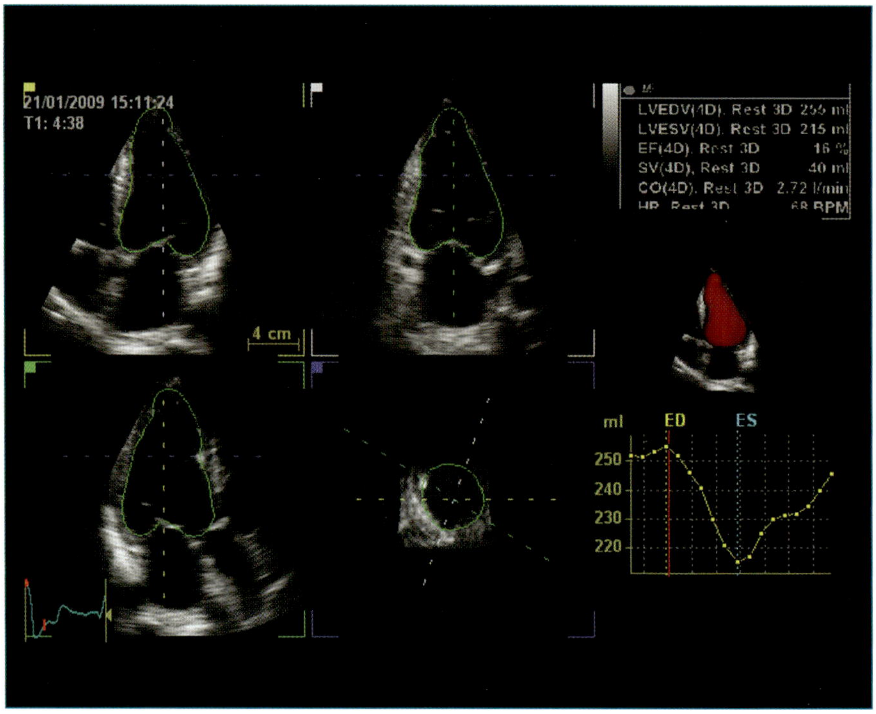

图 11-10　三维图像的视图及剖面的重要性。心尖延长是容量测量的关键

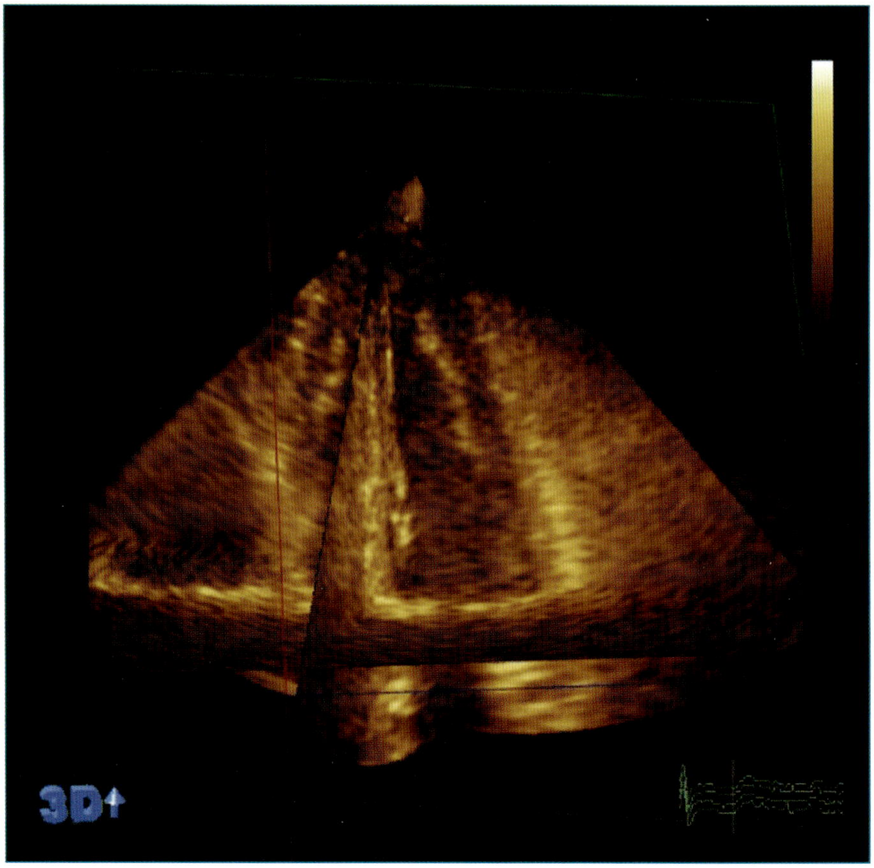

图 11-11　拼接伪影，这是4个心动周期采集图像的局限性之一。(Courtesy Philips Healthcare, Andover, MA.)

线密度和帧频会增加心内膜边界显示的难度，可能导致左室容积测量的不准确。此外，即使应用容量数据集技术，也可能难以显示心尖。然而，更为先进的、可以使 3D 容量数据集内心尖显示最佳的软件已经问世。使用造影剂，也就是左室腔声学显影（LVO）常可用于解决心内膜边界显示不佳的问题。研究表明，LVO 用于 2DE 和 3DE 可以提高两者计算左室容积和 EF 的准确性（图 11-12）[25]。

晚近有研究者尝试验证测量左室容积和 EF 的标准方案。首个多中心研究提出并验证了导致 MRI 和 3DE 测量差异的因素，结果显示，心内膜边界的清晰度是导致 3DE 测量误差的主要原因。3DE 与 MRI 不同，3DE 成像时肌小梁与心肌融合在一起，而不是包括在左室腔内。另一个重要的差别是 MRI 应用的是短轴切面，而 3DE 观察的是长轴切面；两种技术分别用不同的软件分析。如果用体模进行研究，两种容积测量技术间的差异很小（图 11-13 至图 11-17）[21]。

左室质量

既往左室质量研究都是基于 2DE 计算；2DE 可检测到最小的有 95% 可信度的质量变化是 59g，而大多数降压药的临床试验观察到的变化每年只有 20 ～ 40g。然而，近期有研究显示，2DE 测量会高估左室质量，因为很多图像都偏离了左室轴心[26]。与容量测量类似，超声心动图测量的大多数变异都与计算所用的几何假设有关，同时受不同扫描切面的影响。尽管如此，2DE 仍然是临床常用的重复检查方法。研究显示，3DE 应用 3D 指导的双平面法或容积法测量左室质量，其可行性和可靠性均优于 2DE（图 11-18 至图 11-20）[27-29]。

右室功能

超声心动图是右室（RV）成像最常用的方法，但是由于 RV 位于胸骨后并以半月形环绕左室（LV），使 RV 的超声心动图评价充满挑战（图 11-21）[30]。心内膜描记及容量计算可能受心腔内肌小梁和调节束的影响；很难用一个简单的几何形态计算右室容量。右室大小和功能在治疗和预后的临床决策中发挥重要作用，但由于肺部疾病可能会增加评估的困难。既往关于 3DE 评估 RV 的验证性研究已经使用了很多技术，比如 3DE 重建、散在矩阵 3DE 及现在的 RT3DE[31-35]。所有方法都显示出优于 2DE 的可重复性。

三维超声心动图容量和射血分数测量的临床应用

评估左室容量和功能一直是超声心动图检查最普遍的原因，除此以外，新的介入治疗方法，如干细胞治疗的兴起提高了对准确评估左室重塑的要求。当前的美国心脏病学会基金会和美国心脏协会心力衰竭诊治指南推荐用左室内径和 2DE 测量的 EF 作为评价指标[36]。多个研究显示，3DE

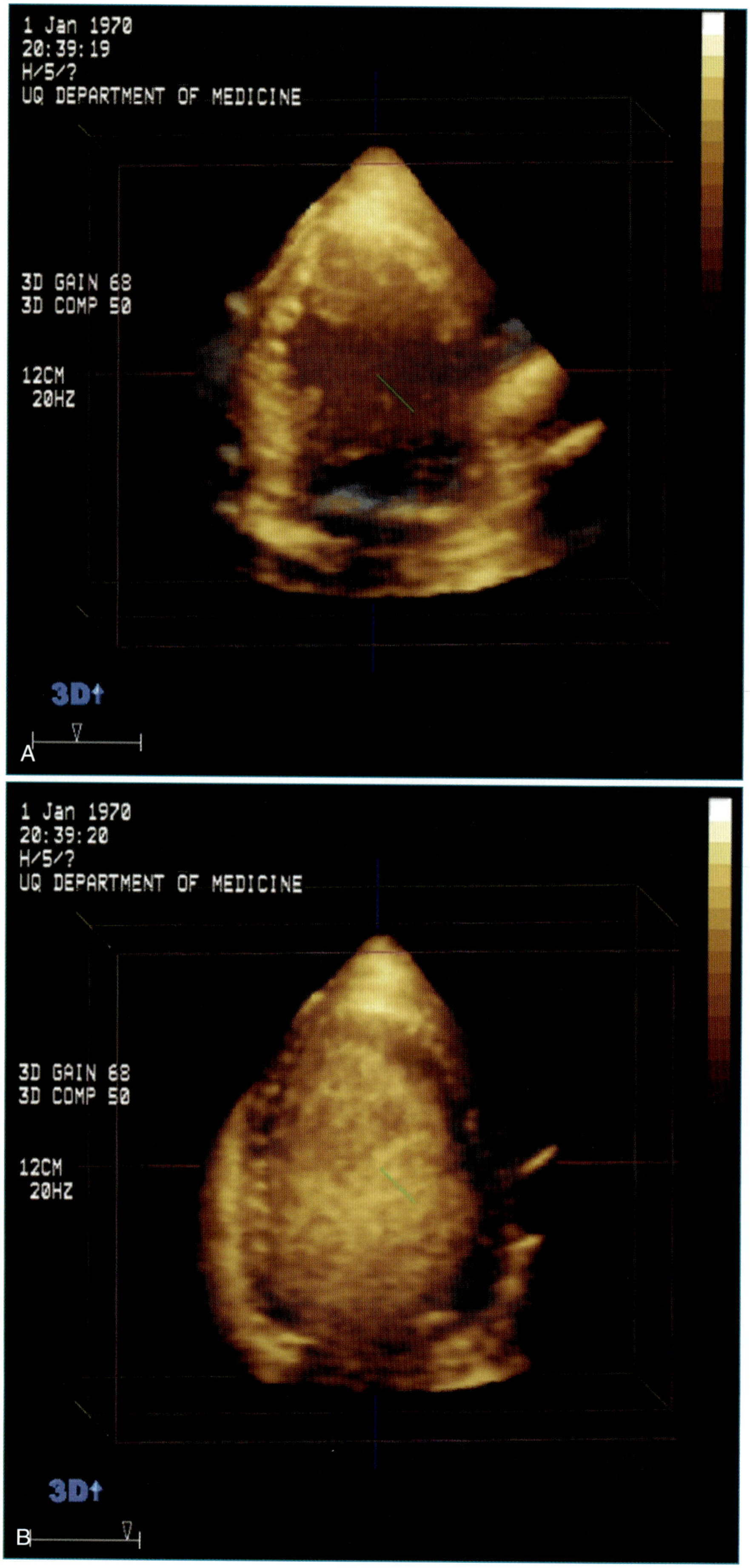

图 11-12 **A**，三维图像质量不佳。**B**，同一患者应用左室腔声学显影的图像

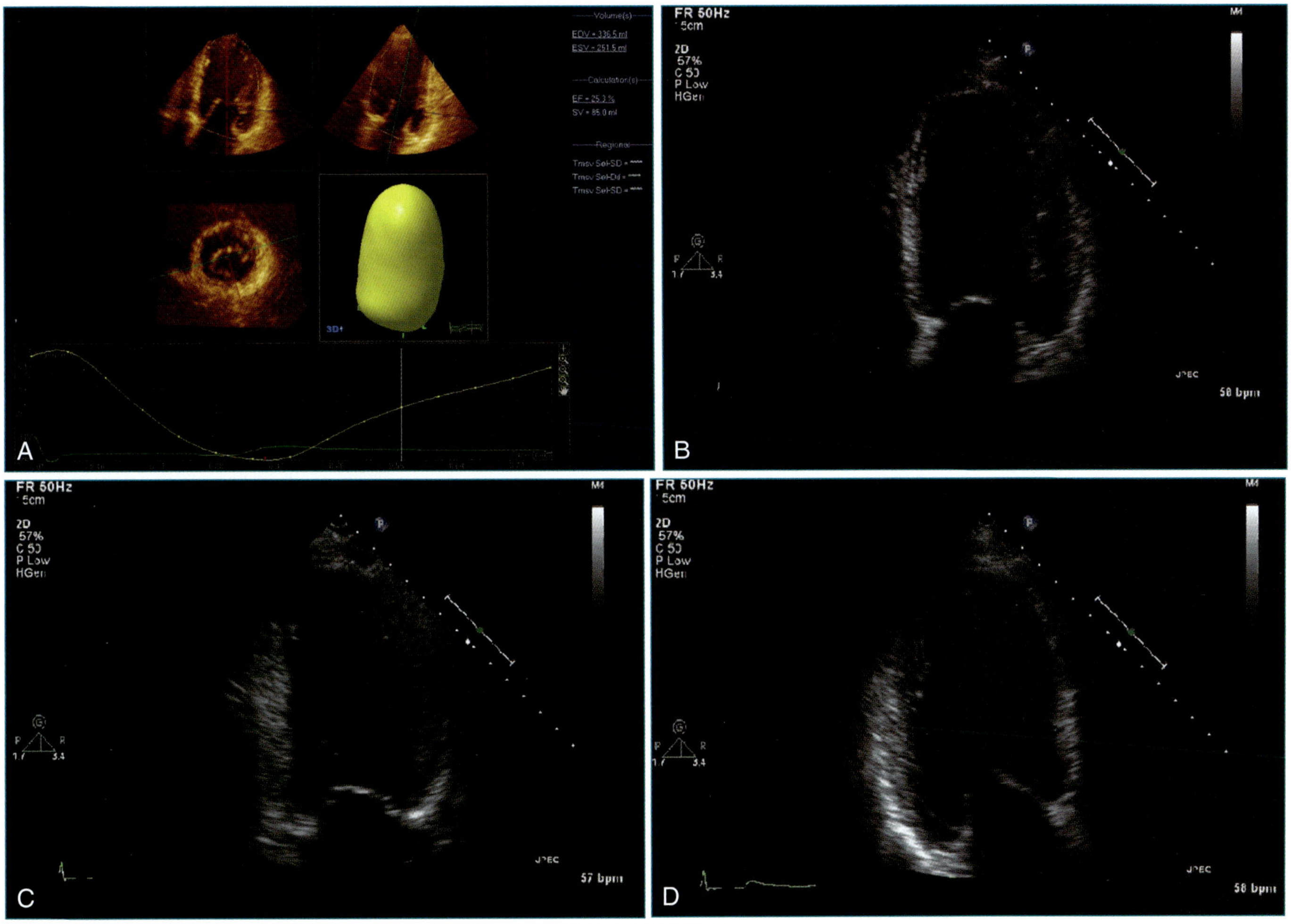

E

	EDV (ml)	ESV (ml)	EF (%)
MRI	354	265	25
3D超声心动图	337	252	25
2D超声心动图	218	176	19

图 11-13　左室整体功能不全的患者。**A**，三维（3D）超声心动图测量左室容积和射血分数（EF）。**B**，二维（2D）超声心动图心尖四腔切面。**C**，2D 超声心动图心尖两腔切面。**D**，2D 超声心动图心尖长轴切面。**E**，测量表，比较了磁共振成像（MRI）、3D 和 2D 超声心动图的结果。EDV，舒张末期容积；ESV，收缩末期容积。（**A**，Courtesy Philips Healthcare，Andover，MA.）

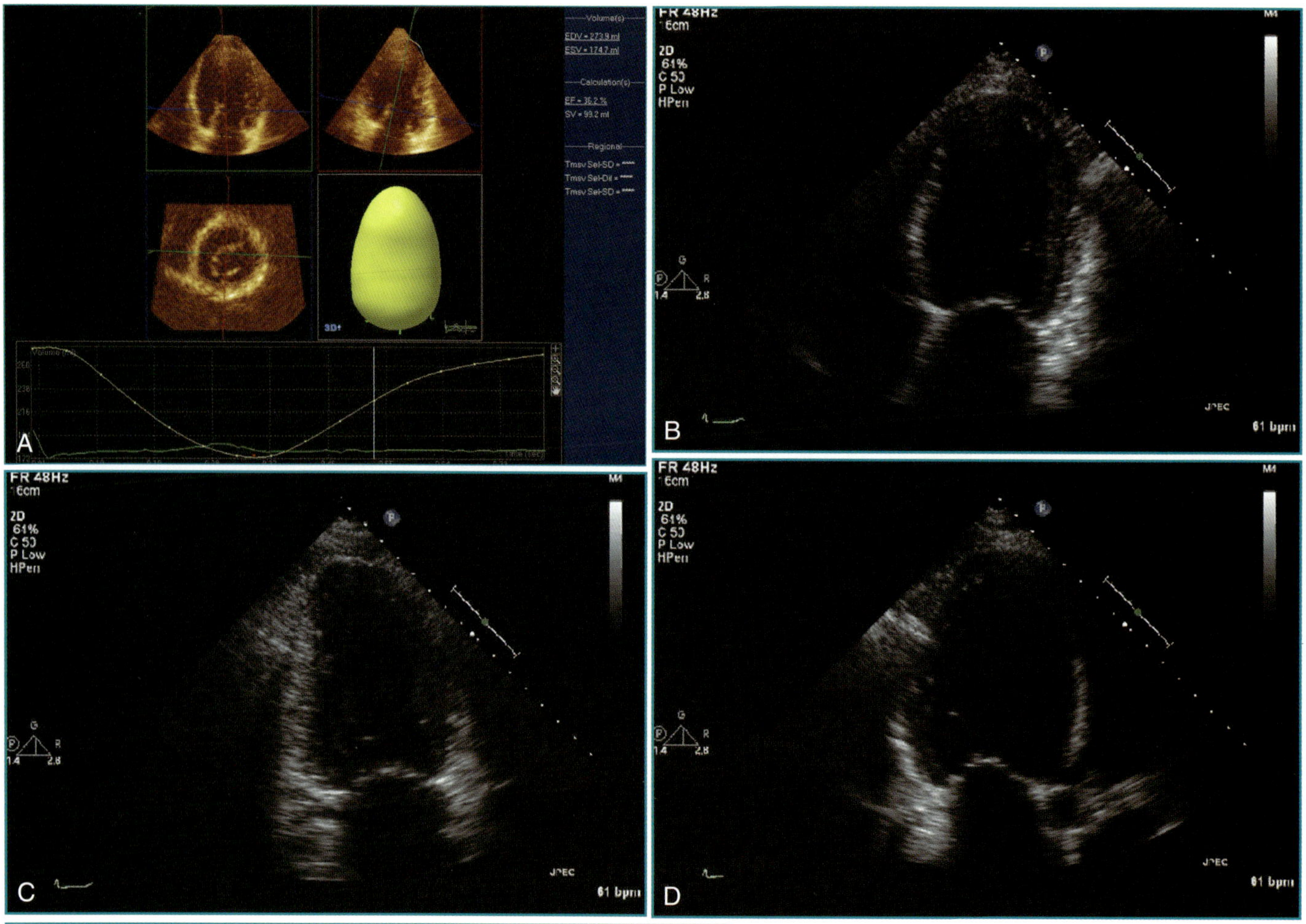

E

	EDV (ml)	ESV (ml)	EF (%)
MRI	288	183	36
3D超声心动图	274	175	36
2D超声心动图	204	141	31

图 11-14 左室功能不全伴节段性室壁运动异常的患者。**A**，三维（3D）超声心动图测量左室容积和射血分数（EF）。**B**，二维（2D）超声心动图心尖四腔切面。**C**，2D 超声心动图心尖两腔切面。**D**，2D 超声心动图心尖长轴切面。**E**，测量表，比较了磁共振成像（MRI）、3D 和 2D 超声心动图的结果。EDV，舒张末期容积；ESV，收缩末期容积。（**A**，Courtesy Philips Healthcare，Andover，MA.）

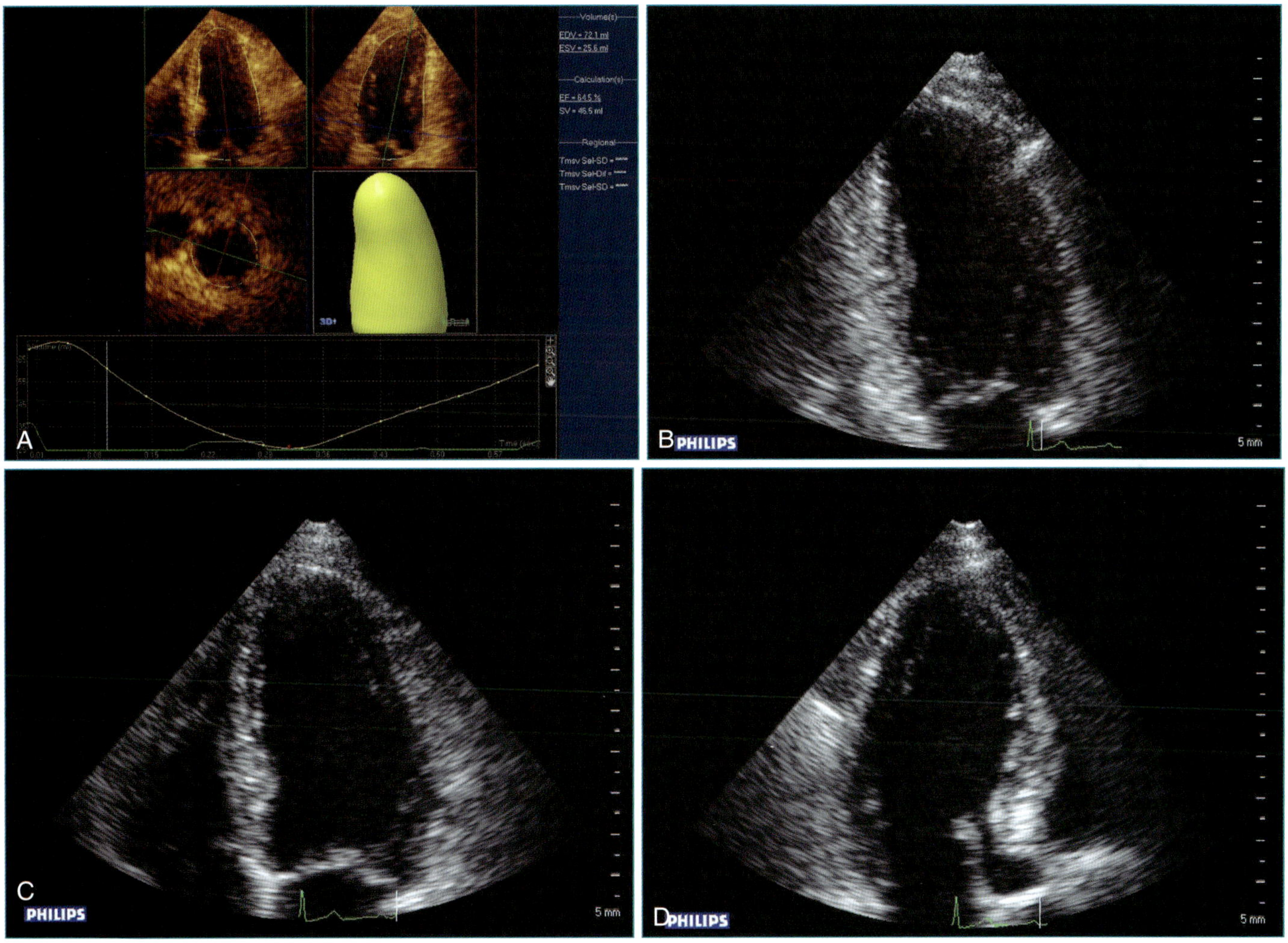

E

	EDV (ml)	ESV (ml)	EF (%)
MRI	78	27	65
3D超声心动图	72	26	65
2D超声心动图	47	14	70

图 11-15　左室功能正常的患者。**A**，三维（3D）超声心动图测量左室容积和射血分数（EF）。**B**，二维（2D）超声心动图心尖四腔切面。**C**，2D 超声心动图心尖两腔切面。**D**，2D 超声心动图心尖长轴切面。**E**，测量表，比较了磁共振成像（MRI）、3D 和 2D 超声心动图的结果。EDV，舒张末期容积；ESV，收缩末期容积。（**A**，Courtesy Philips Healthcare，Andover，MA.）

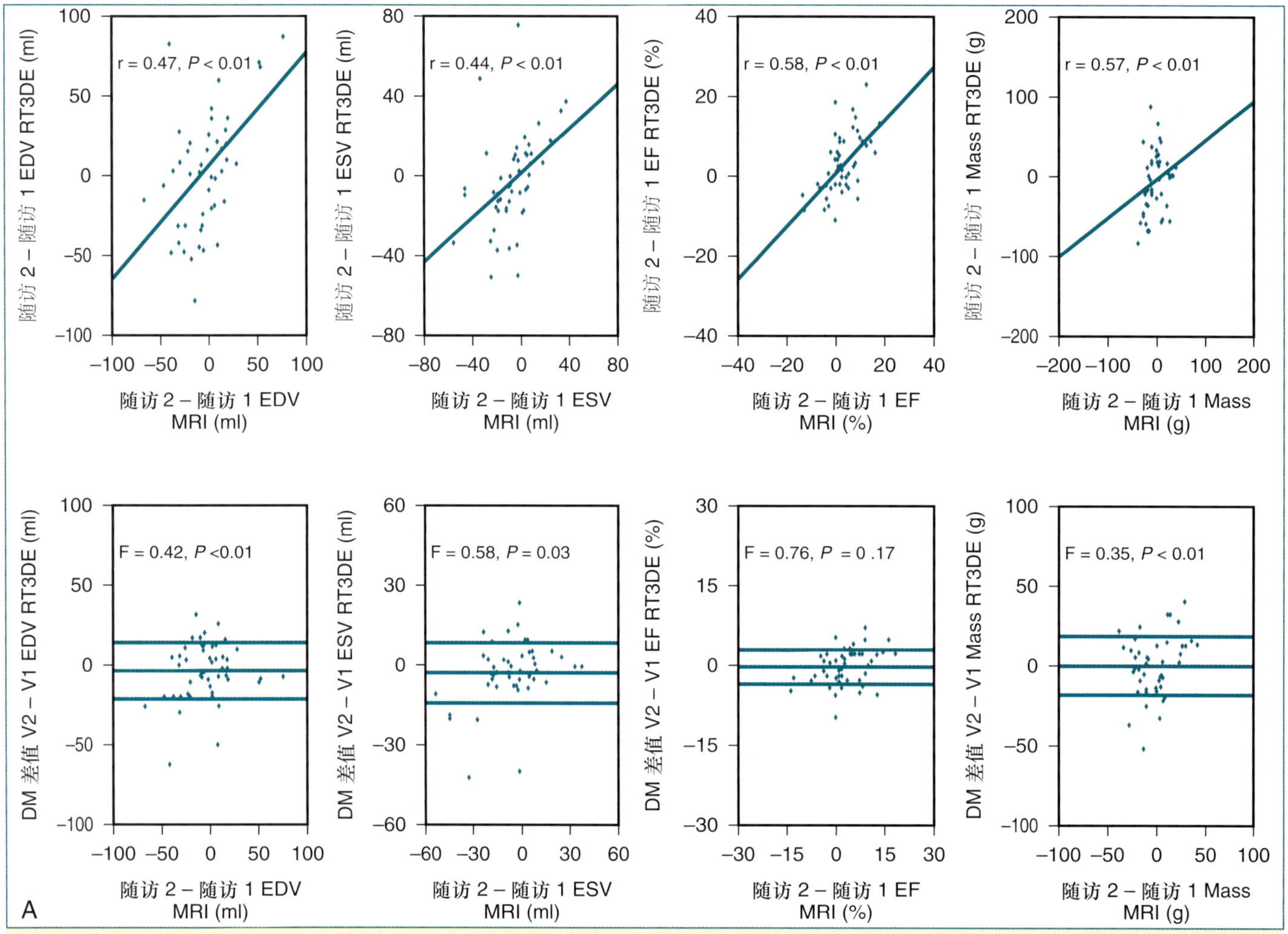

图 11-16 三维（3D）超声心动图连续测量容量和射血分数（EF）的变化与用磁共振成像（MRI）测量结果相似，而二维超声心动图（2DE）高估了舒张末期容积（EDV）的变化。显示了随访过程中的变化（顶部）及与平均（DM）变化的差值（底部），（**A**）实时三维超声心动图（RT3DE）与 MRI 的相关性（$n = 50$），（**B**）2DE 与 MRI 的相关性（$n = 50$）。ESV，收缩末期容积；Mass，左室质量。（From Jenkins C，Bricknell K，Chan J，Hanekom L，Marwick TH：Comparison of two- and three-dimensional echocardiography with sequential magnetic resonance imaging for evaluating left ventricular volume and ejection fraction over time in patients with healed myocardial infarction. *Am J Cardiol* 99［3］：300-306，2007.）

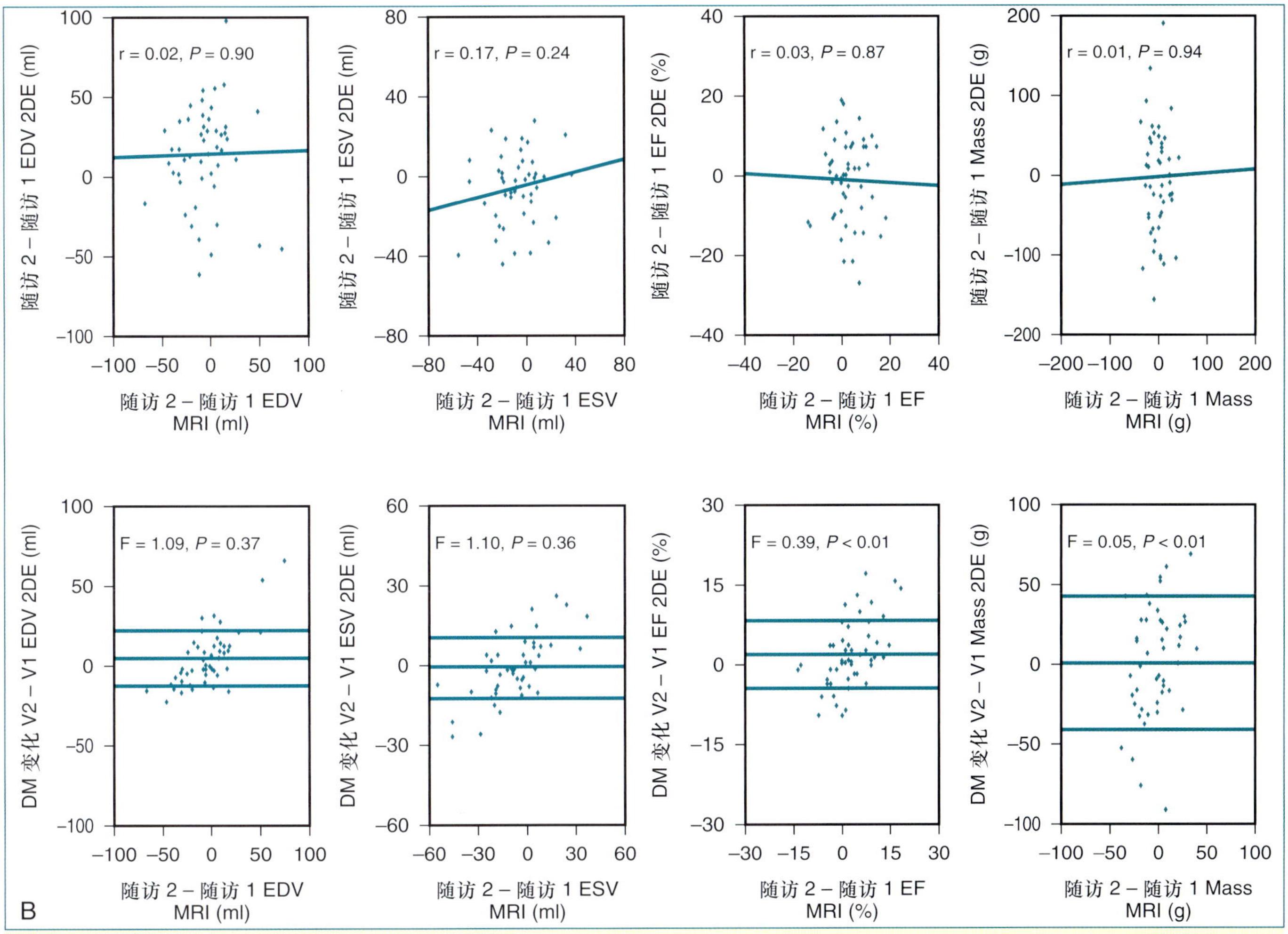
r = 0.02, P = 0.90
随访 2 – 随访 1 EDV 2DE (ml)
随访 2 – 随访 1 EDV MRI (ml)
r = 0.17, P = 0.24
随访 2 – 随访 1 ESV 2DE (ml)
随访 2 – 随访 1 ESV MRI (ml)
r = 0.03, P = 0.87
随访 2 – 随访 1 EF 2DE (%)
随访 2 – 随访 1 EF MRI (%)
r = 0.01, P = 0.94
随访 2 – 随访 1 Mass 2DE (g)
随访 2 – 随访 1 Mass MRI (g)
F = 1.09, P = 0.37
DM 变化 V2 – V1 EDV 2DE (ml)
随访 2 – 随访 1 EDV MRI (ml)
F = 1.10, P = 0.36
DM 变化 V2 – V1 ESV 2DE (ml)
随访 2 – 随访 1 ESV MRI (ml)
F = 0.39, P < 0.01
DM 变化 V2 – V1 EF 2DE (%)
随访 2 – 随访 1 EF MRI (%)
F = 0.05, P < 0.01
DM 变化 V2 – V1 Mass 2DE (g)
随访 2 – 随访 1 Mass MRI (g)
B

图 11-16（续）

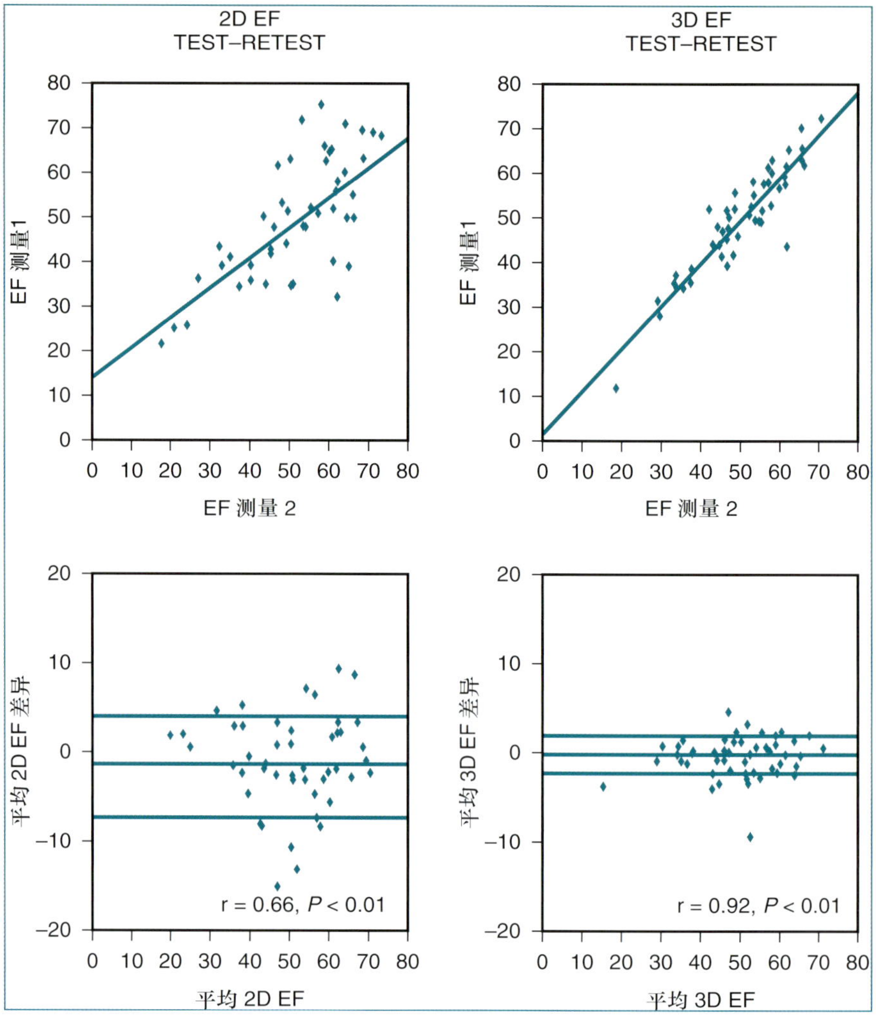

图 11-17 三维（3D）超声心动图可以减少重复检查的变异性，并提高左室容量、射血分数（EF）和质量测量的准确性，对日常工作中左室功能的随访很有帮助。图中比较了用二维（2D）超声心动图（左图）和实时 3D 超声心动图（右图）测量（TEST）和重复测量（RETEST）EF 的差异（*n* = 50）。(From Jenkins C, Bricknell K, Hanekom L, Marwick TH: Reproducibility and accuracy of echocardiographic measurements of left ventricular parameters using real-time three-dimensional echocardiography. J Am Coll Cardiol 44［4］: 878-886, 2004.)

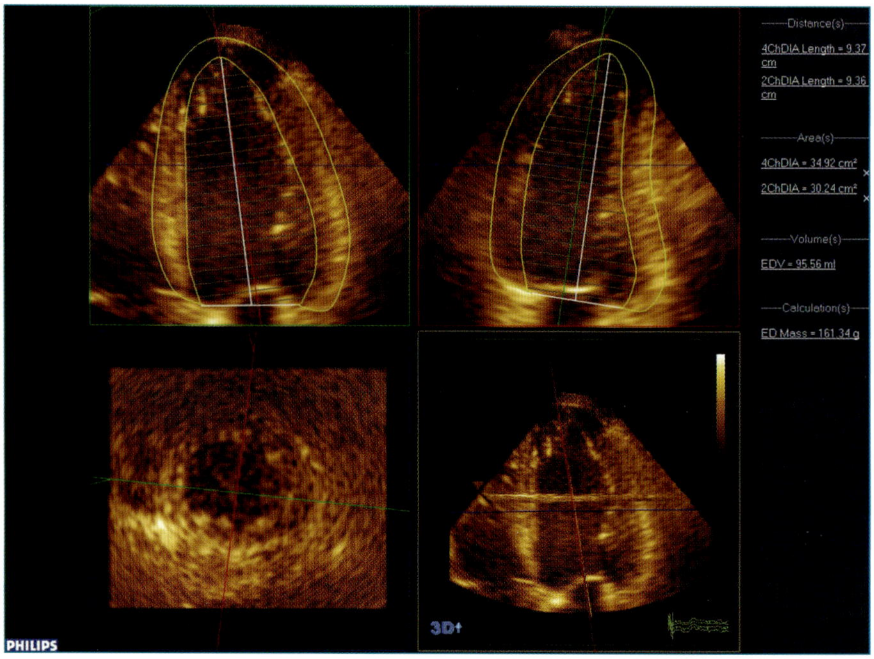

图 11-18 三维超声心动图双平面法测量左室质量。(Courtesy Philips Healthcare, Andover, MA.)

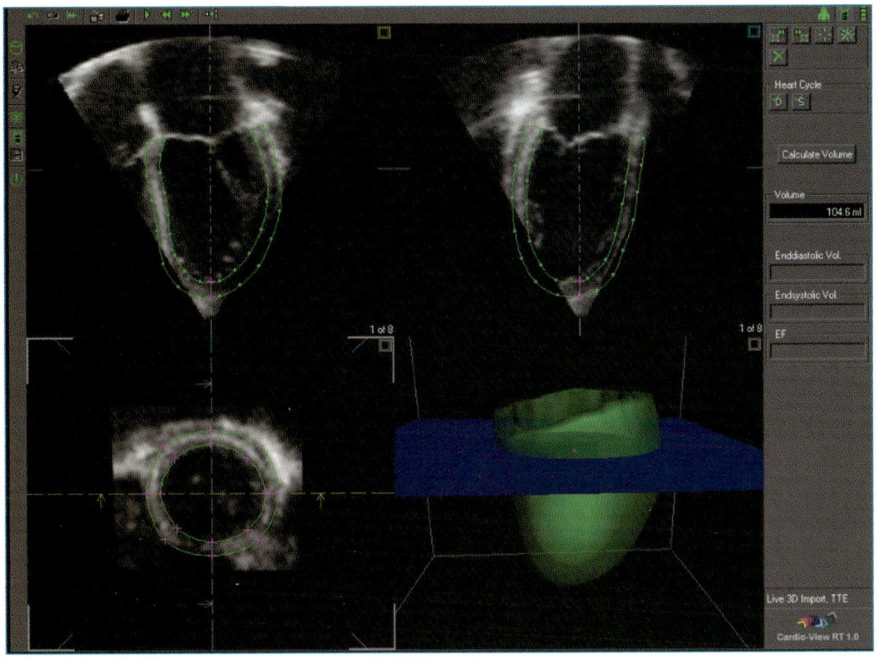

图 11-19　三维超声心动图测量左室质量。（Courtesy TomTec，Munich，Germany.）

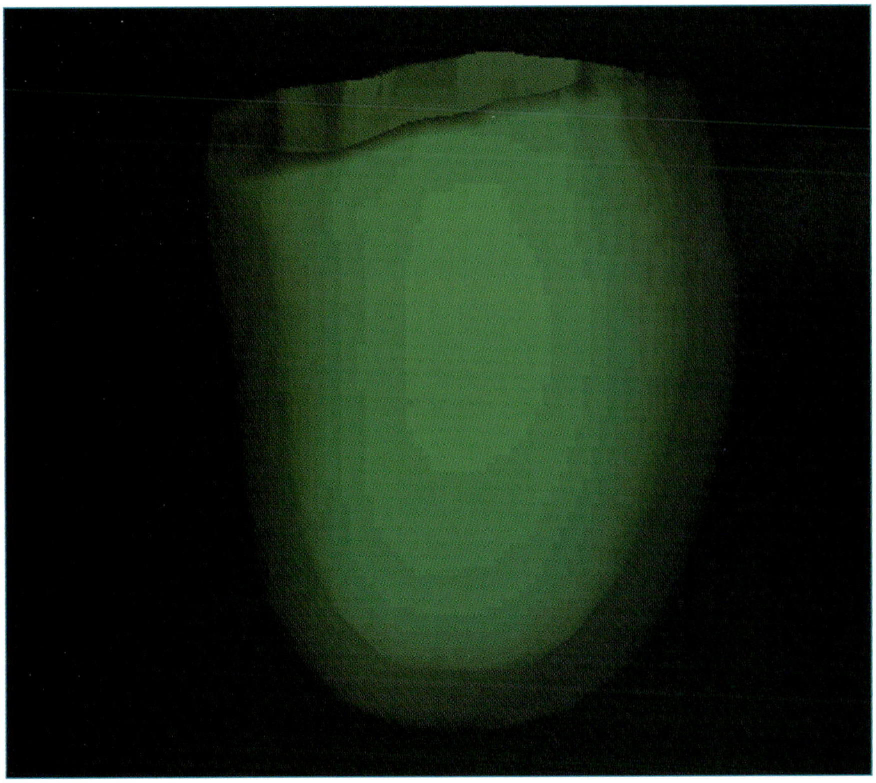

图 11-20　左室质量，心内膜和心内膜外壳切面。（Courtesy TomTec，Munich，Germany.）

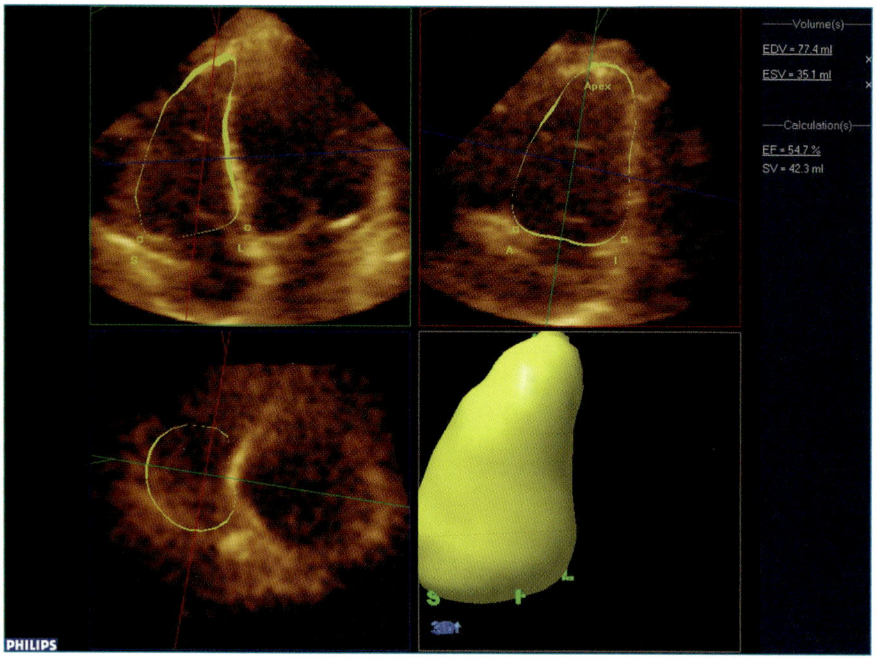

图 11-21 右室舒张末期形态。(Courtesy Philips Healthcare，Andover，MA.)

可以克服 2DE 检查的诸多局限性，其重复检查的变异性更低、可重复性更高且评估左室容量的准确性更高。最近 Hare 及其同事[37]的研究显示，如果按照 EF 阈值对患者进行分类，3DE 和 2DE 两种分类有一定差异，这可能会影响治疗决策，尤其是关于器械治疗的决策。而且，3DE 在评估左室大小的长期随访中似乎优于 2DE。

容量评估的未来方向

实时获取容量图像加上 2DE 多心动周期图像重建技术的发展，首次使得 3DE 成为一个临床可用的检查手段。早期的 3DE 探头由于扫描线密度和帧频较低，导致其个头大而图像质量较低。在过去的几年中，3DE 探头技术已取得了长足发展，目前已经可以在单个心动周期内完成全容积评估，因此消除了多心动周期采集中常见的拼接伪影问题（见图 11-11）。此外，RT3DE 探头的实际大小已经显著减小，有些甚至几乎和 2D 成像的探头一样大，这极大地提高了检查者对 3DE 技术的接受程度，并且因为避免了 3D 成像时探头转换的需要，也优化了工作流程。

未来，技术的发展有望使 3DE 探头的体积更小、成像的角度更宽而空间和时间分辨率更高。更复杂的实时在线自动心内膜边界追踪软件将实现更快的容量和 EF 评估。

总　结

需要连续测量左室和右室容量和功能时，3DE 明显优于 2DE，且其准确性和可重复性与 MRI 类似。在临床需要动态评估容量变化以指导治疗时，3DE 是一个非常有用的长期监测工具。最近的一项研究显示，由于 3DE 估算左室容量减小了误差，与 2DE 相比，该技术评估不良预后的价值进一步提高[38]。目前，准确评估左室 EF 是相关指南的重要部分，以决定患者是否需要植入挽救生命的心内装置，如心脏再同步化治疗和埋藏式心脏复律除颤器[36]。因此，考虑到实际临床中这些 EF 界值对治疗决策的影响，在评价每一位患者是否满足治疗指征时，所用检查方法的良好可重复性和较低的重复检查变异性是非常重要的，这样可以最大程度地保证患者在不同地方接受检查可以得到相同的评估结果。尽管 3DE 是超声心动图评估容量新兴的首选方法，但临床指南尚未完全认可目前的证据（图 11-22 和图 11-23）。这一技术在临床检查室的应用

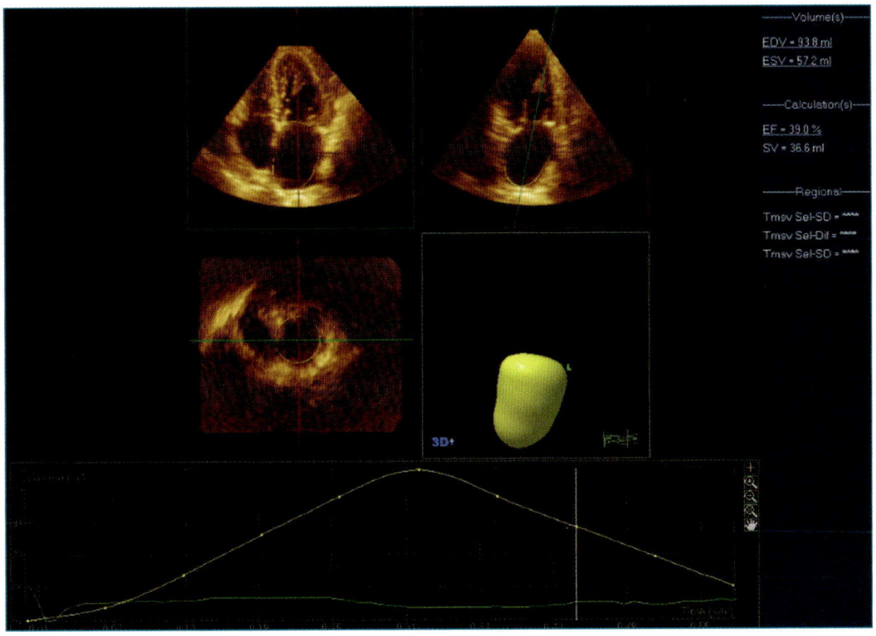

图 11-22 于心尖观测量左房容量。（Courtesy Philips Healthcare，Andover，MA.）

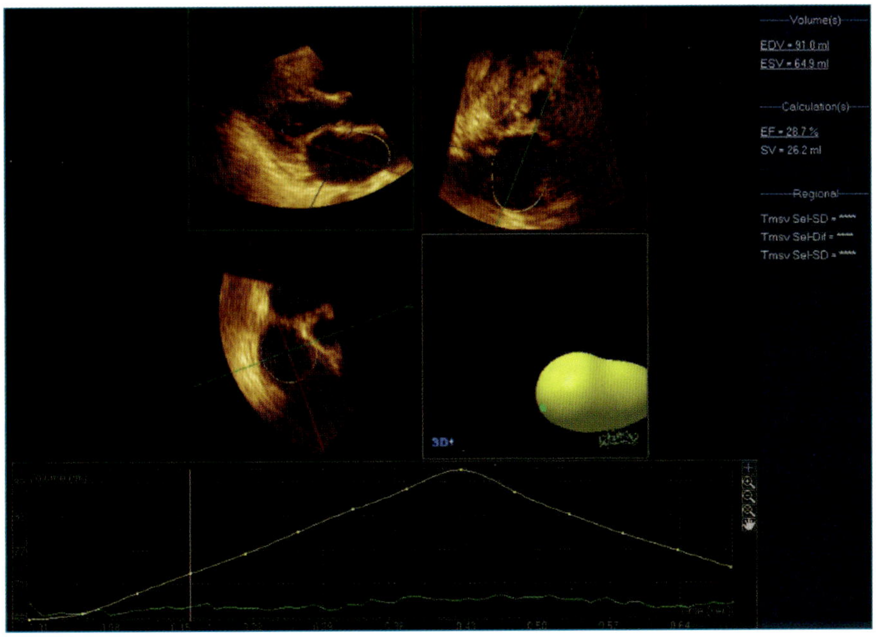

图 11-23 于胸骨旁长轴观测量左房容量。（Courtesy Philips Healthcare，Andover，MA.）

推广一直比较慢，也可能受到经验不足的影响。互动的教学课程及练习和直接指导似乎有助于解决这一问题，也可能提高这一技术的临床接受程度[39]。

3DE 是目前首选的超声心动图准确计算左室容量和 EF 的金标准。随着指导临床决策时对检查指标可重复性要求的越来越高，对 3DE 检查的需求也会随之增加，并可能很快进入主流心脏指南中。

参考文献

1. Dekker DL, Piziali RL, Dong E, Jr.: A system for ultrasonically imaging the human heart in three dimensions. *Comput Biomed Res* 7:544–553, 1974.
2. Zamorano J, Cordeiro P, Sugeng L, et al: Real-time three-dimensional echocardiography for rheumatic mitral valve stenosis evaluation: An accurate and novel approach. *J Am Coll Cardiol* 43:2091–2096, 2004.
3. van den Bosch AE, Ten Harkel DJ, McGhie JS, et al: Characterization of atrial septal defect assessed by real-time 3-dimensional echocardiography. *J Am Soc Echocardiogr* 19:815–821, 2006.
4. Kapetanakis S, Kearney MT, Siva A, et al: Real-time three-dimensional echocardiography: A novel technique to quantify global left ventricular mechanical dyssynchrony. *Circulation* 112:992–1000, 2005.
5. Artang R, Migrino RQ, Harmann L, et al: Left atrial volume measurement with automated border detection by 3-dimensional echocardiography: Comparison with magnetic resonance imaging. *Cardiovasc Ultrasound* 7:16, 2009.
6. Jenkins C, Bricknell K, Marwick TH: Use of real-time three-dimensional echocardiography to measure left atrial volume: Comparison with other echocardiographic techniques. *J Am Soc Echocardiogr* 18:991–997, 2005.
7. Seliem MA, Fedec A, Cohen MS, et al: Real-time 3-dimensional echocardiographic imaging of congenital heart disease using matrix-array technology: Freehand real-time scanning adds instant morphologic details not well delineated by conventional 2-dimensional imaging. *J Am Soc Echocardiogr* 19:121–129, 2006.
8. Mondelli JA, Di Luzio S, Nagaraj A, et al: The validation of volumetric real-time 3-dimensional echocardiography for the determination of left ventricular function. *J Am Soc Echocardiogr* 14:994–1000, 2001.
9. Jenkins C, Bricknell K, Hanekom L, Marwick TH: Reproducibility and accuracy of echocardiographic measurements of left ventricular parameters using real-time three-dimensional echocardiography. *J Am Coll Cardiol* 44:878–886, 2004.
10. Foster E, Cahalan MK: The search for intelligent quantitation in echocardiography: "Eyeball," "trackball" and beyond. *J Am Coll Cardiol* 22:848–850, 1993.
11. King DL, Harrison MR, King DL, Jr., et al: Ultrasound beam orientation during standard two-dimensional imaging: Assessment by three-dimensional echocardiography. *J Am Soc Echocardiogr* 5:569–576, 1992.
12. Otterstad JE, Froeland G, St John SM, Holme I: Accuracy and reproducibility of biplane two-dimensional echocardiographic measurements of left ventricular dimensions and function. *Eur Heart J* 18:507–513, 1997.
13. Otterstad JE: Measuring left ventricular volume and ejection fraction with the biplane Simpson's method. *Heart* 88:559–560, 2002.
14. Nijland F, Kamp O, Verhorst PM, et al: Early prediction of improvement in ejection fraction after acute myocardial infarction using low dose dobutamine echocardiography. *Heart* 88:592–596, 2002.
15. Gottdiener JS, Livengood SV, Meyer PS, Chase GA: Should echocardiography be performed to assess effects of antihypertensive therapy? Test-retest reliability of echocardiography for measurement of left ventricular mass and function. *J Am Coll Cardiol* 25:424–430, 1995.
16. Bottini PB, Carr AA, Prisant LM, et al: Magnetic resonance imaging compared to echocardiography to assess left ventricular mass in the hypertensive patient. *Am J Hypertens* 8:221–228, 1995.
17. Jacobs LD, Salgo IS, Goonewardena S, et al: Rapid online quantification of left ventricular volume from real-time three-dimensional echocardiographic data. *Eur Heart J* 27:460–468, 2006.
18. Gopal AS, Shen Z, Sapin PM, et al: Assessment of cardiac function by three-dimensional echocardiography compared with conventional noninvasive methods. *Circulation* 92:842–853, 1995.
19. Sugeng L, Mor-Avi V, Weinert L, et al: Quantitative assessment of left ventricular size and function: Side-by-side comparison of real-time three-dimensional echocardiography and computed tomography with magnetic resonance reference. *Circulation* 114:654–661, 2006.
20. Jaochim NH, Sugeng L, Corsi C, et al: Volumetric analysis of regional left ventricular function with real-time three-dimensional echocardiography: Validation by magnetic resonance and clinical utility testing. *Heart* 93:572–578, 2007.
21. Mor-Avi V, Jenkins C, Kuhl HP, et al: Real-time 3-dimensional echocardiographic quantification of left ventricular volumes: Multicenter study for validation with magnetic resonance imaging and investigation of sources of error. *JACC Cardiovasc Imag* 1:413–423, 2008.
22. von Ramm OT, Smith SW: Real time volumetric ultrasound imaging system. *J Digit Imag* 3:261–266, 1990.
23. Houck RC, Cooke JE, Gill EA: Live 3D echocardiography: A replacement for traditional 2D echocardiography? *AJR Am J Roentgenol* 187:1092–1106, 2006.
24. Jenkins C, Chan J, Hanekom L, Marwick TH: Accuracy and feasibility of online 3-dimensional echocardiography for measurement of left ventricular parameters. *J Am Soc Echocardiogr* 19:1119–1128, 2006.
25. Jenkins C, Moir S, Chan J, et al: Left ventricular volume measurement with echocardiography: A comparison of left ventricular opacification, three-dimensional echocardiography, or both with magnetic resonance imaging. *Eur Heart J* 30:98–106, 2009.
26. Abramov D, Helmke S, Rumbarger L, et al: Overestimation of left ventricular mass and misclassification of ventricular geometry in heart failure patients by two-dimensional echocardiography in comparison with three-dimensional echocardiography. *Echocardiography* 27:223–229, 2010.
27. Mor-Avi V, Sugeng L, Weinert L, et al: Fast measurement of left ventricular mass with real-time three-dimensional echocardiography: Comparison with magnetic resonance imaging. *Circulation* 110:1814–1818, 2004.
28. Kuhl HP, Hanrath P, Franke A: M-mode echocardiography overes-

timates left ventricular mass in patients with normal left ventricular shape: A comparative study using three-dimensional echocardiography. *Eur J Echocardiogr* 4:312–319, 2003.
29. Rodevand O, Bjornerheim R, Kolbjornsen O, et al: Left ventricular mass assessed by three-dimensional echocardiography using rotational acquisition. *Clin Cardiol* 20:957–962, 1997.
30. Ho SY, Nihoyannopoulos P: Anatomy, echocardiography, and normal right ventricular dimensions. *Heart* 92(Suppl 1):i2–i13, 2006.
31. Pini R, Giannazzo G, Di Bari M, et al: Transthoracic three-dimensional echocardiographic reconstruction of left and right ventricles: In vitro validation and comparison with magnetic resonance imaging. *Am Heart J* 133:221–229, 1997.
32. Heusch A, Koch JA, Krogmann ON, et al: Volumetric analysis of the right and left ventricle in a porcine heart model: Comparison of three-dimensional echocardiography, magnetic resonance imaging and angiocardiography. *Eur J Ultrasound* 9:245–255, 1999.
33. Shiota T, Jones M, Chikada M, et al: Real-time three-dimensional echocardiography for determining right ventricular stroke volume in an animal model of chronic right ventricular volume overload. *Circulation* 97:1897–1900, 1998.
34. Schindera ST, Mehwald PS, Sahn DJ, Kececioglu D: Accuracy of real-time three-dimensional echocardiography for quantifying right ventricular volume: Static and pulsatile flow studies in an anatomic in vitro model. *J Ultrasound Med* 21:1069–1075, 2002.
35. Jenkins C, Chan J, Bricknell K, et al: Reproducibility of right ventricular volumes and ejection fraction using real-time three-dimensional echocardiography: Comparison with cardiac MRI. *Chest* 131:1844–1851, 2007.
36. Cheitlin MD, Armstrong WF, Aurigemma GP, et al: ACC/AHA/ASE 2003 guideline update for the clinical application of echocardiography: Summary article. A report of the American College of Cardiology/American Heart Association Task Force on Practice Guidelines (ACC/AHA/ASE Committee to Update the 1997 Guidelines for the Clinical Application of Echocardiography). *J Am Soc Echocardiogr* 16:1091–1110, 2003.
37. Hare JL, Jenkins C, Nakatani S, et al: Feasibility and clinical decision-making with 3D echocardiography in routine practice. *Heart* 94:440–445, 2008.
38. Jenkins C, Stanton T, Marwick TH: What is the best predictor of outcome: Ejection fraction or global strain? *Eur Heart J* 31:1062, 2010.
39. Jenkins C, Monaghan M, Shirali G, et al: An intensive interactive course for 3D echocardiography: Is "crop till you drop" an effective learning strategy? *Eur J Echocardiogr* 9:373–380, 2008.

第12章 左心室机械不同步的评估

Cliona Kenny 和 *Mark J. Monaghan*
（孔令云 译 吕秀章 校）

实时三维超声心动图（RT3DE）已被证实是超声心动图测量左室容量、射血分数（EF）和质量最可靠和可重复性最高的检查方法[1-2]。矩阵探头的问世及平行处理技术的改进显著提高了容量获取的时间和空间分辨率，目前一些商用系统已经可以获得单个心动周期内的完整左室（LV）数据集[3]。

机械不同步是左室收缩不协调的表现，在多种不同的患病人群，包括左室收缩功能不全和右室起搏患者中都有介绍。可靠且重复性好的评估左室机械不同步的指标目前尚未明确，因为心脏再同步化治疗（CRT）响应预测因素研究（PROSPECT）显示，在评价接受 CRT 患者的不同步性时，多个二维（2D）、M 型超声心动图和组织多普勒的指标之间的一致性很差[4]。无法同时显示整个 LV 也是这些指标的不足之处。

Kapetanakis 及其同事[5]认为，RT3DE 定量评价局部心肌功能是评价左室机械不同步的准确指标，有可能克服常规不同步指标测量的缺陷。这一方法的基础是在整个心动周期内用半自动心内膜边界识别法建立 LV 模型，并以左室中轴为中心进一步将 LV 分为 16 个或 17 个节段，与美国超声心动图协会的指南一致（图 12-1）。节段容积或时间曲线建立后就可以计算不同步指数（SDI-16 或 SDI-17），所谓不同步指数（SDI）即各节段达最低容积所需时间的标准差占 R-R 间期的比率（图 12-2）。用 R-R 间期校正可以使受检者在心率不同时所测收缩期不同步指数仍具有对比性。该方法评估左室不同步的准确性已得到了心脏磁共振（MRI）和单光子发射计算机断层显像技术的验证，研究显示与其他的超声心动图（如组织多普勒）所测的不同步指标也有很好的相关性[6-8]。

时间和容积曲线

用 LV 分析软件可以得到局部容积的绝对值时间曲线，以及标准化的容积曲线。如果容积的绝对值标准化，那么最大的容积就代表 100%，100% 和各节段最小容积平均值的差异就代表了 EF。各节段的容积曲线存在个体差异，但是节段收缩的特点很有用，是 SDI 应用的基础。每个曲线都可以发现一个对应

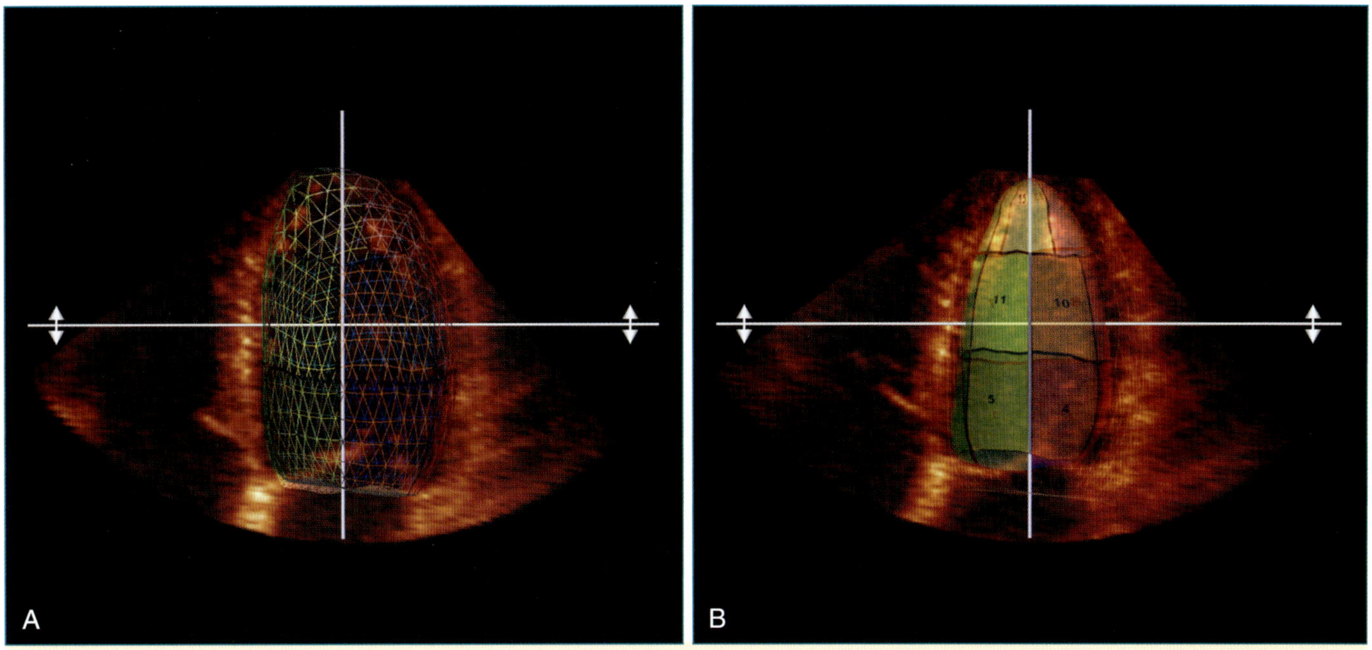

图 12-1　整个心动周期行心内膜边界检测形成的左室“模型”，再根据美国超声心动图协会的指南分成 16 个或 17 个节段

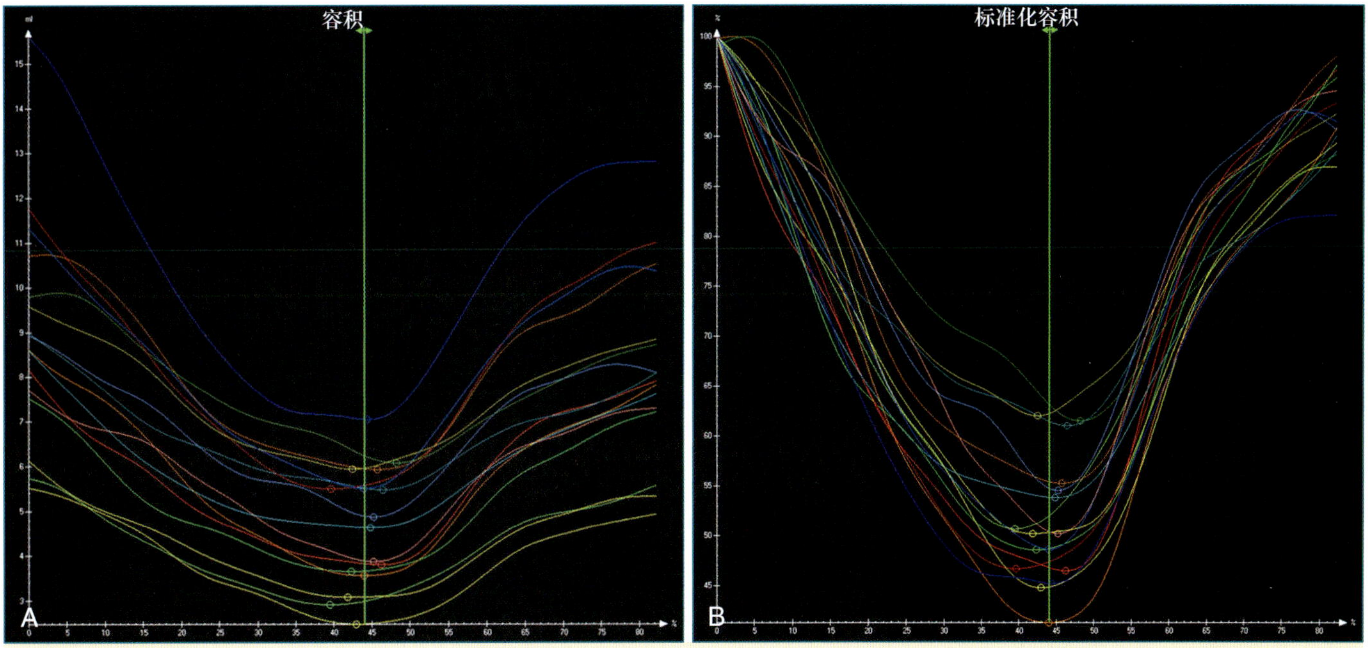

图 12-2　一例左室收缩功能正常患者的时间－容积曲线（A）和标准化容积（B）曲线。容积曲线呈 U 形，最低容积在一个窄的范围内，提示收缩同步，且收缩不同步指数低。该患者平均最低容积大约为 50%，提示射血分数约为 50%

最小容积的点，心室功能正常时，最小容积点分布在很窄的范围内，因此与平均时间的标准差很小（见图 12-2）。由于不同节段的收缩强度差异，容积曲线也可用于发现节段性室壁运动异常（图 12-3）。应用容积曲线也很容易发现间隔的闪烁（图 12-4）。

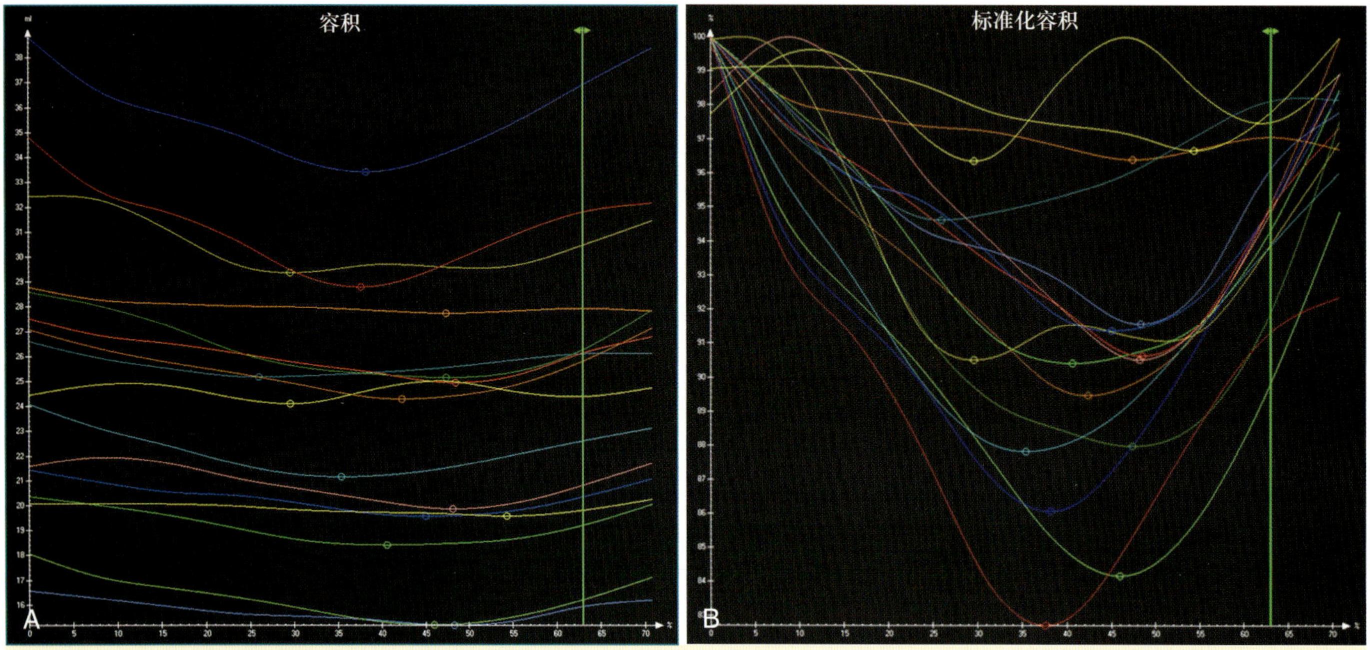

图 12-3 一例左室收缩功能减低患者的时间-容积曲线。**A**，时间-容积曲线相对较平，整个心动周期容积的绝对变化很小，提示左室收缩功能严重减低。**B**，标准化的时间-容积曲线幅度较高，可以使最低容积点易于发现。与左室收缩功能正常的患者相比，该患者最低容积点的离散度较高。提示患者收缩不同步指数高，即存在严重的不同步。平均的最低容积大约为最大容量的85%，提示该部位射血分数为15%

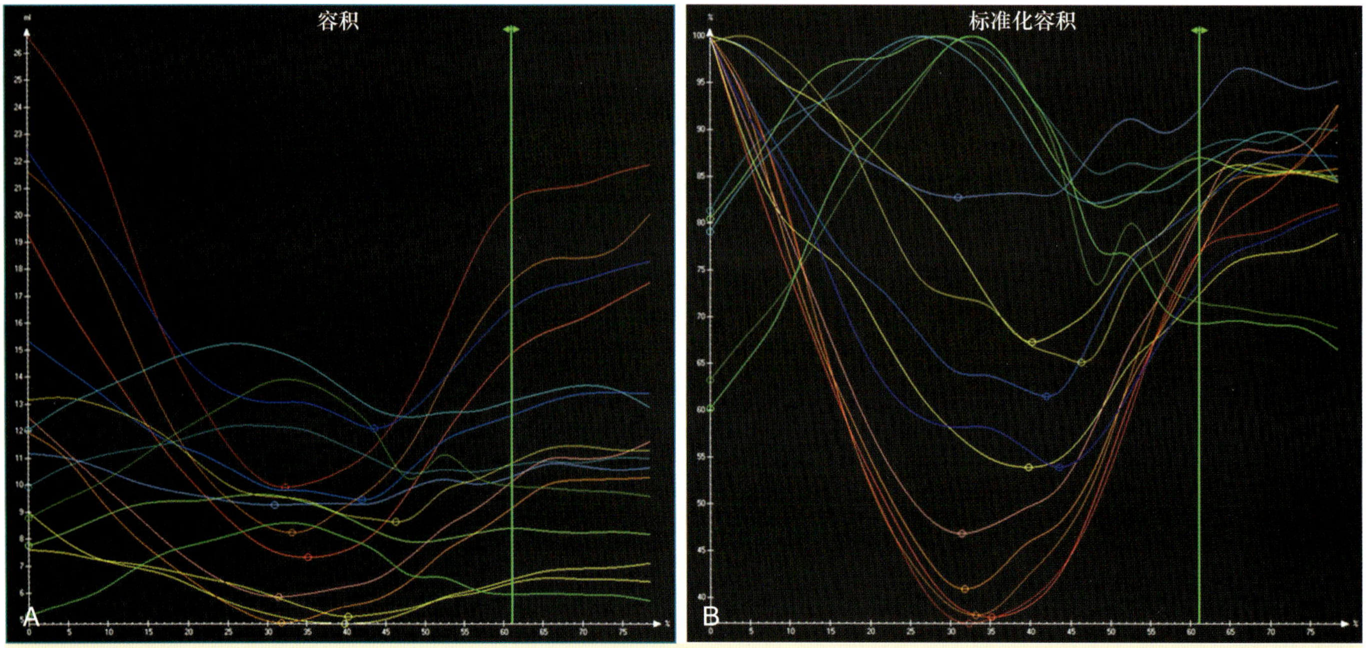

图 12-4 **A**，患者为缺血性左室收缩功能不全，时间-容积曲线相对较平，但部分曲线仍保留 U 形，提示存在局部室壁运动异常。**B**，观察标准化的容积曲线可以发现，间隔和前间隔的最低容积曲线（绿色和淡蓝色曲线）出现在收缩早期，与间隔闪烁一致

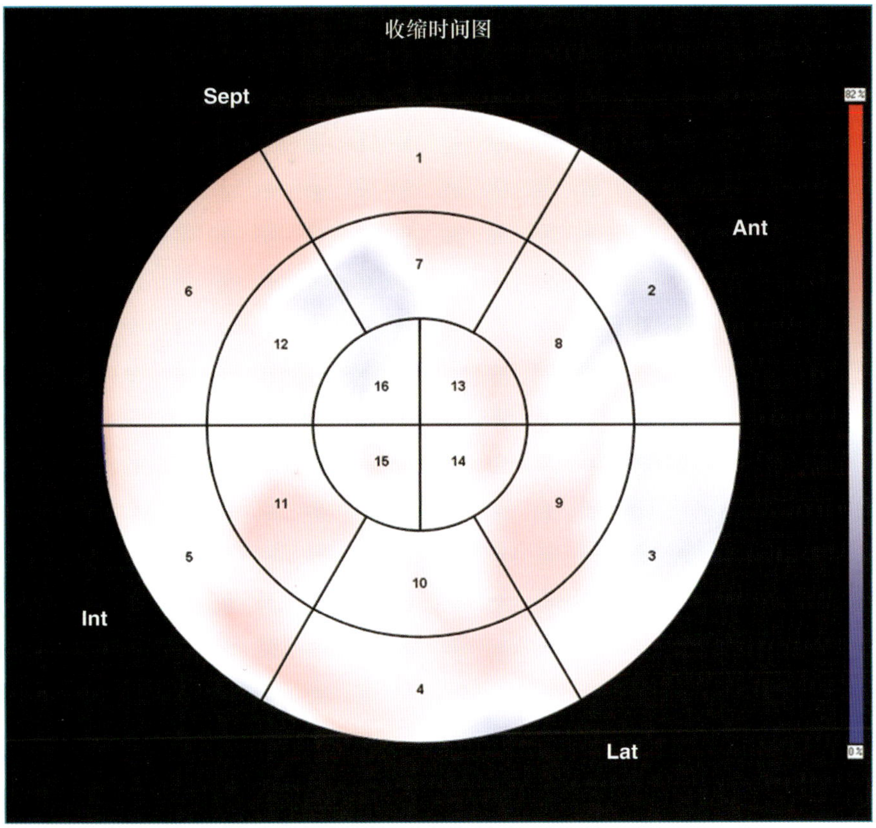

图 12-5　正常的静态图显示同步转换，表现为从白色到蓝色的大片区域。Ant，前壁；Int，下壁；Lat，侧壁；Sept，间隔

收缩正面图

收缩正面图分析左室收缩的时间和空间激动，在一个彩色编码的 LV 投影图上表现出每 25ms 达峰值收缩的心肌节段。随着收缩在心室内向前传播，彩色逐渐从红色变为蓝色，因此很容易发现晚收缩的部位。正常的左室激动顺序均一而且快速（图 12-5）。左室收缩功能不全的患者心室激动顺序变化很大，但整体上呈一个 U 形（图 12-6 和图 12-7）。我们的经验是，激动最晚的节段最多见于室间隔，因此产生一个明显的左向右彩色转换。左束支传导阻滞时的收缩特点还没有明确，尽管一些病例可能发现间隔闪烁（图 12-8）。这些方法也已用于在静息和负荷超声心动图时发现节段性室壁运动异常。

收缩期不同步指数的可重复性

最初研究 SDI 文章显示出其具有良好的可重复性[5]。作者报道了重复测量的变异性从舒张末期容积（EDV）的 1% 到 SDI 的 4.6%，观察者自身的变异性从 EDV 的 0.6% 到 SDI 的 8.1%，观察者间的变异性从 EDV 的 3.5% 到 SDI 的 6.4%。研究人员进一步在英国和中国香港的两研究中心验证了这一技术的可重复性[9]。为了确保方法的可比性，研究设计了 20 个“培训”点进行同步的规范化培训，培训期结束后作者报道了非常好的一致性。随后，62 例左室收缩功能减低、拟接受心

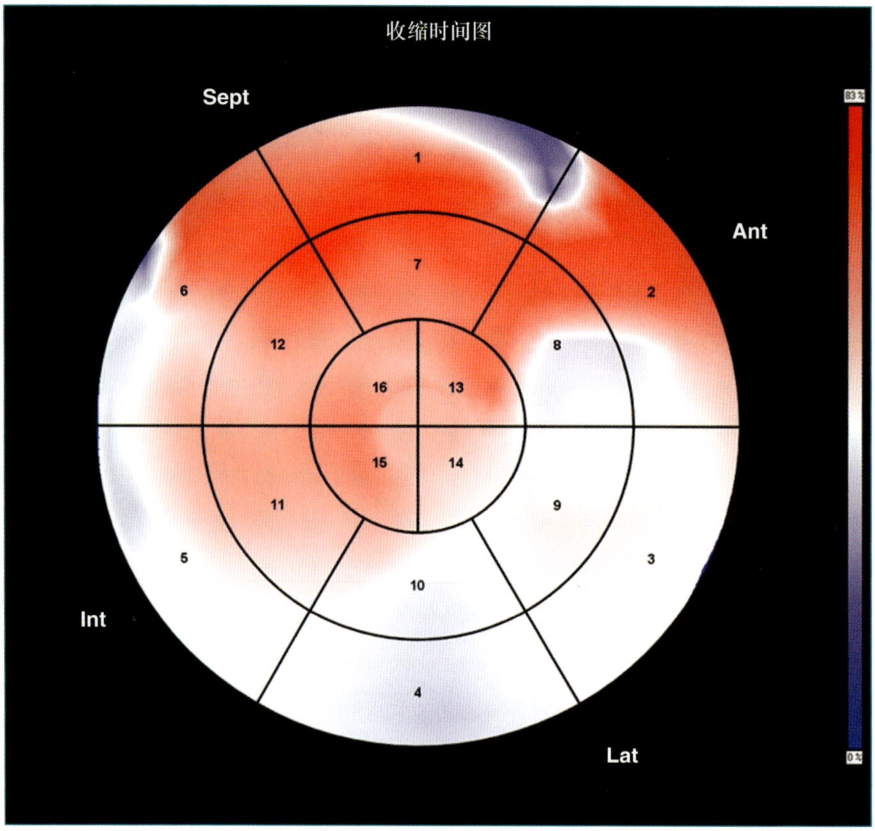

图 12-6 典型的不同步运动的静态图，U形的最早色彩转换部位主要在侧壁和下侧壁基底段。提示激动顺序以左向右为主。激动的速度也低于正常人；图的大部分仍然是红色。Ant，前壁；Int，下壁；Lat，侧壁；Sept，间隔

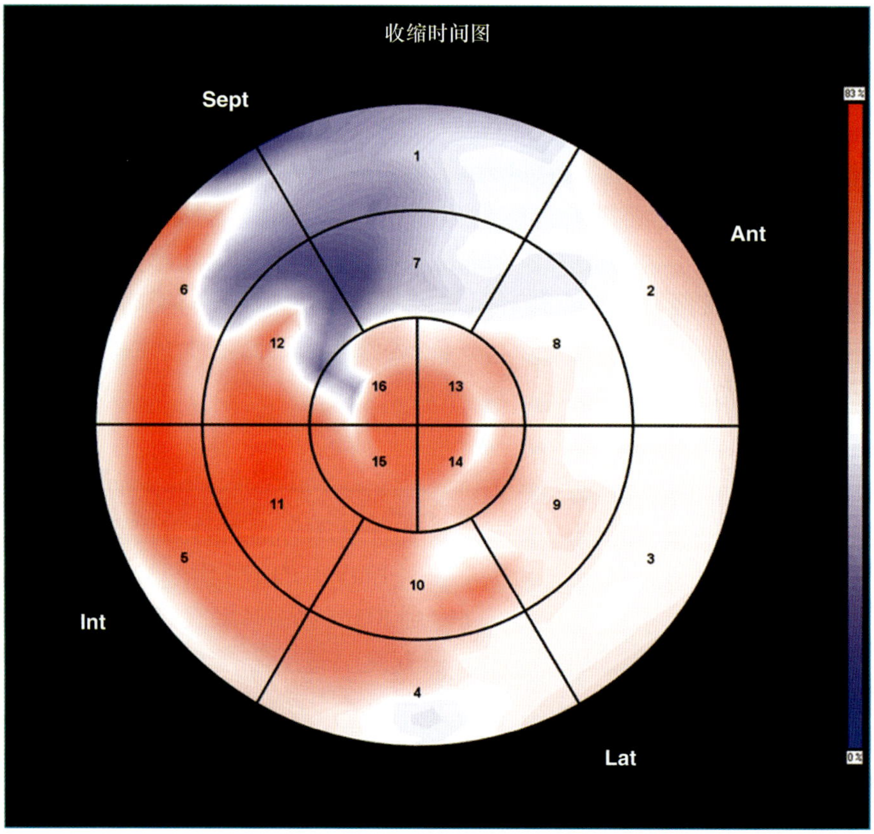

图 12-7 不典型的静态图显示U形右向左激动顺序，首先出现色彩转换的部位主要在前间隔和前壁基底段。Ant，前壁；Int，下壁；Lat，侧壁；Sept，间隔

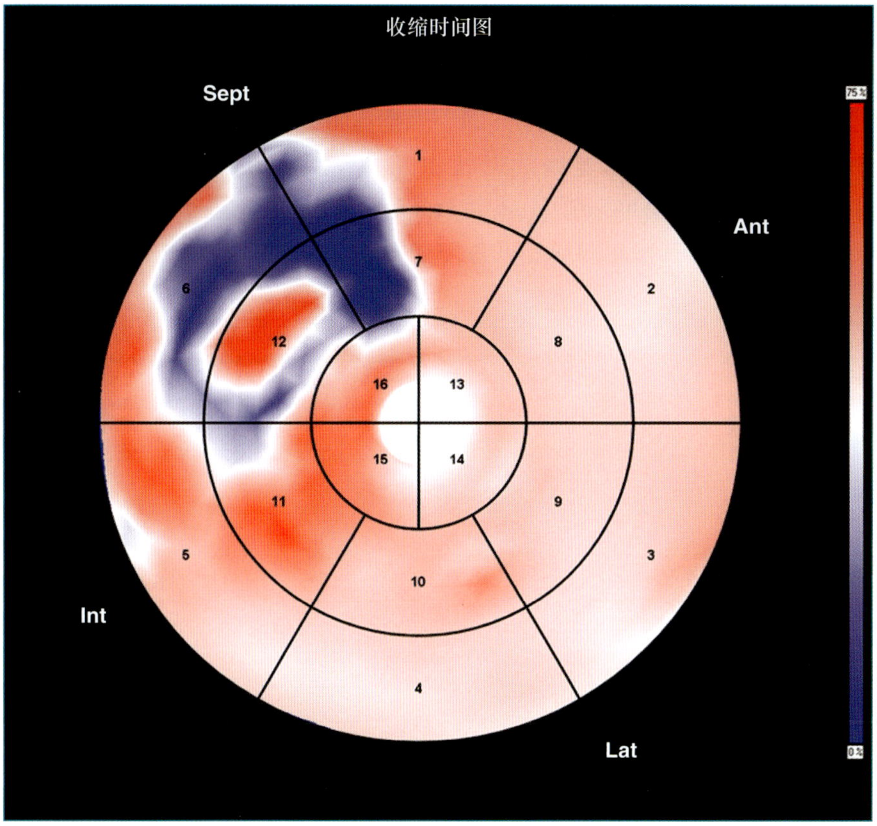

图 12-8　间隔闪烁清晰显示（深蓝色）。这也与不典型的左向右为主的激动有关；随后的激动出现在侧壁和下侧壁基底段（白色）。Ant，前壁；Int，下壁；Lat，侧壁；Sept，间隔

脏再同步化治疗患者的数据集由两个中心共享，并进行独立分析。本研究中所有的评价指标［EDV、收缩末期值（ESV）、EF 和 SDI］的组内相关系数（ICC）都超过 0.8。医院间变异性分别是：EDV 2.9%、ESV 1%、EF 7.1%、SDI 7.6%。

Soliman 及其同事[10]进一步阐明了 SDI 的可重复性，他们随机选取研究中的 50 名受试者，根据数据集的质量进行分类，结果发现 SDI 的可重复性在图像质量好的患者中更佳（数据集质量好组观察者间变异性为 9%，ICC 为 0.99，而数据集质量中等组观察者间变异性和 ICC 分别为 16% 和 0.95）。该研究也证实了 SDI 极佳的可重复性（SDI 的观察者间变异性为 12%，观察者自身变异性为 10%，两者组间相关系数均＞0.95）。

收缩不同步指数的正常值

已有多个研究试图确立 SDI 的正常值。根据目前的证据，SDI-16 的正常值大约在 3% ～ 4%，正常人的最大值小于 6%[5，10-14]。在正常心脏好像存在从心尖到心底的收缩梯度，从而产生蠕动样收缩形式[12-13]。SDI 的性别差异并不明显，随年龄变化也不显著。多个研究证实，SDI-16 与 EF 呈显著的负相关，且 SDI 不受 QRS 间期的影响[5，7，12]。

收缩不同步指数的临床意义

右室起搏

研究显示，右室起搏会增加 SDI、干扰正常的心尖–心底收缩顺序[15]。这种现象在右室心尖部起搏的患者中尤其明显，并可能导致左室射血分数减低。基础左室收缩功能减低及高起搏负荷可能进一步加重这一现象[16]。这可能是右室起搏的患者左室收缩功能减低的潜在机制。

心力衰竭患者中的作用

研究发现，不同步现象与心力衰竭患者活动耐量减低和左室收缩功能减低有关。另外，不同步与法洛四联症患者胶原合成标志物增加也有关。我们推断胶原合成或纤维化增加可能是加重不同步导致左室收缩功能减低的一个机制。

预测心脏再同步化治疗的反应及对反应的评估

多个研究证实，患者的 SDI 越高越有可能从 CRT 中获益。此外，也有研究发现对 CRT 反应良好的患者 SDI 会减低，而无反应的患者 SDI 没有变化甚至恶化。

多个研究显示，对 CRT 有反应的患者基线 SDI 显著高于无反应者，而这些患者接受双心室（BiV）起搏后 SDI 的下降也很明显。有研究在植入 CRT 装置的患者中用 RT3DE 显示 CRT- 开和关模式下左室容积、EF 和 SDI 指标的明显变化。多个单中心研究显示，SDI-16 可以预测患者对 CRT 的反应[17-20]。局部容积曲线可以显示最迟收缩的节段，有证据显示将左室起搏电极尽量置于靠近最迟收缩的节段可以增加患者的受益[21]。越来越多的证据显示，CRT 术后 SDI 持续升高可能提示患者能够从器械优化治疗中获益。

左室分析技术

很多软件包都可以进行左室分析，尽管由于方法学和软件计算方法的不同可能导致所得结果不具有直接可比性，但这些软件都基于类似的原理。下文介绍了应用 4D LV 分析软件进行左室分析的步骤（TomTec，慕尼黑，德国）。

1. 找到收缩末期和舒张末期图像，根据心尖和二尖瓣环确定 LV 中轴（图 12-9）。

2. 在与传统 2D 心尖切面（四腔、两腔和长轴切面）对应的 3 帧断面中确定收缩末期和舒张末期的心内膜边界。与 Simpson 双平面法类似，描记时应排除心内膜的肌小梁和乳头肌。通常需要权衡与 MRI 相比估测容积的准确性以及追踪的准确性。将心内膜边界置于心内膜下近心肌层的位置有助于提高 3D 超声心动图与 MRI 测量容积的相关性。然而，这可能会降低心内膜追踪的准确性，进而导致 SDI 的准确性降低。我们的做法是开始描记时将心内膜边界稍往外移。但如果追踪不准确，我们就往血液–组织界面移动（图 12-10）。

3. 心内膜边界检测软件利用这些数据形成整个心动周期的 LV 模

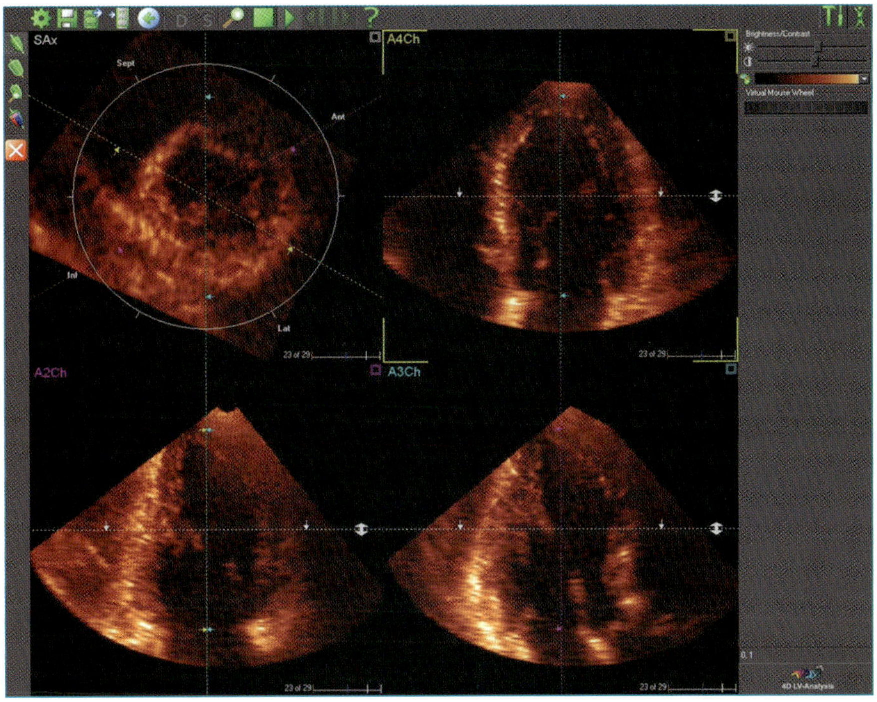

图 12-9　调整左室中轴。手动调整数据集以使从心尖到二尖瓣环中点的轴线在 3 个切面均显示。确定收缩末期和舒张末期图像

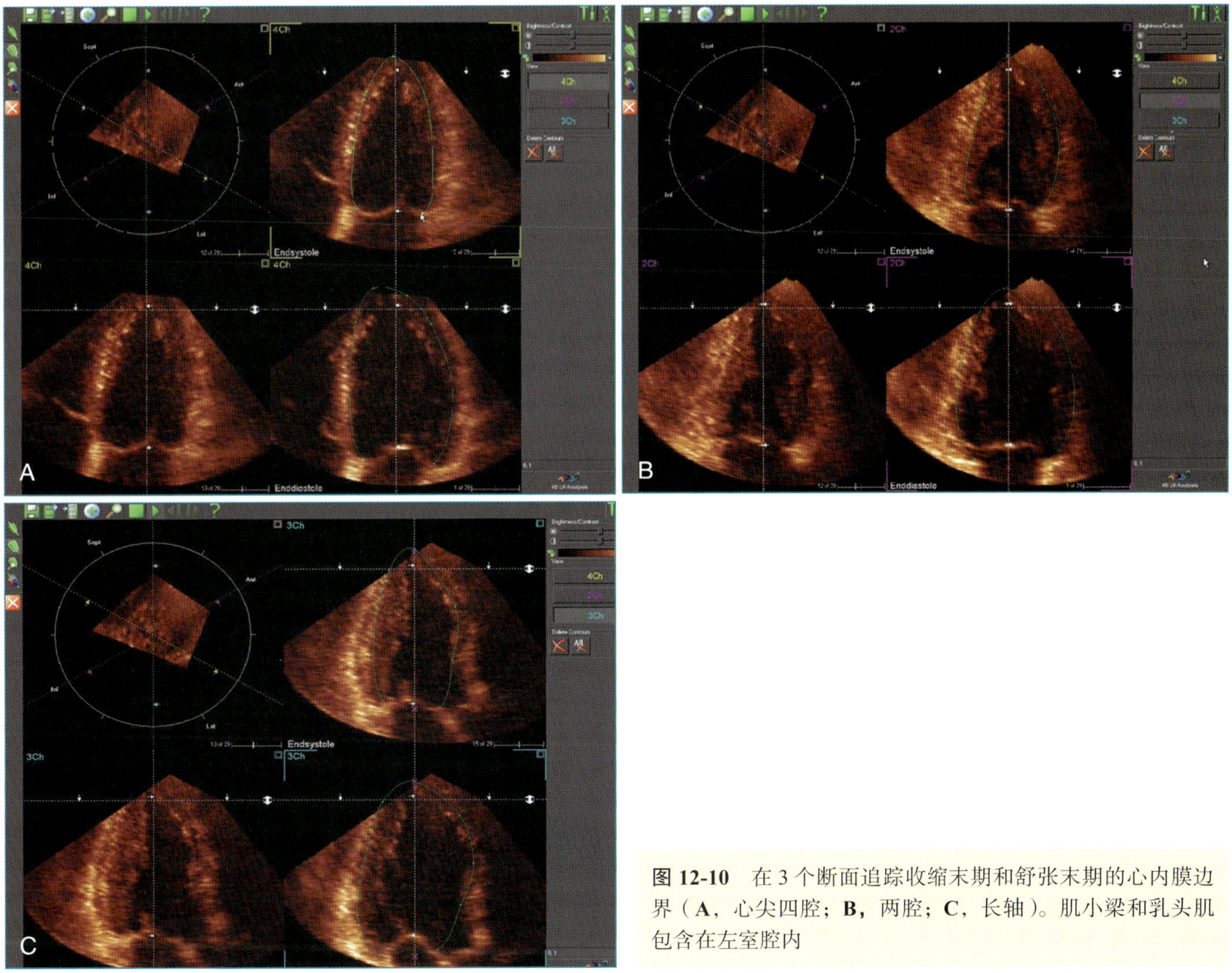

图 12-10　在 3 个断面追踪收缩末期和舒张末期的心内膜边界（**A**，心尖四腔；**B**，两腔；**C**，长轴）。肌小梁和乳头肌包含在左室腔内

型（见图 12-1）。观察模型以保证整个心动周期的心内膜边界识别准确且追踪可靠。这种操作要在短轴及长轴切面上进行。由于准确追踪边界是收缩末期各节段亚容量精确计时所必需的，因此这一步操作非常重要。

4. 必要时可以用以下几种方式对追踪进行调整（图 12-11）。首先，可以调整轮廓探测的敏感度，这一步由于增加了对用户定义平面的依赖，因此会使得模型看起来更“僵硬”。如果追踪仍不满意，我们回到心内膜边界识别步骤，调整追踪不满意的部位在最初切平面上的边界。有时候需要使边界更接近血液-组织界面，但这确实会降低容积测量的准确性。另一方面，也可以在 Beutel 模型上逐帧调整追踪曲线。这种方法可能降低 Beutel 模型的稳定性，进一步增加测量最小容积的难度。可以用“平滑”功能解决这一问题。

5. 模型追踪满意后就可以计算 ESV、EDV、EF 和 SDI。这时我们需要观察患者的时间-容积曲线以保证准确识别了最小容积。我们发现，用标准化的时间-容积曲线可以使这一步变得非常简单，因为曲线的幅度越高，越容易识别最小的容积（见图 12-2 至图 12-4）。如果发现最小容积的时间识别错误，予以调整后，整体 SDI 可能也会改变。16 节段和 17 节段模型都重复上述步骤。如果出现异常曲线，应该再次仔细观察这些部位的追踪情况以保证准确性。追踪不佳的节段可以不计入最终结果。

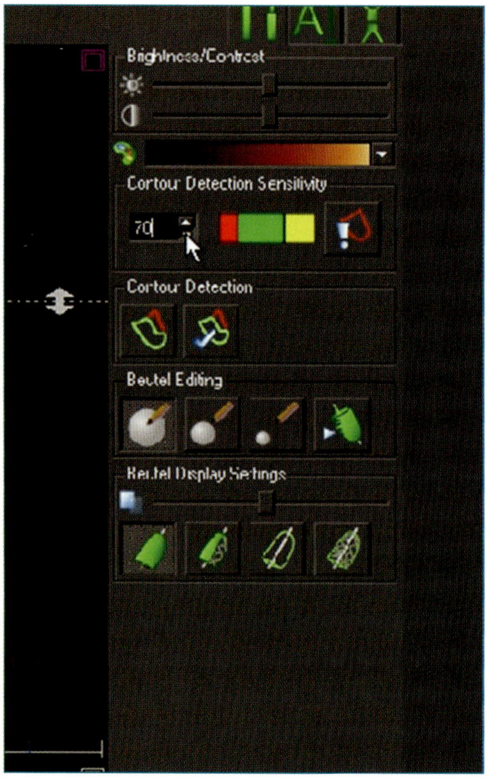

图 12-11 调整追踪的方法包括：改变轮廓敏度水平、调整轮廓检测，及直接逐帧调整 Beutel 模型

左室分析的问题

操作者培训和经验

众所周知，左室功能评估结果的一致性一直都是一个难题。规范的教学过程可以改善 2D 测量 EF 的观察者间变异性，从而保证测量结果的可靠性[22]。用 3D 方法分析 LV 时也适用这一方法，我们发现操作者间方法的统一对提高测量结果的可重复性非常重要，因为即使很小的方法学差异也可能导致结果出现系统性偏差，这与已发表的证据一致[23]。在笔者的中心，所有的操作者都要接受规范的培训课程，用的是一套包含很多不同疾病和不同图像质量的 3D 数据集。开始临床分析工作前，测量结果需要达到与有经验的操作者良好的一致性。这种方法对我们来说很有效，前文提到的 Kapetanakis 等人的研究已证实，利用这种方法可以实现良好的观察者间和医院间的一致性[9]。

数据集质量

Soliman 及其同事[10]的研究显示，数据集的质量对 LV 分析的准确性和可重复性有很大影响。Mor-Avi 及其同事[23]也发现空间分辨率低是导致操作者间测量差异的一个重要原因。最近 Miller 及其同事[24]在“实际世界”人群中的研究也证实，图像质量显著影响观察者间的变异性，我们的经验也支持这一点。由于图像质量不佳，高达 15% 的数据集可能无法分析，而心脏病患者中不能应用的扫描比例明显更高[14]。

要获得最大的容积率和空间分辨率，应该优化原始 3D 数据集的采集过程。可以调整探查深度和扇面设置以使图像仅包含 LV、二尖瓣环和主动脉瓣（空间定位所必需）。获取图像时应嘱患者屏住呼吸以减小位移伪影的影响。数据集质量最佳时心率多＜ 80 次 / 分，心律不规则的患者，如心房颤动或频发室性期前收缩（早搏）时，我们尝试在采集图像时记录时间以获得 R-R 间期规则时的容积。同步显示的心电图可以了解有无异位搏动，如果数据集包含异位搏动会导致拼接伪影，这样的数据集几乎都会被排除。

不管何种情况，我们在采集图像时都会获取多个数据集，并且评估它们的质量及有无采集拼接伪影，有拼接伪影的数据集将被排除。对有两个或两个以上节段缺失的数据集解读要慎重，在报告结果时需要评价数据集的质量。

收缩功能不全患者的左室分析

左室分析在左室收缩功能不全的患者中更为困难。这与多种因素有关，首先，左室功能减低常伴左室扩张、左室容积增大，是图像获取困难的一个重要技术因素（图 12-12）。超声心动图心尖声窗常常移动，导致心尖和前壁更难以观察。容积增大导致容积率减低，4 次或 7 次心跳采集图像方法可以部分解决这一问题，另外，也可以应用高容积率-低扫描线密度的方法，但这可能会降低空间分辨率。

其次，随着左室扩张其球形指数增加，真正的心尖会越来越难以显示，左室的中轴也难以对准（图 12-13）。由于 LV 模型的节段划分都是

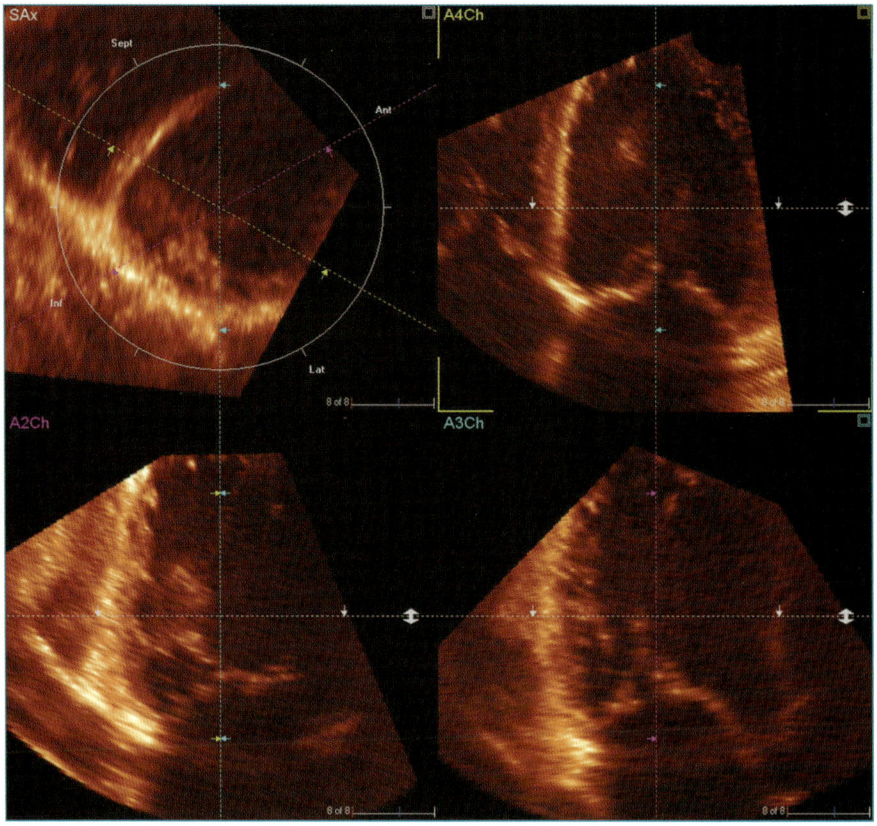

图 12-12 图像质量欠佳。左室（LV）扩张导致 LV 心尖移位，前壁的运动更难以显示。随着容积增加，数据集很难包含整个 LV，虽然采集图像时增加包含的心动周期数目可以部分解决这一问题。另一个方法是采集图像时应用高容积率-低扫描线密度法，但这种方法会导致图像的空间分辨率下降，进而降低追踪的准确性

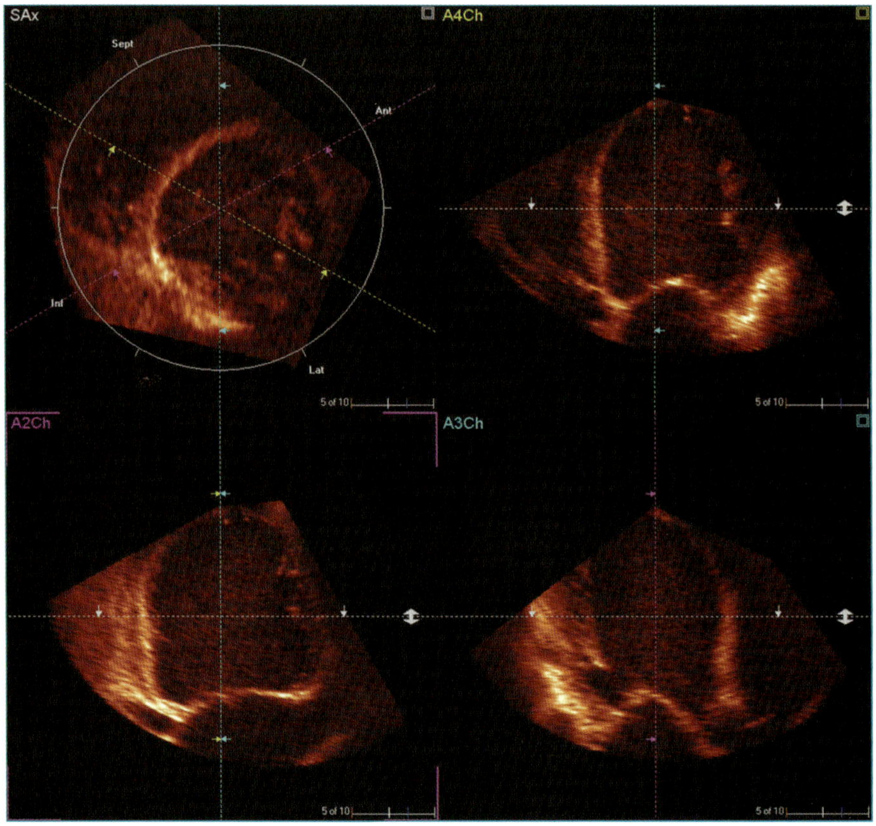

图 12-13 球形的左室（LV）。由于 LV 扩张并呈球形改变，LV 的中轴难以确定，因而难以发现真正的心尖。这可能导致最小容积测量不准确

围绕这条轴线的，因此，其位置的变化会导致各节段容量及最低容积达峰时间的变化。

第三，左室功能的减低与等容时间延长有关，后者使得真正的收缩末期和舒张末期图像更难以确定。心室容积在心动周期中小的绝对变化也会导致这一现象发生。随着心室收缩功能的恶化及收缩末期和舒张末期容积差异的减小，容量测量的小差异也会导致 EF 出现较大比例的误差。

第四，左室容积在心动周期的小的变化意味着心内膜运动幅度小，因而导致追踪困难。这可能会产生低的信噪比，导致难以识别最小容积。为了解决这一问题，我们应该观察标准化的局部容积曲线，而不是振幅较低的局部容积绝对值曲线。每一条曲线都要观察以保证得到最大振幅的曲线。

最后，追踪不佳的节段可能表现为毛糙的局部容积曲线，导致无法识别相应节段的最低容积。尽量获得最佳的心内膜边界追踪，可能部分解决这一问题，必要时可以手动校正，同时要仔细观察局部容积曲线以保证准确识别容积的低值。这种情况下出现时间记录的异常可能会错误地增加 SDI，因此遇到这种情况时应该考虑是否要排除这些节段。

心内膜边界检测

某些情况下，心内膜边界可能很难检测，尤其是对于乳头肌肥大或心动周期中心内膜回声有脱失的患者。

未来的方向

新软件如斑点追踪技术的开发有可能实现更准确的心内膜边界检

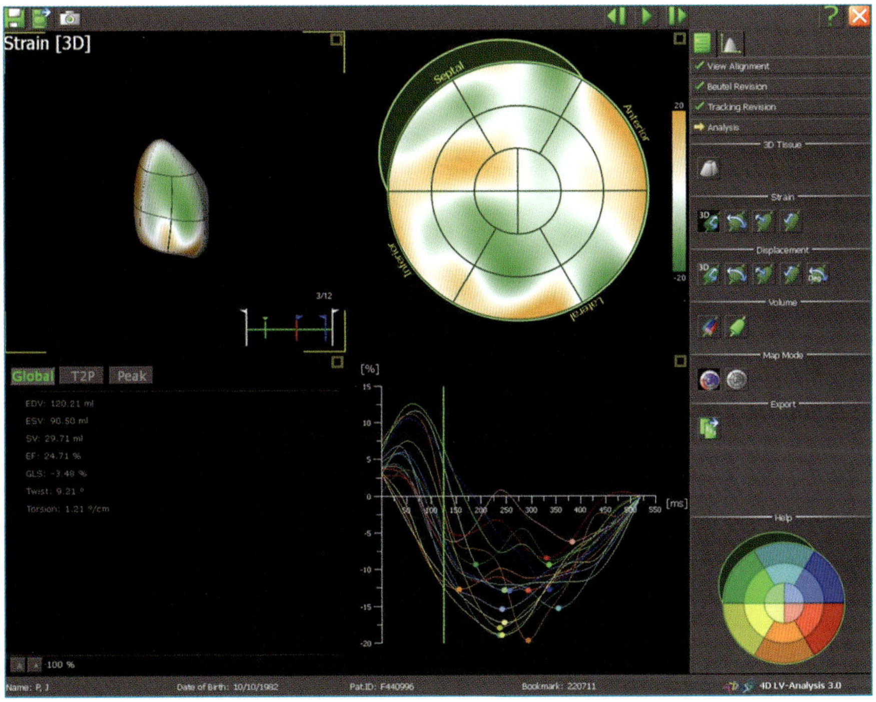

图 12-14　一位左室收缩功能受损患者的三维应变。射血分数为 24%，整体长轴应变为－3.5%

测。目前已有多个厂家提供 3D 斑点追踪软件，可以评估左室整体和节段的容积，并提供新的评价心肌形变的定量指标。这一技术应用了 3D 分析左室的多个优势，克服了 2D 技术的局限性，如心尖显示不全及左室的几何形态假设，并且可以额外地追踪斑点在三个方向上的运动（图 12-14）。初期的经验提示该软件的工作流程更为简便快捷。这一方法显示了较好的应用前景，应用某一厂家的软件进行的研究显示了其良好的可重复性[25]。然而，要推广其应用仍需要进一步的验证性研究。

病例 1：三维超声心动图显示一例宽 QRS 波群患者的左室同步性正常

一名 65 岁的老年男性扩张型心肌病患者，既往有病毒性心肌炎病史，在一次心力衰竭症状恶化后前往 CRT 评估门诊，了解有无将单腔除颤仪升级的必要。评估时发现，患者的静息心电图为窦性心律伴左束支传导阻滞，QRS 波时限为 141ms（图 12-15）。然而 3DE 并未显示不同步，SDI-16 为 5.6%（图 12-16）。患者接受了 CRT 升级，理由是：症状恶化至纽约心功能分级（NYHA）Ⅲ级、宽 QRS 波以及 EF 仅 13%。但无 3D 不同步的证据提示患者可能难以从 CRT 治疗中获益。

CRT 植入术后 1 个月，患者再次因为心力衰竭症状恶化就诊。评估装置工作情况时发现，患者 93% 的心律都是 BiV 起搏的。再次行左室分析发现，BiV 起搏时 SDI-16 为 6.3%（图 12-17），而自身节律时为 5.2%（图 12-18），遂将 CRT 的起搏功能关闭。建议患者接受心室起搏装置并等待心脏移植治疗。

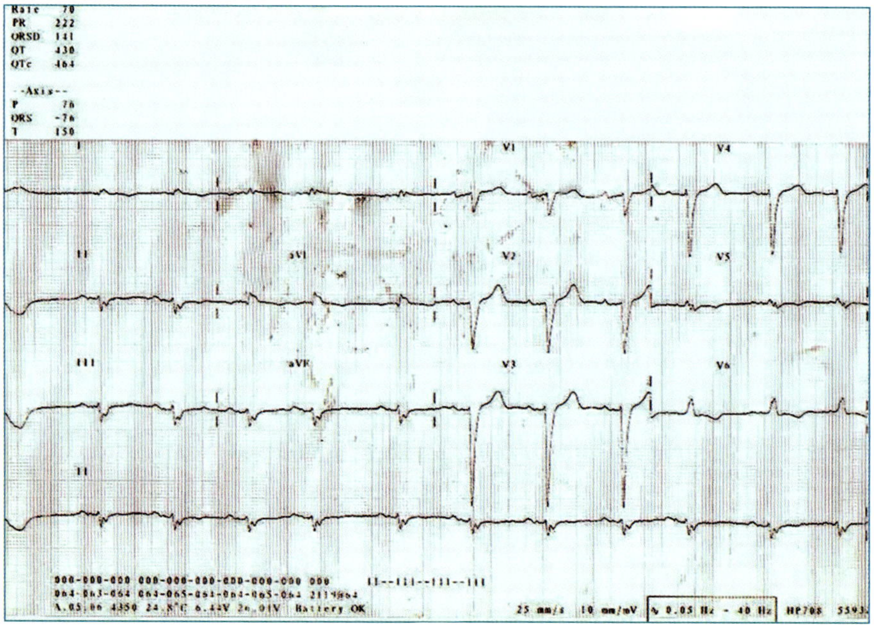

图 12-15 病例 1 患者的心电图，显示左束支传导阻滞，QRS 波时限为 141ms

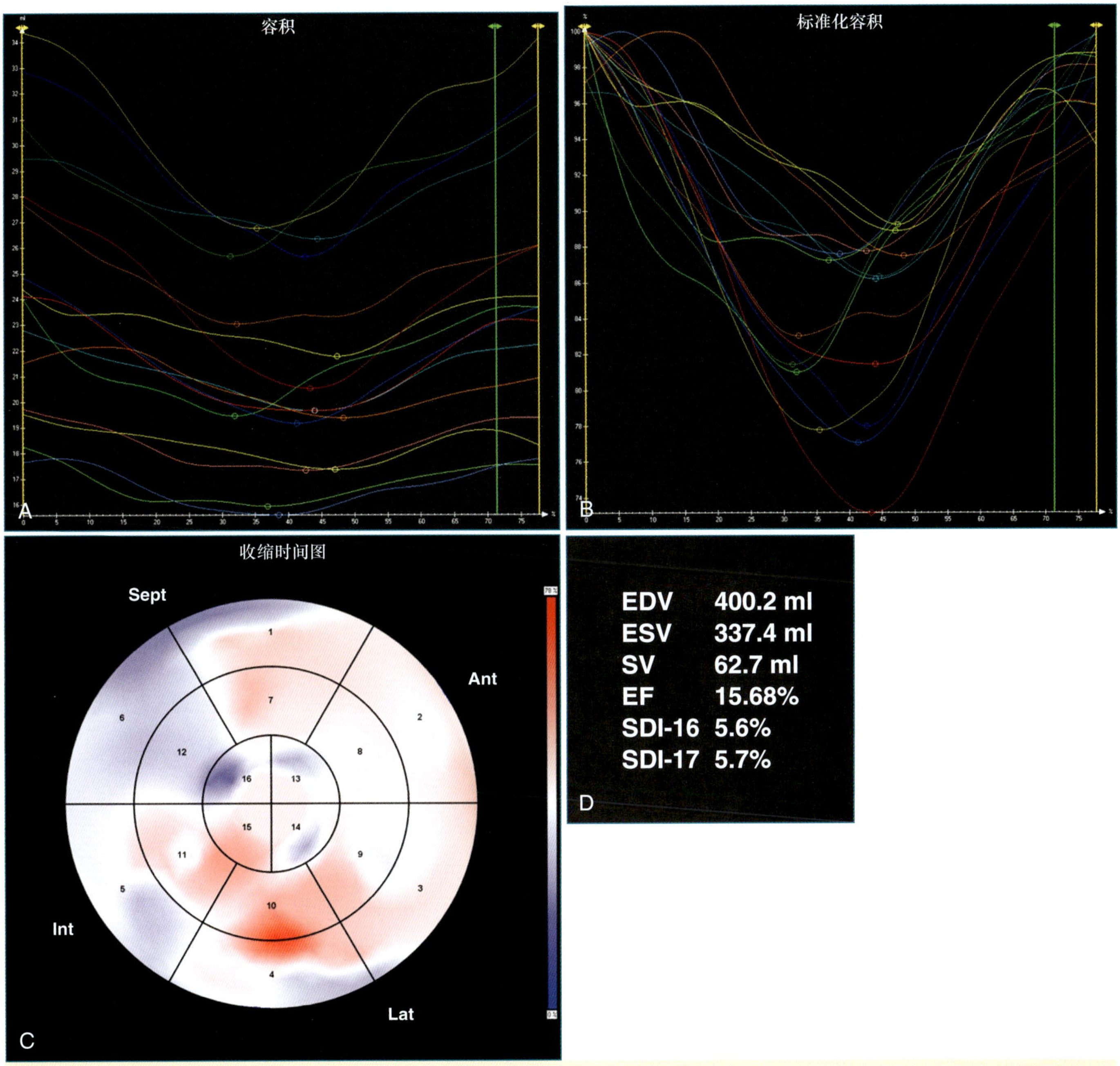

图 12-16　该例患者既往有病毒性心肌炎病史，容积曲线（**A**）的幅度低。标准化的容积曲线（**B**）显示达最低容积的时刻分布不是很弥散，提示心室的不同步运动并不严重，尽管患者的心电图显示左束支传导阻滞。静态图（**C**）显示右向左为主的激动顺序。这些表现都反映在结果中（**D**），可以看到中间的收缩不同步指数（SDI）为 5.6%，提示该患者从心脏再同步化治疗中获益的可能性小。Ant，前壁；EDV，舒张末期容积；EF，射血分数；ESV，收缩末期容积；Int，下壁；Lat，侧壁；Sept，间隔；SV，收缩期容积

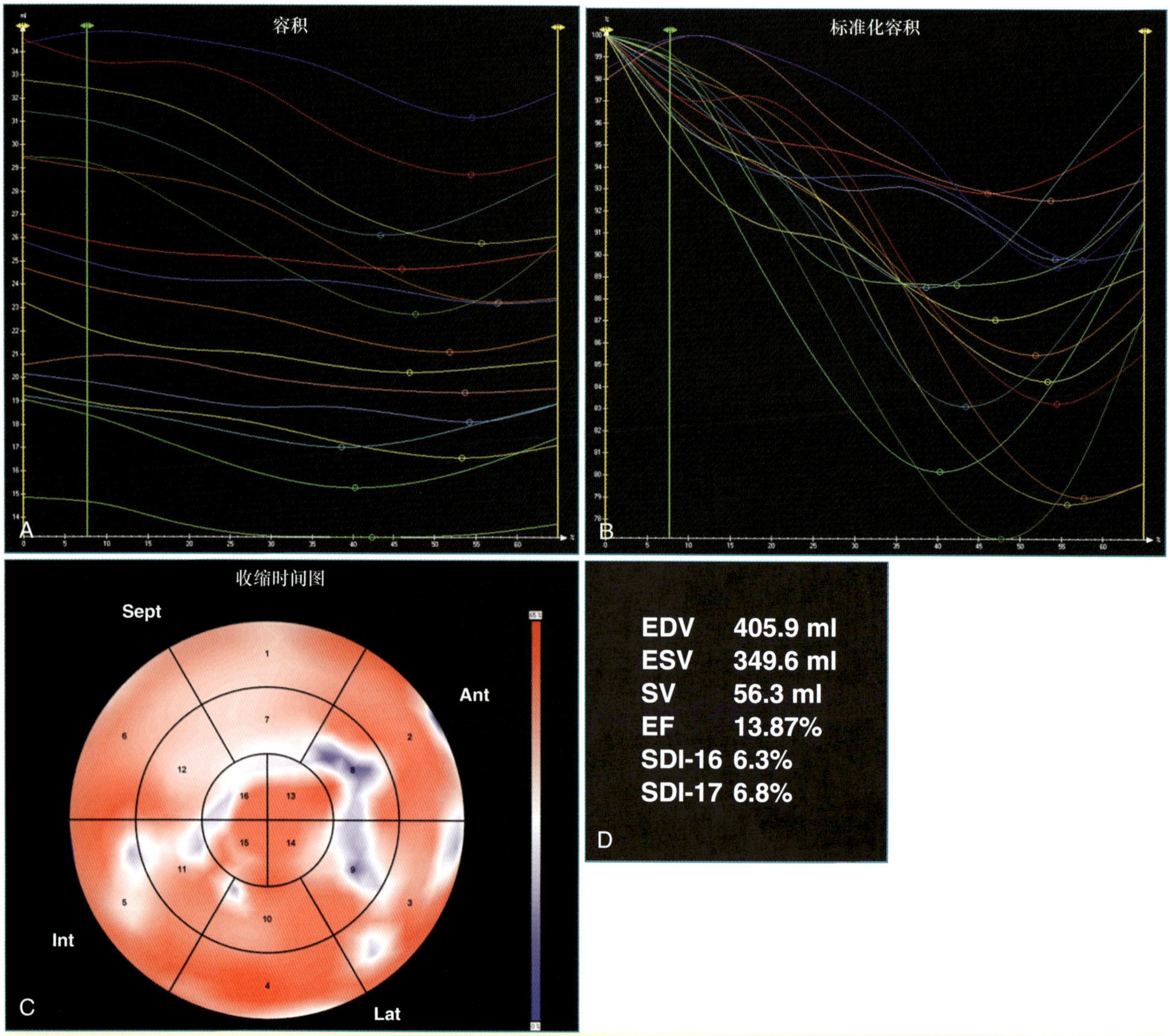

图 12-17 病例 1 的患者接受心脏再同步化治疗后，容积曲线仍然很平（**A**）。达最低容积的时间分布似乎轻度增加（**B**）；表现为收缩期不同步指数（SDI）轻度增至 6.4%（**D**）。激动顺序一致性增加，但是速度减慢（**C**）。Ant，前壁；EDV，舒张末期容积；EF，射血分数；ESV，收缩末期容积；Int，下壁；Lat，侧壁；Sept，间隔；SV，收缩期容积

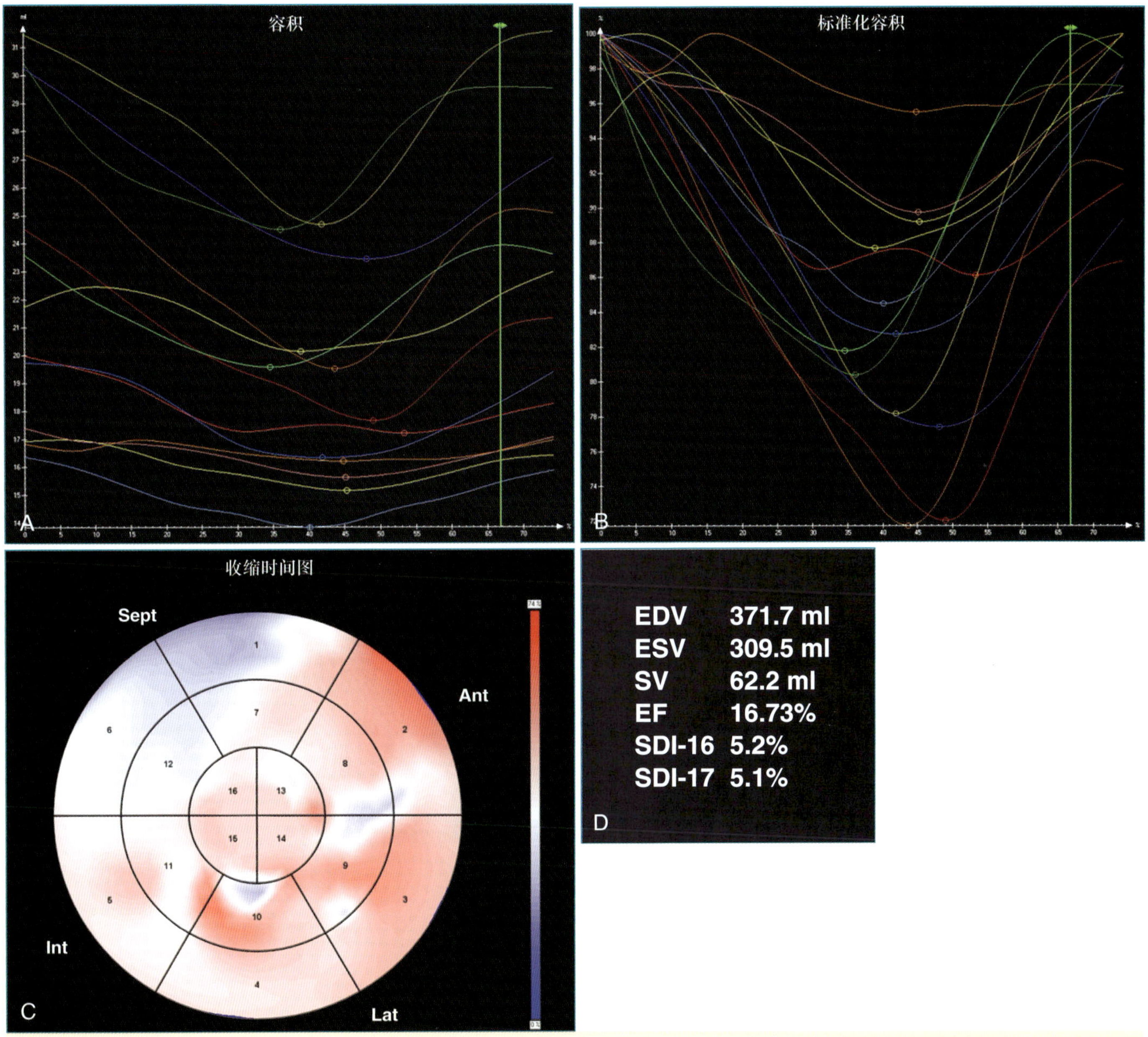

图 12-18　A 到 C，病例 1 患者接受心脏再同步化治疗后双腔起搏器处于关闭状态，与开启状态没有显著差别。激动顺序再次变为右向左为主，且出现得更快。**D** 图显示了收缩期不同步指数（SDI）。Ant，前壁；EDV，舒张末期容积；EF，射血分数；ESV，收缩末期容积；Int，下壁；Lat，侧壁；Sept，间隔；SV，收缩期容积

病例 2：心房颤动

一名 61 岁的老年男性永久性心房颤动患者，有冠状动脉粥样硬化性心脏病及冠状动脉旁路移植术病史，患者因为考虑植入 CRT 而就诊。患者出现进行性加重的劳力性呼吸困难及夜间阵发性呼吸困难。我们获取了足够的 3DE 容积供分析，测量患者的左室收缩功能重度减低，EF 为 13.5%，同时整体运动不同步，SDI 为 19.1%（图 12-19）。植入心脏

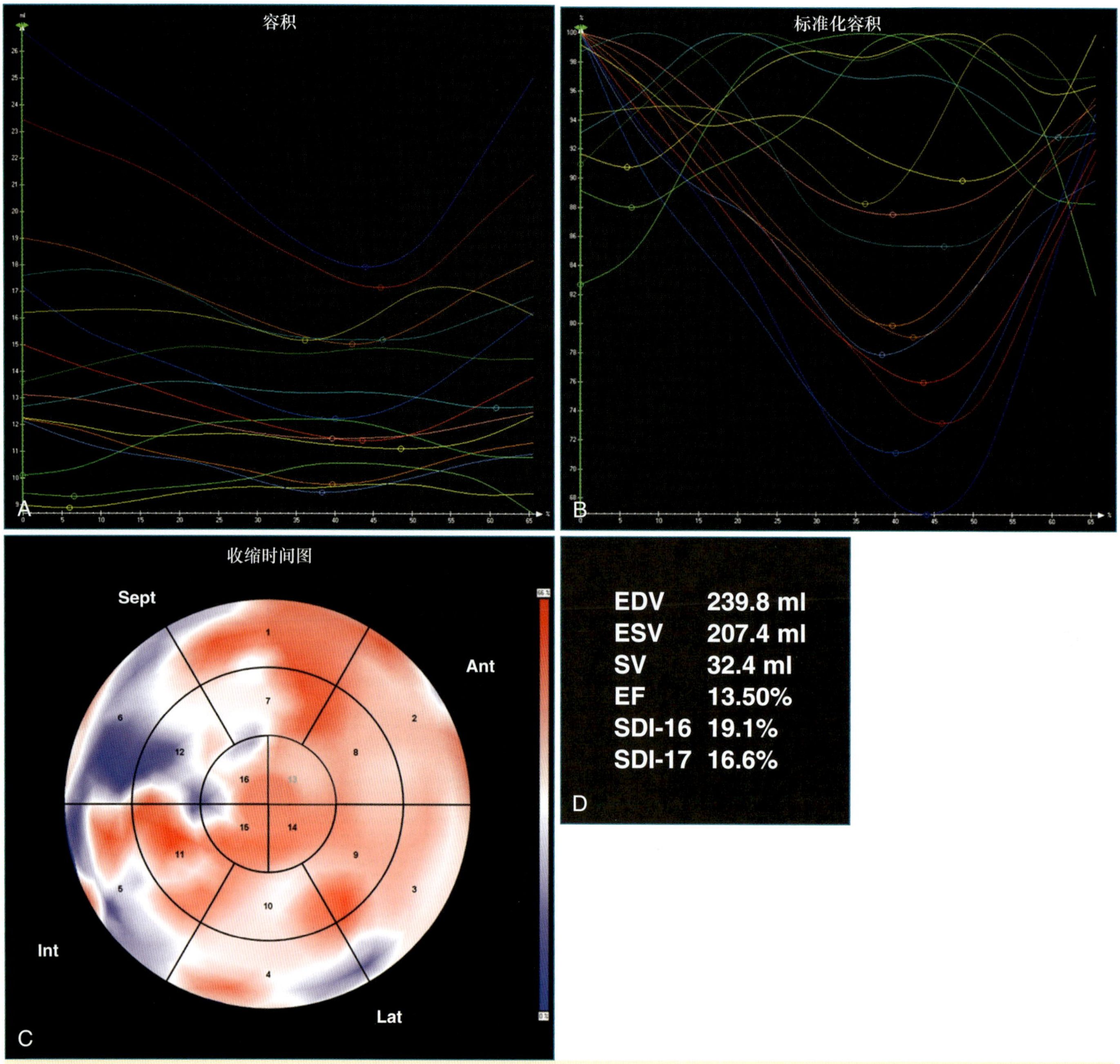

图 12-19 病例 2 患者接受心脏再同步化治疗前，患者存在永久性心房颤动，仍然获得了足够用于分析的容积。分析之前要仔细观察容积以排除拼接伪影。容积曲线（**A**）平直，与左室射血分数减低一致（射血分数只有 13.5%）。观察标准化的容积曲线（**B**）有助于识别最低容积。**C**，最低容积达峰时间分布广泛，在室间隔基底到中间段和下壁基底段，达最低容积的时间出现在收缩早期（绿色和黄色曲线）。这代表了间隔闪烁，静态收缩图上间隔达峰时间提前清晰地表明了这一点。**D**，收缩期不同步指数（SDI）高达 19.1%，提示患者可能从心脏再同步化治疗中获益。注意节段 13 由于心内膜追踪不佳而没有纳入分析。Ant，前壁；EDV，舒张末期容积；EF，射血分数；ESV，收缩末期容积；Int，下壁；Lat，侧壁；Sept，间隔；SV，收缩期容积

再同步化治疗-除颤器（CRT-D）后发现，尽管患者使用了大剂量的 β 受体阻滞剂，心室率控制仍不佳，波动在 90 ～ 100 次 / 分，这导致 BiV 起搏不足，仅有 34% 的起搏（图 12-20）。给予房室结消融治疗后 BiV 起搏达 100%。房室结消融 4 天后左室分析显示，患者的 EF 增加，SDI 降至 10.2%，提示患者从 BiV 治疗中显著获益。3 个月后随访获益更为明显，

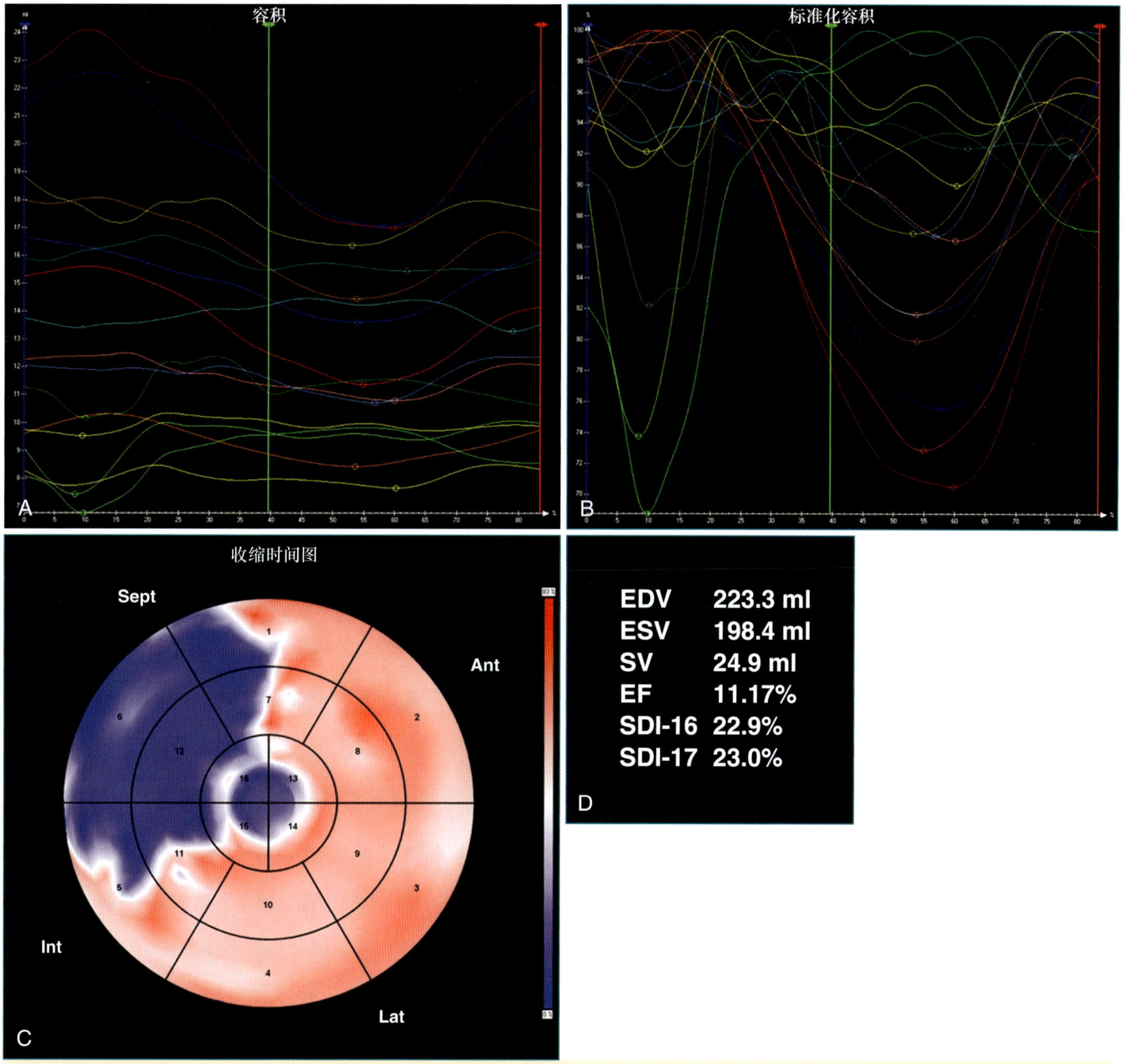

图 12-20　A，病例 2 患者心脏再同步化治疗后早期，可见容积曲线的幅度轻度增加。但是从标准化曲线（**B**）中可以看到，最低容积较早出现在间隔和下壁基底段，提示持续存在的不同步性。静态收缩图可以看到持续的间隔闪烁（**C**）。收缩期不同步指数（SDI）仍很高（**D**）。临床评估发现，患者存在快心室率心房颤动，导致双室起搏的比率较低。Ant，前壁；EDV，舒张末期容积；EF，射血分数；ESV，收缩末期容积；Int，下壁；Lat，侧壁；Sept，间隔；SV，收缩期容积

EF 升至 30%，而 SDI 降至 5.5%（图 12-21）。患者在接受上述两项治疗后症状也显著改善。

病例 3：导线位置不良

一位 77 岁的老年女性，既往有特发性扩张型心肌病病史，心电图

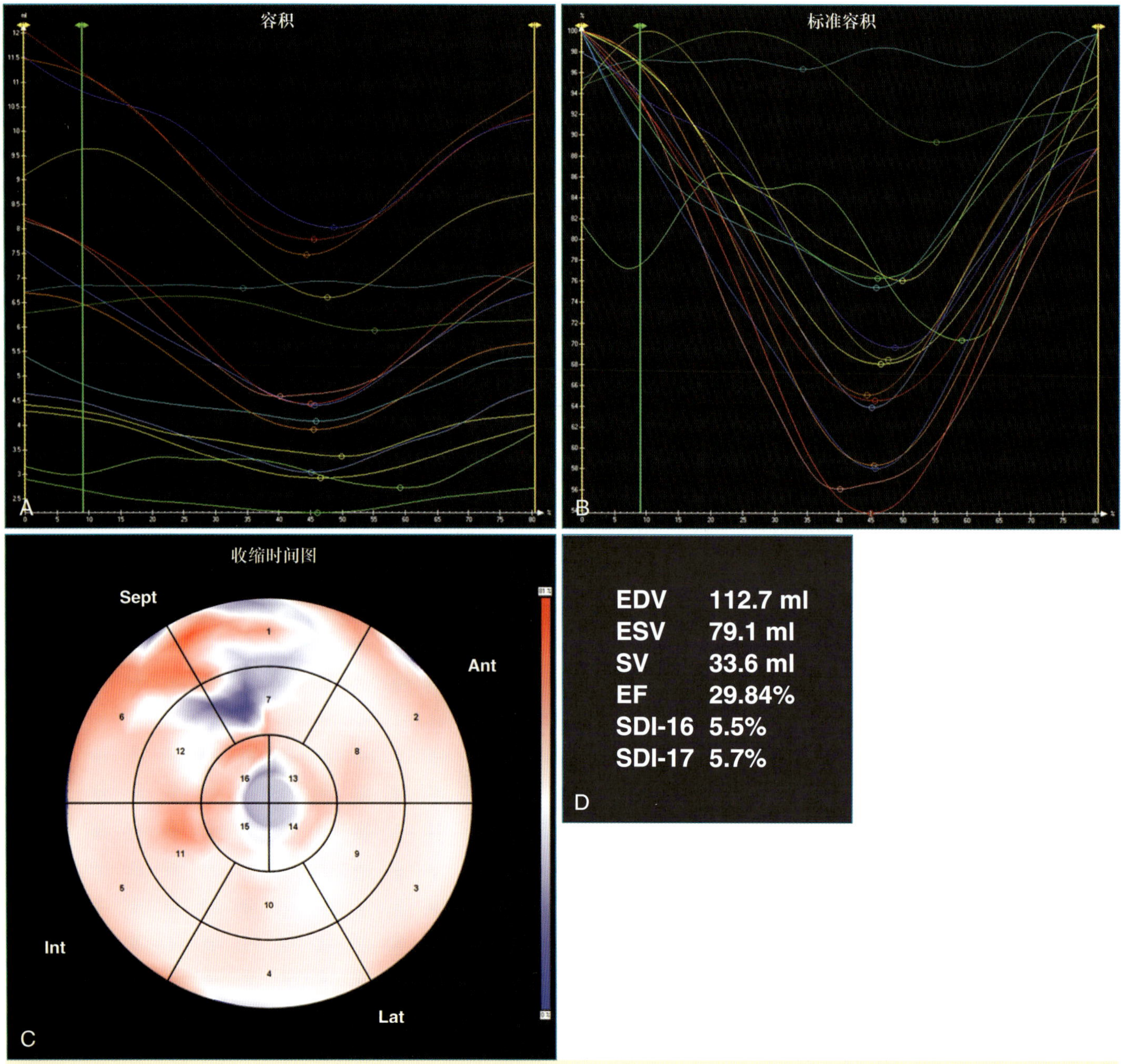

图 12-21 病例 2 的患者接受房室结消融术后行双心室起搏，起搏率为 100%。术后 3 个月再次评估左室，结果显示容积曲线幅度显著增加。可见节段的最低容积达峰时间（**A**）出现的时间与标准化的容积图很接近（**B**）。早期室间隔低值也消失。静态图（**C**）上间隔闪烁消失。患者出现了显著的逆重塑。**D**，再同步化治疗的成功也表现在收缩期不同步指数（SDI）为 5.5%，接近正常。Ant，前壁；EDV，舒张末期容积；EF，射血分数；ESV，收缩末期容积；Int，下壁；Lat，侧壁；Sept，间隔；SV，收缩期容积

显示宽 QRS 波群，3DE 评估显示显著的不同步（SDI，16.1%），患者接受了 CRT-D 植入术（图 12-22）。在随后的 6 个月里，患者的心力衰竭症状进行性加重。用 3DE 再次评估 LV 显示持续存在的不同步性（图 12-23）。回顾患者植入术后的胸片及冠状静脉窦造影，可以发现左室导线被放在了前间隔支。同时注意到另一条后静脉可以放置导线，患者遂接受了导线重新放置术（图 12-24）。器械调整后，患者的临床状况显著改善，利尿剂减量，同时运动耐量增加。后来复查左室 SDI 也

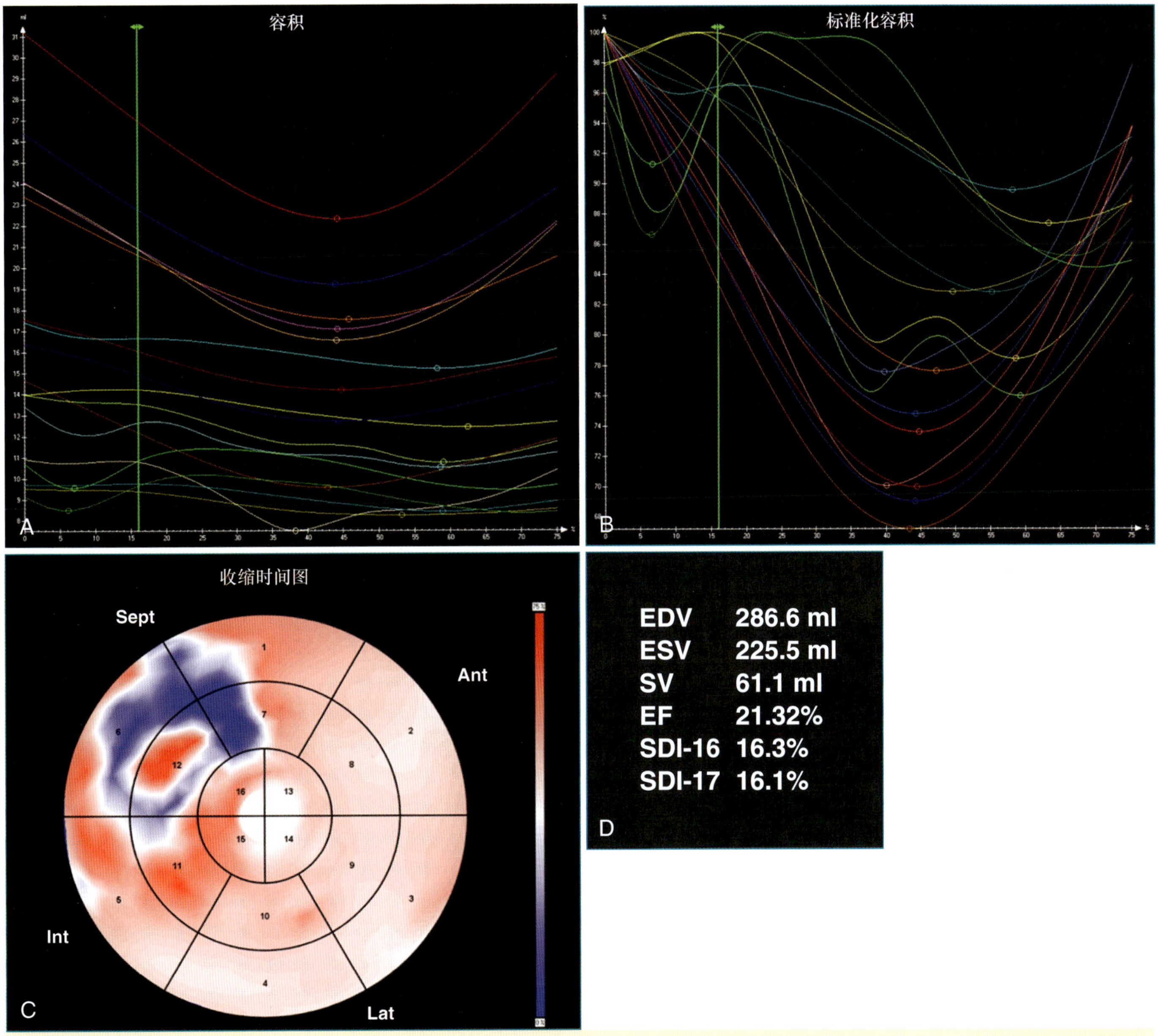

图 12-22　病例 3 患者接受心脏再同步化治疗前，（**A**）显示容积曲线振幅较低，且标准化的最低容积达峰时间分布弥散（**B**），而间隔达最低容积时间较早（绿线）。静态坐标图代表了间隔闪烁（**C**），患者同时存在显著的不同步性（**D**），提示患者可能从心脏再同步化治疗中获益。Ant，前壁；EDV，舒张末期容积；EF，射血分数；ESV，收缩末期容积；Int，下壁；Lat，侧壁；Sept，间隔；SV，收缩期容积

显示运动同步性得到显著改善（图 12-25）。

病例 4：QRS 波时限正常时的不同步

一位 80 岁老年男性，诊断冠状动脉粥样硬化性心脏病，既往接受过冠状动脉旁路移植术，患者因考虑植入埋藏式心脏复律除颤器进行一级预防来就诊。患者有过劳力性呼吸困难史，目前处于 NYHA Ⅲ级。患

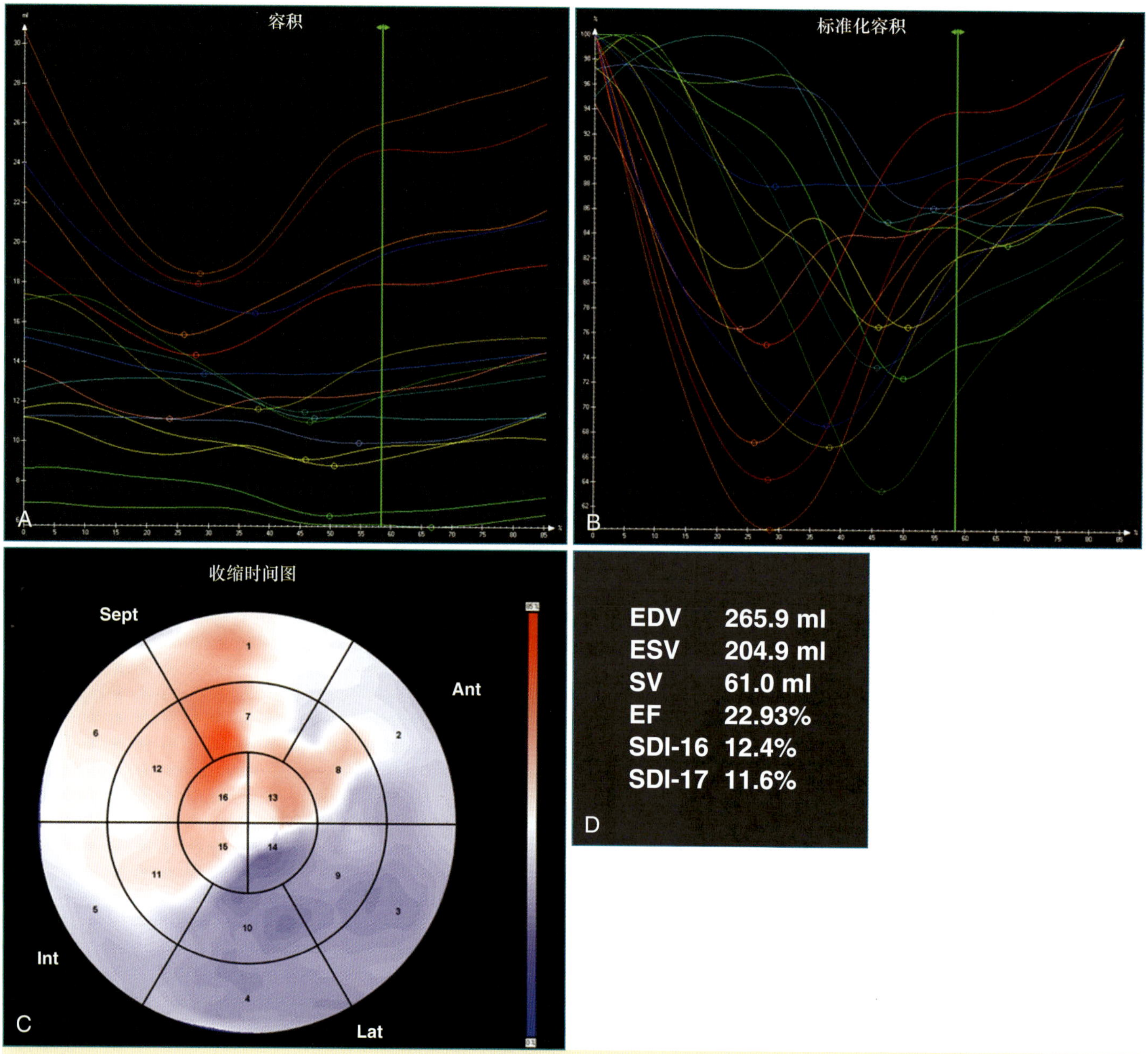

图 12-23 病例 3 患者接受心脏再同步化治疗后，容积曲线显著改善（**A**），最低容积达峰时间的分布仍广泛（**B**），可以看到收缩顺序变为自左向右传播（**C**），但是心室收缩仍然不同步，且心室功能尚未改善（**D**）。Ant，前壁；EDV，舒张末期容积；EF，射血分数；ESV，收缩末期容积；Int，下壁；Lat，侧壁；Sept，间隔；SV，收缩期容积

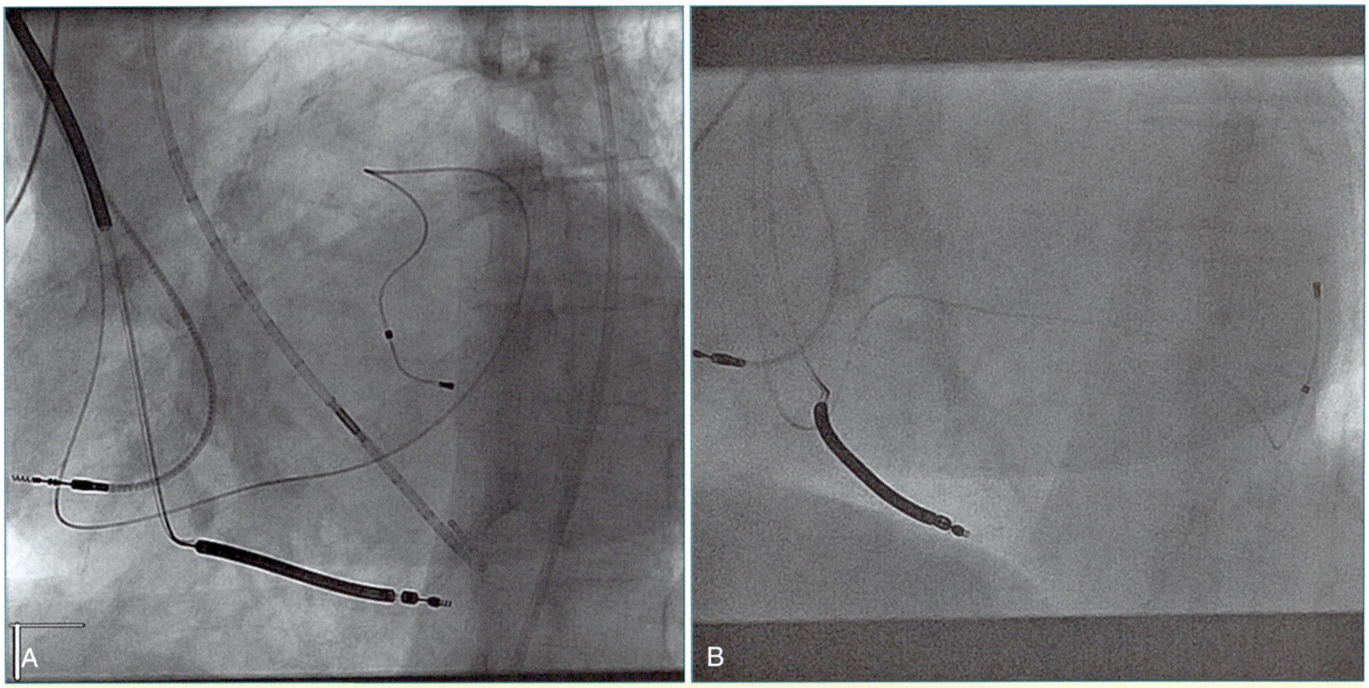

图 12-24　**A**，从左前斜位观察病例 3 患者电极最初放置的部位。**B**，重置导线后对比观察左室电极的位置

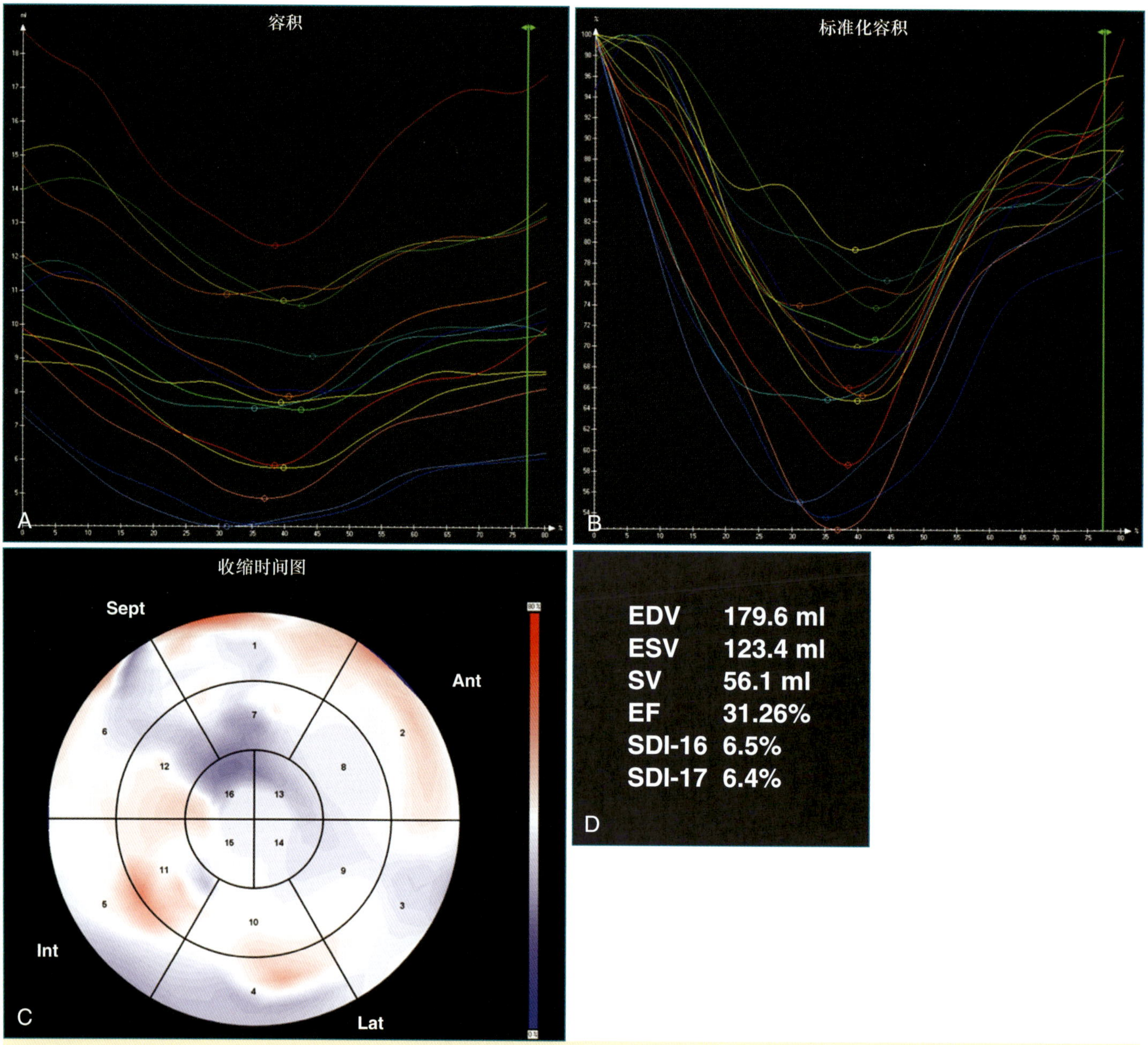

图 12-25 病例 3 患者左室电极位置调整 3 个月后再次进行左室（LV）分析。容积曲线的幅度显著增加（**A**），且最低容积达峰时间的范围变窄（**B**），显示了再同步化。静态收缩图显示了收缩顺序的同质性变化（**C**），且可观察到明显的逆重塑（**D**）。与患者临床症状的显著改善一致。Ant，前壁；EDV，舒张末期容积；EF，射血分数；ESV，收缩末期容积；Int，下壁；Lat，侧壁；Sept，间隔；SV，收缩期容积

者有明确的左室收缩功能减低，EF 只有大约 30%。评估过程中发现，患者的 QRS 波时限为 96ms，伴胸前导联 R 波递增不良（图 12-26）；24h 心电图（ECG）监测显示 4 阵室性心动过速。患者接受了 3DE 评估，测量 EF 为 33%，SDI 为 18.8%（图 12-27）。这一结果提示，患者虽然不在目前指南推荐的人群中，但仍可能从 CRT 中获益；费用后来被拒绝报销。

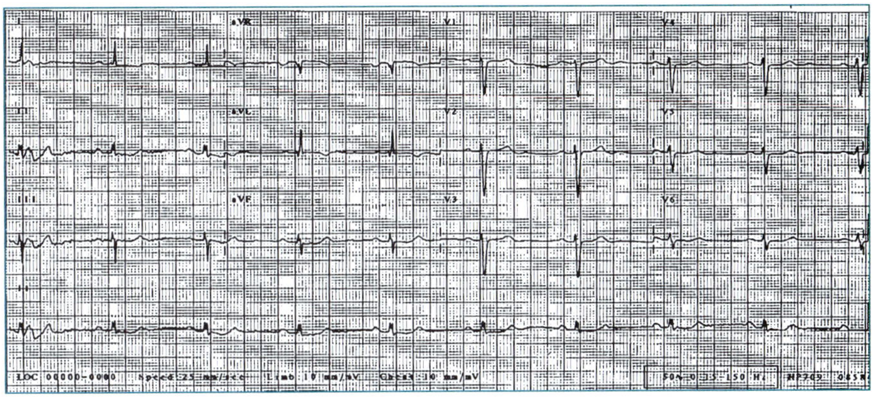

图 12-26　病例 4 患者的心电图显示窦性心律，QRS 波群宽度正常。尽管为窄 QRS 波群，左室三维分析仍显示了显著的不同步收缩

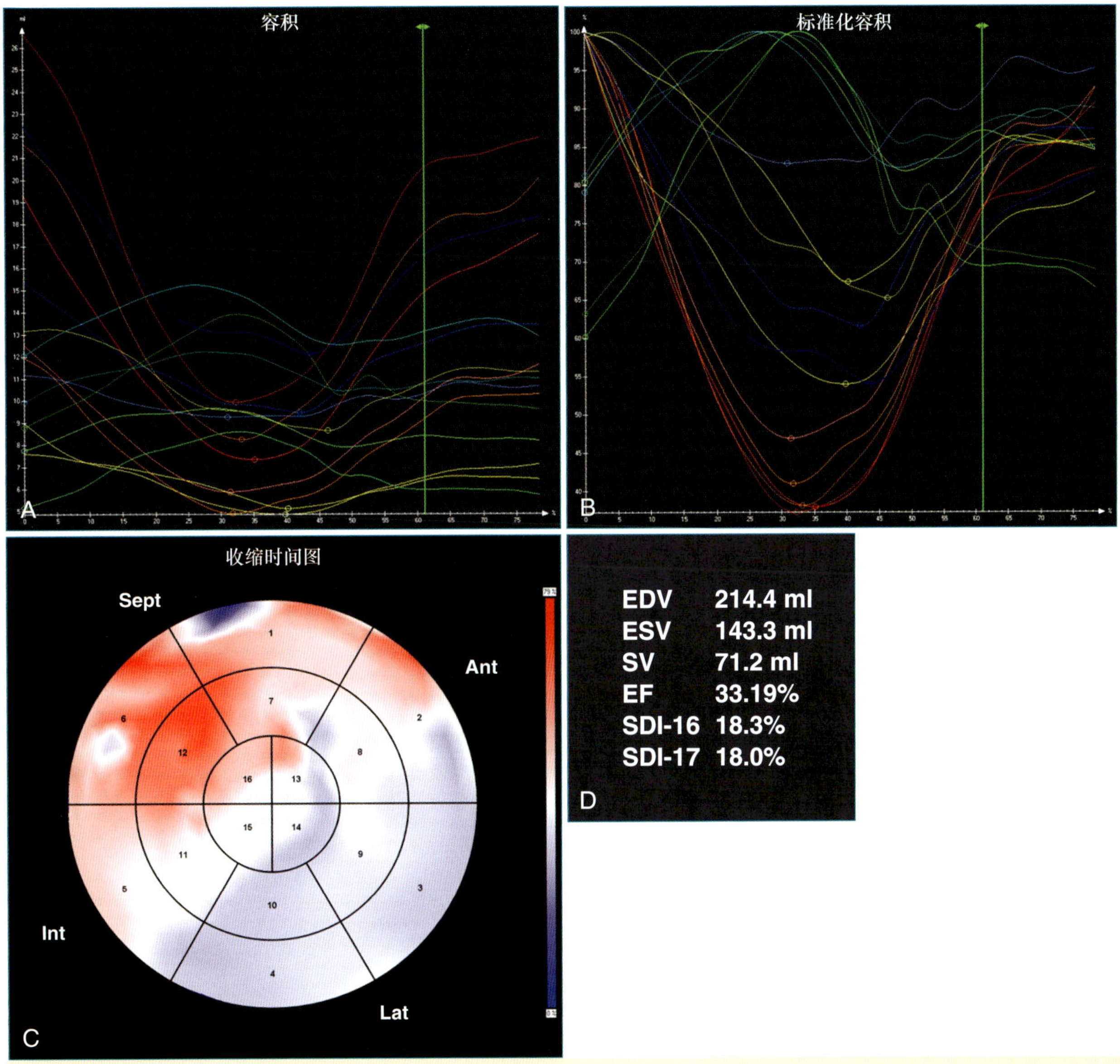

图 12-27　节段容积曲线显示左室收缩功能，可以看到病例 4 患者的节段性室壁运动异常。下后壁、间隔和前间隔的容积曲线较平直，而前侧壁（红色和深蓝色）曲线保留部分强度。标准化曲线可以看到明显的间隔闪烁（**A**），间隔和前间隔的最低容积曲线（绿色和淡蓝色曲线）出现在收缩早期（**B**）。**C**，静态图显示激动顺序以自左向右为主，反映了间隔和前间隔的运动消失（仍为红色），间隔闪烁仅在 1 个节段看到。**D**，尽管 QRS 波时限正常，患者存在很明显的不同步性，提示患者可能从心脏再同步化治疗中获益。Ant，前壁；EDV，舒张末期容积；EF，射血分数；ESV，收缩末期容积；Int，下壁；Lat，侧壁；Sept，间隔；SV，收缩期容积

参考文献

1. Sugeng L, Mor-Avi V, Weinert L, et al: Quantitative assessment of left ventricular size and function: Side-by-side comparison of real-time three-dimensional echocardiography and computed tomography with magnetic resonance reference. *Circulation* 114:654–661, 2006.
2. Jenkins C, Bricknell K, Hanekom L, Marwick TH: Reproducibility and accuracy of echocardiographic measurements of left ventricular parameters using real-time three-dimensional echocardiography. *J Am Coll Cardiol* 44:878–886, 2004.
3. Monaghan M, Bax J, Franke A, et al: 3-dimensional echocardiographic assessment of left ventricular dyssynchrony: An alternative viewpoint. *JACC Cardiovasc Imag* 2:1334–1335, 2009.
4. Chung ES, Leon AR, Tavazzi L, et al: Results of the predictors of response to CRT (PROSPECT) trial. *Circulation* 117:2608–2616, 2008.
5. Kapetanakis S, Kearney MT, Siva A, et al: Real-time three-dimensional echocardiography: A novel technique to quantify global left ventricular mechanical dyssynchrony. *Circulation* 112:992–1000, 2005.
6. Marsan NA, Henneman MM, Chen J, et al: Real-time three-dimensional echocardiography as a novel approach to quantify left ventricular dyssynchrony: A comparison study with phase analysis of gated myocardial perfusion single photon emission computed tomography. *J Am Soc Echocardiogr* 21:801–807, 2008.
7. Takeuchi M, Jacobs A, Sugeng L, et al: Assessment of left ventricular dyssynchrony with real-time 3-dimensional echocardiography: Comparison with Doppler tissue imaging. *J Am Soc Echocardiogr* 20:1321–1329, 2007.
8. Vieira MLC, Cury AF, Naccarato G, et al: Analysis of left ventricular regional dyssynchrony: Comparison between real time 3D echocardiography and tissue Doppler imaging. *Echocardiography* 26:675–683, 2009.
9. Kapetanakis S, Bhan A, Murgatroyd F, et al: Real-time 3D echo in patient selection for cardiac resynchronization therapy. *JACC Cardiovasc Imag* 4:16–26, 2010.
10. Soliman O II, van Dalen BM, Nemes A, et al: Quantification of left ventricular systolic dyssynchrony by real-time three-dimensional echocardiography. *J Am Soc Echocardiogr* 22:232–239, 2009.
11. Sonne C, Sugeng L, Takeuchi M, et al: Real-time 3-dimensional echocardiographic assessment of left ventricular dyssynchrony: Pitfalls in patients with dilated cardiomyopathy. *JACC Cardiovasc Imag* 2:802–812, 2009.
12. De Castro S, Faletra F, Di Angelantonio E, et al: Tomographic left ventricular volumetric emptying analysis by real-time 3-dimensional echocardiography: Influence of left ventricular dysfunction with and without electrical dyssynchrony. *Circ Cardiovasc Imag* 1:41–49, 2008.
13. Marsan NA, Tops LF, Westenberg JJM, et al: Usefulness of multimodality imaging for detecting differences in temporal occurrence of left ventricular systolic mechanical events in healthy young adults. *Am J Cardiol* 104:440–446, 2009.
14. Conca C, Faletra FF, Miyazaki C, et al: Echocardiographic parameters of mechanical synchrony in healthy individuals. *Am J Cardiol* 103:136–142, 2009.
15. Liu W-H, Chen M-C, Chen Y-L, et al: Right ventricular apical pacing acutely impairs left ventricular function and induces mechanical dyssynchrony in patients with sick sinus syndrome: A real-time three-dimensional echocardiographic study. *J Am Soc Echocardiogr* 21:224–229, 2008.
16. Fang F, Chan JY-S, Yip GW-K, et al: Prevalence and determinants of left ventricular systolic dyssynchrony in patients with normal ejection fraction received right ventricular apical pacing: A real-time three-dimensional echocardiographic study. *Eur J Echocardiogr* 11:109–118, 2010.
17. Marsan NA, Bleeker GB, Ypenburg C, et al: Real-time three-dimensional echocardiography permits quantification of left ventricular mechanical dyssynchrony and predicts acute response to cardiac resynchronization therapy. *J Cardiovasc Electrophysiol* 19:392–399, 2008.
18. Ypenburg C, Van Bommel RJ, Marsan NA, et al: Effects of interruption of long-term cardiac resynchronization therapy on left ventricular function and dyssynchrony. *Am J Cardiol* 102:718–721, 2008.
19. Soliman O II, Geleijnse ML, Theuns DAMJ, et al: Usefulness of left ventricular systolic dyssynchrony by real-time three-dimensional echocardiography to predict long-term response to cardiac resynchronization therapy. *Am J Cardiol* 103:1586–1591, 2009.
20. van Dijk J, Knaapen P, Russel IK, et al: Mechanical dyssynchrony by 3D echo correlates with acute haemodynamic response to biventricular pacing in heart failure patients. *Europace* 10:63–68, 2008.
21. Ypenburg C, van Bommel RJ, Delgado V, et al: Optimal left ventricular lead position predicts reverse remodeling and survival after cardiac resynchronization therapy. *J Am Coll Cardiol* 52:1402–1409, 2008.
22. Johri AM, Picard MH, Newell J, et al: Can a teaching intervention reduce interobserver variability in LVEF assessment: A quality control exercise in the echocardiography lab. *J Am Coll Cardiol Cardiovasc Imag* 4:821–829, 2011.
23. Mor-Avi V, Jenkins C, Kuhl HP, et al: Real-time 3-dimensional echocardiographic quantification of left ventricular volumes: Multicenter study for validation with magnetic resonance imaging and investigation of sources of error. *J Am Coll Cardiol Cardiovasc Imag* 1:413–423, 2008.
24. Miller CA, Pearce K, Jordan P, et al: Comparison of real-time three-dimensional echocardiography with cardiovascular magnetic resonance for left ventricular volumetric assessment in unselected patients. *Eur Heart J Cardiovasc Imag* 13:187–195, 2012.
25. Kleijn SA, Aly MFA, Terwee CB, et al: Reliability of left ventricular volumes and function measurements using three-dimensional speckle tracking echocardiography. *Eur Heart J Cardiovasc Imag* 13:159–168, 2012.

第13章 右心室功能评价

Florence H. Sheehan 和 *Mary-Pierre Waiss*
（李一丹　译　吕秀章　校）

由于大多数心脏病学家关注左室（LV），因而常常忽视右室（RV）。早期描述心室解剖和生理特征的研究都是在 LV 进行的，然后假定 RV 与之相似。同样，不同影像方法测量心室容积和功能的方法也先是为 LV 而总结的，然后用于 RV。然而，最近的研究逐渐揭示了两个心室的差异，对 RV 关注也已经有所增加，这主要是因为人们意识到，RV 功能不全影响患者的预后、成人先天性心脏病患者的存活率越来越高以及肺动脉高压的发病率升高等原因。虽然 RV 形状复杂早已为人们所熟知，以前也仅能自二维（2D）图像中部分显示。近来出现的 RV 三维（3D）表面重建技术能够评估各种病变下 RV 的不同形态（图 13-1）。

RV 的显示

目前超声设备的扇角过窄，很难同时包含 LV 和 RV。因此获取超声图像时要确保 RV 显示完全。在胸骨旁切面（图 13-2）和心尖切面（图 13-3）这一点很容易做到，把 RV 置于图像中央即可[1]。此外，对 RV 扩大的患者可能还需要观察非标准切面。正常情况下四腔心切面能够显示心尖。然而，血流动力学负荷过重状态下需要将 RV 置于图像中央以显示扩张的心尖（见图 13-3）[2]。

容积测量

二维方法

众所周知，RV 形状复杂，难以用一种特定的几何图形做参考或比较。相比之下，LV 可以看作一个椭球体，在单平面或双平面上应用面积长度法能够比较准确地测量容积[3]。早期测量 RV 容积的公式 $V = kA_1A_2/L$ 来源于造影，其中 A_1 和 A_2 是在两个切面的 RV 面积，L 是 RV 长轴的长度，k 是一个常数。根据 k 值和 L 的定义不同，可以把 RV 形态看作一个平行六面体、旋转椭球体（面积长度法）、三棱体或金字塔[4-6]。在离体心脏或模型中对这些方法进行比较，圆盘叠加法证明是最准确的[7-8]。从心脏造影的投照角度来看，面积长度法也比较准确，但在 2D 超声心动图中并不准确[9]。

利用超声断层而不是投影显像的模型也可以成像。Levine 和他的同事写道：

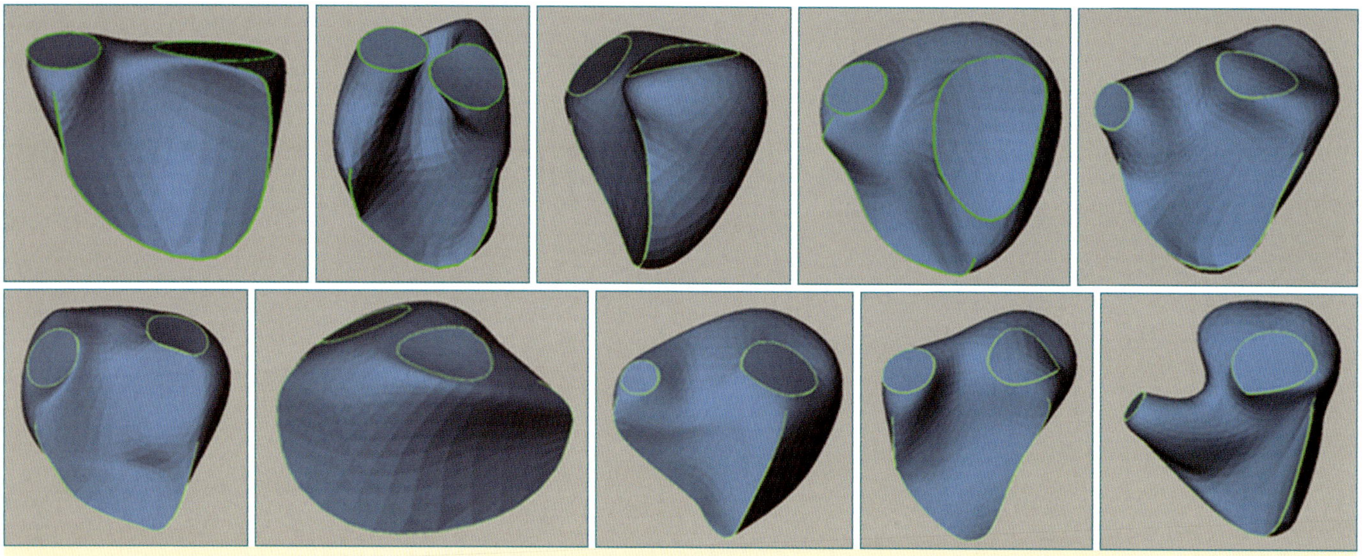

图 13-1 右室三维重建的不同表型。上方，右向左：正常、右室双出口 Rastelli 术后、特发性扩张型心肌病、Ebstein 畸形、共同动脉干管道连接右室与肺动脉术后。下方，左向右：结缔组织病相关肺动脉高压、十字交叉心、法洛四联症术后、法洛四联症术后、肺动脉闭锁合并室间隔缺损 Rastelli 术后。除了心肌病患者从心室下面观察三尖瓣在前，其余从间隔面观察，肺动脉瓣在左、三尖瓣在右

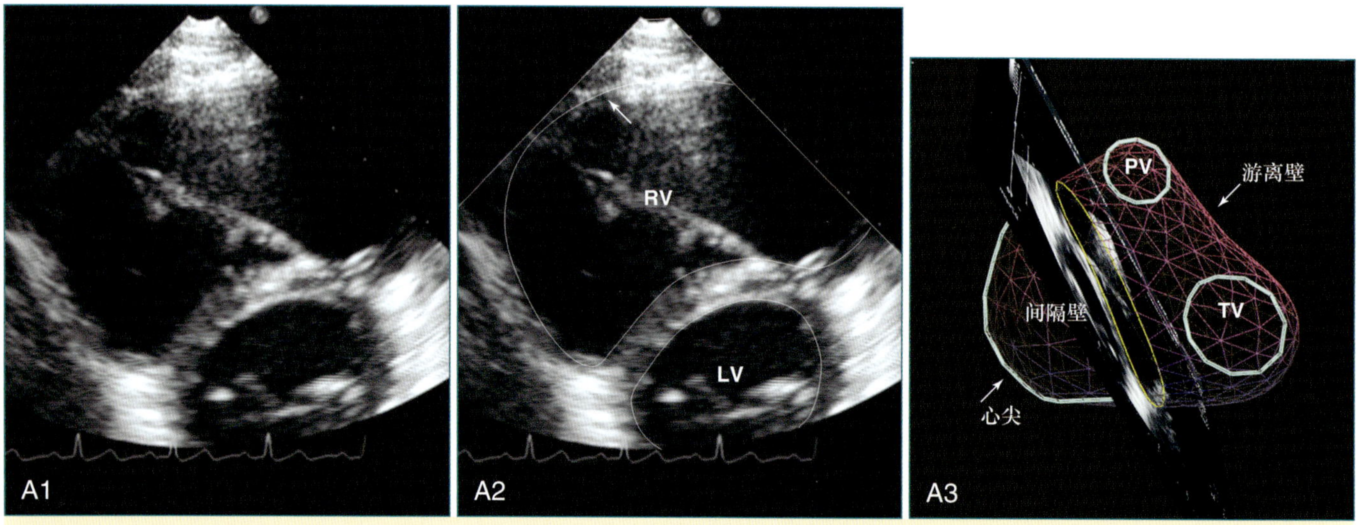

图 13-2 胸骨旁切面显示右室（RV）。切面显示切面的原始形式（左）、注释形式（中）以及说明观察平面解剖位置及 RV 轮廓（黄色）的右室三维重建图像（右）。患者为法洛四联症术后合并大量肺动脉瓣反流，RV 舒张末期容积指数为 132ml/m^2。**A1-3**，以右室为中心的短轴切面（SAX）中间水平成角倾斜以在扇形区内显示游离壁（箭头）

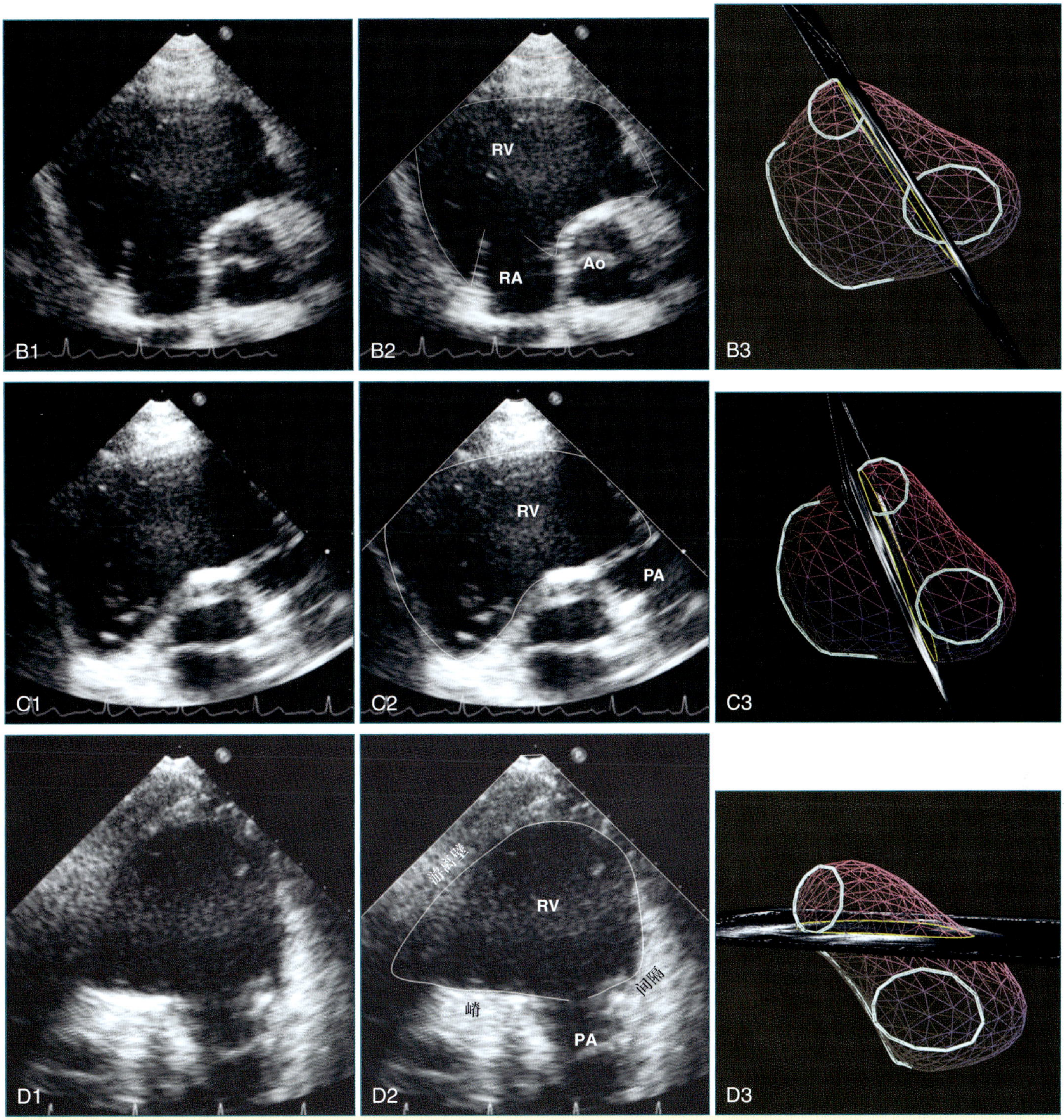

图 13-2（续） **B1-3**，SAX 基底段以成角倾斜显示右室流入道。**C1-3**，SAX 基底段成角倾斜显示右室流出道。**D1-3**，改良的 SAX 切面显示右室流出道

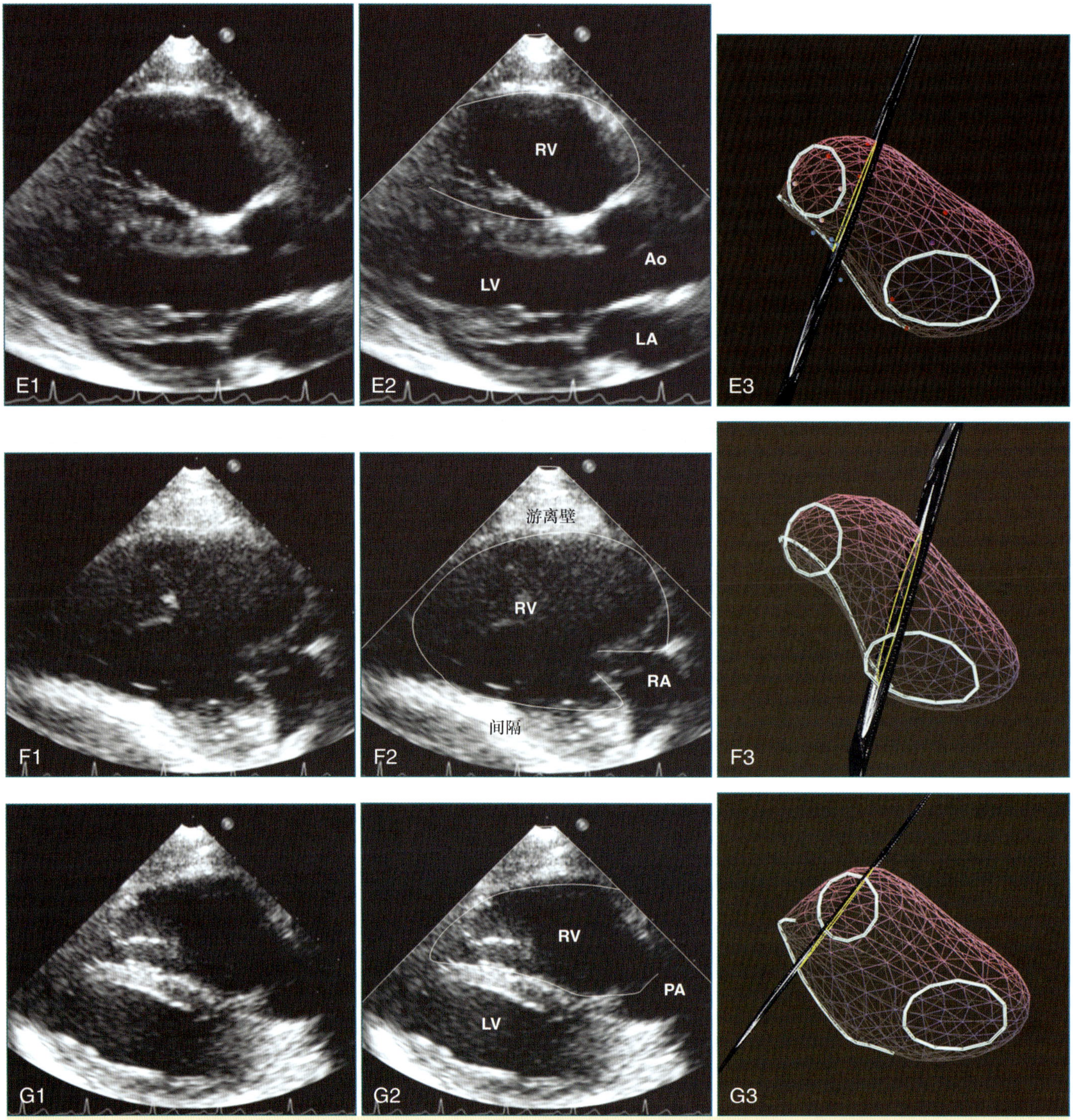

图 13-2（续） **E1-3**，右室为中心的长轴（LAX）切面。**F1-3**，旋转 LAX 切面显示右室流入道。**G1-3**，旋转 LAX 切面显示右室流出道。Ao，主动脉；LV，左室；PA，肺动脉；PV，肺动脉瓣；TV，三尖瓣；RA，右房；LA，左房

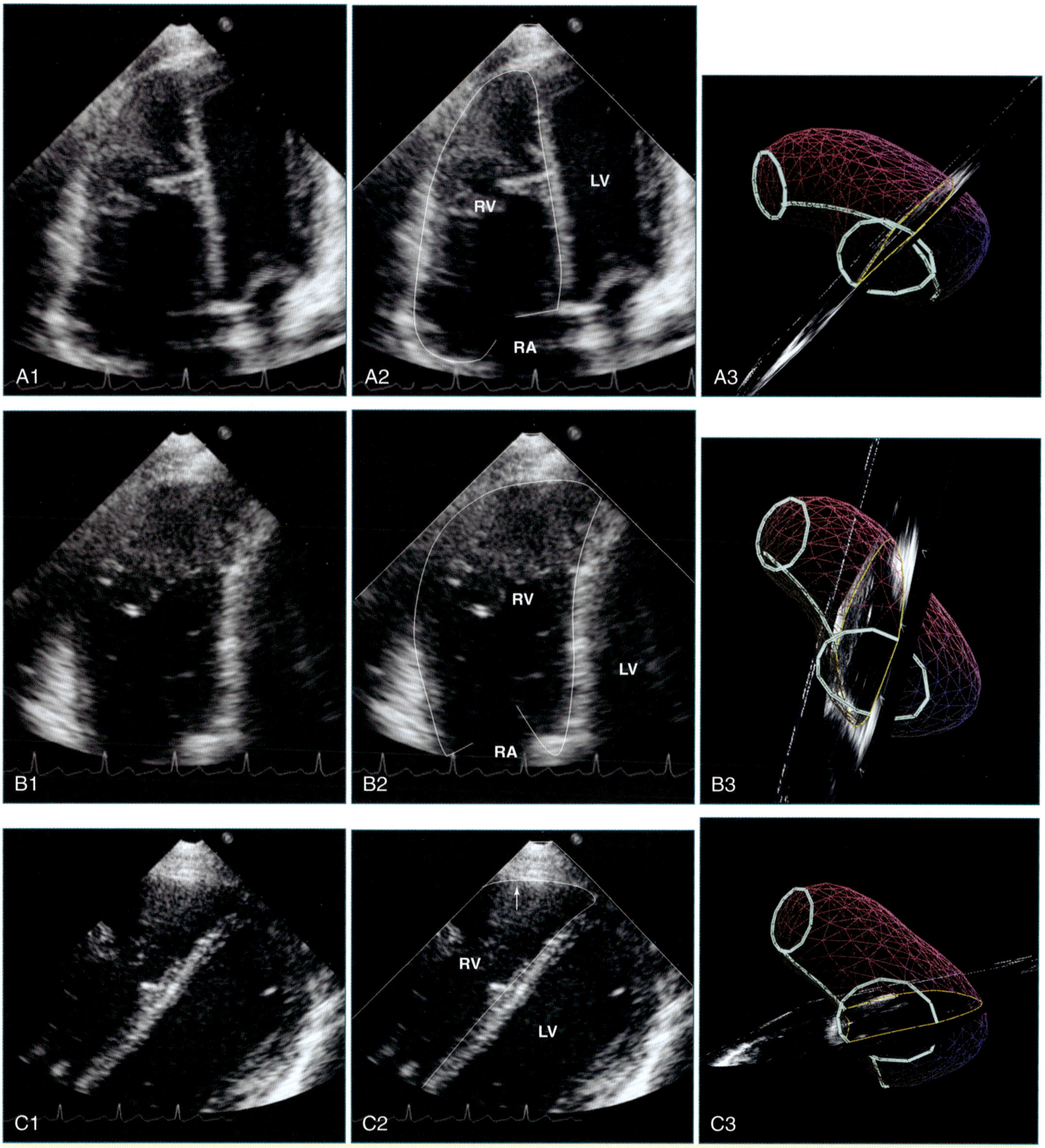

图 13-3　右室（RV）心尖切面显示其原始图像（左）、加注释图像（中）和 RV 三维重建（右）图像，可见观察平面的解剖位置及 RV 的轮廓（黄色），**A1-3**，以 RV 为中心的四腔观。**B1-3**，从四腔观向前扫查显示瓣膜间的 RV 游离壁。**C1-3**，从中间位置获得四腔观可以改善心尖游离壁的显示（箭头）

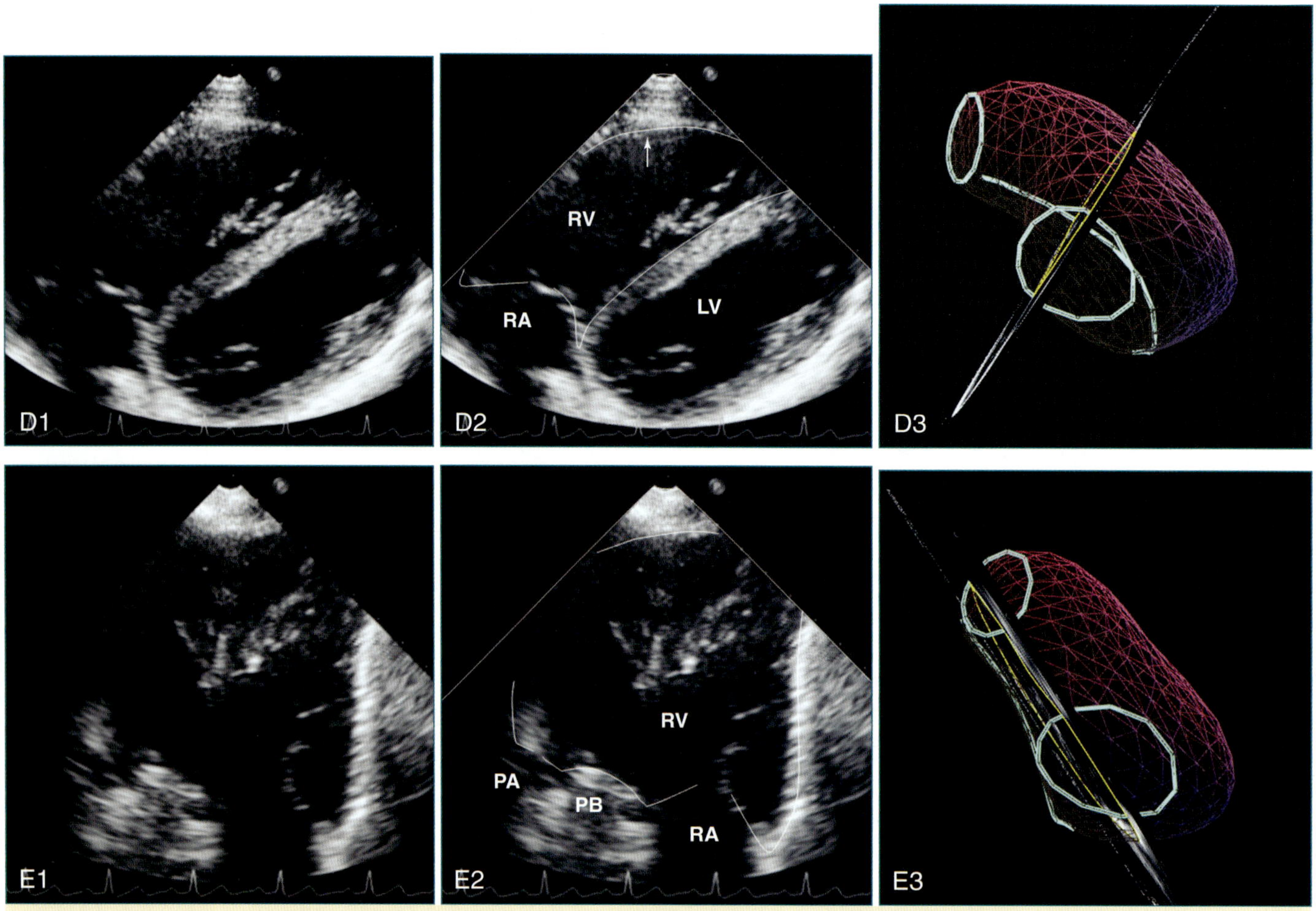

图 13-3（续） **D1-3**，自四腔观向前扫查，从内侧探头观察，可以改善瓣膜之间游离壁的显示。**E1-3**，流入道和流出道切面。心尖（未显示）位于右上方。LV，左室；PA，肺动脉；PB，壁束；RA，右房

"建立一个在整体形状和主体节段上类似 RV 的几何模型，其容积等于 2AL/3，而没有外形尺寸的不合理限制"，其中 A 是在一个切面的面积，L 是在另一个大致垂直切面的右室长度（图 13-4）[10-11]。然而，这些模型需要在剑突下切面显示，5 岁以上的患者中该切面的显示率仅为 52%[9]。

由于容积测量不准确，不推荐用二维超声心动图（2DE）评估 RV 射血分数（RVEF）[1, 9, 12]；但可以目测评估 RV 相对于 LV 的大小（图 13-5）[13]。通常，心尖四腔切面的 RV 只有 LV 大小的 2/3；LV 构成心尖，在整个心动周期中 LV 短轴都是圆形的。若非如此则提示可能有 RV 扩张，推荐多切面仔细探查以确定诊断，因为 RV 的大小随平面角度的变化而变化（图 13-6）[1]。

三维方法

三维分析法要从多个切面描绘 RV，这是一项耗时的工作，粗大的肌小梁特别是在 RV 肥厚时使其更加困难。在分析磁共振成像（MRI）扫描时，推荐跟踪肌小梁外侧的心内膜轮廓，以最大限度地保证测量的可重复性（图 13-7）[14]。另一个问题是收缩末期的界定，由于窦部和

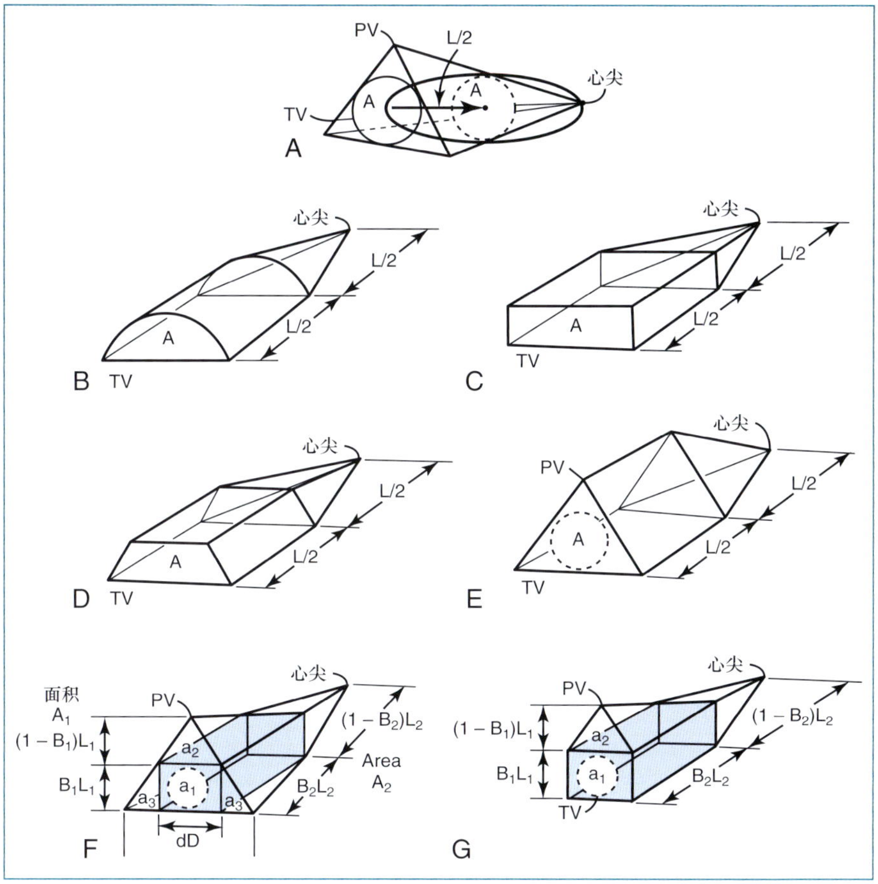

图 13-4 几何模型容积＝2AL/3。PV，肺动脉瓣；TV，三尖瓣。（From Levine RA，Gibson TC，Aretz T，et al：Echocardiographic measurement of right ventricular volume. *Circulation* 69：497-505，1984.）

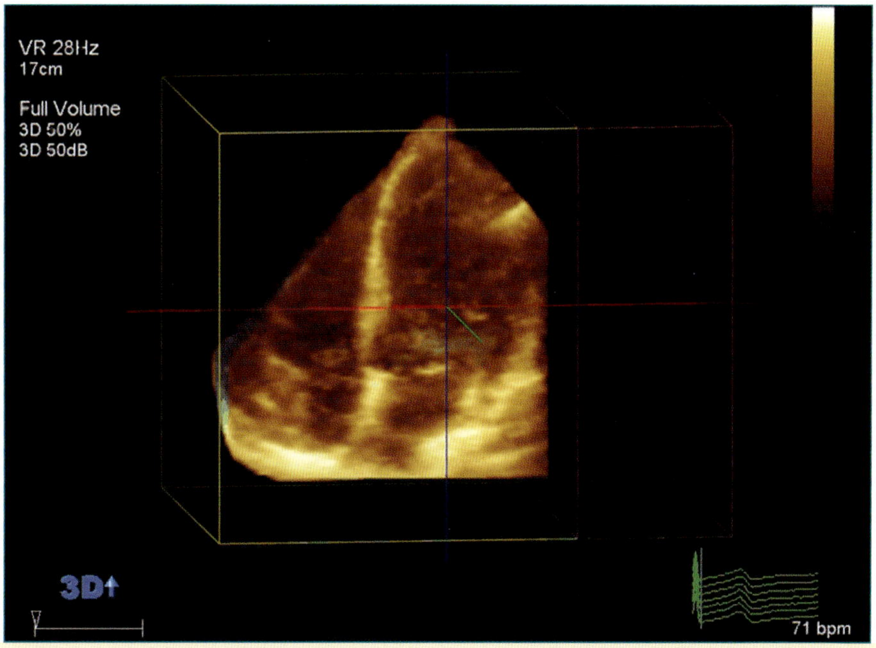

图 13-5 正常心尖四腔观超声心动图视频图像。目测 RV 面积小于 LV 面积，与它们的舒张末期容积指数一致（分别为 86.3ml/m^2 和 99.5ml/m^2）。RV 射血分数为 51%

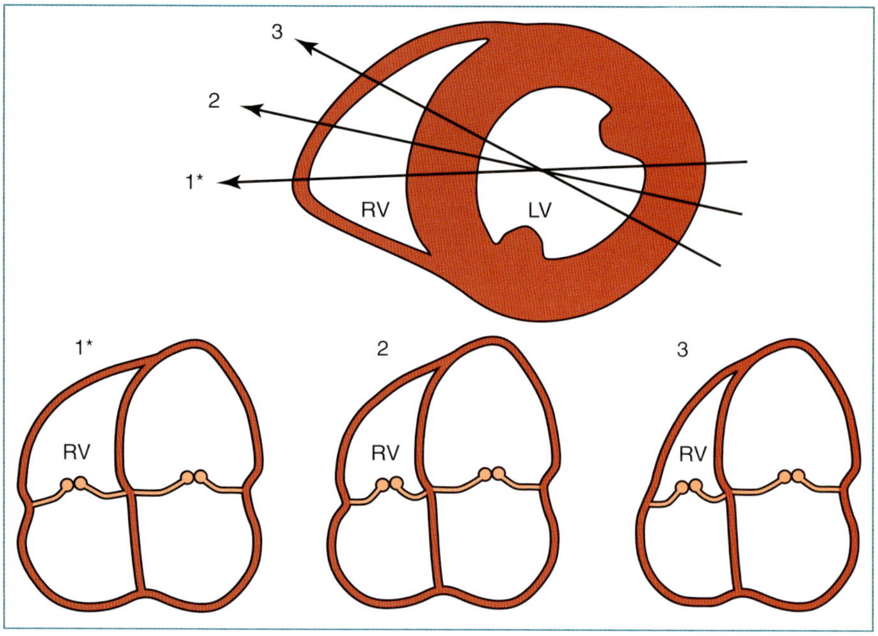

图 13-6 推荐的以右室（RV，1*）为中心的心尖四腔观（A4C）。RV 大小对角度变化敏感（2，3），尽管左室（LV）的外观和大小相似。上图显示通过心尖四腔观与左室短轴中部水平交点的直线，并与下图的心尖四腔观相对应。（From Rudski LG，Lai WW，Afilalo J，et al：Guidelines for the echocardiographic assessment of the right heart in adults：A report from the American Society of Echocardiography. *J Am Soc Echocardiogr* 23：685-713，2010.）

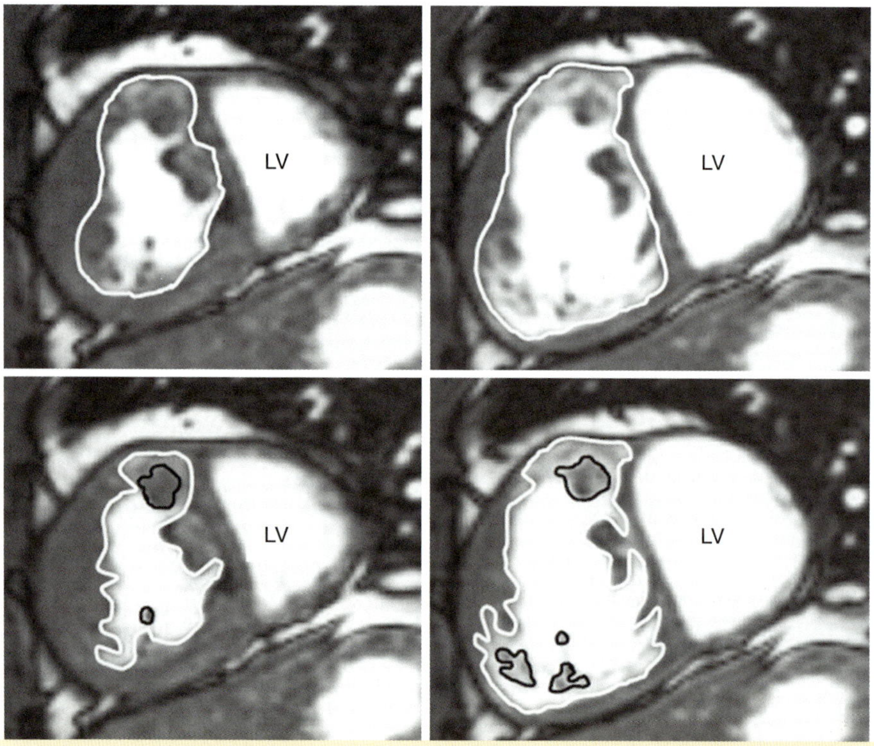

图 13-7 一例伴心房转位的大动脉转位患者使用两种不同的方法评估右室容积，分析的是用多相稳态自由度磁共振成像序列方法获得的短轴切面，在收缩末期（左）和舒张末期（右）分别显示。上图，包含在心室腔内的乳头肌和小梁。下图，不包含在心室腔内的乳头肌和小梁。LV，左室。（From Winter MM，Bernink FJP，Groenink M，et al：Evaluating the systemic right ventricle by CMR：The importance of consistent and reproducible delineation of the cavity. *J Cardiovasc Magn Res* 10：40，2008.）

漏斗部收缩不同步，不同部位之间以及不同切面之间达最小心腔面积的时刻也不同[15]。然而，逐帧分析表明，从四腔心切面选择这个时间点，并将其收缩间期应用到整个 RV，可以提供非常准确的收缩末期容积测量[16]。

圆盘叠加法没有将 RV 比作一个几何形状，避免了对 RV 形状的假设问题，尽管它假定 RV 的横断面为椭圆形或半椭圆形[17-19]。因此，即使心室形态发生病理性改变（常见于先天性心脏病）仍可以精确地测量。从平行的切面中追踪 RV 心内膜轮廓，每个轮廓的面积乘以平面间距就可计算出每个圆盘断面的容积，所有圆盘的容积相加便可得到 RV 容积。超声心动图是将 RV 切割成平行的短轴切面；MRI 一直提倡用间隔切片法，可以更方便地显示三尖瓣环及界定 RV 基底部[20]。用矩阵探头进行 3DE 成像的缺点是，相当一部分的成年患者不能在单个心尖切面完全显示 RV，而该切面是获取图像数据最常用的切面。这一缺点在 RV 扩大时尤其明显，但正是在这种情况下定量 RV 功能非常重要。无论是超声心动图还是 MRI 检查，建议追踪一些与短轴“圆盘”垂直的附加切面，有助于显示心尖、基底部的结构以及基底的膨出（图 13-8）[21]。虽然仅在 RV 为中心的图像中才可能显示 RV，但一般只有在确实不需要显示 LV 时才这样做。

获取容积 3DE 的另一种方法是在追踪视图平面的空间定位和方向时采集多个 2D 视图，然后进行脱机处理。追踪图像后重建右室心内膜表面，根据 3D 表面计算容积。这种方法的优点在于它应用了自由臂扫描技术，因此可以获取最佳质量的图像。用圆盘叠加法分析容积数据时必须追踪多个视图。已证实有三种方法可以以手动追踪的边界进行 RV 的 3D 重建。Jiang 及其同事[22]提出的方法是基于变形的球体模型来匹配追踪的边界（图 13-9），体内试验证实这种方法相当准确［$r = 0.99$，舒张末期容积；$r = 0.98$，收缩末期容积；$r = 0.98$，射血分数（EF）；$r = 0.985$，右室游离壁质量］。

Buckey 及其同事[23]固定探头位置、每隔 5° 扫查一次 RV，获得一系列楔形 RV，计算它们的容积，叠加后便可得到整体的 RV 容积。体外试验证实准确性非常好（短轴和心尖扫描 r 值分别为 0.95 和 0.96），但这需要一个能够显示整个 RV 的探头位置。

分段平滑表面细分（PSSS）方法设计了三角形控制网模型，便于追踪边界，在瓣口和 RV 游离壁至室间隔边缘的连线上，部分控制网可以加强标记（图 13-10）。PSSS 法测量 RV 容积和质量的准确性已经得到验证（r 值分别为 0.99 和 0.93），该技术重建的 LV 和 RV 三维形态可以达到解剖学的准确度，这在目前还是唯一能做到的方法[24-25]。

虽然这三项技术测量 RV 体积都很准确，但是因为需要在多个切面追踪右室边界，导致其不适用于临床应用。减少工作量的一个方法是减少需要追踪的边界数目。然而，Chen 及其同事[26]在比较了 2 ～ 16 个层面的圆盘叠加法所得的结果后发现，8 个层面是测量质量及容积“最精确和最方便的方法”。

由于图像固有的噪声、频繁的信号丢失和 RV 较多的肌小梁等因素，

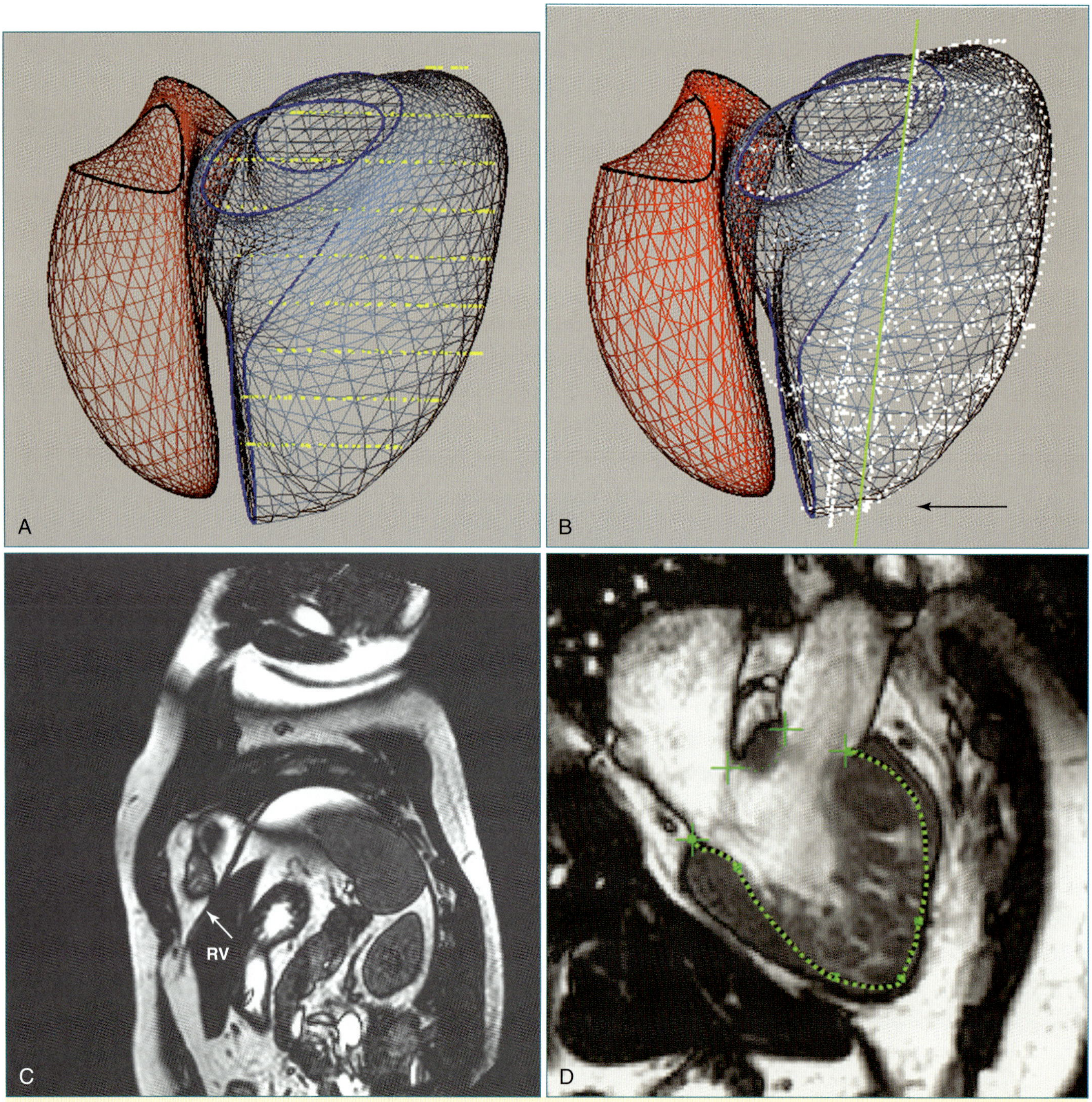

图 13-8 **A**，一例大动脉转位心房调转术后的患者，重建的左室（红色）和右室（蓝色）图像显示舒张末期的短轴边界（黄色）。**B**，同一个重建图像显示未被追踪的心尖短轴切面的位置（箭头）（**C**）。**D**，长轴观显示右室（RV）所占的心尖范围（三个方向上的位置均用绿色标记）。（From Moroseos T，Mitsumori L，Kerwin WS，et al：Comparison of Simpson's method with three-dimensional reconstruction for measurement of right ventricular volume in patients with complete or corrected transposition of the great arteries. *Am J Cardiol* 105：1603-1609，2010.）

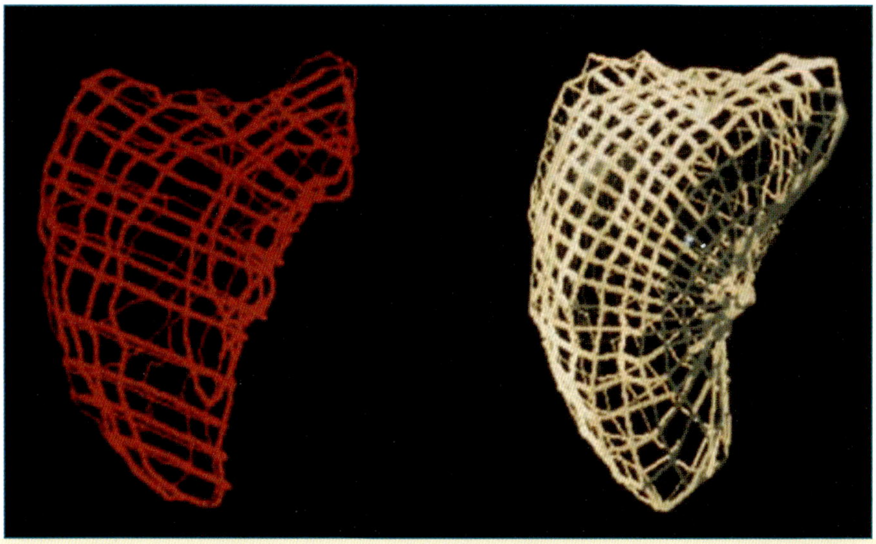

图 13-9 应用变形球状模板通过多个超声心动图切面对右室进行三维重建的方法。左，追踪右室模型边界进行重建，流入部在左上方，心尖在下方，流出部位于右上方。弯曲的室间隔位于前壁后方。右，计算容积所用的表面。（From Jiang L，Handschumacher MD，Hibberd MG，et al：Three-dimensional echocardiographic reconstruction of right ventricular volume：In vitro comparison with two-dimensional methods. *J Am Soc Echocardiogr* 7：150-158，1994.）

自动边界检测的应用受限。然而，TomTec 成像系统（慕尼黑，德国）在市场上推出了一种适用于 3DE（图 13-11）的半自动方法，并已得到大量研究的证实[27-29]。

减少手动追踪工作量的另一种方法是应用知识预期 RV 的形态及变化范围，可以在疾病过程中被采用。该方法由 VentriPoint 公司（西雅图，WA）销售，与 TomTec 的半自动成像系统类似，但是用户追踪的是解剖标记点（图 13-12）而不是整个边界[30]。

功能测量

美国超声心动图协会指南认为，“在部分 RV 扩张或功能不全的患者，可以使用 3DE 圆盘叠加法计算并报告 RVEF”[1]。然而，3DE 还没有普及，所以建议以基于单个 2D 图像的替代参数来评估 RV 整体功能。通常在心尖四腔切面上分析，因为右室缺乏 LV 的中间层环状纤维，其收缩主要是在长轴方向[31-32]。最常用的参数为面积变化分数和三尖瓣环平面收缩期位移（TAPSE）[33]。

单一切面评估 RV 功能的一个主要缺点是它仅提供一个有限的视角，例如，如果存在三尖瓣反流，或者，如果 RV 长轴的缩短不同于未在四腔心上显示的节段功能，那么，TAPSE 和 EF 之间的相关性就很差[34-35]。在容量和压力负荷过重两种情况下，短轴轮廓分析已经表明右室扩张和功能障碍，而纵向分析显示 TAPSE 和 EF 之间的相关性差[36-37]。同样，其他节段的功能对患者的预后影响可能比纵向收缩更大。例如，法洛四

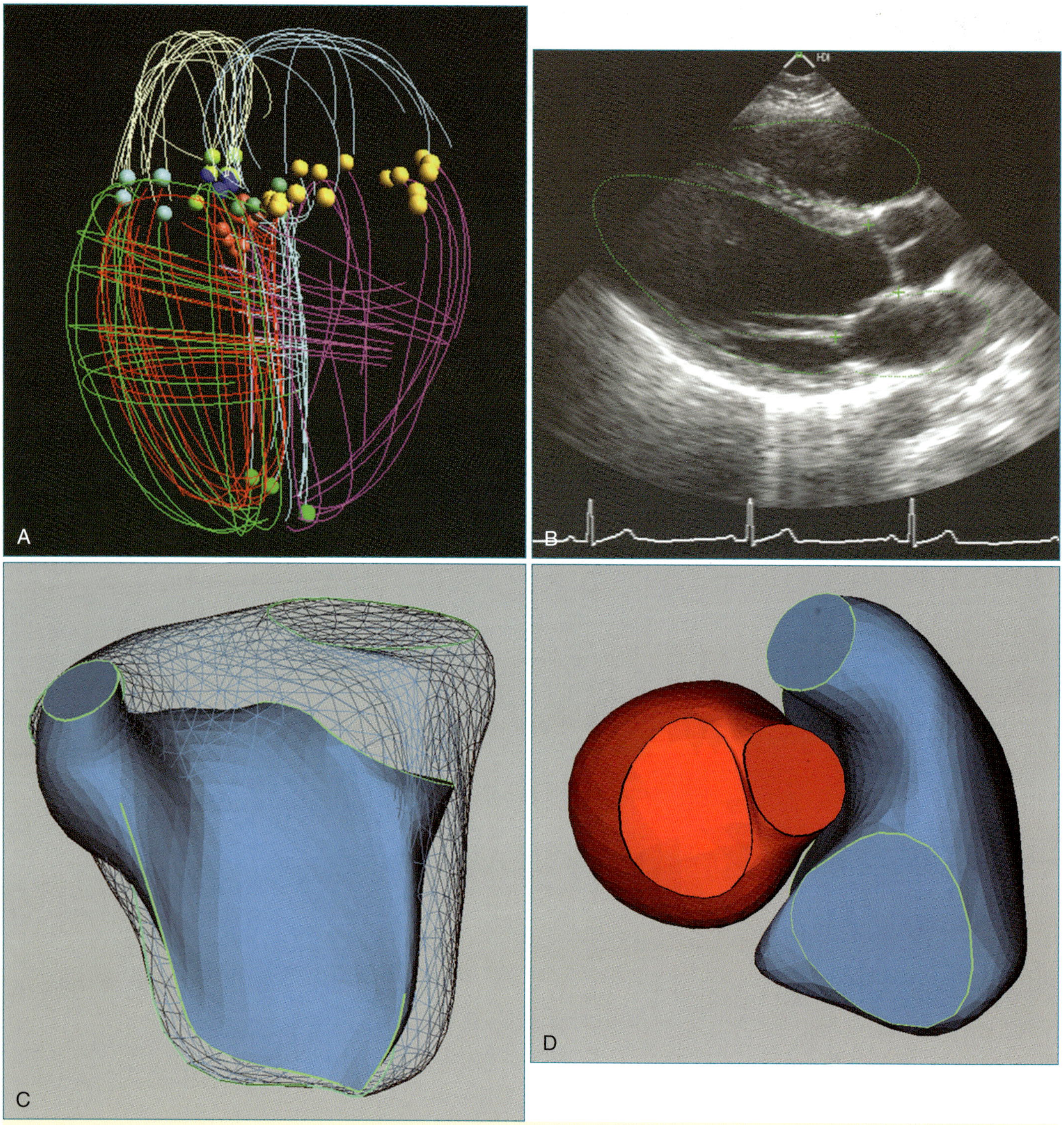

图 13-10 应用分段光滑的细分曲面通过多个超声心动图切面对右室进行三维重建的方法。**A**，从多个切面追踪一例正常人的心房和心室边界。用球形符号标记瓣口和每个心室的心尖。**B**，胸骨旁长轴切面显示追踪的边界。**C**，从间隔面显示在舒张末期（网格）和收缩末期（表面）重建的右室。**D**，从心房面显示重建的左室（红色）和右室（蓝色）

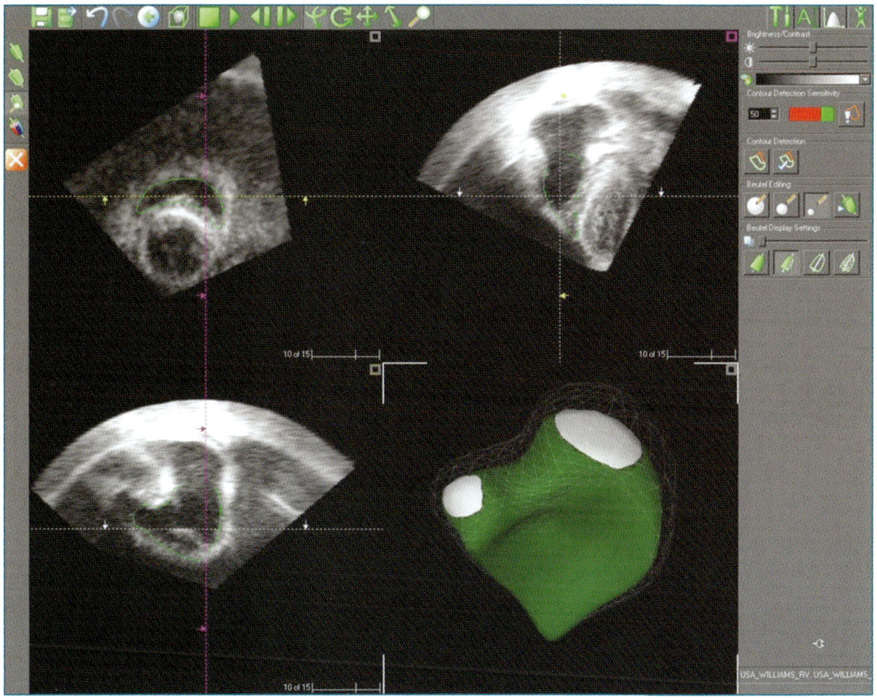

图 13-11　应用半自动轮廓检测通过容积超声心动图数据库对右室进行三维重建的方法。(Courtesy TomTec Imaging Systems, Munich, Germany.)

联症修复术后 RV 流出道（RVOT）无运动与预后不良相关，一些学者建议在显示流出道的改良短轴切面上测量面积变化分数（图 13-13）[38-39]。TAPSE 和临床预后不一致的另一个例子是对接受二尖瓣手术患者的研究，这些患者术后的 RVEF 没有变化，与他们没有出现严重的并发症一致，但 TAPSE 却显著下降[40]。

单一切面评估 RV 功能的另一个缺点是测量的可靠性和重复性取决于检查者获取特定切面的能力。一项研究发现，95% 的心尖两腔心切面是缩短的，因此可能低估 LV 容积[41]。另一项研究报道，即使是有经验的检查者获取理想图像——定义为理想平面位置 ±5mm 和理想平面角度 ±15°——成功率分别仅有 32% 和 48%[42]。即使是很仔细地准确获得了一个特定切面，例如 RV 面积最大的四腔心切面，在 3D 心脏中这个图像平面的解剖位置并不能从二维图像中得到验证。在系列研究之间评估某个患者 RV 状态的变化时会产生变异。在定位没有缩短的心尖四腔心切面时，视觉引导系统的辅助应用提高了测定 RV 容量的准确性（图 13-14）[43]。

RV 形状的复杂性使其难于进行节段功能分析。由于对心室形状的基本假设，几乎没有为左室 2D 图像发展的几何模型适用于 RV。例如，径向坐标系统不适合 RV 短轴切面，因为间隔与游离壁交界处呈锐角。同样，矩形坐标系统也不适合新月形的 RV。RV 扭转是一个例外，该指标可利用斑点追踪测量，同 LV 扭转的测量类似（图 13-15）[44]。在长轴和短轴切面测量节段 RV 功能的方法目前仅有一种，即中线法，该方法不依赖对 RV 形状的几何假设（图 13-16）；并适用于多种影像学方法（血管造影、超声心动图和 MRI）[45-48]。

RV 节段功能的 3D 模式分析最准确的方法是加标记的 MRI。应用这

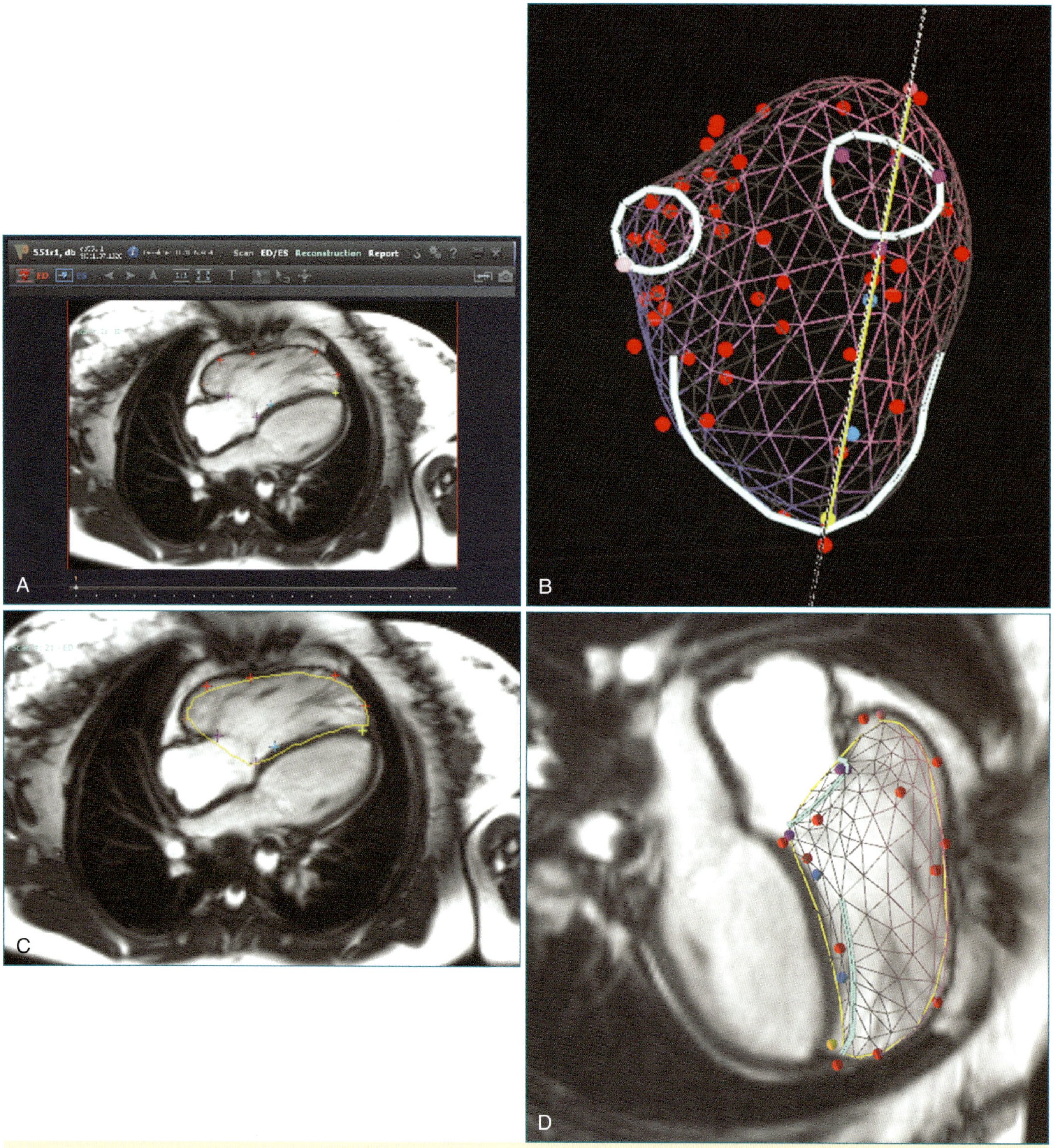

图 13-12 通过二维（2D）图像应用基于知识方法的右室三维（3D）重建。**A**，把点而不是轮廓标在图像上，在四腔心切面上标记的解剖标志是游离壁（红色）、心尖（黄色）、间隔（蓝色）、三尖瓣环（紫色）及基底部隆起（棕色）。**B**，一个分段的光滑细分曲面拟合一组解剖标志点。图中显示了四腔心切面的平面（黄色线）。**C**，三维表面与每个二维图像的交点产生一个候选边界，其图像的逼真度可以很容易地评估。**D**，三维表面图像叠加在二维图上。（Courtesy VentriPoint，Inc.，Seattle，WA.）

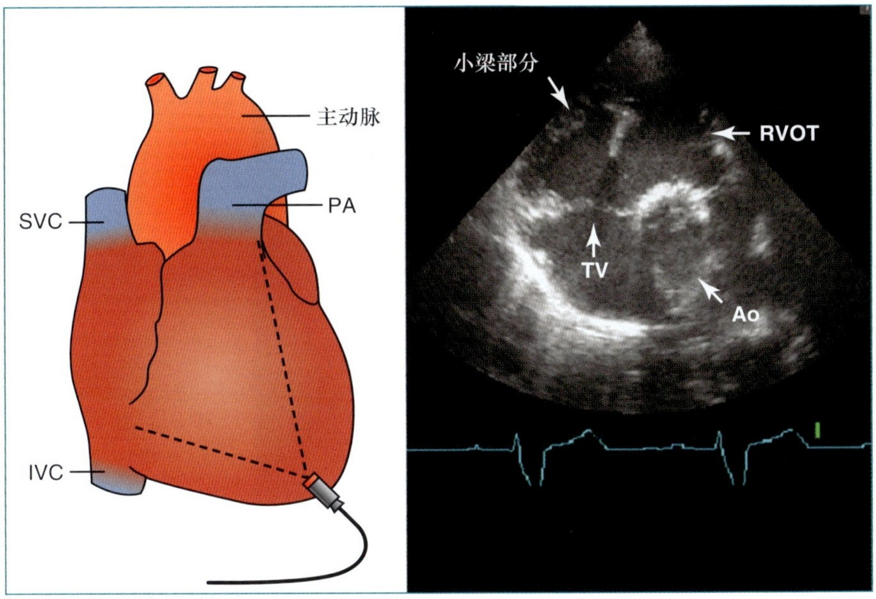

图 13-13 利用改良的短轴切面评价右室收缩功能。改良的短轴切面必须显示主动脉长轴。Ao，主动脉；IVC，下腔静脉；PA，肺动脉；RVOT，右室流出道；SVC，上腔静脉；TV，三尖瓣。（From Hui W，El Rahman MYA，Dsebissowa F，et al：Comparison of modified short axis view and apical four chamber view in evaluating right ventricular function after repair of tetralogy of Fallot. *Int J Cardiol* 105：256-261，2005.）

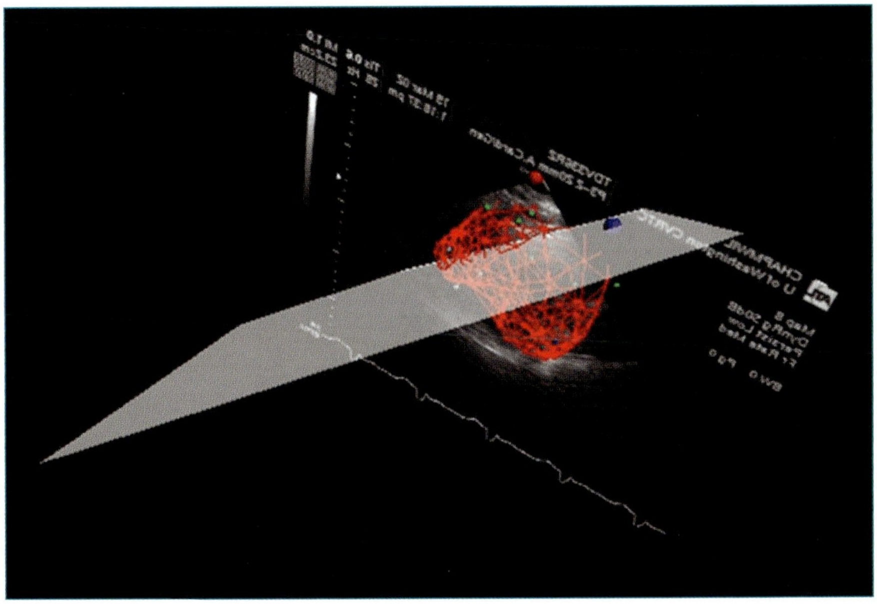

图 13-14 视觉引导可以提供解剖信息来帮助用户学习扫查。图像可以显示当前平面（透明区域）的位置和方向，且当探头在患者身上移动时，可以迅速更新重建右室的三维图像（红色网格）。（From Dorosz J，Bolson EL，Waiss MS，Sheehan FH：Three-dimensional visual guidance improves the accuracy of calculating right ventricular volume with two-dimensional echocardiography. *J Am Soc Echocardiogr* 16：675-681，2003.）

种方法的一些研究表明了标记室壁运动的局部多样性，证实了长轴缩短比短轴缩短更显著，定量分析了扭转，并评估了几种疾病状态的 RV 功能异常[31-32，49-52]。

在临床影像领域，研究人员已经开发了多种根据 3D 图像数据集评估 RV 节段功能的方法。有些将 2D 方法用于多个短轴切面[36，48]，其他研究将右室容积分成亚段后计算节段 EF[15，53]。三分之一的方法是在舒张末期从重建的 3D 表面计算 RV 游离壁在垂直于心内膜方向上的运动[54]。

方法的多样性在分段方面也有体现。虽然与冠状动脉灌注区匹配的节段模型已经达成共识，在其他病变中对节段性 RV 功能的研究分析了 2、3、4、7、9 或 12 节段[1，15，48，50，52-53，55-56]。一些研究从解剖上将右室游离壁分为环形区（上、中、下）、垂直区（心尖、中间、基底）或两者兼而有之。另外一些研究根据解剖标志将 RV 分为流入、小梁和流

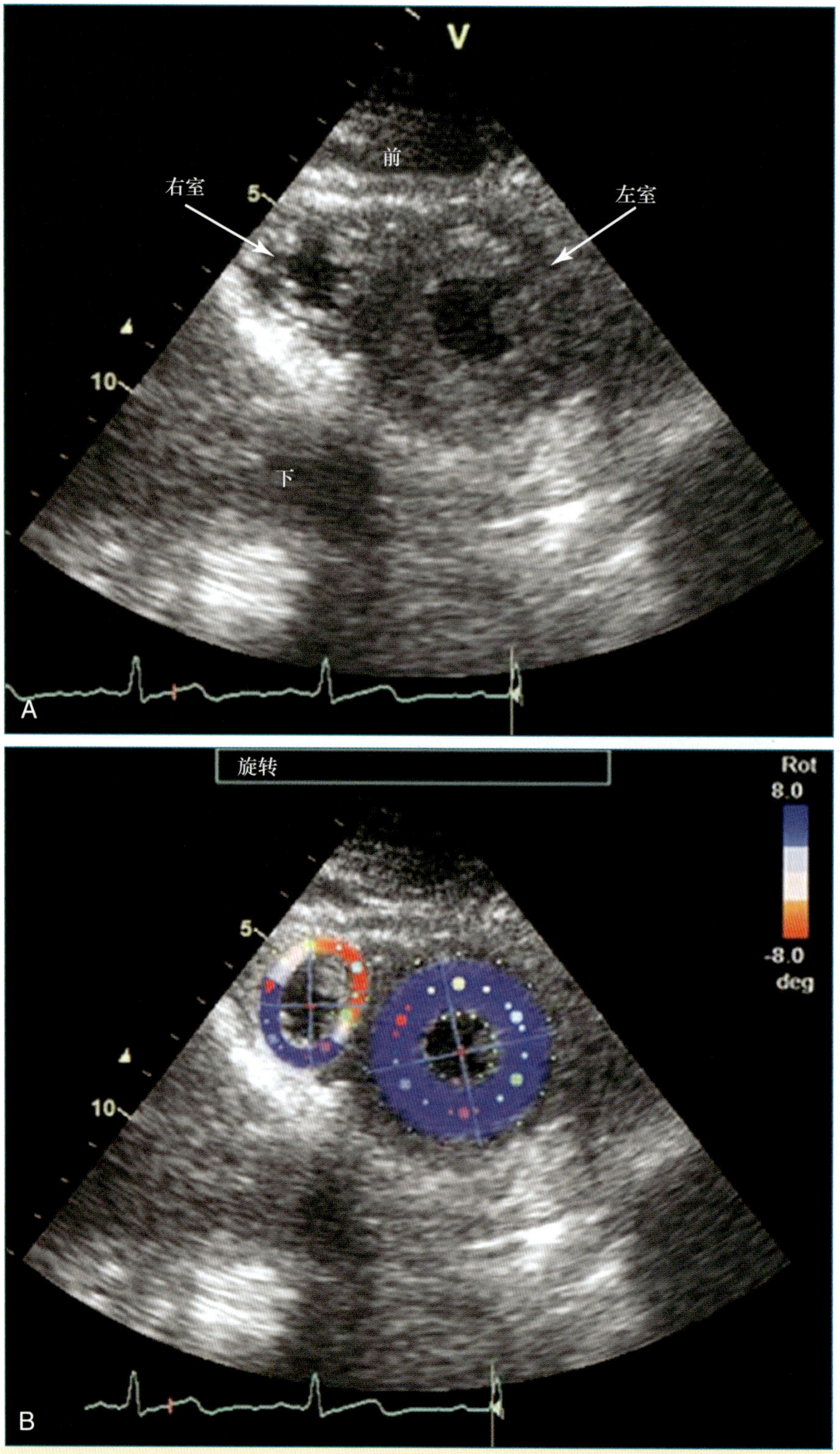

图 13-15 应用斑点追踪测量扭转。**A**，心尖水平双心室超声心动图。**B**，每个心室的感兴趣区。主动脉瓣关闭时心室不同节段旋转方向的典型图像。感兴趣区内的蓝色代表逆时针旋转；红色代表顺时针旋转。（From Gustafsson U，Lindqvist P，Waldenstrom A：Apical circumferential motion of the right and left ventricles in healthy subjects described with speckle tracking. *J Am Soc Echocardiogr* 21：1326-1330，2008.）

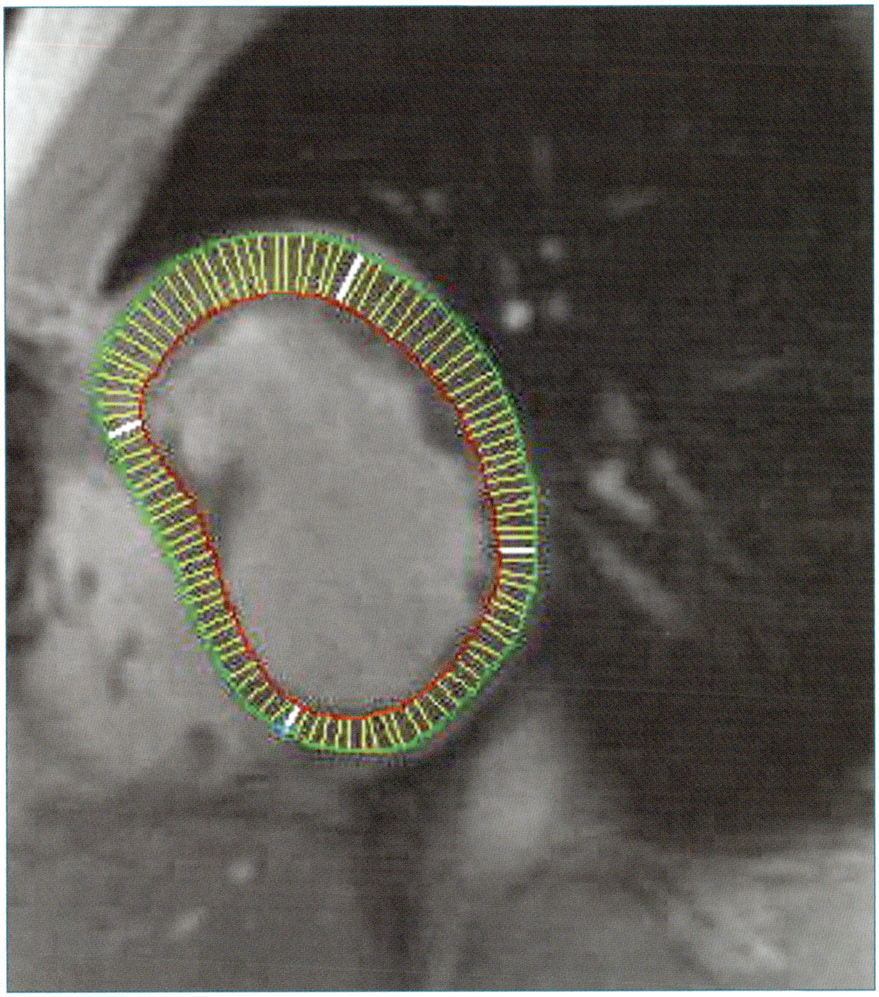

图 13-16　测量右室局部功能的方法。一例先天性矫正型大动脉转位患者，磁共振成像扫描显示通过形态右室中部的一薄片。图中显示了心内膜（红色）和心外膜（绿色）轮廓，以及左室 100 条中心线（黄色）。（From Tulevski II，Zijta FM，Smeijers AS，et al：Regional and global right ventricular dysfunction in asymptomatic or minimally symptomatic patients with congenitally corrected transposition. *Cardiol Young* 14：168-174，2004.）

出部分（图 13-17）[15，53]。因此，节段性 RV 功能的研究依然是研究的热点领域。

另一种评估心内膜偏移或室壁增厚的方法是应用组织多普勒成像评估 2D 应变（图 13-18）。斑点追踪超声心动图方法无角度依赖性，且不受心脏移位和牵拉的影响，可用于评估纵向收缩，与 TAPSE 类似。斑点追踪也有望用于评估收缩不同步性（参见图 13-18）。

形状测量

心室重构是指在长期负荷过重状态下，为保持心排血量出现的代偿性肥大和扩张，包括由心肌细胞和细胞外基质的微观变化引起的心室大小、室壁厚度和形状的变化。在 LV，形态的变化归因于应力的重新分布[57]。心肌室壁应力的分布会影响心室功能、心肌耗氧量、冠状动脉血流量、易损性、重塑及动作电位的形状[58-59]。心室局部应力分析目前采用的是决定因素的数学模型，包括有限元分析。这个领域大部分工作已经在更容易建模的 LV 中进行，RV 被假定与 LV 相似。由于形状复杂、无法建立简单的几何模型，RV 研究一直难以进展。

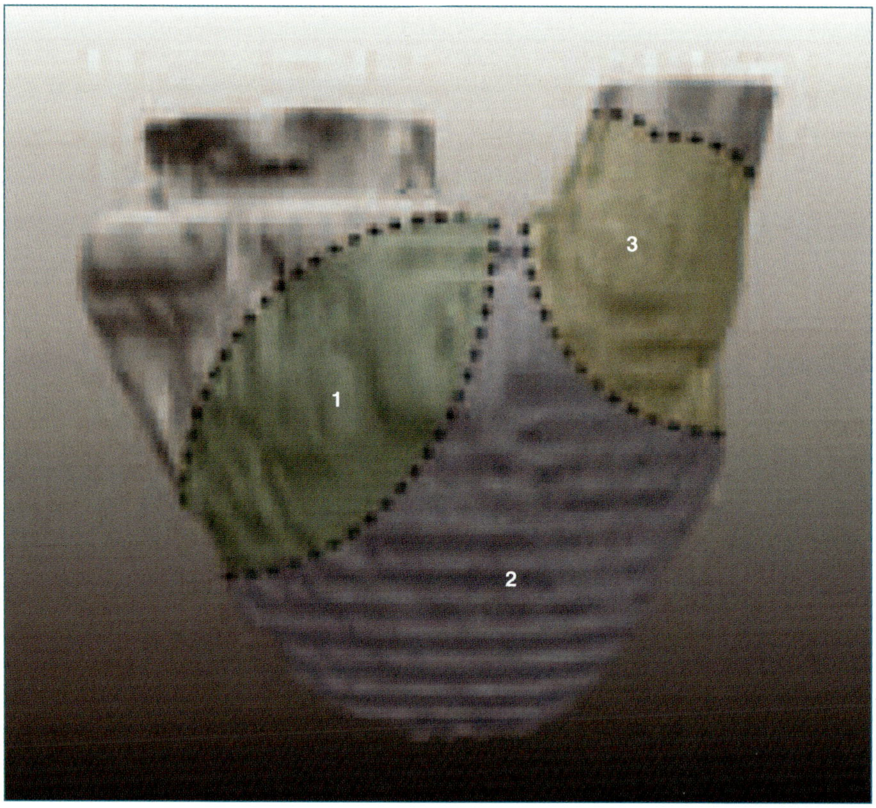

图 13-17 右室构成部分示意图。1，流入道；2，心尖小梁部；3，流出道。（From Bodhey NK，Beerbaum P，Sarikouch S，et al：Functional analysis of the components of the right ventricle in the setting of tetralogy of Fallot. *Circ Cardiovasc Imag* 1：141-147，2008.）

大多数对 RV 形态的研究都是从二维横断面上观察的，研究报道了压力负荷过重对室间隔曲率的影响，显示室间隔曲率可以预测肺动脉压升高[60]。

有限元分析技术已应用于描述正常和疾病状态下 RV 的 3D 形状特征[49, 61]。然而，这些研究用的是平行的 MRI 短轴，并将 RV 基底部排除在外。主成分分析也用于描述 RV 的形状，用以显示人群内 RV 形态的变异特点（图 13-19）[62]。此外，与 2DE 相关的描述性方法已被研究，在血流动力学负荷过重和存在先天性病变的患者中，如果 3D 重建后无法目测辨识 RV 形态，就可以用这种方法对其进行量化（图 13-20）[2]。正常值及 LV 形状参数已经发表[63]。

影响 RV 的病变

容量负荷过重：法洛四联症

法洛四联症（TOF）是最常见的发绀型先天性心脏病。由于外科修补术的进展，成年生存率已经超过了 80%。然而，拓宽右室流出道可能会破坏肺动脉瓣功能。随着时间推移，肺动脉瓣反流引起的容量负荷过重会导致 RV 扩张和功能障碍。人们早就知道，右室容量负荷过重会导致室间隔形态改变，短轴观可以发现，室间隔变化从轻微平直到曲度反转（图 13-21A）[64]。此外，基底段（见图 13-20A）和心尖部游离壁膨凸，形成一个 RV 为主的“心尖”（见图 13-21B 至 D）[2, 53]。从心尖到心室中部 RV 横截面的面积和曲度都增加（图 13-22）。RV 的 3D 形状分析揭示了

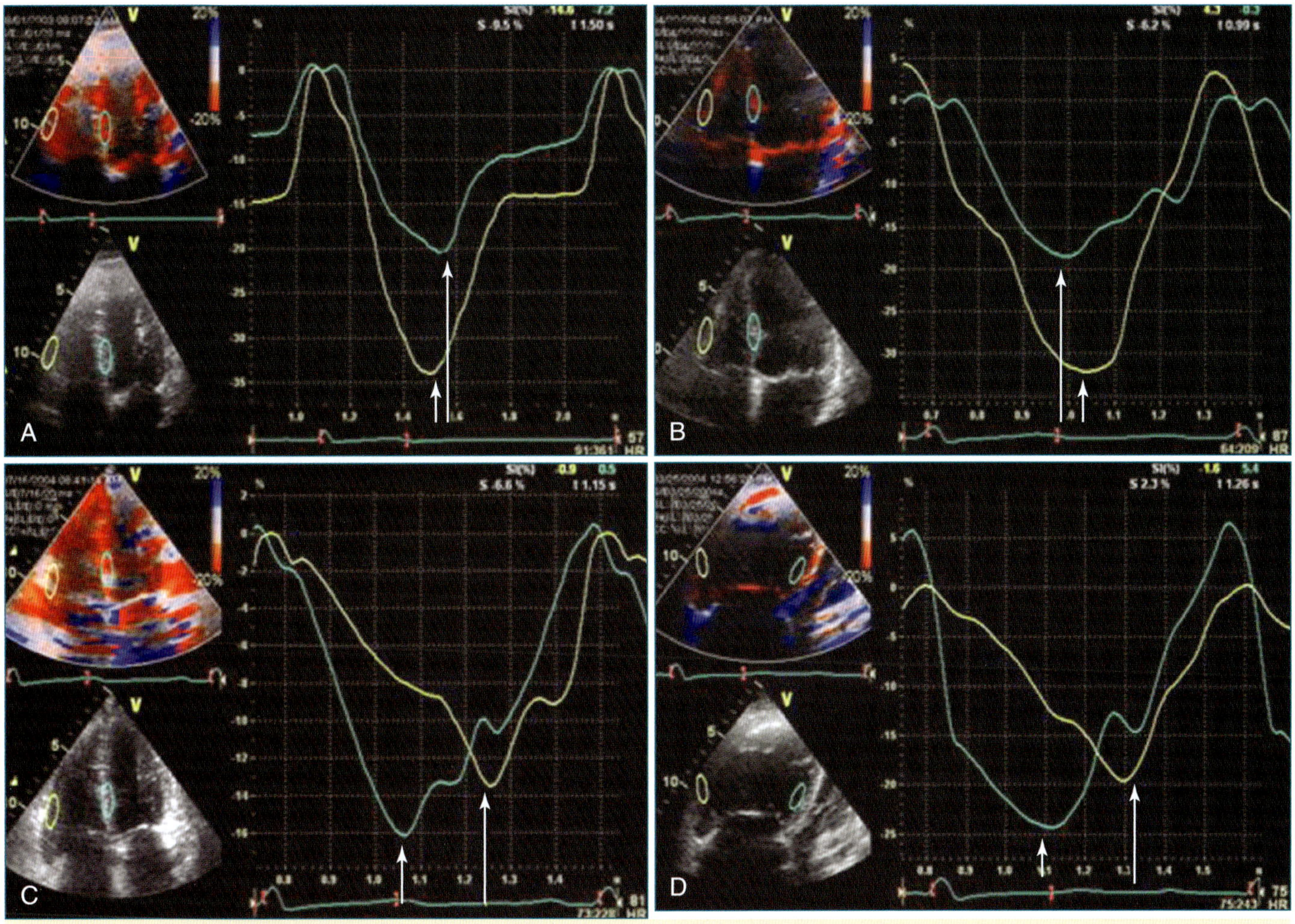

图 13-18　典型组织多普勒显像。**A**，一例无肺动脉高压（PAH）的患者，右室（RV）游离壁（黄色曲线）、室间隔（绿色曲线）纵向峰值应变达峰时间几乎是同步的。**B**，一轻度 PAH 患者，右室游离壁峰值应变达峰时间（黄色曲线）比室间隔峰值应变达峰时间（绿色曲线）轻微延迟。注意，右室游离壁应变没有明显减小。**C**，中度 PAH 患者，右室游离壁峰值应变达峰时间（黄色曲线）比室间隔峰值应变达峰时间（绿色曲线）明显延迟。**D**，一重度 PAH 伴右室功能严重障碍的患者。注意，**C** 和 **D** 均显示右室游离壁应变显著减小。收缩同步时，长、短箭头在时间上很接近；收缩不同步时，长、短箭头显示心脏局部的收缩不在同一时间（因此它们之间的水平距离增宽）。（From Lopez-Candales A，Dohi K，Rajagopalan N，et al：Right ventricular dyssynchrony in patients with pulmonary hypertension is associated with disease severity and functional class. *Cardiovasc Ultrasound* 3：23，2005.）

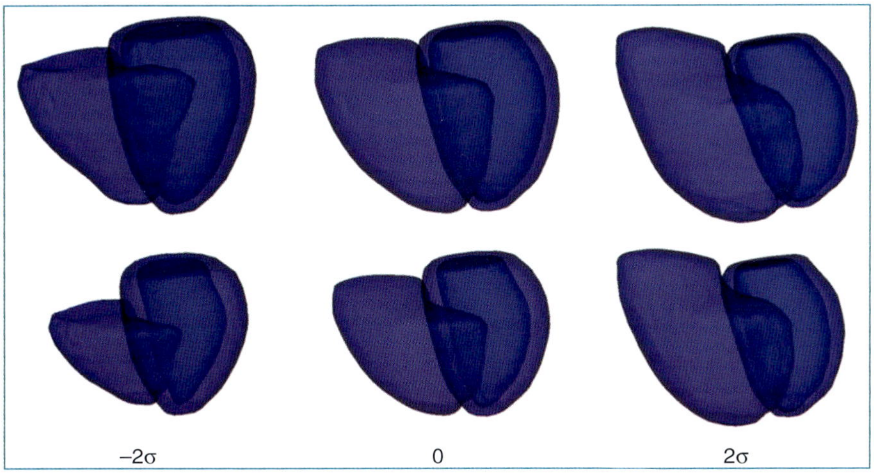

图 13-19　左、右心室四维形态模型。在由改变第一个形态变化模型产生的阶段 0（舒张末期，顶部）和阶段 7（快速充盈期，底部）重建。（From Zhang H，Thomas MT，Walker NE，et al：Four-dimensional functional analysis of left and right ventricles using MR images and active appearance models. *IEEE Trans Med Imag* 29：350-363，2007.）

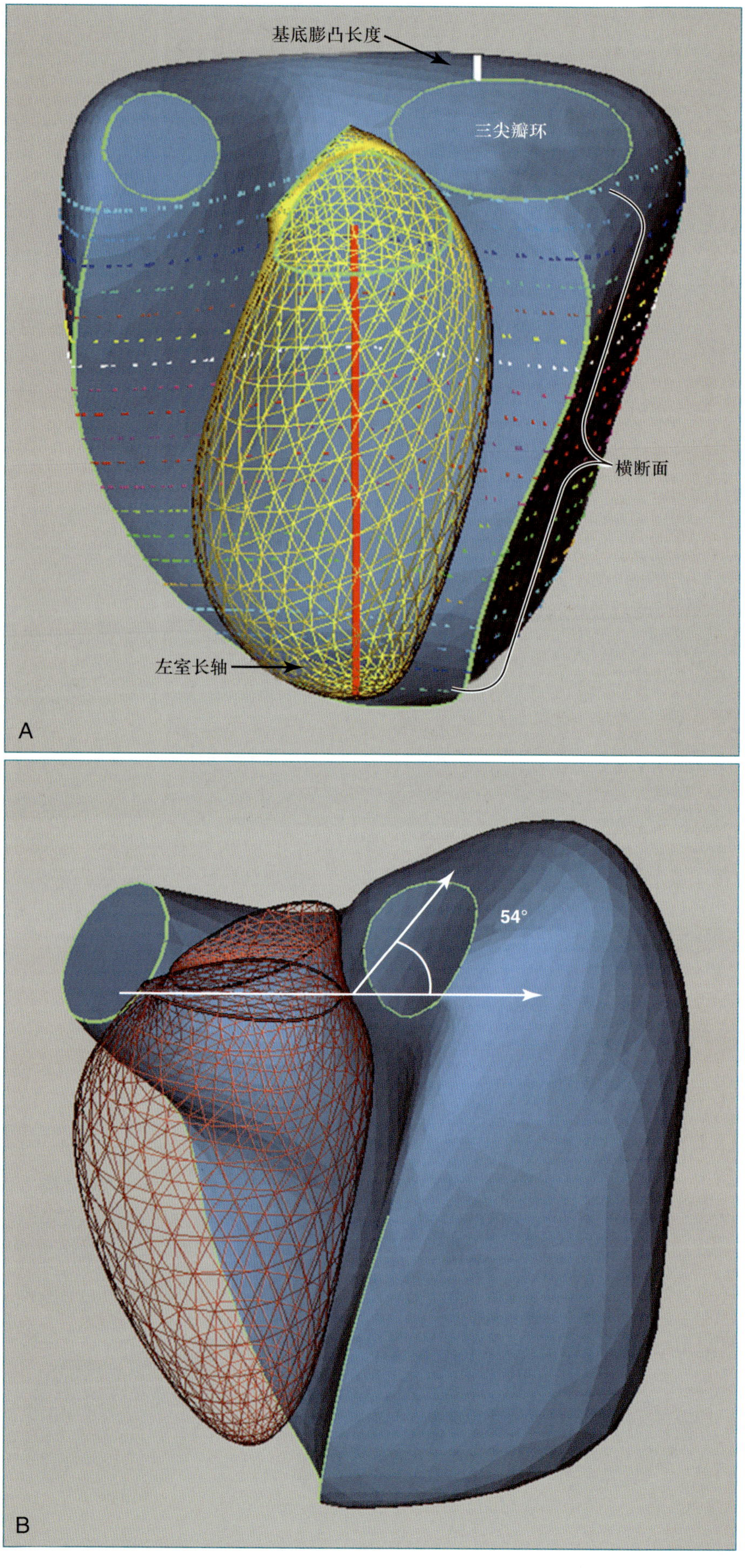

图 13-20 由三维表面重建定量右室（RV）形态的方法。**A**，在 20 个与左室长轴垂直的平行平面测量 RV 横断面的面积和形态，计算基底膨凸长度时与左室长轴平行。**B**，三尖瓣环相对于二尖瓣环平面的倾斜度的测量。这两个病例都是法洛四联症伴重度肺动脉瓣反流的患者。（From Sheehan FH，Ge S，Vick GW，III，et al：Three-dimensional shape analysis of right ventricular remodeling in repaired tetralogy of Fallot. *Am J Cardiol* 101：107-113，2008.）

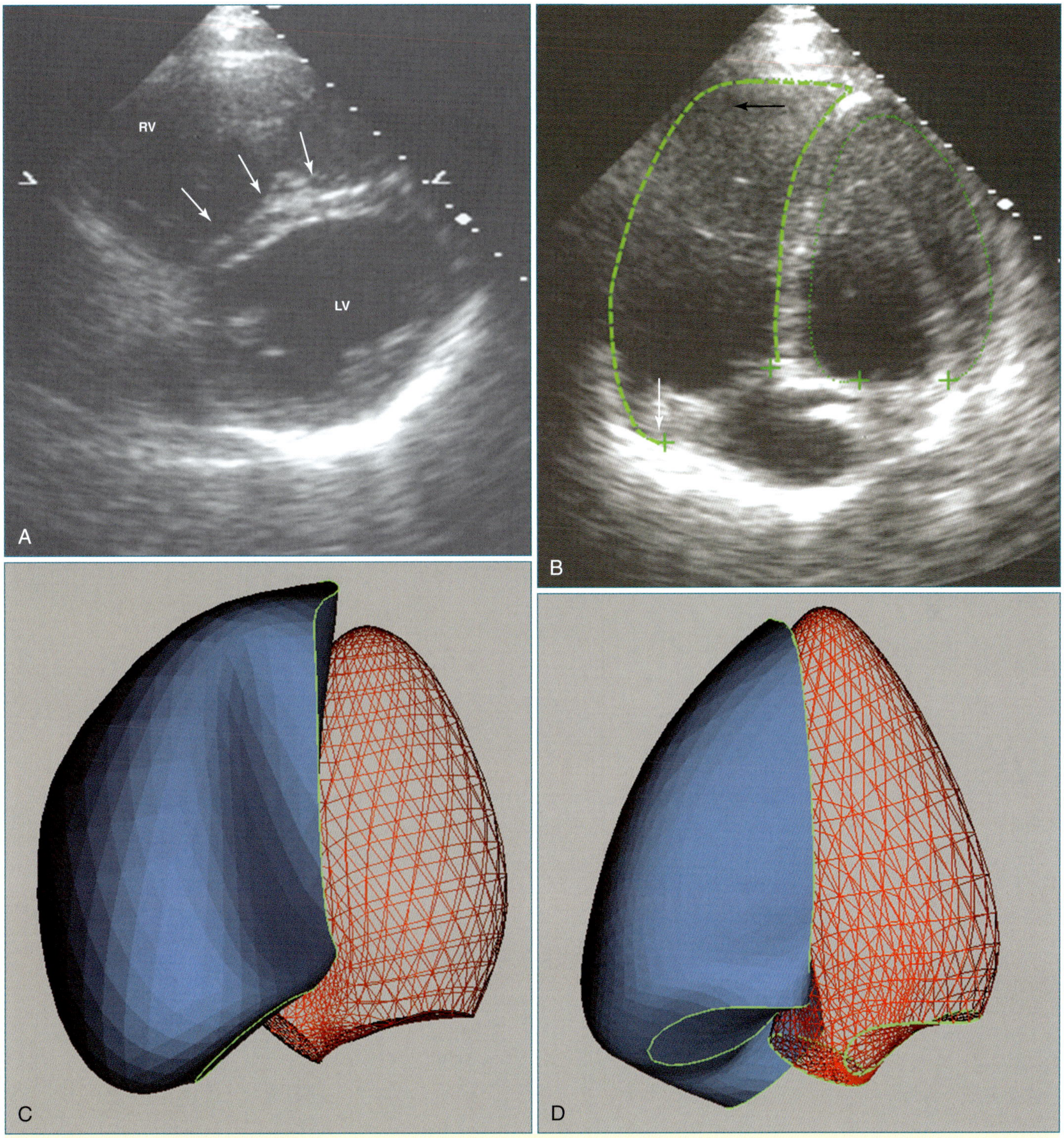

图 13-21　容量负荷过重时右室异常形态。**A**，一例法洛四联症术后伴肺动脉瓣大量反流的患者，胸骨旁短轴切面显示室间隔平直（箭头）。**B**，同一患者的心尖四腔切面显示右室心尖增宽（黑色箭头）和基底膨凸（白色箭头）。**C**，与 **B** 同一方向右室（蓝色表面）和左室（红色网格）的重建，显示右室心尖扩大和基底膨凸。**D**，对正常人左室和右室三维重建的比较。LV，左室；RV，右室

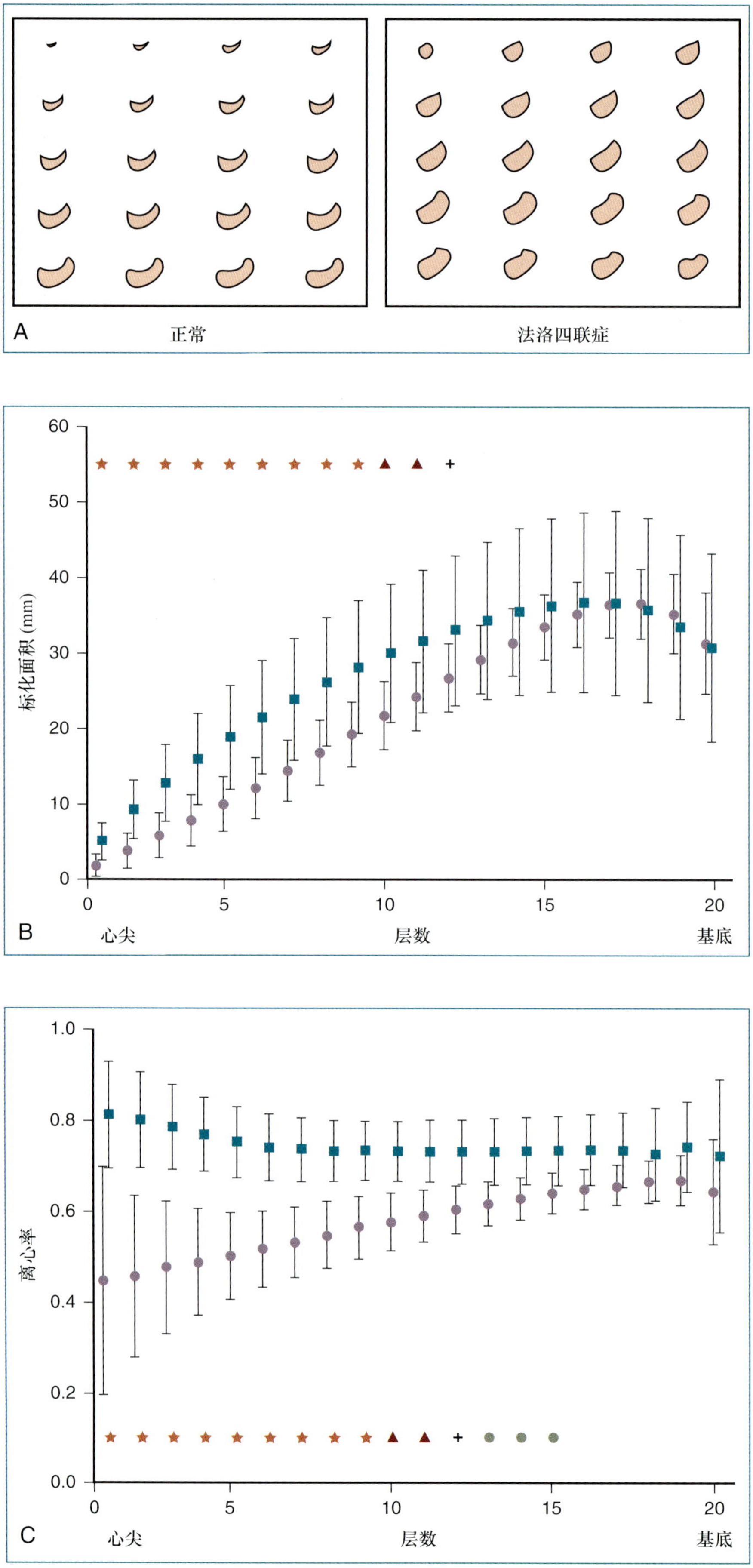

图 13-22 法洛四联症（TOF）患者右室（RV）形态的定量三维分析。**A**，用图 13-20 的方法得到正常人和 TOF 患者 20 个横截面上的 RV 形状。可见 TOF 患者的 RV 扩张和心尖圆隆。室间隔在上方，游离壁在下方，三尖瓣在左，肺动脉瓣在右。**B**，TOF 患者（正方形）RV 心尖部标化后的舒张末期横截面积比正常人（圆形）显著增大（$^{*}P < 0.01$）。**C**，舒张末期横截面的离心率。与正常人（圆形）相比，TOF 患者（正方形）的 RV 横截面更趋于圆形（$^{*}P < 0.05$）。（From Sheehan FH，Ge S，Vick GW Ⅲ，et al：Three-dimensional shape analysis of right ventricular remodeling in repaired tetralogy of Fallot. *Am J Cardiol* 101：107-113，2008.）

另外一个变化：三尖瓣环的倾斜（见图 13-20B）[2]。

RV 形态变化均伴随整体功能障碍和节段收缩模式的改变。流出部分的 EF 减低与快速性心律失常风险增加有关[53-54]。游离壁的中间段和心尖段运动减低，而基底段相对正常[36，52]。局部功能障碍的严重程度以及功能障碍的面积都会降低整体 EF[54]。局部收缩方式的改变可以解释 TAPSE 与 RVEF 相关性较差[36]。

压力负荷过重：肺动脉高压

RV 对慢性压力负荷过重的最初表现是代偿肥厚，同时功能保持正常，但持续存在的压力负荷过重导致 RV 和右房扩张、三尖瓣反流和心力衰竭。2DE 显示室间隔平直或曲度反转（图 13-23 至图 13-25）、纵向收缩减低（图 13-26）以及整体 EF 对横向收缩的依赖增加[37，60]。在心尖四腔切面，心尖角度增宽与同一切面以面积变化分数来衡量的 RV 功能障碍相关（图 13-27）[65]。用 2DE 观察 RV 形状和功能表明整体 RVEF 降低及 RV 横断面变圆，这一结果已经得到 3D 分析的验证（图 13-28）[66]。

近期的更多研究试图评估这些形态、功能参数对预后的预测能力。在一诊断后系列研究中，发现 4 年内死亡的患者都存在 RV 扩张和 EF 降低；然而，功能下降是由于室间隔进行性弯曲导致横向收缩减低所致，而不是 TAPSE 的减少引起的[67]。因此，分析 RV 形态有助于阐明 RV 的反应机制。

缺血性心脏病和心力衰竭

缺血性心脏病和心力衰竭领域通常仅关注 LV。缺血性心脏病引起的 RV 功能障碍常是继发于充盈压的升高，但是冠状动脉闭塞可引起节段性 RV 运动减低。实验研究显示，右冠状动脉闭塞的部位越靠近端，引起的室壁运动障碍范围越大，但是 RV 缺血产生室壁运动障碍的范围要超过心肌梗死的范围[68]。尽管存在严重的游离壁功能障碍，RV 整体功能在闭塞后早期便可恢复，原因是游离壁的绷紧僵直。临床上，无论右冠状动脉是否再灌注，多数患者都能恢复[69]。

基于 RV 缺血性功能障碍模式的节段划分法近来已经得到发展（图 13-29）[1]，这个划分法完全不同于基于心肌解剖结构的节段划分（参见图 13-17）。RV 重塑似乎跟随缺血而出现；肺动脉高压继发于 LV 功能障碍，表现为 RV 基底部扩张、心尖部相对正常（图 13-30）[70]。

心力衰竭时，RV 可能直接或间接受累。一项研究显示，心功能Ⅲ或Ⅳ级的急性 LV 心力衰竭患者中，42% 存在右心衰竭，这些患者更可能同时伴有右房增大、肺动脉收缩压升高及三尖瓣反流[71]。非缺血性心肌病患者的 RVEF 较低，可能是由于原发病在两个心室都有累及[72]。

许多研究表明，在缺血性心脏病、心力衰竭和其他病变时，RV 受累的患者预后会更差[73]。用影像学来帮助识别那些病变发展中可能出现 RV 衰竭的患者可能对他们的临床诊疗有帮助。例如，接受 LV 辅助装

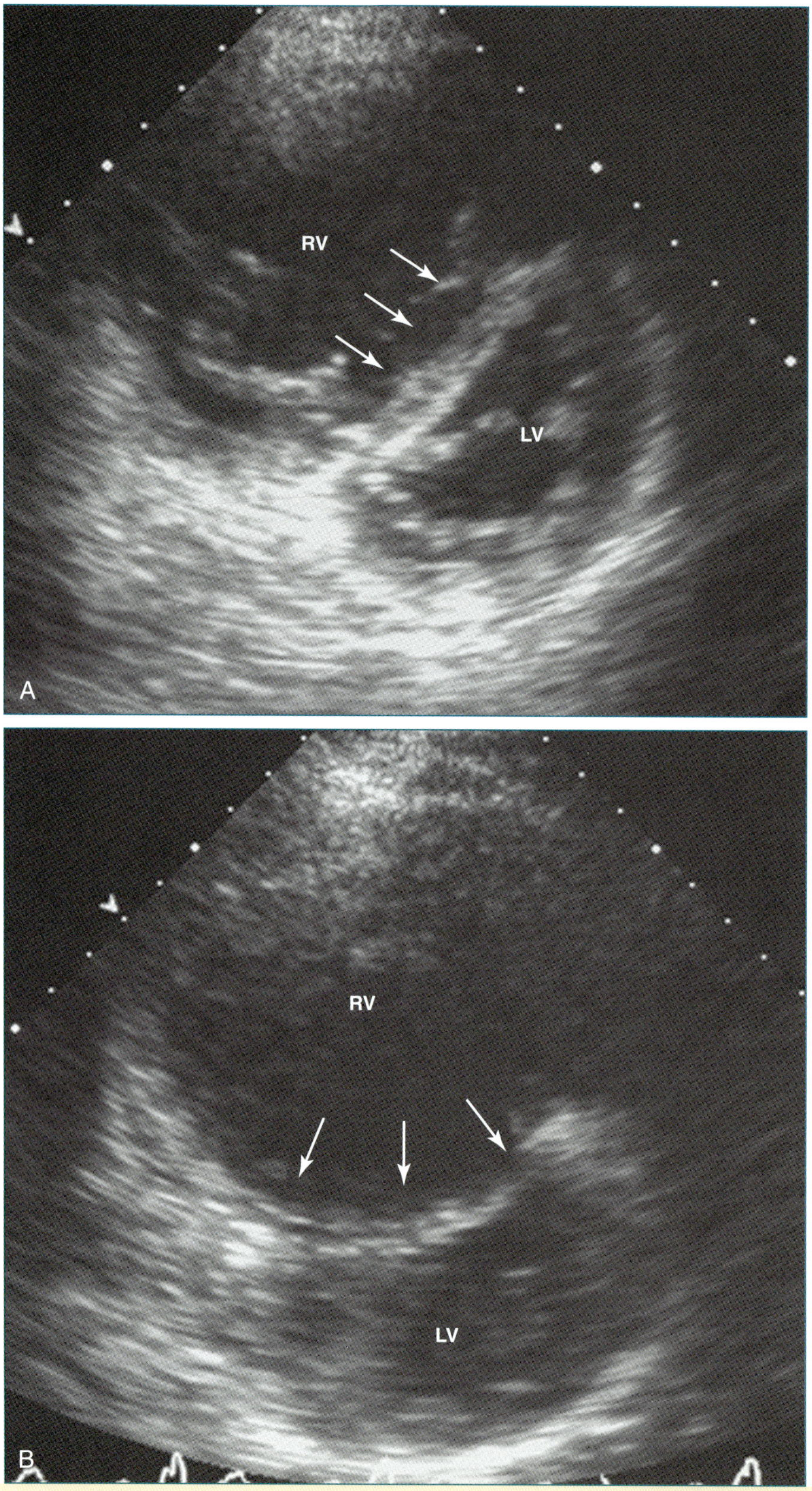

图 13-23　压力负荷过重下的右室。**A**，肺动脉高压患者室间隔平直（箭头）。**B**，肺动脉高压患者室间隔反向弯曲（箭头）。LV，左室；RV，右室

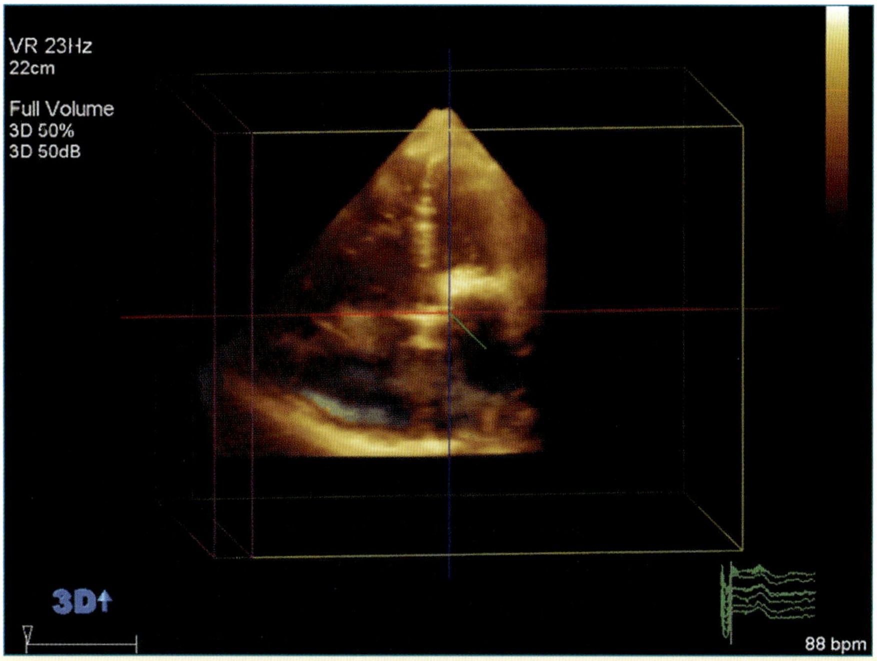

图 13-24　一例风湿性心脏病二尖瓣狭窄患者，心尖四腔观的视频图像显示二尖瓣瓣叶钙化和腱索增厚，左房显著扩大，左室大小（容积指数＝ 68.4ml/m^2）和功能正常。右室明显扩大（容积指数＝ 128.1ml/m^2），收缩功能重度减低，室间隔平直与 RV 压力负荷过重相符

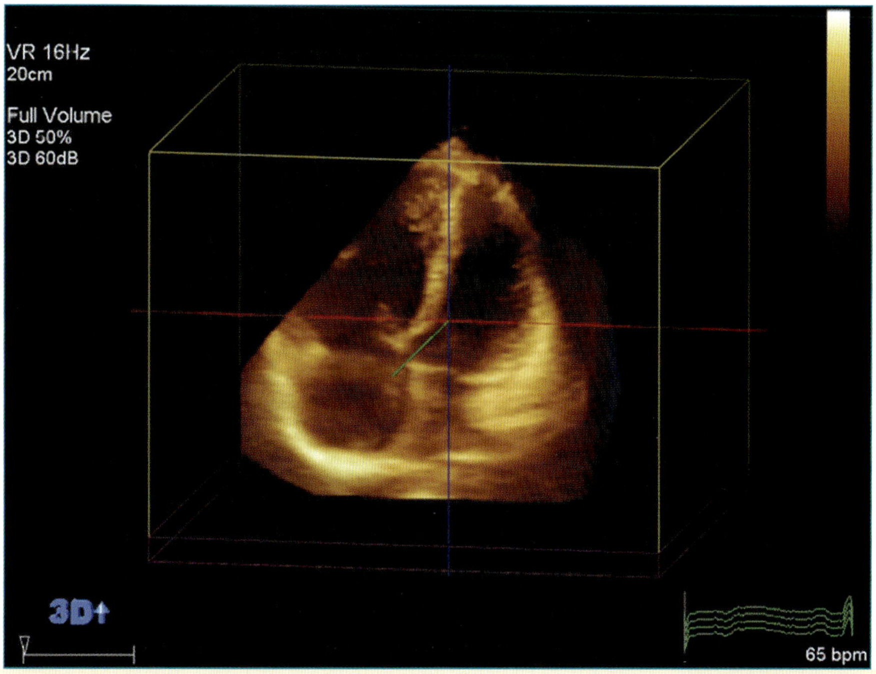

图 13-25　特发性肺动脉高压患者，心尖四腔观视频图像显示室间隔凸向左室侧，右室明显扩大（容积指数＝ 142.4ml/m^2），右室收缩功能明显减低（射血分数＝ 18%）。左室大小及功能正常（容积指数＝ 93.4ml/m^2）。双房也都显著扩大

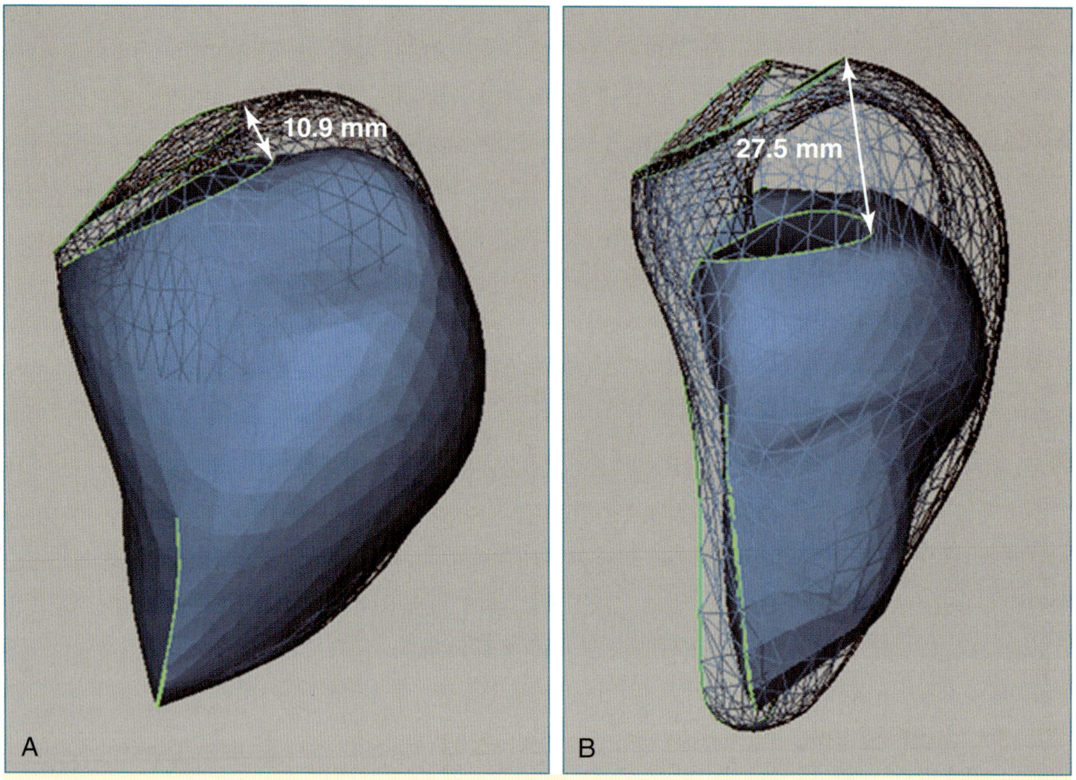

图 13-26 肺动脉高压患者（**A**）纵向收缩力比正常人（**B**）减低

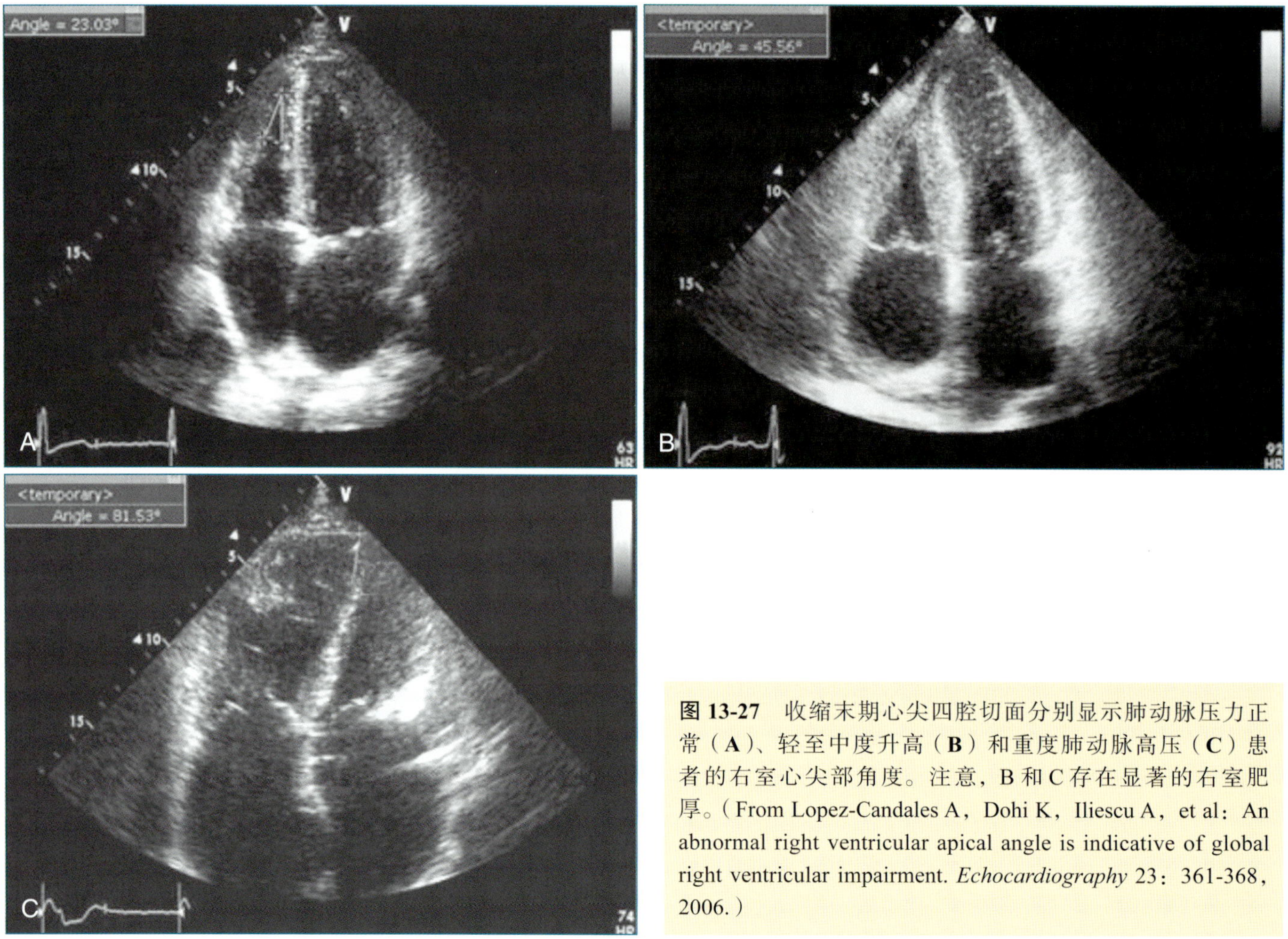

图 13-27 收缩末期心尖四腔切面分别显示肺动脉压力正常（**A**）、轻至中度升高（**B**）和重度肺动脉高压（**C**）患者的右室心尖部角度。注意，B 和 C 存在显著的右室肥厚。（From Lopez-Candales A，Dohi K，Iliescu A，et al：An abnormal right ventricular apical angle is indicative of global right ventricular impairment. *Echocardiography* 23：361-368，2006.）

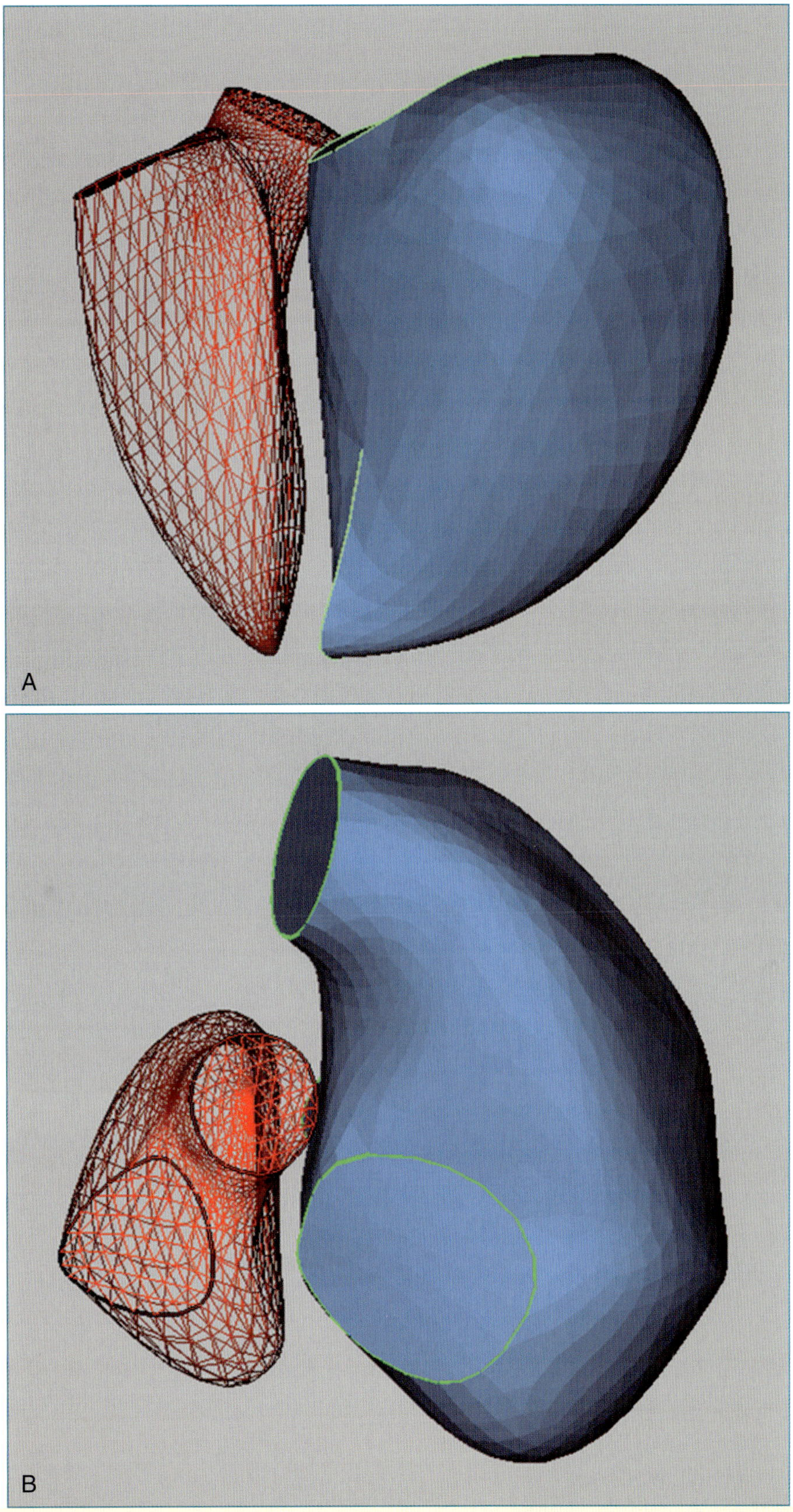

图 13-28　肺动脉高压时的右室（RV）。**A**，与图 13-3 为同一患者且从同一方向观察，左室（LV，红色网格）和 RV（蓝色表面）重建可以显示 RV 变圆扩张。RV 舒张末期容积指数为 134ml/m^2，射血分数为 10%。**B**，同一患者的重建图像，从心房向心尖观察。从 LV 形态可看出室间隔明显平直

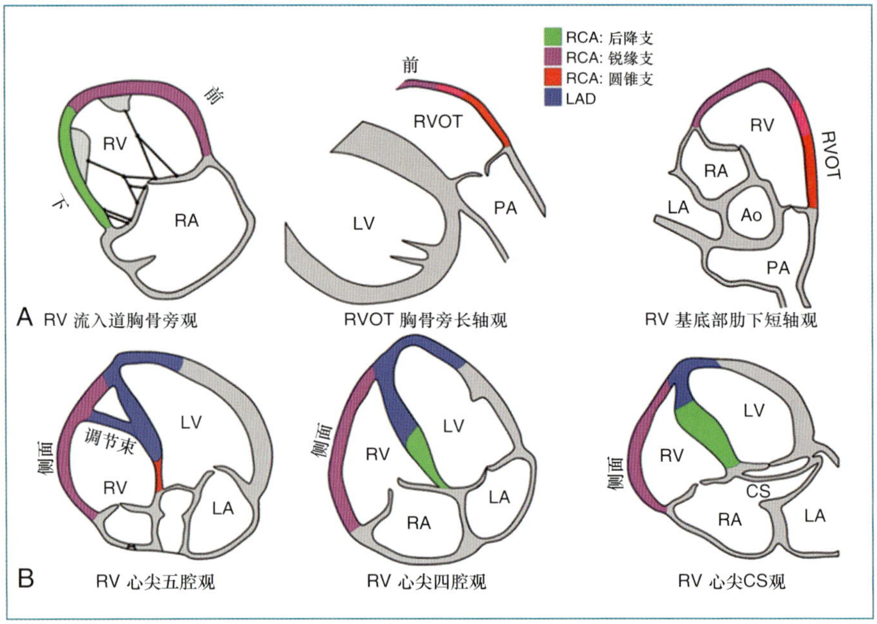

图 13-29 RV 室壁的节段命名及其冠状动脉供血。Ao，主动脉；CS，冠状静脉窦；LA，左房；LAD，左冠状动脉前降支；LV，左室；PA，肺动脉；RA，右房；RCA，右冠状动脉；RV，右室；RVOT，右室流出道。（From Rudski LG，Lai WW，Afilalo J，et al：Guidelines for the echocardiographic assessment of the right heart in adults：A report from the American Society of Echocardiography. *J Am Soc Echocardiogr* 23：685-713，2010.）

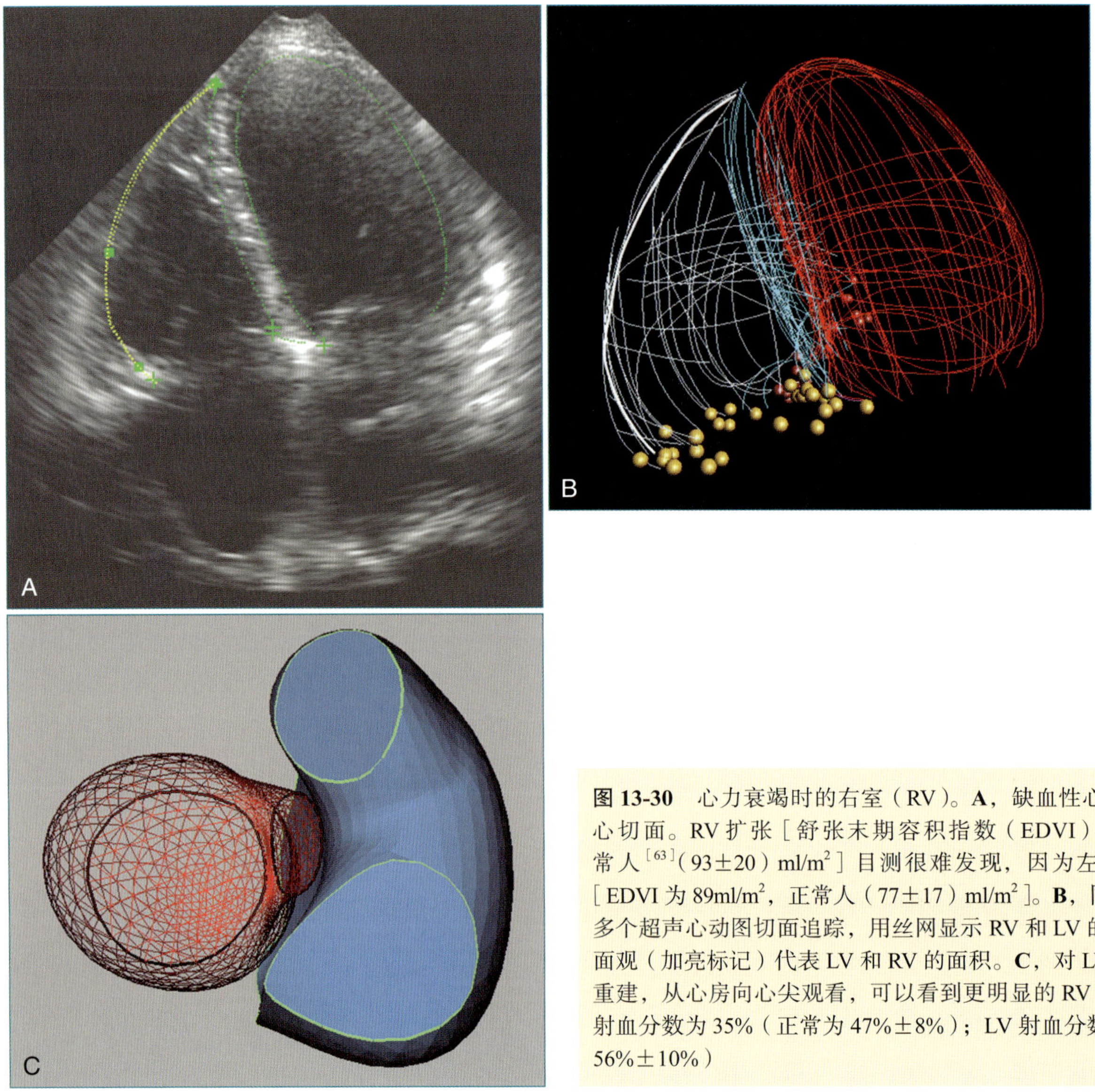

图 13-30 心力衰竭时的右室（RV）。**A**，缺血性心肌病患者的四腔心切面。RV 扩张［舒张末期容积指数（EDVI）为 122ml/m^2，正常人[63]（93±20）ml/m^2］目测很难发现，因为左室（LV）也扩张［EDVI 为 89ml/m^2，正常人（77±17）ml/m^2］。**B**，同一患者，通过对多个超声心动图切面追踪，用丝网显示 RV 和 LV 的边界，四腔心切面观（加亮标记）代表 LV 和 RV 的面积。**C**，对 LV 和 RV 进行三维重建，从心房向心尖观看，可以看到更明显的 RV 扩张。患者的 RV 射血分数为 35%（正常为 47%±8%）；LV 射血分数为 33%（正常为 56%±10%）

置治疗的患者出现 RV 衰竭，是造成病死率和死亡率升高的一个主要因素[74]。同样，术前评估 RV 功能可以帮助预测哪些患者在冠状动脉旁路移植术后可能需要额外的辅助[75]。

由于 3DE 定量分析 RV 的方法更准确，在临床上也是可行的，将来测量 RV 整体和局部的功能与形态将会变得更容易，有助于更好地了解和管理累及右心疾病的患者。

参考文献

1. Rudski LG, Lai WW, Afilalo J, et al: Guidelines for the echocardiographic assessment of the right heart in adults: A report from the American Society of Echocardiography. *J Am Soc Echocardiogr* 23:685–713, 2010.
2. Sheehan FH, Ge S, Vick GW, III, et al: Three-dimensional shape analysis of right ventricular remodeling in repaired tetralogy of Fallot. *Am J Cardiol* 101:107–113, 2008.
3. Dodge HT, Sandler H, Ballew DW, Lord JD, Jr: The use of biplane angiocardiography for the measurement of left ventricular volume in man. *Am Heart J* 60:762–776, 1960.
4. Arcilla RA, Tsai P, Thilenius O, Ranniger K: Angiographic method for volume estimation of right and left ventricles. *Chest* 60:446–454, 1971.
5. Fisher EA, DuBrow IW, Hastreiter AR: Right ventricular volume in congenital heart disease. *Am J Cardiol* 36:67–75, 1975.
6. Ferlinz J, Gorlin R, Cohn PF, Herman MW: Right ventricular performance in patients with coronary artery disease. *Circulation* 52:608–615, 1975.
7. Wellnhofer E, Ewart P, Hug J, et al: Evaluation of new software for angiographic determination of right ventricular volumes. *Int J Cardiovasc Imag* 21:575–585, 2005.
8. Sheehan FH, Bolson EL: Measurement of right ventricular volume from contrast ventriculograms: In vitro validation by cast and 3 dimensional echo. *Cathet Cardiovasc Interven* 62:46–51, 2004.
9. Helbing WA, Bosch HG, Maliepaard C, et al: Comparison of echocardiographic methods with magnetic resonance imaging for assessment of right ventricular function in children. *Am J Cardiol* 76:589–594, 1995.
10. Levine RA, Gibson TC, Aretz T, et al: Echocardiographic measurement of right ventricular volume. *Circulation* 69:497–505, 1984.
11. Denslow S: An ellipsoidal shell model for volume estimation of the right ventricle from magnetic resonance images. *Acad Radiol* 1:345–351, 1994.
12. Aebischer N, Meuli R, Jeanrenaud X, et al: An echocardiographic and magnetic resonance imaging comparative study of right ventricular volume determination. *Int J Card Imag* 14:271–278, 1998.
13. Lang RM, Bierig M, Devereux RB, et al: Recommendations for chamber quantification: A report from the American Society of Echocardiography's guidelines and standards committee and the chamber quantification writing group, developed in conjunction with the European Association of Echocardiography, a branch of the European Society of Echocardiography. *J Am Soc Echocardiogr* 18:1440–1463, 2005.
14. Winter MM, Bernink FJP, Groenink M, et al: Evaluating the systemic right ventricle by CMR: the importance of consistent and reproducible delineation of the cavity. *J Cardiovasc Magn Res* 10:40, 2008.
15. Geva T, Powell AJ, Crawford EC, et al: Evaluation of regional differences in right ventricular systolic function by acoustic quantification echocardiography and cine magnetic resonance imaging. *Circulation* 98:339–345, 1998.
16. Edwards R, Shurman AJ, Sahn DJ, et al: Determination of right ventricular end systole by cardiovascular magnetic resonance imaging: A standard method of selection. *Int J Cardiovasc Imag* 25:791–796, 2009.
17. Graham TP, Jarmakani JM, Atwood GF, Canent RV: Right ventricular volume determinations in children: Normal values and observations with volume or pressure overload. *Circulation* 47:144–153, 1973.
18. Gentzler RD, Briselli MF, Gault JH: Angiographic estimation of right ventricular volume in man. *Circulation* 50:324–330, 1974.
19. Boak JG, Bove AA, Kreulen T, Spann JF: A geometric basis for calculation of right ventricular volume in man. *Cathet Cardiovas Diagn* 3:217–230, 1977.
20. Strugnell WE, Slaughter RE, Riley RA, et al: Modified RV short axis series—a new method for cardiac MRI measurement of right ventricular volumes. *J Cardiovasc Magn Res* 7:769–774, 2005.
21. Moroseos T, Mitsumori L, Kerwin WS, et al: Comparison of Simpson's method with three-dimensional reconstruction for measurement of right ventricular volume in patients with complete or corrected transposition of the great arteries. *Am J Cardiol* 105:1603–1609, 2010.
22. Jiang L, de Prada JAV, Handschumacher MD, et al: Three-dimensional echocardiography: In vivo validation for right ventricular free wall mass as an index of hypertrophy. *J Am Coll Cardiol* 23:1715–1722, 1994.
23. Buckey JC, Beattie JM, Nixon JV, et al: Right and left ventricular volumes in vitro by a new nongeometric method. *Am J Cardiac Imag* 1:227–233, 1987.
24. Legget ME, Leotta DF, Bolson EL, et al: System for quantitative three dimensional echocardiography of the left ventricle based on a magnetic field position and orientation sensing system. *IEEE Trans Biomed Eng* 45:494–504, 1998.
25. Hubka M, Bolson EL, McDonald JA, et al: Three-dimensional echocardiographic measurement of left and right ventricular mass and volume: In vitro validation. *Int J Cardiovasc Imag* 18:111–118, 2002.
26. Chen G, Sun K, Huang G: In vitro validation of right ventricular volume and mass measurement by real-time three-dimensional echocardiography. *Echocardiography* 23:395–399, 2006.
27. Lu X, Nadvoretskiy V, Bu L, et al: Accuracy and reproducibility of real-time three dimensional echocardiography for assessment of right ventricular volumes and ejection fraction in children. *J Am Soc Echocardiogr* 21:84–89, 2008.
28. Niemann PS, Pinho L, Balbach T, et al: Anatomically oriented right ventricular volume measurements with dynamic three-dimensional echocardiography validated by 3-tesla magnetic resonance imaging. *J Am Coll Cardiol* 50:1668–1676, 2007.
29. Johnson TR, Hoch M, Huber A, et al: Quantification of right ventricular function in congenital heart disease: Correlation of 3D echocardiography and MRI as complementary methods. *Fortschr*

Roentgenstr 178:1014–1021, 2006.

30. Sheehan FH, Kilner P, Sahn D, et al: *Accuracy of right ventricular volume and function analysis in tetralogy of Fallot using Knowledge Based Reconstruction [abstract]*. Presented at the American Heart Association annual meeting, New Orleans, LA, 2008.
31. Fayad ZA, Ferrari VA, Kraitchman DL, et al: Right ventricular regional function using MR tagging: Normals versus chronic pulmonary hypertension. *Magn Reson Med* 39:116–123, 1998.
32. Naito H, Arisawa J, Harada K, et al: Assessment of right ventricular regional contraction and comparison with the left ventricle in normal humans: A cine magnetic resonance study with presaturation myocardial tagging. *Br Heart J* 74:186–191, 1995.
33. Kaul S, Tei C, Hopkins J, Shah P: Assessment of right ventricular function using two-dimensional echocardiography. *Am Heart J* 107:526–531, 1984.
34. Hsiao S-H, Lin S-K, Wang W-C, et al: Severe tricuspid regurgitation shows significant impact in the relationship among peak systolic tricuspid annular velocity, tricuspid annular plane systolic excursion, and right ventricular ejection fraction. *J Am Soc Echocardiogr* 19:902–919, 2006.
35. Smith JL, Bolson EL, Wong SP, et al: Three-dimensional assessment of two-dimensional technique for evaluation of right ventricular function by tricuspid annulus motion. *Int J Card Imag* 19:189–197, 2003.
36. Morcos P, Vick GW, Sahn D, et al: Correlation of right ventricular ejection fraction and tricuspid annular plane systolic excursion in tetralogy of Fallot by magnetic resonance imaging. *Int J Cardiovasc Imaging* 25:263–270, 2008.
37. Kind T, Mauritz G-J, Marcus T, et al: Right ventricular ejection fraction is better reflected by transverse rather than longitudinal wall motion in pulmonary hypertension. *J Cardiovasc Magn Res* 12:35, 2010.
38. Davlouros PA, Kilner PJ, Hornung TS, et al: Right ventricular function in adults with repaired tetralogy of Fallot assessed with cardiovascular magnetic resonance imaging: Detrimental role of right ventricular outflow aneurysms or akinesia and adverse right-to-left ventricular interaction. *J Am Coll Cardiol* 40:2044–2052, 2002.
39. Hui W, El Rahman MYA, Dsebissowa F, et al: Comparison of modified short axis view and apical four chamber view in evaluating right ventricular function after repair of tetralogy of Fallot. *Int J Cardiol* 105:256–261, 2005.
40. Tamborini G, Muratori M, Brusoni D, et al: Is right ventricular systolic function reduced after cardiac surgery? A two- and three-dimensional echocardiographic study. *Eur J Echocardiogr* 10:630–634, 2009.
41. Erbel R, Schweizer P, Lambertz H, et al: Echoventriculography—a simultaneous analysis of two-dimensional echocardiography and cineventriculography. *Circulation* 67:205–215, 1983.
42. King DL, Harrison MR, King DL, Jr, et al: Ultrasound beam orientation during standard two-dimensional imaging: Assessment by three-dimensional echocardiography. *J Am Soc Echocardiogr* 5:569–576, 1992.
43. Dorosz J, Bolson EL, Waiss MS, Sheehan FH: Three-dimensional visual guidance improves the accuracy of calculating right ventricular volume with two-dimensional echocardiography. *J Am Soc Echocardiogr* 16:675–681, 2003.
44. Gustafsson U, Lindqvist P, Waldenstrom A: Apical circumferential motion of the right and left ventricles in healthy subjects described with speckle tracking. *J Am Soc Echocardiogr* 21:1326–1330, 2009.
45. Sheehan FH, Mathey DG, Wygant J, et al: Measurement of regional right ventricular wall motion from biplane contrast angiograms using the centerline method. In *Computers in cardiology*, Long Beach, CA, 1985, IEEE Computer Society, pp 149–152.
46. Nakasato M, Akiba T, Sato S, et al: Right and left ventricular function assessed by regional wall motion analysis in patients with tetralogy of Fallot. *Int J Cardiol* 58:127–134, 1997.
47. Yang P, Otto C, Sheehan F: The effect of normalization in reducing variability in regional wall thickening. *J Am Soc Echocardiogr* 10:197–204, 1997.
48. Tulevski, II, Zijta FM, Smeijers AS, et al: Regional and global right ventricular dysfunction in asymptomatic or minimally symptomatic patients with congenitally corrected transposition. *Cardiol Young* 14:168–174, 2004.
49. Haber I, Metaxas DN, Geva T, Axel L: Three-dimensional systolic kinematics of the right ventricle. *Am J Physiol* 289:H1826–H1833, 2005.
50. Klein SS, Graham TPJ, Lorenz CH: Noninvasive delineation of normal right ventricular contractile motion with magnetic resonance imaging myocardial tagging. *Ann Biomed Eng* 26:756–763, 1998.
51. Young AA, Fayad ZA, Axel L: Right ventricular midwall surface motion and deformation using magnetic resonance tagging. *Am J Physiol* 271:H2677–H2688, 1996.
52. Menteer J, Weinberg PM, Fogel MA: Quantifying regional right ventricular function in tetralogy of Fallot. *J Cardiovasc Magn Res* 7:753–761, 2005.
53. Bodhey NK, Beerbaum P, Sarikouch S, et al: Functional analysis of the components of the right ventricle in the setting of Tetralogy *of Fallot. Circ Cardiovasc Imag* 1:141–147, 2008.
54. Wald RM, Haber I, Wald R, et al: Effects of regional dysfunction and late gadolinium enhancement on global right ventricular function and exercise capacity in patients with repaired tetralogy of Fallot. *Circulation* 119:1370–1377, 2009.
55. Yoerger DM, Marcus F, Sherrill D, et al: Echocardiographic findings in patients meeting Task Force criteria for arrhythmogenic right ventricular dysplasia. *J Am Coll Cardiol* 45:860–865, 2005.
56. Bomma C, Dal D, Tandri H, et al: Regional differences in systolic and diastolic function in arrhythmogenic right ventricular dysplasia/cardiomyopathy using magnetic resonance imaging. *Am J Cardiol* 95:1507–1511, 2005.
57. Dodge HT, Frimer M, Stewart DK: Functional evaluation of the hypertrophied heart in man. *Circ Res* 34-35(Suppl II):II-122–II-127, 1974.
58. McCulloch AD: Cardiac biomechanics. In Bronzino JD, editor: *Biomedical engineering handbook*, Boca Raton, FL, 1995, CRC Press, pp 149–152.
59. McCulloch AD, Omens JH: Factors affecting the regional mechanics of the diastolic heart. In Glass L, Hunter R, Mcculloch AD, editors: *Theory of heart: Biomechanics, biophysics, and nonlinear dynamics of cardiac function*, New York, 1991, Springer-Verlag, pp 87–119.
60. King ME, Braun H, Goldblatt A, et al: Interventricular septal configuration as a predictor of right ventricular systolic hypertension in children: A cross-sectional echocardiographic study. *Circulation* 68:68–75, 1983.
61. Young AA, Orr R, Smaill BH, Dell'Italia LJ: Three-dimensional changes in left and right ventricular geometry in chronic mitral regurgitation. *Am J Physiol* 271:H2689–H2700, 1996.
62. Zhang H, Thomas MT, Walker NE, et al: Four-dimensional functional analysis of left and right ventricles using MR images and active appearance models. *IEEE Trans Med Imag* 29:350–363, 2007.
63. Clark TJ, Sheehan FH, Bolson EL: Characterizing the normal heart using quantitative three-dimensional echocardiography. *Physiol Meas* 27:467–508, 2006.
64. Weyman AE, Wann S, Feigenbaum H, Dillon JC: Mechanism of abnormal septal motion in patients with right ventricular overload:

a cross-sectional echocardiographic study. *Circulation* 54:179–186, 1976.
65. Lopez-Candales A, Dohi K, Iliescu A, et al: An abnormal right ventricular apical angle is indicative of global right ventricular impairment. *Echocardiography* 23:361–368, 2006.
66. Kurtz CE, Sheehan FH: Characterization of right ventricular shape and function in pulmonary hypertension with 3D-echocardiography [abstract]. *J Am Soc Echocardiogr* 23:B-68, 2010.
67. Mauritz G-J, Kind T, Marcus JT, et al: Progressive changes in right ventricular geometric shortening and long-term survival in pulmonary arterial hypertension. *Chest* 141(4):935–943, 2011.
68. Laster SB, Shelton TJ, Barzilai B, Goldstein JA: Determinants of the recovery of right ventricular performance following experimental chronic right coronary artery occlusion. *Circulation* 88:696–708, 1993.
69. Goldstein JA: Right heart ischemia: Pathophysiology, natural history, and clinical management. *Prog Cardiovasc Dis* 40:325–341, 1998.
70. Sukmawan R, Akasaka T, Watanabe N, et al: Quantitative assessment of right ventricular geometric remodeling in pulmonary hypertension secondary to left-sided heart disease using real-time three-dimensional echocardiography. *Am J Cardiol* 94:1096–1099, 2004.
71. Berkowitz R, Alhaj E, Manchikalapudi RB, et al: Determinants of right ventricular failure in patients admitted with acute left heart failure. *Congest Heart Fail* 16:243–248, 2010.
72. Guglin M, Verma S: Right side of heart failure. *Heart Fail Rev* 17(3):511–527, 2012.
73. Hesse B, Asher CR: Time to move to the right: The study of right ventricular performance: Too long neglected. *Clin Cardiol* 28:8–12, 2005.
74. John R, Lee S, Eckman P, Liao K: Right ventricular failure—a continuing problem in patients with left ventricular assist device support. *J Cardiovasc Transl Res* 3:604–611, 2010.
75. Maslow AD, Regan MM, Panzica P, et al: Precardiopulmonary bypass right ventricular function is associated with poor outcome after coronary artery bypass grafting in patients with severe left ventricular systolic dysfunction. *Anesth Analg* 95:1507–1518, 2002.

第14章 指导经导管心脏介入治疗

Nicole M.Bhave 和 *Roberto M.Lang*

（吕秀章　译　李一丹　校）

在过去的20年里，结构性心脏病的经皮介入治疗变得越来越普遍。现在，介入心脏病学专家可以治疗许多以前需要外科手术干预的心脏病变，并且随着时间的推移，这些介入治疗在技术上越来越复杂。尽管X线透视、二维经食管超声心动图（2DTEE）和心腔内超声心动图（ICE）是指导介入手术最常用的方法，但是实时三维TEE（RT3DTEE）相对于这些方法有几个很重要的优势（图14-1）[1]。

首先，RT3DTEE以直观的方式显示感兴趣部位的解剖和病理特征。尽管图像采集需要超声心动图检查者的专业知识，但是在对于心脏影像只有较少训练的情况下，理解3DTEE图像并不困难。例如，在大多数患者中，一个视图中可以同时显示二尖瓣的六个分区，这使得RT3DTEE成为在应用Mitra Clip装置（Abbott Vascular，Abbott Park，IL）进行经皮二尖瓣修复术中的理想工具[2-4]。在这个过程中，“夹子”通过房间隔穿刺传送至左房，RT3DTEE可以通过显示房间隔的隆起使得Brockenbrough针在理想的位置进行房间隔穿刺，从而有助于穿刺过程的完成。对于这个特别的手术，最佳的穿刺位置在卵圆窝中心的后上方。一旦二尖瓣夹子进入左房，它必须位于瓣口的中心并垂直于瓣叶交界连线，夹子置入后可以抓住A2和P2区。由于在RT3DTEE图像上显示的空间关系真实地反映了实际解剖结构，因此介入专家可以应用RT3DTEE来指导导管的移动、核实装置的位置以及确认二尖瓣口被恰当地分为双孔（图14-2至图14-8）。

RT3DTEE在术前规划中非常有价值，尤其是对于装置的选择。例如在房间隔缺损（ASD）、室间隔缺损（VSD）或卵圆孔未闭封堵时，必须选择合适的封堵装置，3DTEE可以提供缺损真实的正面观视图，有助于准确测量缺损大小。缺损通常是椭圆形或是孔状的，因此二维成像不能完全显示其复杂的形状[5]。此外，缺损和重要结构［例如主动脉根部（在ASD封堵中）或是二尖瓣（在VSD封堵中）］的关系在RT3DTEE中更容易显示。这将有助于介入专家在释放封堵装置时避免并发症的出现（图14-9）。

由于可以准确显示开口的面积和形状，在经导管左心耳（LAA）封堵时RT3DTEE也非常适用。在大多数患者中，RT3DTEE可以显示理想的左心耳结构。2DTEE容易低估LAA口面积，而在一个小型研究中发现，RT3DTEE测

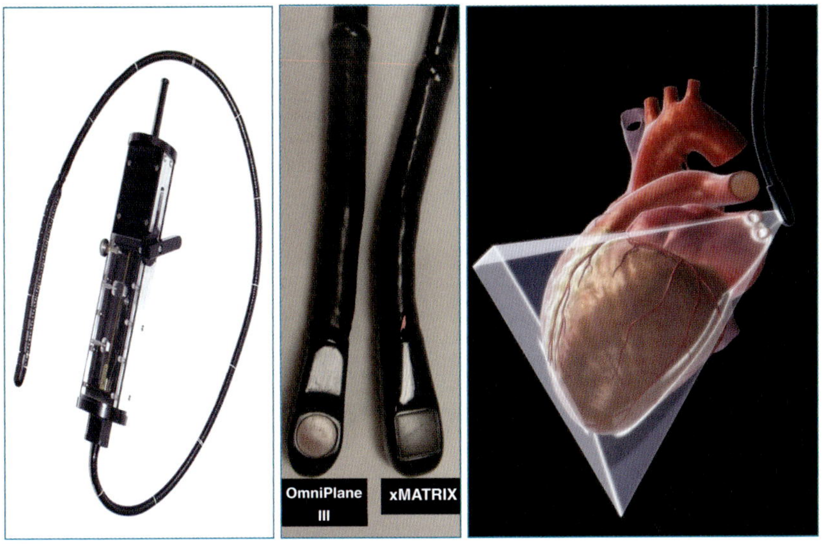

图 14-1　首个三维经食管超声心动图（3DTEE）探头，称为“龙虾”（左），沿其长度分布有多个压电晶体，当探头撤出食管时可以采集多个图像。后来的 OmniPlane Ⅲ探头（Philips Healthcare，Andover，MA）（中，左）需要旋转技术采集序列数据，然后进行脱机处理。xMATRIX TEE（MTEE）探头（Philips Healthcare）（中，右）可快速、自动进行采集，并且实时呈现 3D 图像。在全容积模式，矩阵 TEE 探头可用于显示左室，如图所示（右）。放大模式可以显示更精细的结构图像如瓣膜和左心耳

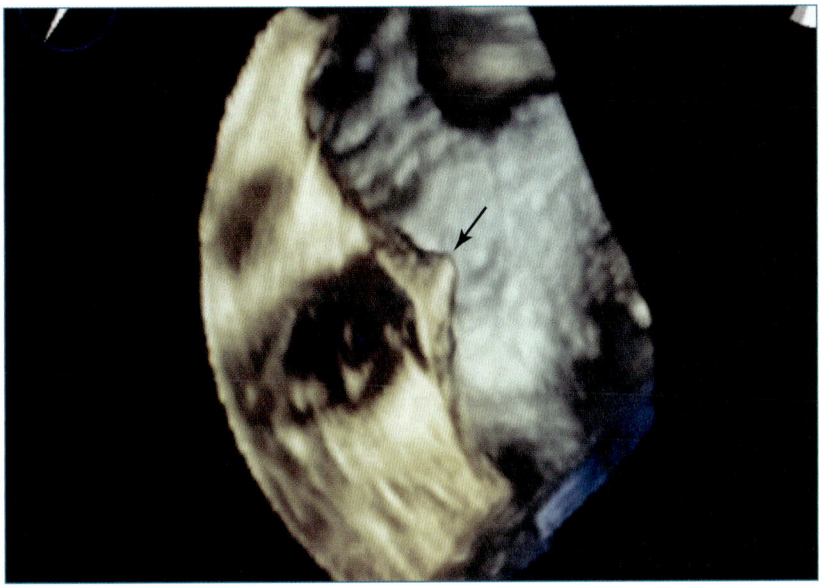

图 14-2　实时三维经食管超声心动图可用于指导房间隔穿刺，这是一个在经皮电生理和心脏瓣膜手术中常需要的技术。穿刺针在房间隔的隆起（箭头）处确认其正从右房到左房

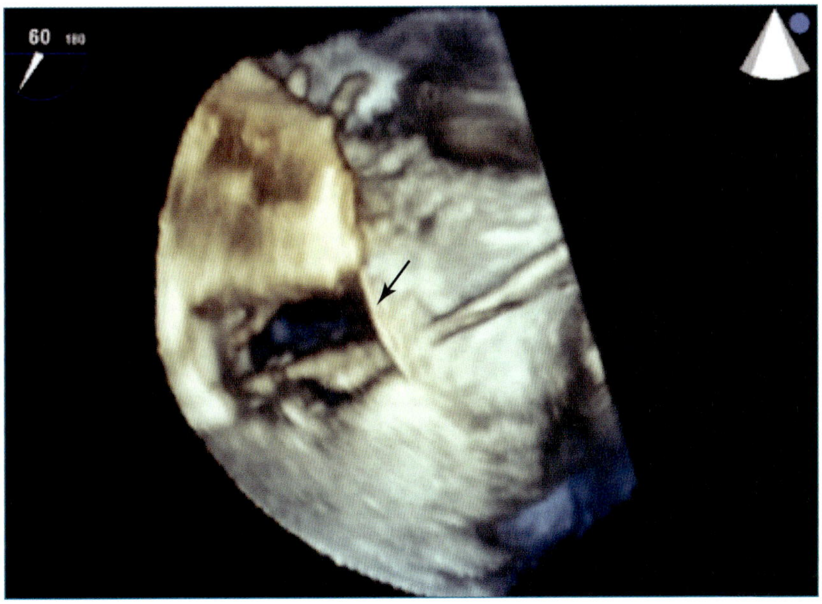

图 14-3　图 14-2 过程的延续。导管安全地穿过房间隔（箭头）到达左房、二尖瓣

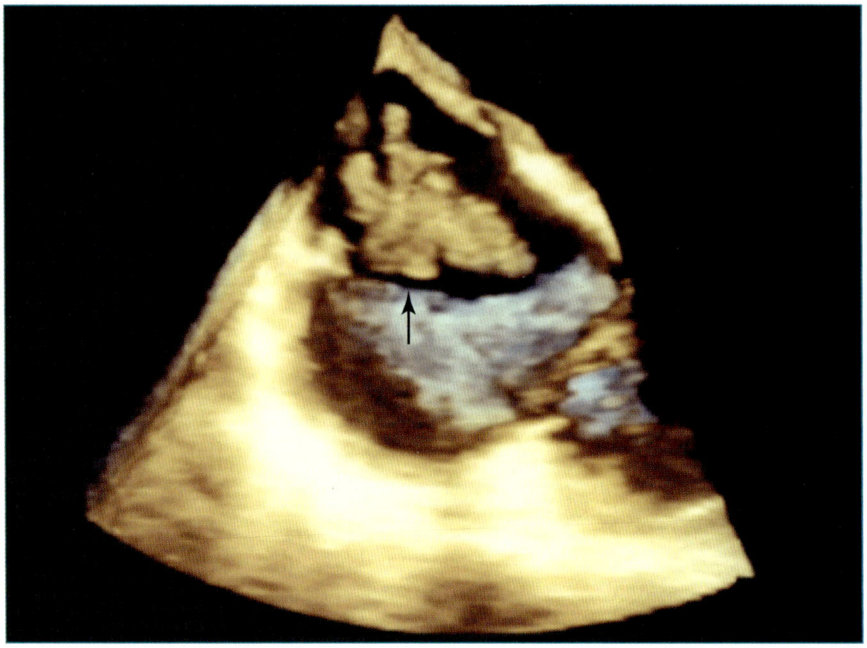

图 14-4 在长时间的导管治疗过程中，导管尖端血栓形成会发生严重副作用，例如心肌梗死和卒中。血栓附着于导管，如图中所见（箭头），与二维超声心动图相比，三维经食管超声心动图更易于发现此情况

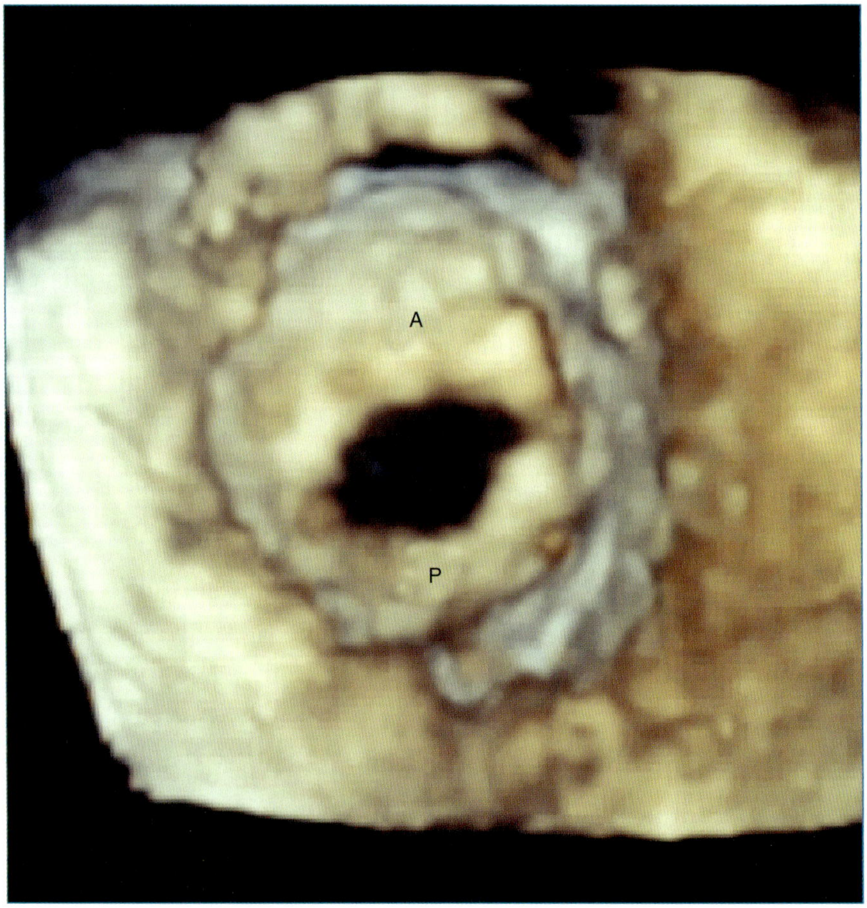

图 14-5 三维超声心动图显示二尖瓣瓣叶较二维超声心动图更加直观。在左房观或“外科”视野，前叶（A）和后叶（P）可以清楚地显示为不同结构。本例为风湿性二尖瓣狭窄，显示交界处融合和二尖瓣叶活动受限。实时三维经食管超声心动图是准确定量二尖瓣口面积的首选方法

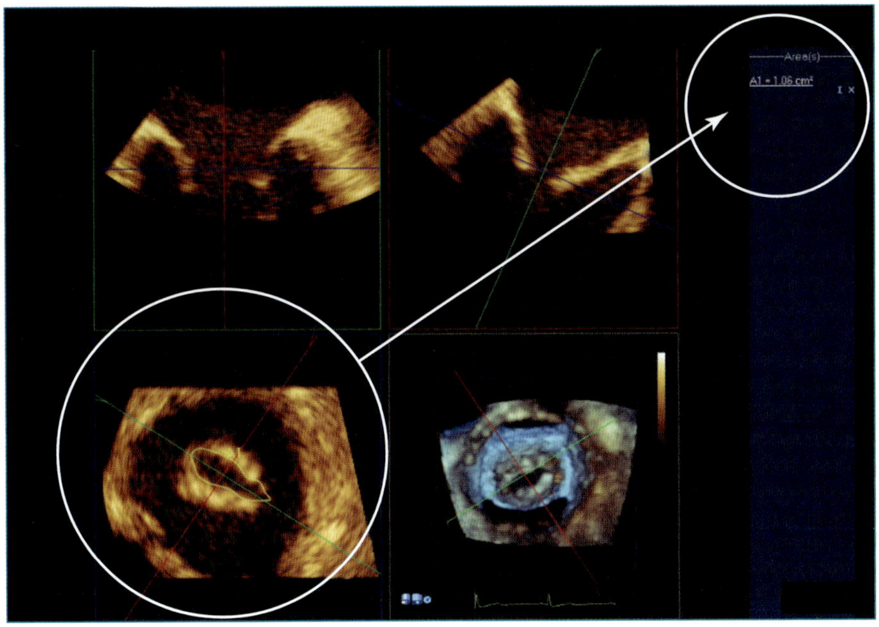

图 14-6　多平面重建可以用于准确测量二尖瓣口面积。只有在实时三维超声心动图放大模式正面观，才可能于二尖瓣瓣尖水平进行真实瓣口面积的测量（右底部）

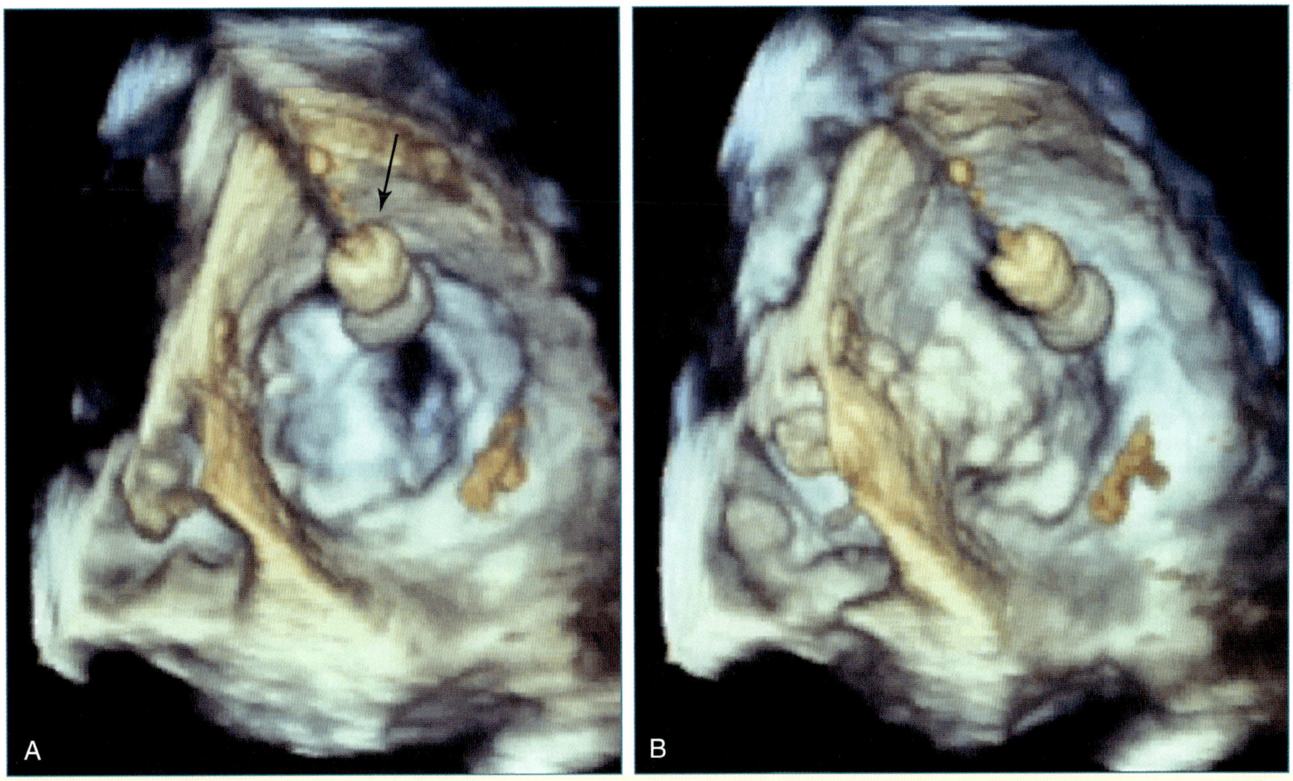

图 14-7　**A**，经皮球囊二尖瓣成形术，应用沙漏形状 Inoue 球囊（箭头）。左房观系列图像显示球囊通过瓣膜之前（**A** 和 **B**），球囊从左房至左室跨过瓣膜（续图 **C** 和 **D**），球囊充气（续图 **E**），以及充气扩张即刻（续图 **F**）。（Courtesy Dr. Vahanian and Dr. Brochet，Bichat Hospital，Paris.）

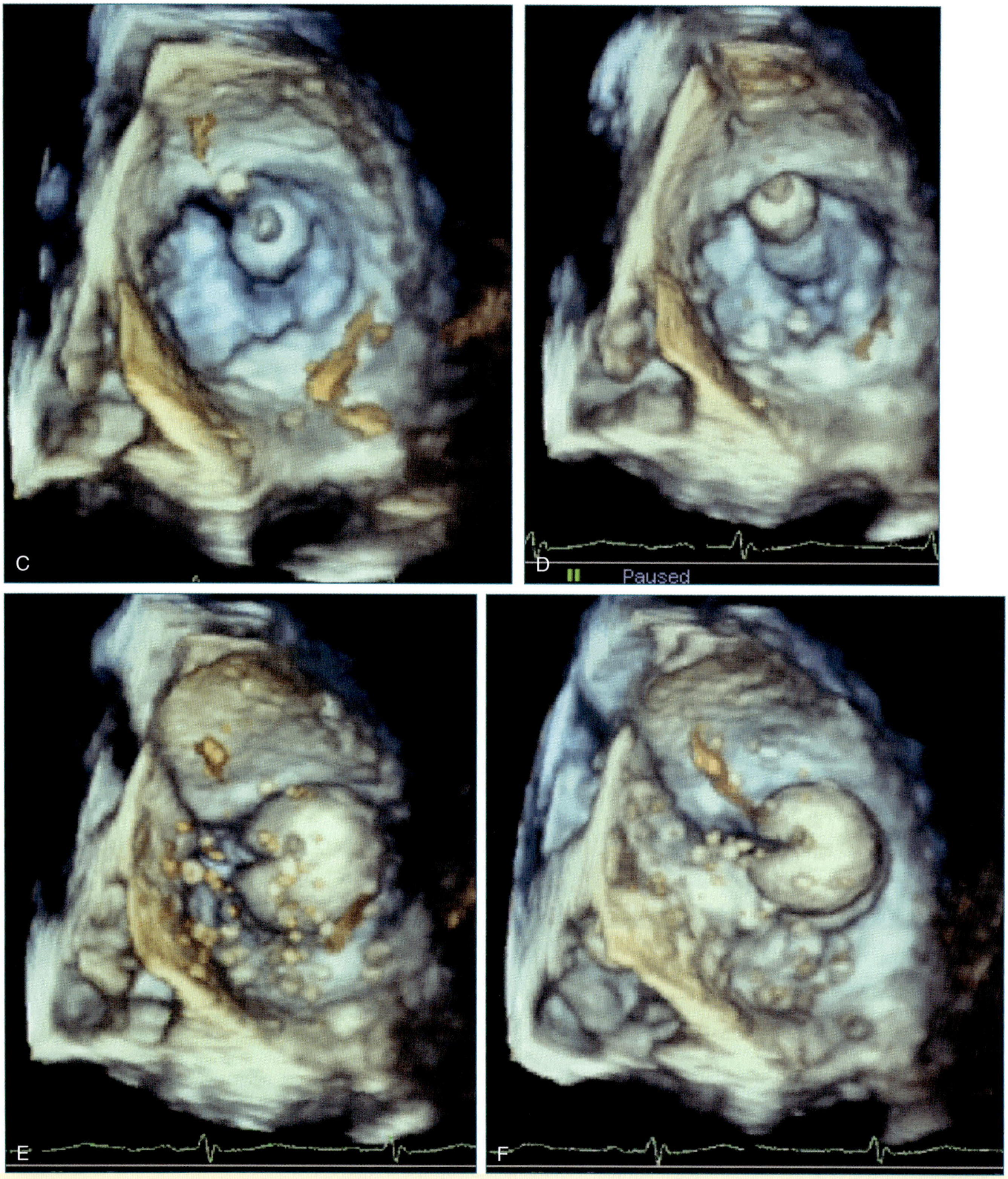

图 14-7（续）

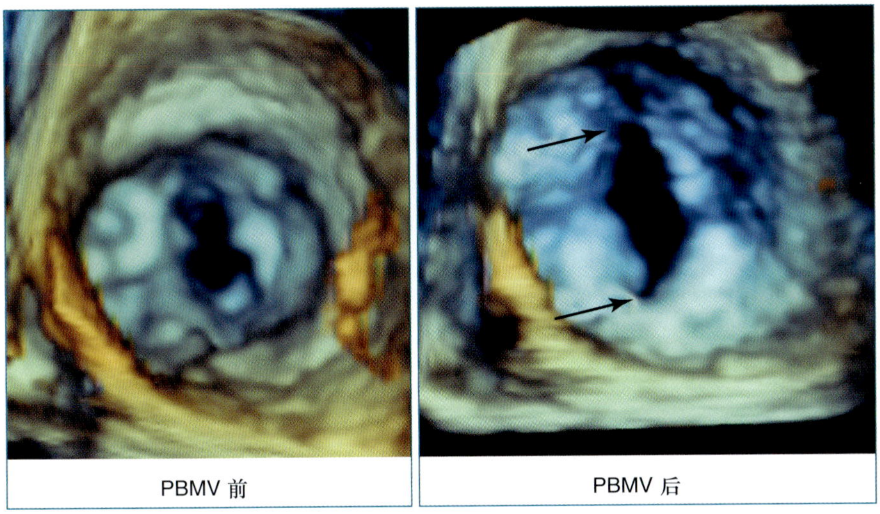

图 14-8　经皮球囊二尖瓣成形术后（PBMV），二尖瓣口明显增大。箭头所指显示交界处分离。（Courtesy Dr. Vahanian and Dr. Brochet，Bichat Hospital，Paris.）

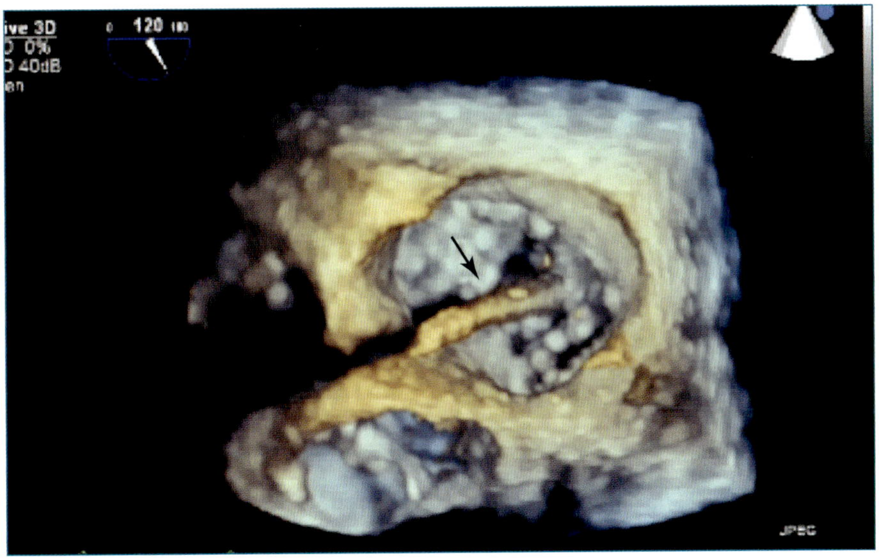

图 14-9　经皮二尖瓣修复，应用于严重的二尖瓣反流，需要导管输送可以夹住两个瓣叶的夹子。左房观，输送夹子的导管（箭头）通过二尖瓣口。实时三维超声心动图的应用极大地促进了这个经皮手术的实施。（Courtesy Dr. Kronzon，Lennox Hill Hospital，New York.）

量与计算机断层扫描的测量具有良好的相关性[6]。术中精确的装置型号及定位至关重要，可以避免装置栓塞、卒中以及心包积血等术中并发症，RT3DTEE 也用于指导房间隔穿刺、导管在左房内的操作以及装置的打开释放，在手术结束前，RT3DTEE 可以再次确认装置的稳定性。

在导管室，也许空间结构上最复杂的病变是人工瓣瓣周漏。二尖瓣成形环或是瓣膜的裂开通常呈一个椭圆形的裂隙，但也可以为多个裂隙。在介入治疗开始前，需要对二尖瓣环和植入瓣膜之间的关系进行全面评估，以确定最大的裂隙和最严重瓣周反流的位置。在这里，RT3DTEE 可以提供 2DTEE 无法显示的更多的重要细节[7-8]。在手术过程中，RT3DTEE 可以协助对导丝、导管以及封堵装置的定位。对一个机械瓣置换的患者，这种方法有助于确认装置的释放不会限制人工瓣瓣叶的活动。最后，RT3DTEE 还可以在手术结束时再次评估二尖瓣反流。总之，人工瓣瓣周漏经导管修复十分困难，如果没有 RT3DTEE 的指导，该手术不可能有效地实施（图 14-10 至图 14-16）。

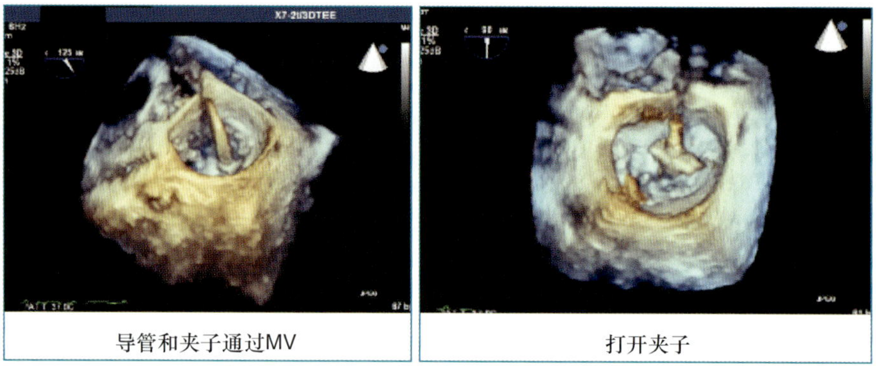

图 14-10 在夹子放置前，三维经食管超声心动图帮助夹子定位于垂直于瓣叶的交界线（右），这确保夹子可以同时夹住前、后瓣叶。MV，二尖瓣。（Courtesy Dr. Kronzon，Lennox Hill Hospital，New York.）

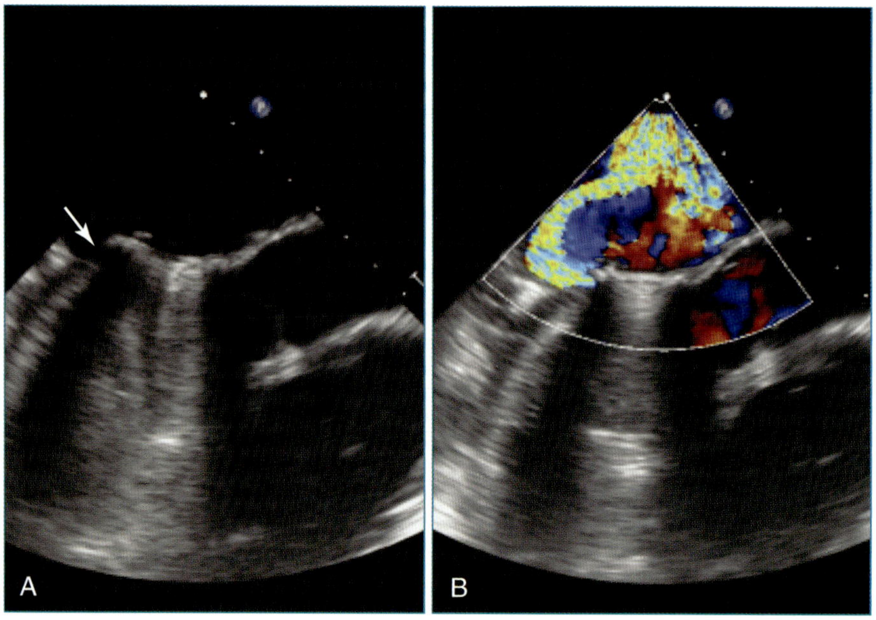

图 14-11 二维经食管彩色多普勒超声心动图心尖长轴观，瓣叶和自体瓣环之间的无回声区（**A**，箭头）以及瓣环外偏心性反流束（**B**）提示机械二尖瓣瓣周漏。二维超声心动图难以确定人工瓣瓣周漏的实际位置和范围

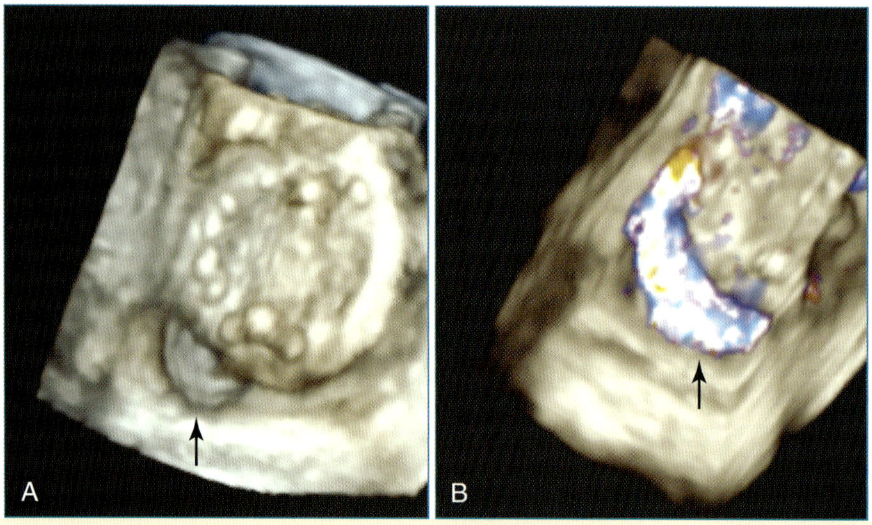

图 14-12 三维经食管超声心动图放大模式左房侧观，显示机械瓣瓣周漏的准确位置——本例裂隙位于瓣环的后侧面（**A**，箭头），彩色多普勒确认在这个位置出现二尖瓣反流（**B**，箭头）。有趣的是，多数二尖瓣瓣周漏出现在瓣环的后侧，这有两个可能的解释。首先，位于前侧的主动脉-二尖瓣间的纤维组织结构，在左室顶部构成二尖瓣前叶和主动脉瓣的连续，为瓣膜前部提供稳固的锚定作用；相反地，瓣环后侧包含更多脂肪组织。其次，由于冠状动脉回旋支靠近瓣环后侧，要牢固缝合瓣膜相应部分但又不损伤回旋支动脉在技术上非常困难

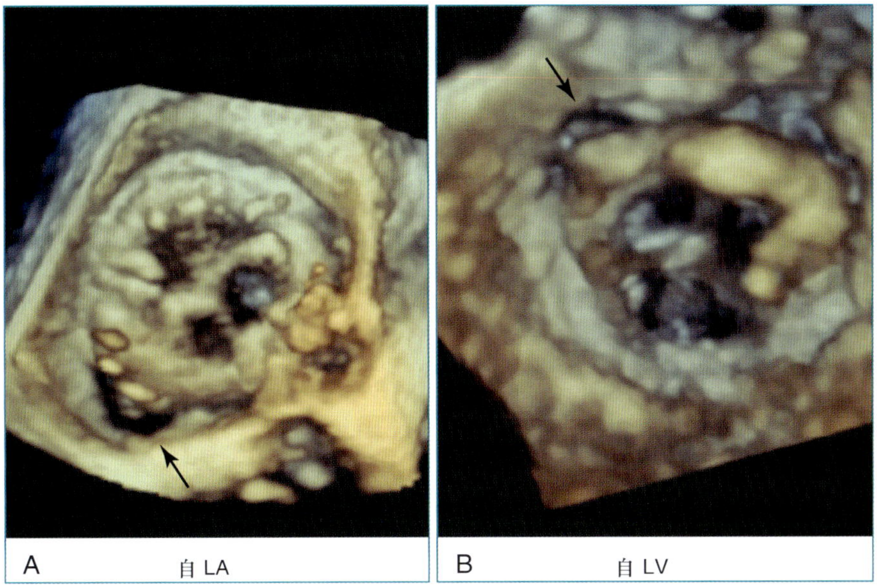

图 14-13 三维经食管超声心动图左房（LA）侧观（**A**）和左室（LV）侧观（**B**）显示二尖瓣成形环沿后侧裂开（箭头）

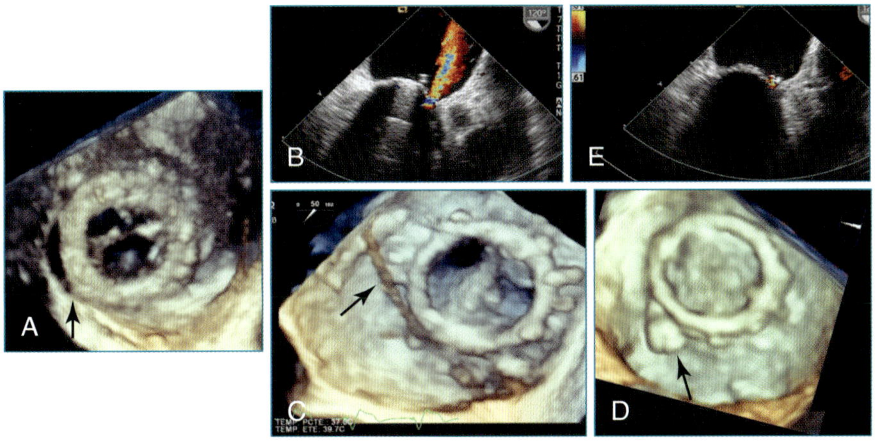

图 14-14 三维经食管超声心动图（3DTEE）指导经皮二尖瓣人工生物瓣瓣周漏修复。瓣周漏位于后侧（**A**）。常规二维（2D）经食管彩色多普勒超声心动图显示人工瓣瓣周反流（**B**），而 3DTEE 可以显示瓣周漏的准确位置和范围，引导介入导管放置到瓣周漏内（**C**，箭头）。在放置 Amplatzer 封堵器（St. Jude Medical，St. Paul，MN）后（**D**，箭头），二尖瓣反流明显减少（**E**）。（Courtesy Dr. Garcia Fernandez.）

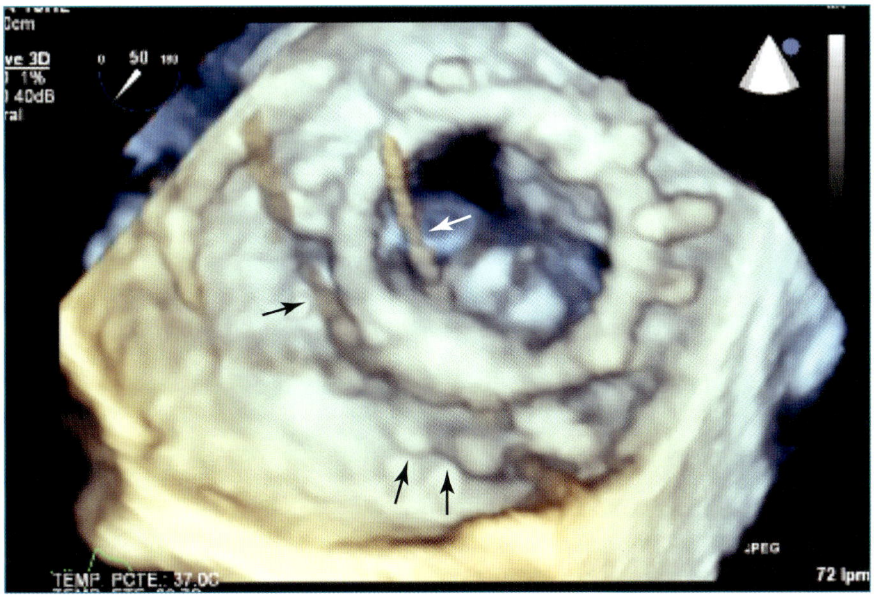

图 14-15 三维（3D）经食管超声心动图（TEE）放大模式左房侧观显示人工生物二尖瓣瓣周漏（双箭头）。在实时三维成像的引导下，介入导管置入瓣口内（白箭头）以及通过瓣周漏（单黑箭头）。对于二维 TEE 或 X 线透视，即使应用双平面成像，这也是很难完成的。（Courtesy Dr. Garcia Fernandez.）

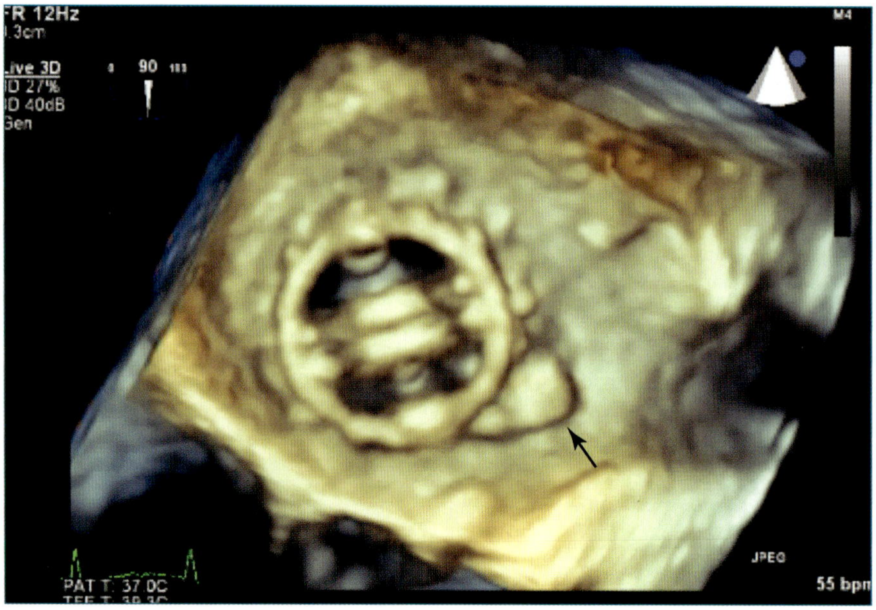

图 14-16 舒张中期左房侧观显示机械双叶瓣后侧瓣周漏，已通过经皮置入 Amplatzer 装置修复（St. Jude Medical，St. Paul，MN）（箭头）。（Courtesy Dr. Garcia Fernandez.）

对于任何经导管介入治疗，RT3DTEE 可以在术后即刻确认手术是否成功。装置置入后，当患者仍在介入治疗室，应用 RT3DTEE 便可以多角度进行探查，这避免了后续的影像检查和（或）重复的介入治疗。当临床状态变化或是需要了解装置的稳定性而需进行影像学检查时，可以行 3D 经胸超声心动图（3DTTE）检查并与术中图像进行对比。

除了指导结构性心脏病的介入治疗，RT3DTEE 还可用于指导心律失常的经导管消融术。在心房颤动肺静脉隔离术中，RT3DTEE 可以识别肺静脉的开口并且确定合适的导管头部的位置。与 2DTEE 和 ICE 不同，RT3DTEE 可以清楚地显示导管和心内膜表面的关系。有了 RT3DTEE，在一个感兴趣区域内可以看到整个导管的长度，有助于精确地操作导管（图 14-17 至图 14-32）[9]。RT3DTEE 在电生理手术中的应用是值得进一步研究的领域。

由于在目前技术下图像采集相对较迅速，RT3DTEE 的应用不会延长手术时间。一个有关心房间分流封堵的小型回顾研究发现，RT3DTEE 联合 2DTEE 减少了 X 线透视的时间[10]。对于实施许多复杂介入手术的导管室，这样的发现将可以有效减少医护人员以及患者的射线暴露。

RT3DTEE 成像需要一个多平面的 TEE 探头，同时也能够用于 2D 成像，因此，在手术过程中不需要更换探头。通常，检查者应用 2D 图像来选择合适的声窗，然后切换至 3D 全容积模式开始 3D 成像，随后可以选择感兴趣的心脏结构，应用放大模式进行选择性检查。和 ICE 相比，为了患者的舒适，TEE 需要额外镇静以及更严密的气道监测，但是不需要大直径静脉导管的置入，这也潜在地降低了出血并发症的风险。此外，TEE 探头可以重复使用，而 ICE 导管是一次性使用的而且价格昂贵。

目前 RT3DTEE 应用的限制包括运动伪像，呼吸运动使其加重；组织

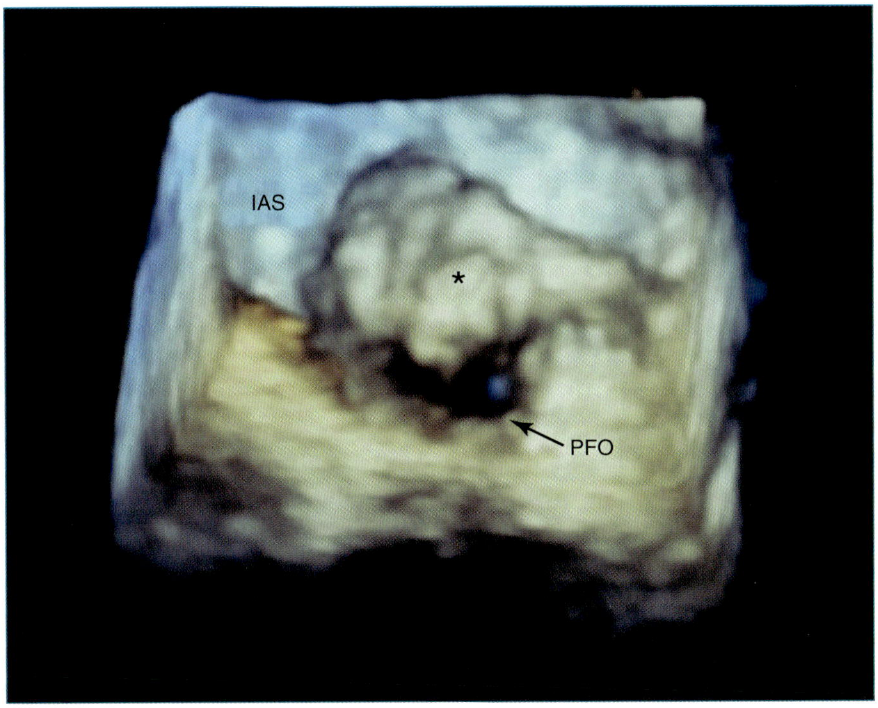

图 14-17　实时三维经食管超声心动图放大模式，自左房侧显示卵圆孔未闭（PFO，箭头）的正面观。继发隔瓣（星号）和原发隔部分接触，但留有缺损。IAS，房间隔

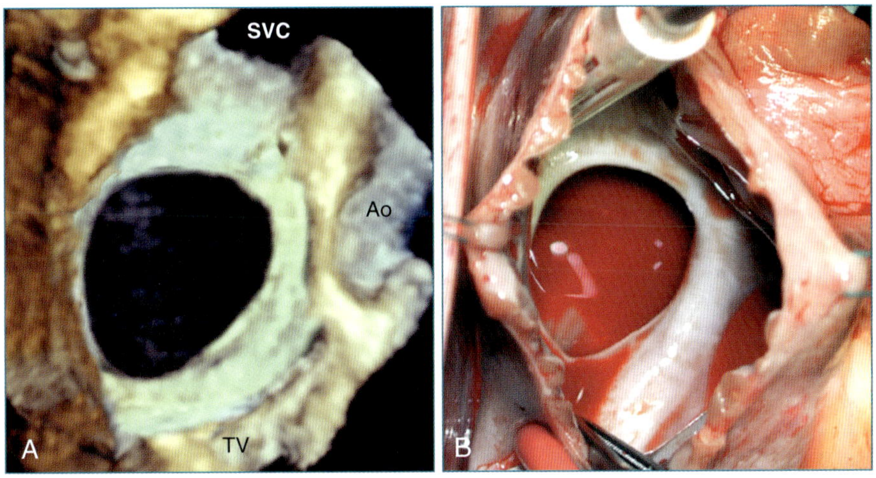

图 14-18　继发孔型房间隔缺损的评估，三维经食管超声心动图（**A**）逼真显示自右房侧的外科视野（**B**）。Ao，主动脉；SVC，上腔静脉；TV，三尖瓣

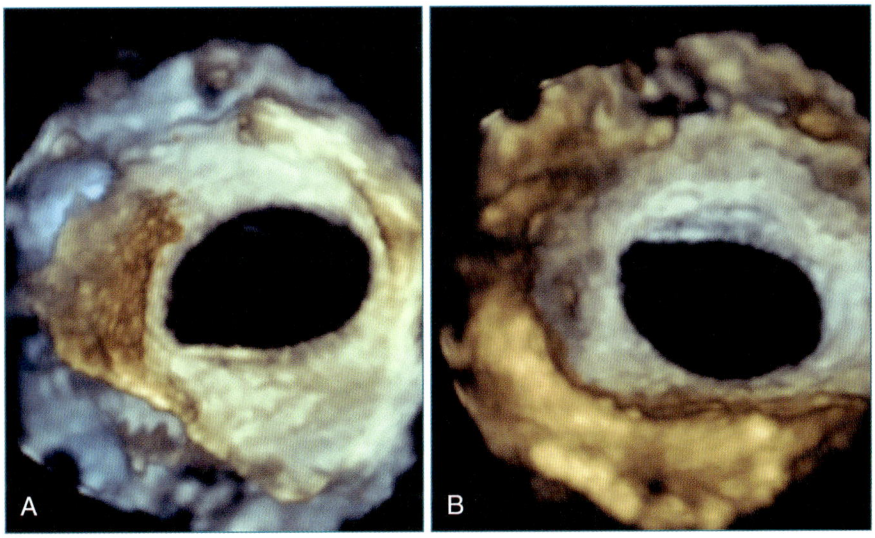

图 14-19　三维经食管超声心动图放大模式显示继发孔型房间隔缺损的右房侧观（**A**）和左房侧观（**B**）

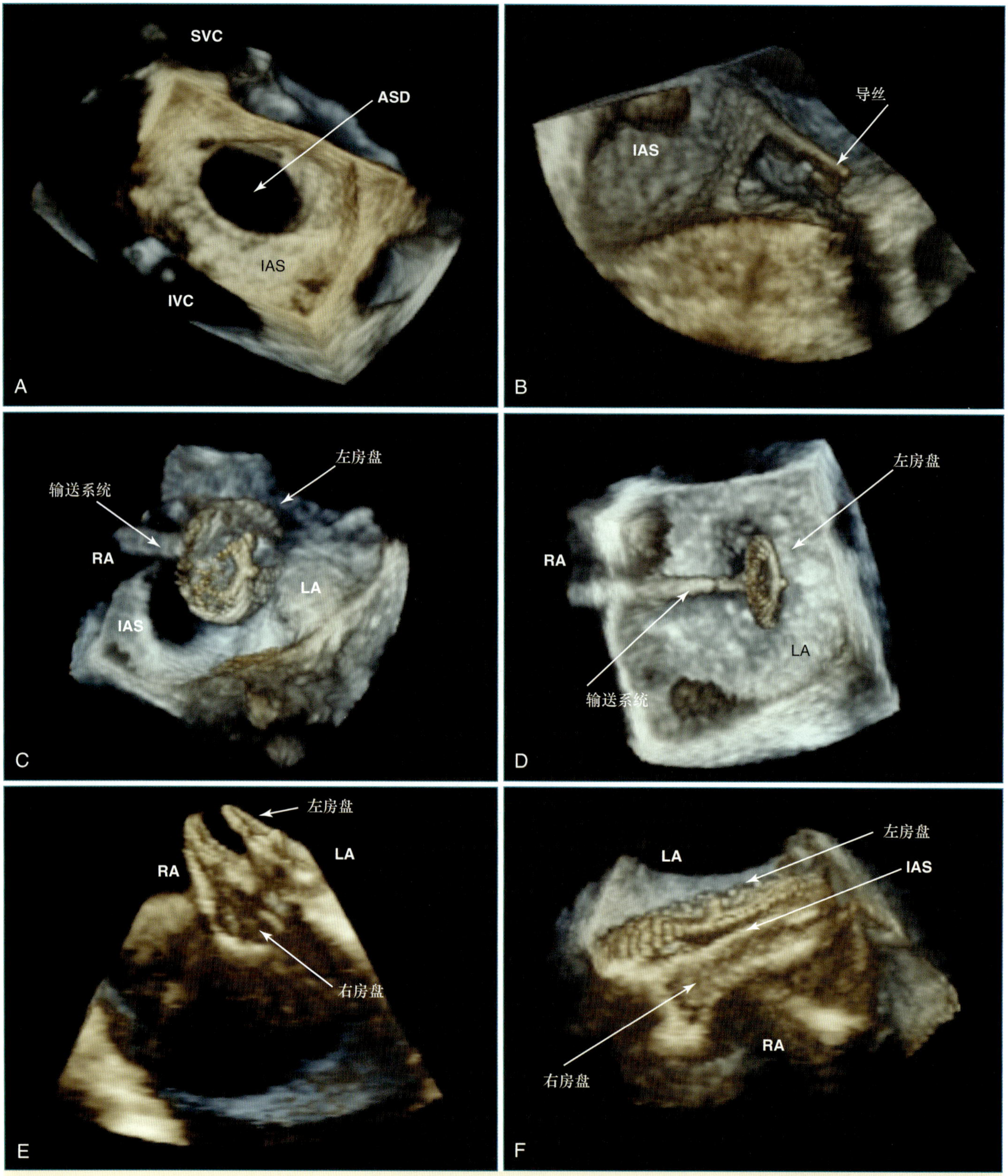

图 14-20 实时三维经食管超声心动图的引导有助于自右房（RA）面显示房间隔缺损（ASD，**A**），输送导丝（**B**）和封堵器输送导管（**C**）通过缺损，左房盘的打开（**D**）和定位（**E**），以及右房盘的打开（**F**）。另外，在手术结束之前可以确认双盘与房间隔（IAS）贴合良好。IVC，下腔静脉；LA，左房；SVC，上腔静脉

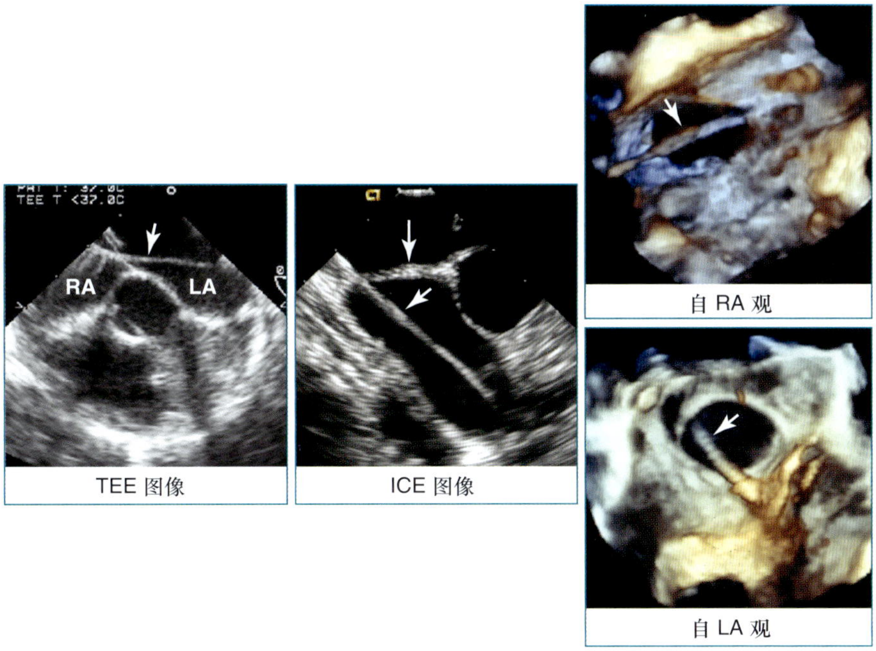

图 14-21　二维经食管超声心动图（TEE）改良四腔心图像（左）显示导管（箭头）由右房（RA）至左房（LA）穿过房间隔。心腔内超声心动图（ICE，中）显示同样内容（上箭头，房间隔；下箭头，导管）。然而，只有实时三维 TEE（右，顶部和底部）清楚地显示导管（箭头）正在通过房间隔缺损

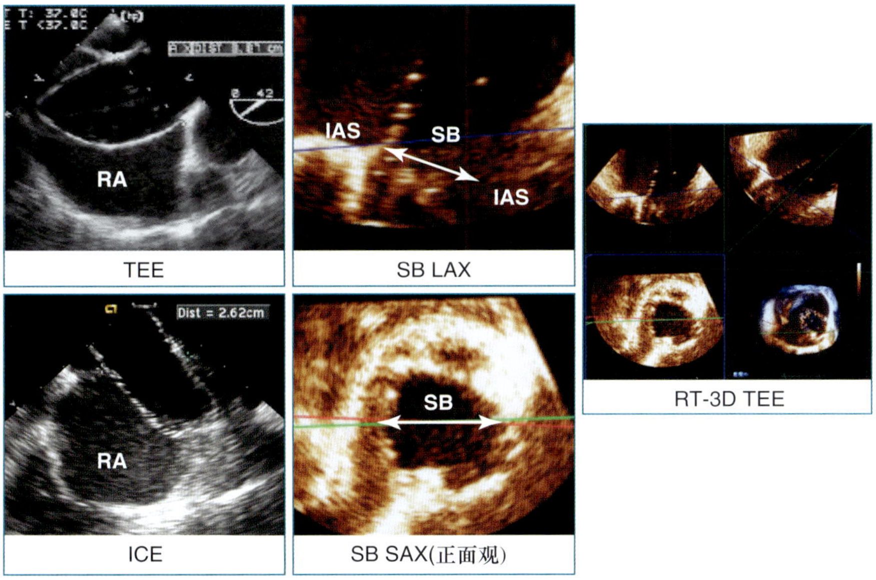

图 14-22　在选择合适型号的 Amplatzer 封堵器（St. Jude Medical，St. Paul，MN）之前，通常用测量球囊（SB）评估房间隔缺损大小。二维经食管超声心动图（TEE）（改良双腔静脉切面，左上）和心腔内超声心动图（ICE，左下）显示测量球囊是有角度的，实时三维（3D）TEE 长轴观（LAX）（中上）显示也是如此。只有在 3DTEE 右房侧短轴观（SAX）（中下）可以清楚地显示真实的测量球囊的直径，以选择更准确的 Amplatzer 封堵器型号。应用全容积模式进行脱机处理并应用专门的定量软件可以计算房间隔缺损的容积（右）。IAS，房间隔；RA，右房

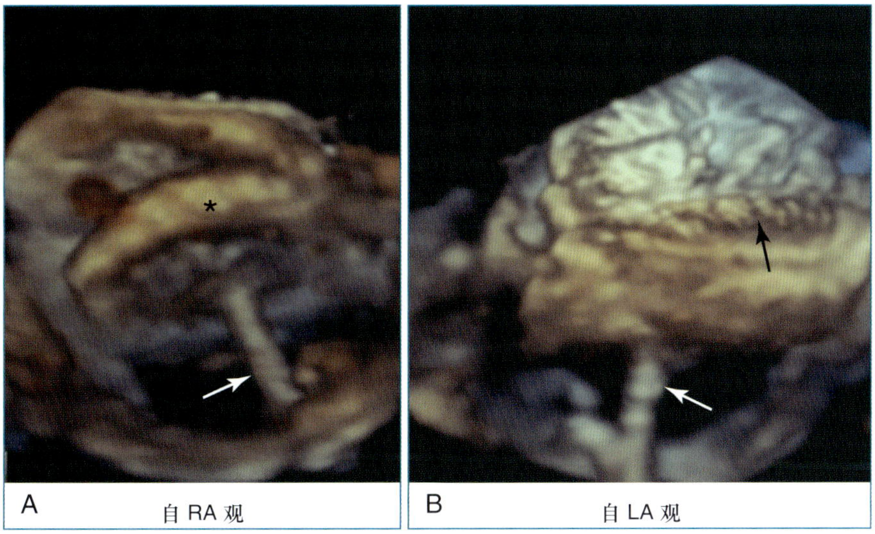

图 14-23　撤出传送导管（白箭头）前，实时三维经食管超声心动图能够确认右房（RA）盘（**A**，星号）和左房（LA）盘（**B**，黑箭头）位置合适

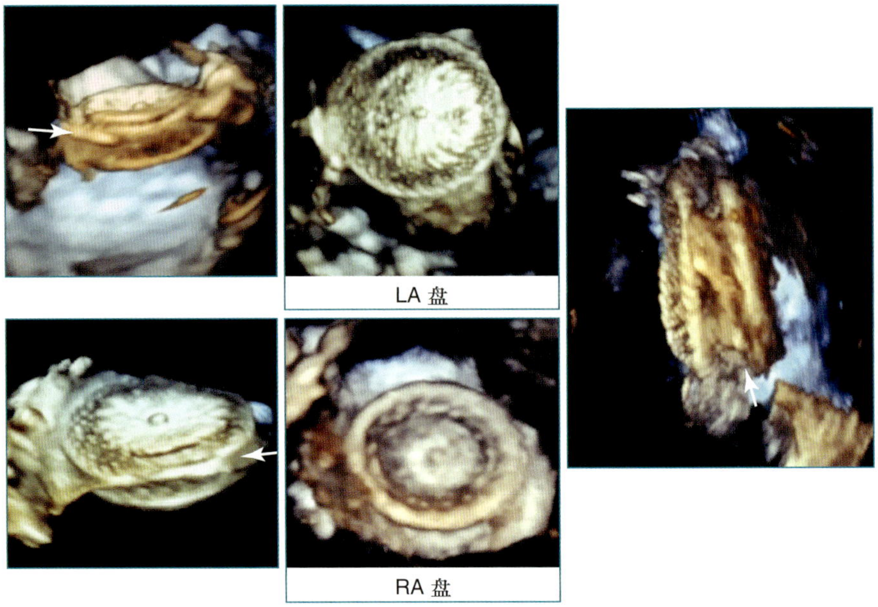

图 14-24 实时三维经食管超声心动图多角度显示 Amplatzer 封堵器（St. Jude Medical，St. Paul，MN）的两个盘与房间隔（箭头）贴合良好。LA，左房；RA，右房

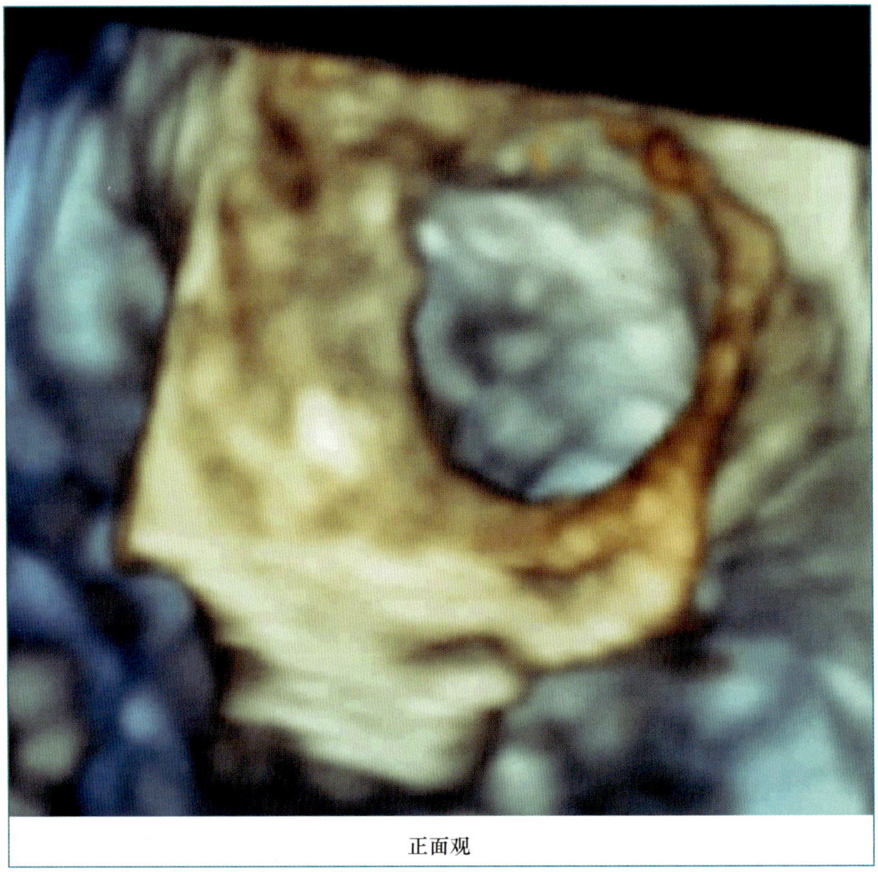

图 14-25 经皮左心耳（LAA）封堵术前，实时三维经食管超声心动图放大模式成像可以定量 LAA 大小以选择恰当的封堵器型号

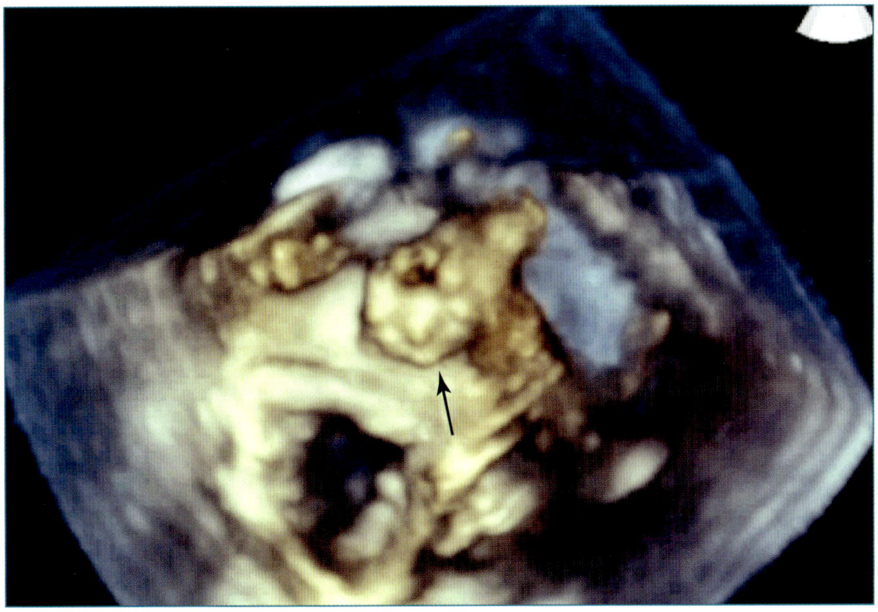

图 14-26 与经皮二尖瓣修复相似，实时三维经食管超声心动图在经皮左心耳（LAA）封堵术中亦是指导房间隔穿刺和观察导管位置的非常好的方法。打开LAA 封堵器（箭头）后，左房侧观显示封堵器位置良好。叠加彩色多普勒可以用来确认 LAA 和左房之间没有血流信号

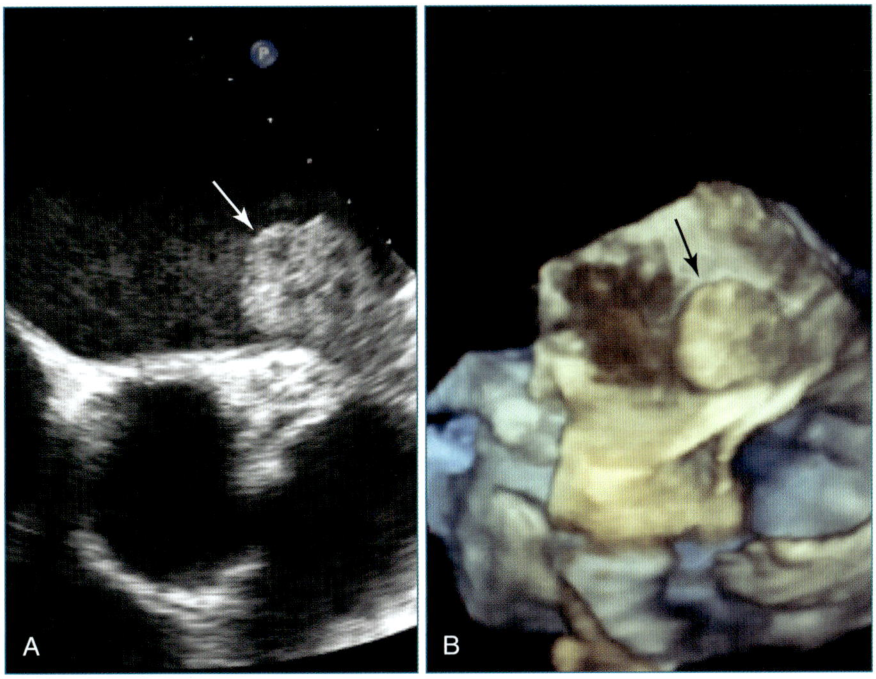

图 14-27 二维经食管超声心动图（TEE）显示一大的左心耳（LAA）血栓（**A**，箭头），同时伴有左房内自发显影提示血流淤滞。应用实时三维 TEE（**B**，箭头）更容易地观察血栓的体积。这是一经皮LAA 封堵术的并发症

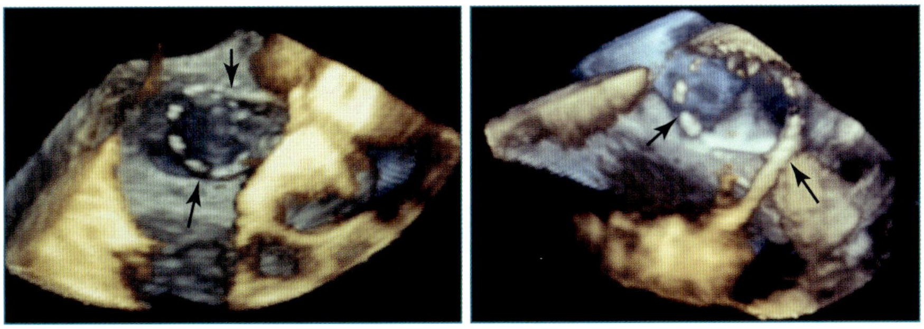

图 14-28 在心房颤动消融术前，实时三维经食管超声心动图能够用来引导环状标测电极导管（箭头）在右上肺静脉处的定位

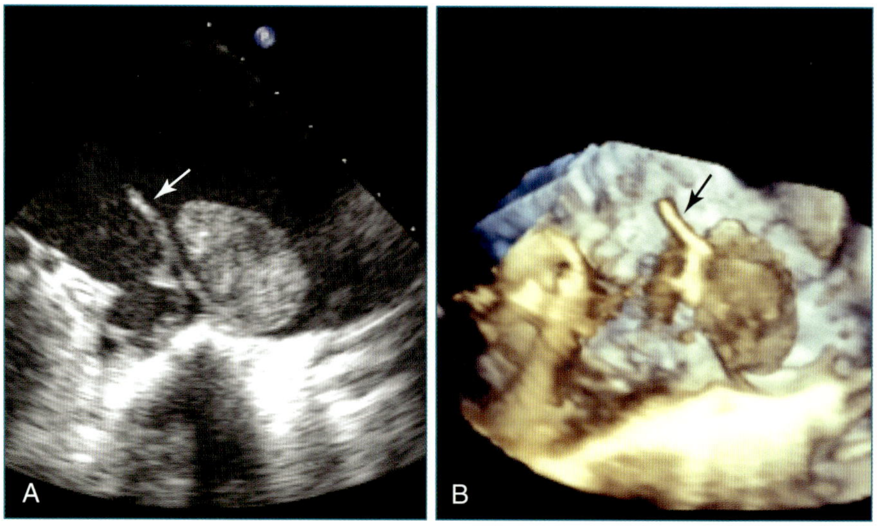

图 14-29 二维（**A**）和三维（**B**）超声心动图在扩张的肺静脉内发现一大血栓。注意分隔肺静脉和左心耳的嵴（箭头）

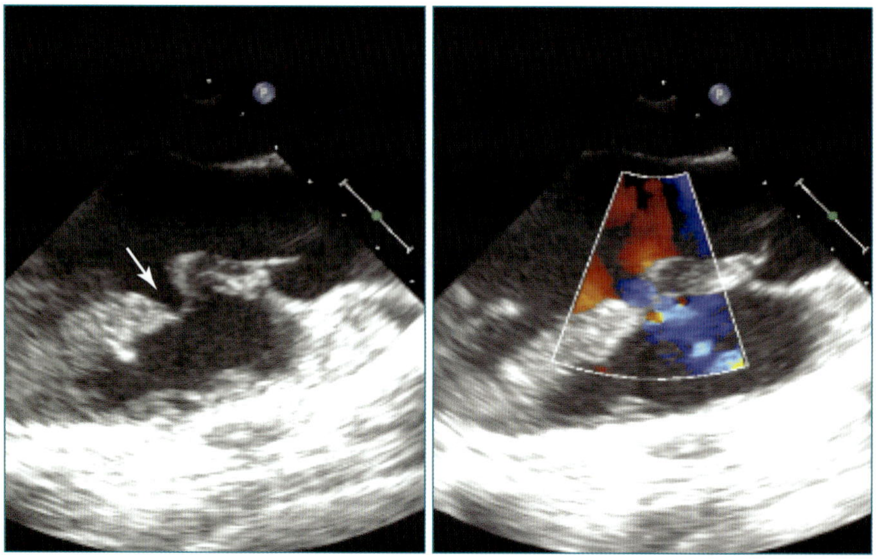

图 14-30 二维经食管超声心动图显示室间隔变薄（箭头），彩色血流穿过室间隔，与肌部室间隔缺损表现相一致

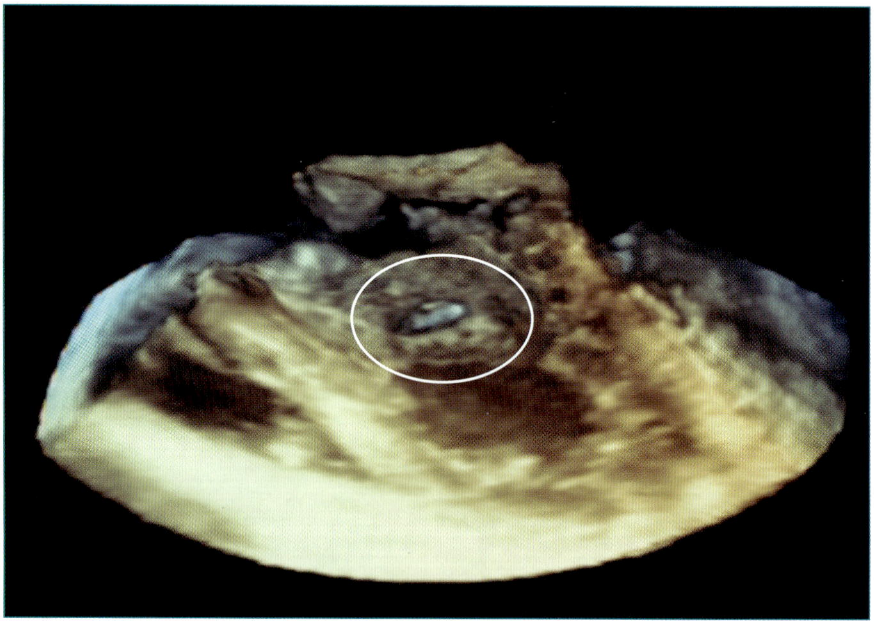

图 14-31 食管中段实时三维经食管超声心动图放大模式显示图 14-30 中室间隔缺损（VSD）的左室面正面观（椭圆形的）。应用该方法，可以准确测量 VSD 的大小，有助于修复装置的选择。彩色多普勒可以用于显示通过缺损的血流

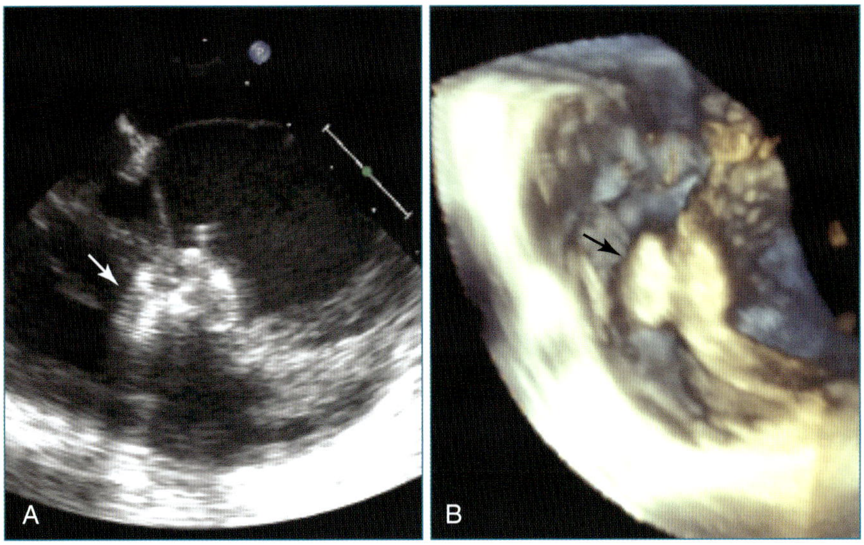

图 14-32　应用实时三维（3D）经食管超声心动图（TEE）可以指导室间隔缺损封堵装置的释放。二维 TEE 四腔心图像（**A**）可以显示封堵装置，但是装置的右室侧部分（箭头）看上去有些模糊，难以确定封堵器展开是否合适。应用 3DTEE 可以清楚地显示装置边缘（**B**，箭头）

信号丢失，会导致图像模糊；以及移动结构的视觉延迟。心脏前方的结构如三尖瓣和主动脉瓣，不及后方的结构如二尖瓣和左心耳显示得清楚[4]。目前还需要更大型的对照研究来明确 RT3DTEE 是否能够提高手术的效果。

参考文献

1. Perk G, Lang RM, Garcia-Fernandez MA, et al: Use of real-time three-dimensional transesophageal echocardiography in intracardiac catheter based interventions. *J Am Soc Echocardiogr* 22:865–882, 2009.
2. Sugeng L, Shernan SK, Salgo IS, et al: Live 3-dimensional transesophageal echocardiography initial experience using the fully-sampled matrix array probe. *J Am Coll Cardiol* 52:446–449, 2008.
3. Lee PW, Lam YY, Yip GWK, et al: Role of real-time three-dimensional transesophageal echocardiography in guidance of interventional procedures in cardiology. *Heart* 96(18):1485–1493, 2010.
4. Altiok E, Becker M, Hamada S, et al: Optimized guidance of percutaneous edge-to-edge repair of the mitral valve using real-time 3-D transesophageal echocardiography. *Clin Res Cardiol* 100(8):675–681, 2011.
5. Lodato JA, Cao QL, Weinert L, et al: Feasibility of real-time three-dimensional transoesophageal echocardiography for guidance of percutaneous atrial septal defect closure. *Eur J Echocardiogr* 10:543–548, 2009.
6. Shah SJ, Bardo DM, Sugeng L, et al: Real time three-dimensional transesophageal echocardiography of the left atrial appendage: Initial experience in the clinical setting. *J Am Soc Echocardiogr* 21:1362–1368, 2008.
7. Kronzon K, Sugeng L, Perk G, et al: Real-time 3-dimensional transesophageal echocardiography in the evaluation of post-operative mitral annuloplasty ring and prosthetic valve dehiscence. *J Am Coll Cardiol* 53:1543–1547, 2009.
8. Kim MS, Casserly IP, Garcia JA, et al: Percutaneous transcatheter closure of prosthetic mitral paravalvular leaks: Are we there yet? *J Am Coll Cardiol Interven* 2:81–90, 2009.
9. Yang HS, Srivathsan K, Wissner E, Chandrasekaran K: Images in cardiovascular medicine: Real-time 3-dimensional transesophageal echocardiography: Novel utility in atrial fibrillation ablation with a prosthetic mitral valve. *Circulation* 117:e304–e305, 2008.
10. Balzer J, van Hall S, Rassaf T, et al: Feasibility, safety, and efficacy of real-time three-dimensional echocardiography for guiding device closure of interatrial communications: Initial clinical experience and impact on radiation exposure. *Eur J Echocardiogr* 11:1–8, 2010.

第15章 先天性心脏病

Tara Bharucha 和 *Luc Mertens*
（叶晓光　译　吕秀章　校）

对于先天性心脏病患者，形态异常的完整而准确的描述对于决定其治疗策略非常重要。目前二维超声心动图（2DE）可以对各种不同先天性病变的心内解剖结构进行完整评价。由于其较高的时间和空间分辨率，2DE仍然是先天性缺陷患者诊断和随访的主要技术手段。然而，应用二维（2D）技术来表现三维（3D）结构有其内在的局限性，这解释了为什么三维超声心动图（3DE），特别是实时（RT）3DE，在先天性心脏病中具有潜在应用价值。随着具有矩阵探头和高频小儿矩阵3D探头的RT3DE的发展，尤其促进了其在先天性领域中的进步。由于其提供形态学的直观描述和容积计算，RT3DE已经成为一个有价值的辅助工具。虽然实际辅助诊断价值仍然有待证实，但最近发布的数据提示其在下面三个领域中具有潜在的应用价值[1]。

1. 提高对先天性心脏缺损的3D特征的显示和理解。
2. 心脏质量和容积的测量。
3. 帮助规划和指导介入治疗。

在这三个领域中的每一个领域，RT3DE都可能会提供有用的额外信息，这些信息单独应用二维图像难以显示，而对于临床治疗很有帮助。

解剖三维显示

与2D断层显像不同，目前3D技术可以实时显示心内结构，这有助于对心脏解剖形态的理解，即使是在简单心脏缺损中。通过联合切割和多平面重现模式，操作者可以在一个理想解剖平面“切割”心脏，在合适的方位显示感兴趣的结构。可以创建视图来帮助理解和设计外科手术。

房间隔和室间隔

房间隔缺损和室间隔缺损通常不是圆形的“洞”，而经常为不规则的形状或筛孔状等复杂结构，这在二维上很难显示。应用特别的房间隔和室间隔正面观显示，RT3DE能更好地显示间隔缺损。房间隔可以从左房面或者右房面显示，室间隔也可以由左室侧或右室侧来显示。这可以创建间隔缺损的外科视野，并且帮助理解缺损形状以及与周围心内结构的关系。这些视

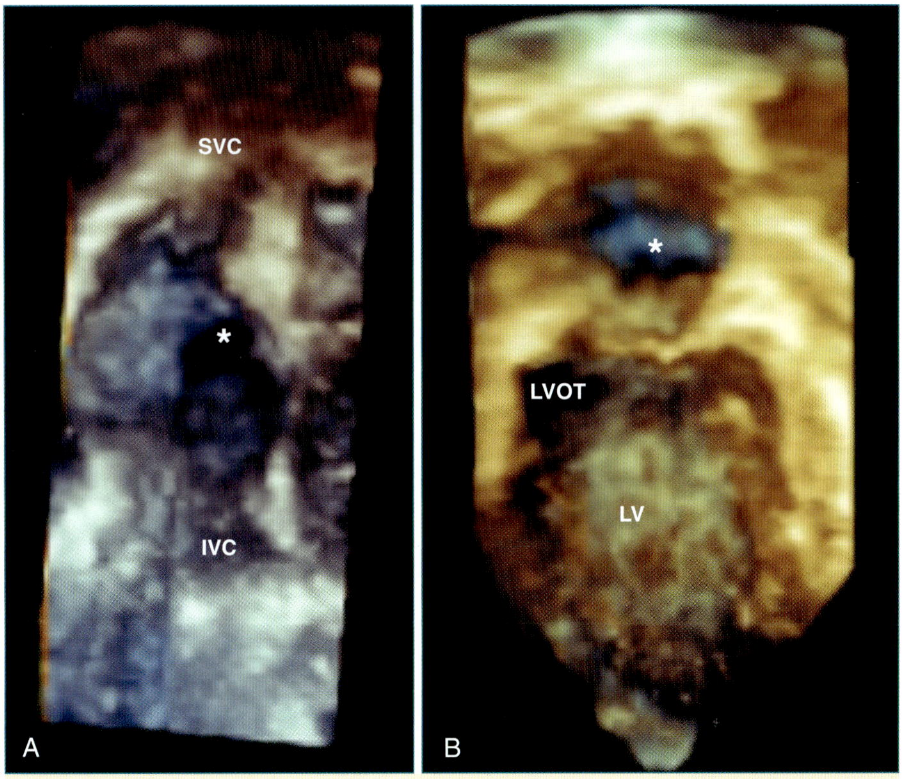

图 15-1　A，房间隔缺损右房面观。三维超声心动图更清楚地显示缺损边缘和形状。星号为间隔缺损。**B**，一例 4 岁女孩的房间隔缺损。缺损从左房侧显示，其边缘不规则。两例患者均偶然发现心脏杂音，无临床症状但有明显的右室扩大。两例患者均进行了经心导管缺损封堵手术。IVC，下腔静脉；LV：左室；LVOT：左室流出道；SVC：上腔静脉

图也可以更准确地测量缺损大小，包括其在心动周期中形态的动态变化[2-4]。需要强调从间隔两侧显示缺损的重要性，这可以帮助理解缺损的解剖结构，尤其可以帮助确定左侧面和右侧面的边缘和形状[5]。这些测量对于外科手术或在导管室进行介入治疗规划非常有用（图 15-1 和图 15-2）。

房室瓣

对于先天性心脏病患者房室（AV）瓣解剖及功能异常的探查，经胸 RT3DE、2D 经食管超声心动图（2DTEE）以及 2D 经胸超声心动图（2DTTE）可以相互补充[6-8]。这主要是由于房室瓣独特的 3D 形态和表现。RT3DE 可以帮助更好地显示二尖瓣，包括其复杂的瓣环形态、左室形态和功能间的相互影响以及腱索下结构[7-9]。RT3DE 也有助于增加对二尖瓣动态功能的理解，二尖瓣呈马鞍形，而且在心动周期中的运动和动态功能非常复杂。成人二尖瓣瓣环在收缩末期最大，在舒张末期最小[10-11]。然而 RT3DE 研究表明，儿童二尖瓣瓣环运动与成人有些不同，其最大面积出现在收缩期而在舒张期减小[12-13]。3DE 主要优势是二尖瓣的每个扇区可以在同一视图中显示，这可以帮

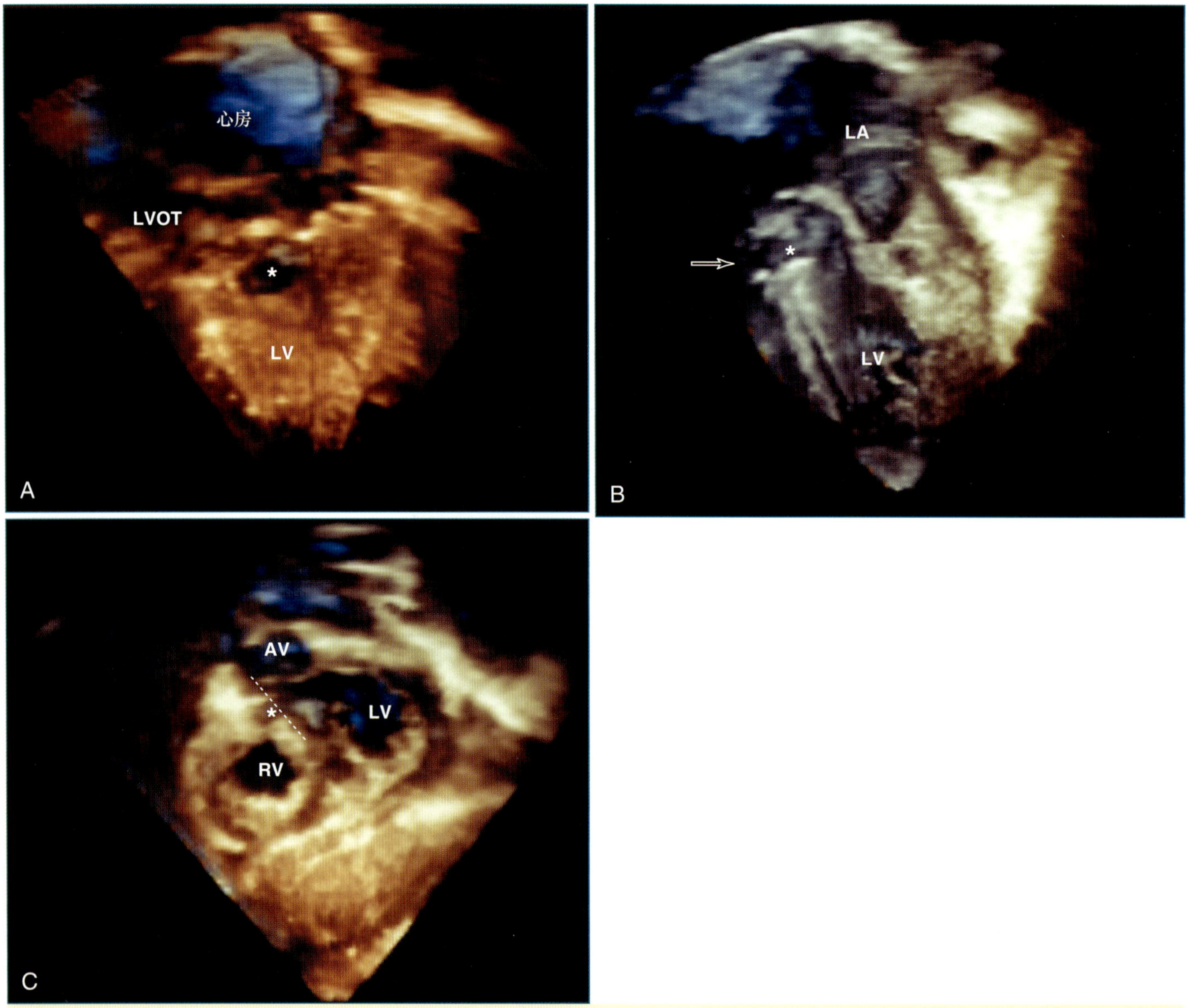

图 15-2 **A**，膜周部室间隔缺损（VSD；星号）左室面观。这是一例 6 个月大的婴儿，在一项遗传因素与先天性畸形调查中常规超声心动图检查发现 VSD。缺损较小没有引起临床症状或心力衰竭，因此采取了保守治疗。**B**，一例 2 岁男孩膜周部 VSD（星号），该男孩为 34 周早产儿，在新生儿病房发现心脏杂音。图像显示 VSD 与三尖瓣的关系，VSD 被部分遮挡（箭头，三尖瓣组织）。患儿无临床症状且 VSD 为限制性，目前没有外科手术计划。**C**，一例 VSD（星号）剑下观，部分骑跨于主动脉瓣（AV），这是一个 4 个月大的婴儿，生后诊断法洛四联症。虚线为室间隔平面。患儿在 5 个月没有出现并发症时进行了择期外科修复。LA，左房；LV：左室；LVOT：左室流出道；RV：右室

助确定外科手术解剖定位以及增进超声心动图检查者与外科医生之间的交流。

RT3DE 对于三尖瓣显像有明显优势，因为三个瓣叶很难用断层切面同时显示。对于三尖瓣的先天性异常，RT3DE 能够更好地显示瓣膜的解剖结构。典型的例子就是 Ebstein 畸形的三尖瓣显像，RT3DE 可以更好地显示三尖瓣瓣叶的形态、附属结构、瓣叶对合程度以及反流机制[14]。多维显像模式也可以帮助评价三尖瓣瓣环位移和旋转程度，这也是

Ebstein 畸形的主要特征[7]。RT3DE 还可能帮助确定右室每搏量，尽管还没有本病右室容量的验证数据发表（图 15-2 至图 15-5）。

房室间隔缺损

房室间隔缺损患者在两个心室入口有单一房室瓣和共同的房室连接。RT3DE 能够提供清晰的对解剖变化的显示图像，这对于术前制订计划至关重要。研究表明，RT3DE 可以在外科修复术前及术后提供更多的横断面解剖信息[15-17]。在术前评估中，上下桥瓣瓣叶以及左侧前瓣叶的解剖结构可以提供有用的临床信息。在术后残余房室瓣反流的患者中其反流机制可能比较复杂，通过显示缺损如残余裂、中心反流、瓣叶脱垂、发育不良、瓣环扩张等，RT3DE 可能用于明确反流束起源和指导外科决策（图 15-6 和图 15-7）。

流出道

RT3DE 可以对左、右室流出道进行准确的解剖显示，这有助于确定导致复杂流出道梗阻的机制[18]。在双室流出道，梗阻可存在于不同水平

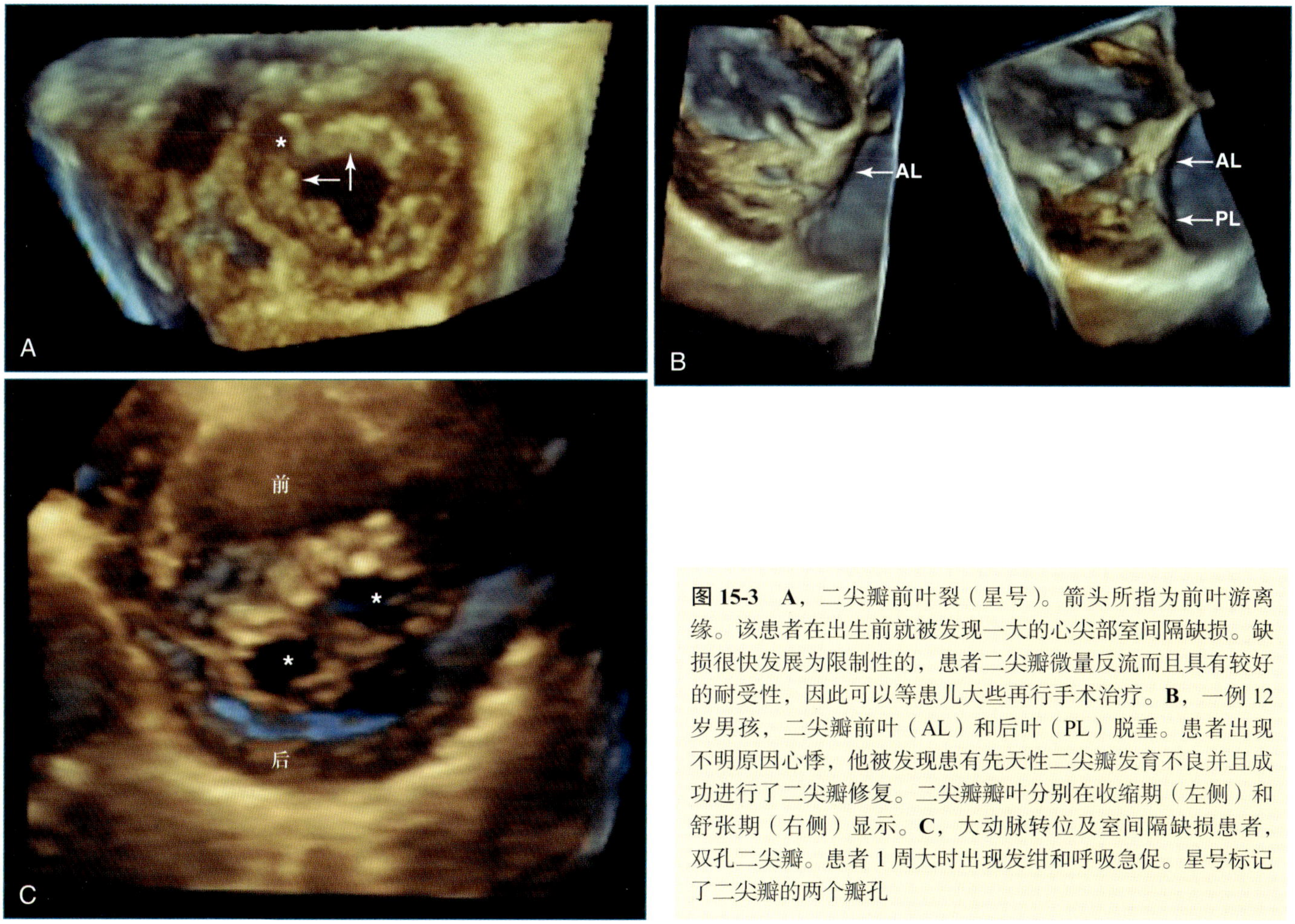

图 15-3　**A**，二尖瓣前叶裂（星号）。箭头所指为前叶游离缘。该患者在出生前就被发现一大的心尖部室间隔缺损。缺损很快发展为限制性的，患者二尖瓣微量反流而且具有较好的耐受性，因此可以等患儿大些再行手术治疗。**B**，一例 12 岁男孩，二尖瓣前叶（AL）和后叶（PL）脱垂。患者出现不明原因心悸，他被发现患有先天性二尖瓣发育不良并且成功进行了二尖瓣修复。二尖瓣瓣叶分别在收缩期（左侧）和舒张期（右侧）显示。**C**，大动脉转位及室间隔缺损患者，双孔二尖瓣。患者 1 周大时出现发绀和呼吸急促。星号标记了二尖瓣的两个瓣孔

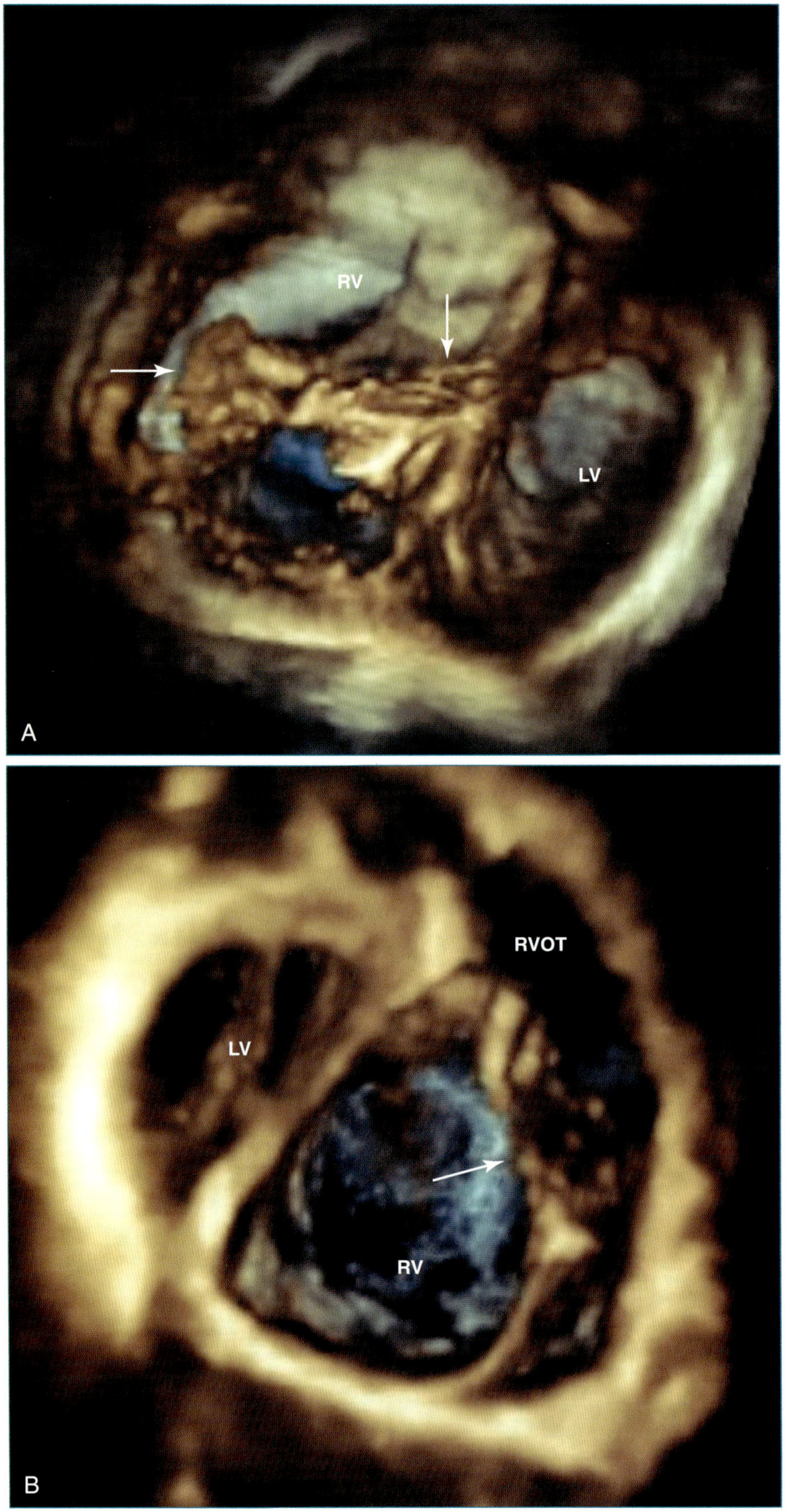

图 15-4 一例 13 岁男孩，三尖瓣下移畸形，并发室上性心动过速。三尖瓣微量反流且患者耐受性较好。**A**，心室心尖短轴切面。垂直箭头指向隔叶，并且许多异常组织附着于间隔。水平箭头指向前叶且有额外的多余组织。左室（LV）较小。**B**，三尖瓣的位移和旋转朝向右室流出道（RVOT）；箭头指示为瓣膜开放的平面。RV，右室

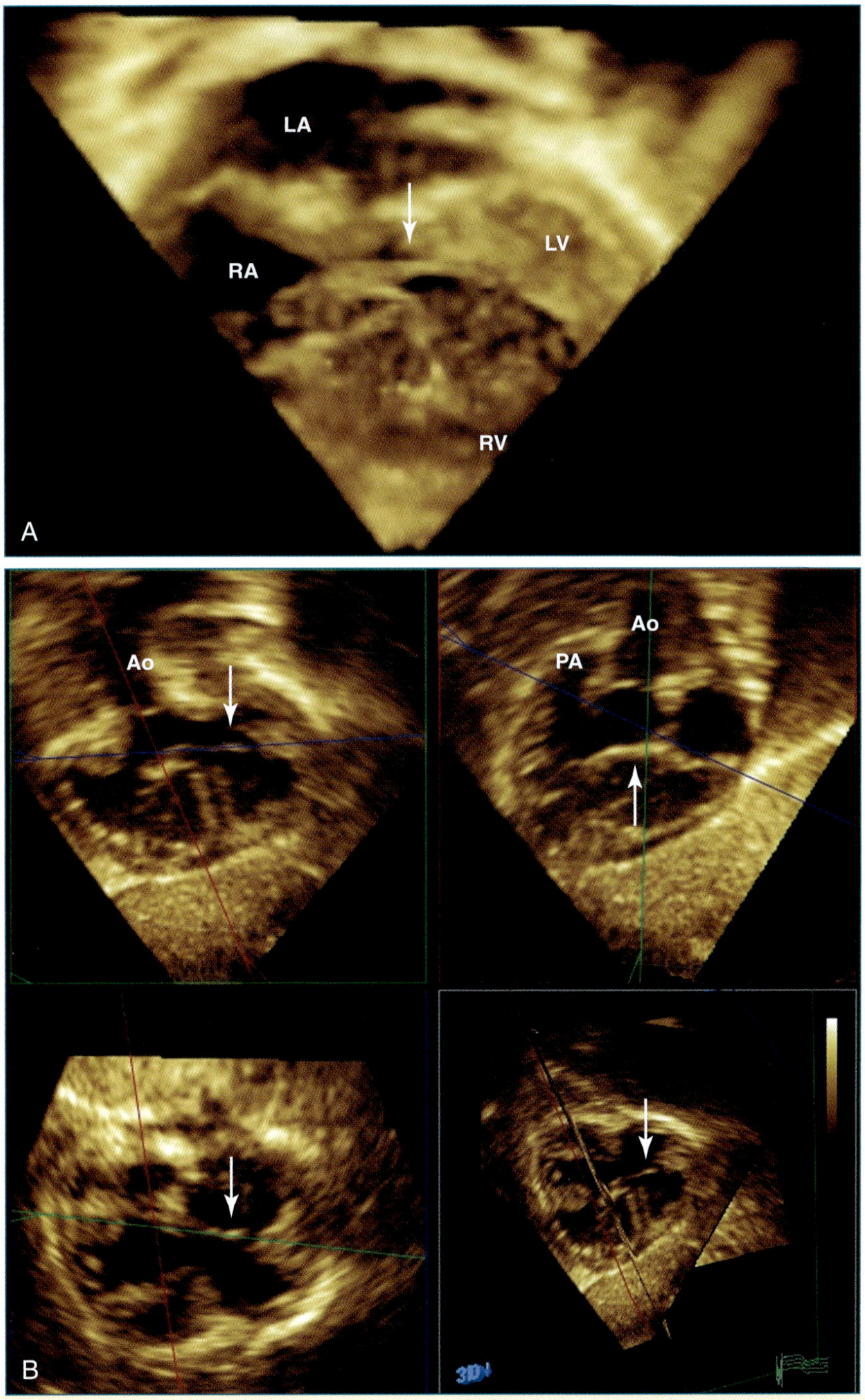

图 15-5 一例 3 个月大的婴儿，右室双出口合并大的膜周部室间隔缺损（VSD）和三尖瓣骑跨，缺损延伸至流入部间隔。大动脉关系正常。由于三尖瓣腱索经 VSD 进入左室（LV，箭头），因此患者无法进行双心室矫治而是成功进行了单心室姑息手术。**A**，三维数据被剪切以显示骑跨的瓣膜。**B**，数据以多平面浏览模式剪切。Ao，主动脉；LA，左房；PA，肺动脉；RA，右房；RV，右室

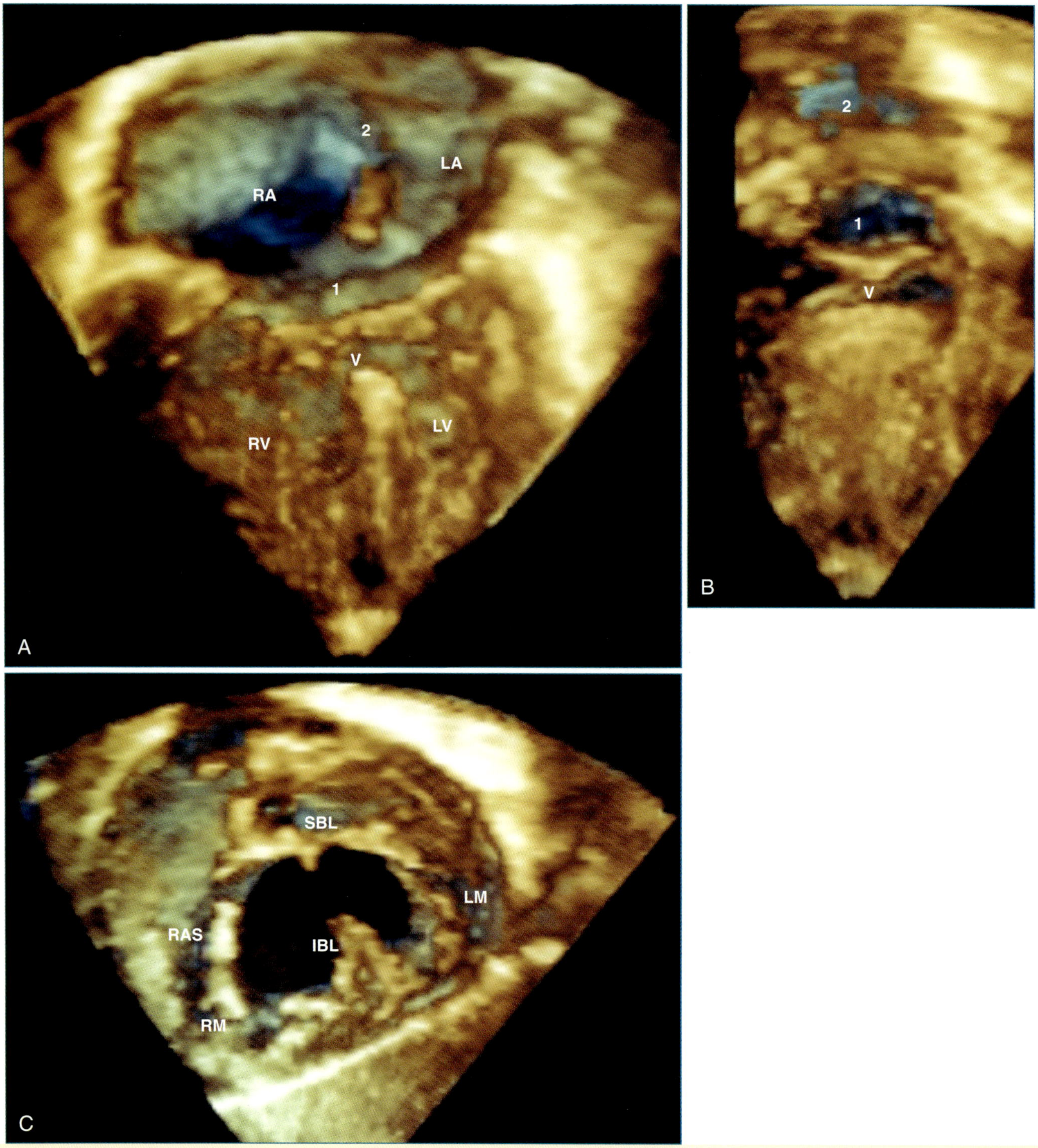

图 15-6 房室间隔缺损和 21- 三体（唐氏综合征）患者。**A**，四腔心观，发育不良的房室间隔导致室间隔缺损（V）和原发孔型房间隔缺损（1），同时还合并一继发孔型房间隔缺损（2）。**B**，房、室间隔左室面观。**C**，共同房室瓣的剑突下观。共同房室瓣由五个瓣叶组成：上桥瓣和下桥瓣（SBL 和 IBL）、左侧瓣（LM）、右侧瓣（RM）、右前上瓣（RAS）。生后被诊断为 21- 三体综合征后，患者接受了超声心动图检查以筛查先天性心脏病。LA，左房；LV，左室；RA，右房；RV，右室

（瓣下、瓣膜和瓣上），左室流出道瓣下梗阻可能由于瓣下隔膜、异常的房室瓣多余组织或隧道样梗阻造成，而多平面重建 RT3DE 能够帮助确定准确的解剖机制。RT3DE 可以很好地显示半月瓣异常，研究表明与外科术中发现具有良好的相关性[19]。

外科医生通过主动脉瓣处理主动脉瓣瓣下狭窄，通常不能完全直视病变。因此，准确的术前显像有益于外科手术规划而且可以显示更多的病变，例如主动脉瓣下狭窄处异常的二尖瓣腱索多余组织[20]。

由于右室流出道位置靠前，使得 RT3DE 对其显示更加困难。右室流出道梗阻也包括瓣下、瓣膜和瓣上水平。RT3DE 在右室流出道梗阻中的应用价值还有待进一步证明（图 15-8 至图 15-11）。

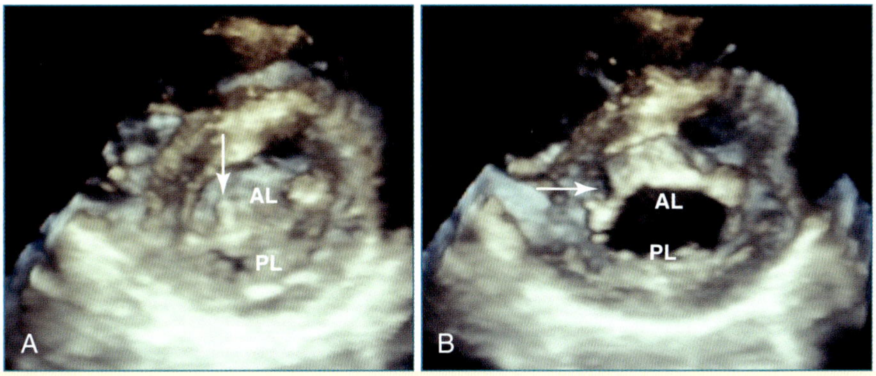

图 15-7　12 岁患者，房室间隔缺损修复术后发生左侧房室瓣反流。**A**，瓣膜闭合状态，注意前瓣叶（AL）和后瓣叶（PL）的增厚及卷曲。箭头指示缝合线，此处为外科闭合的区域，位于上桥瓣和下桥瓣之间，以创建一个双叶的左侧房室瓣。**B**，瓣膜开放时，邻近缝合线瓣叶上有一裂隙（箭头），这是该患者瓣膜反流的根源。该超声心动图评价有助于制订术前计划，患者可以接受左侧房室瓣的再次修复

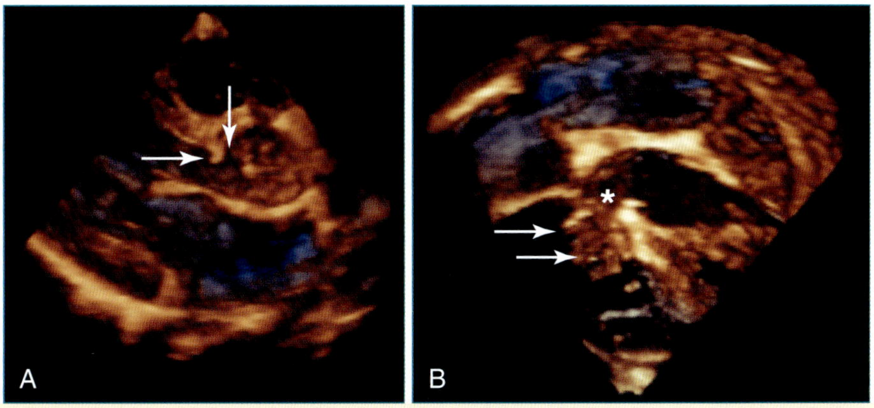

图 15-8　2 岁儿童患者，主动脉瓣下狭窄及室间隔缺损。图中显示了局限性主动脉瓣下嵴样组织（**A**，水平箭头），被三尖瓣组织（**B**，双箭头）部分遮挡的膜周部室间隔缺损（星号），以及主动脉瓣右冠瓣轻度脱垂（**A**，垂直箭头）。该患者早产出生后出现心脏杂音，尽管一直没有症状，但需要对其主动脉瓣下嵴和主动脉瓣脱垂进行仔细的超声心动图随访监测

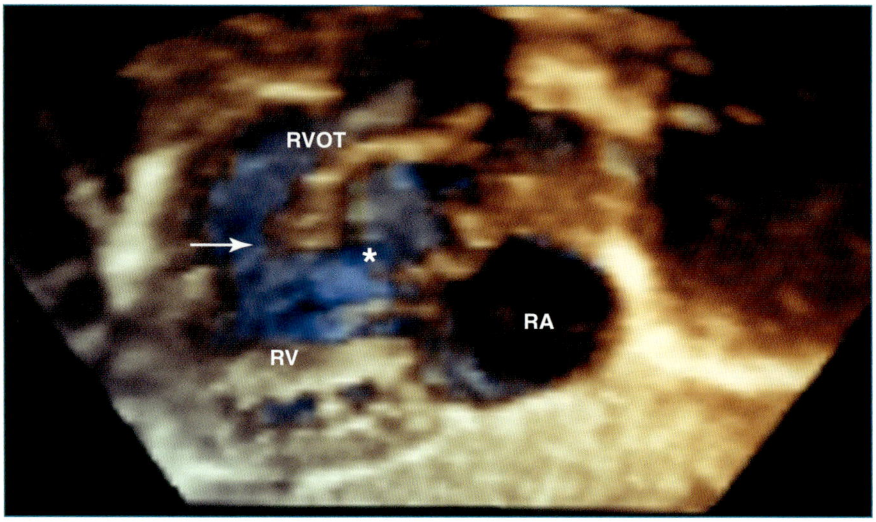

图 15-9 法洛四联症术前 2 个月大患儿，剑突下观。流出道间隔前移（箭头）导致膜周部室间隔缺损（星号）以及右室流出道（RVOT）狭窄。患者出生时的畸形特征提示染色体呈 22q11 缺失，该畸形常合并圆锥动脉干心脏畸形。该患者进行了法洛四联症修复术。RA，右房；RV，右室

大小与功能测量

RT3DE 在先天性心脏病患者瓣膜及心室大小和功能方面可以提供有用信息。

瓣膜口

对某些先天性心脏病，瓣膜大小的准确评价对于决定外科治疗方案可能非常重要。RT3DE 使术者能更准确地观察瓣口的真实平面。对于狭窄病变，可以在 3D 图像上直接测量有效瓣口面积[21]。与切面成像相比，RT3DE 测量面积已被证实更加可靠，观察者间的变异更低（图 15-12）[22]。

反流束

先天性心脏病患者瓣膜反流的机制复杂，很难完全用 2DE 来评估，RT3DE 可以帮助更详细地阐明其机制。反流束形态可能不规则，因此 3D 评价较 2D 更容易些（图 15-13 和图 15-14）。

定量心室容积和质量

定量评价左室容积和质量在许多先天性病变中非常重要。在左室定量分析中，无论在观察者内还是观察者间 RT3DE 都显示了极好的重复性[23-24]。当进行临床决策（如选择进行双心室矫治还是单心室减状治疗时），左室评价是否充分对于临床决策非常重要，RT3DE 可以成为一个有用的辅助检查。在功能性单心室患者中，质量和容积的 RT3DE 测量与心脏磁共振成像（MRI）测量结果具有良好的相关性，并可以对心室大小和功能进行随访监测[25]。

右室功能的评价对于先天性心脏病非常重要，特别是在右侧病变患者中，如法洛四联症；或在右室是体循环心室的患者中，如先天矫正型大动脉转位或心房调转术后。研究表明，3DE 对于识别右室功能不全是

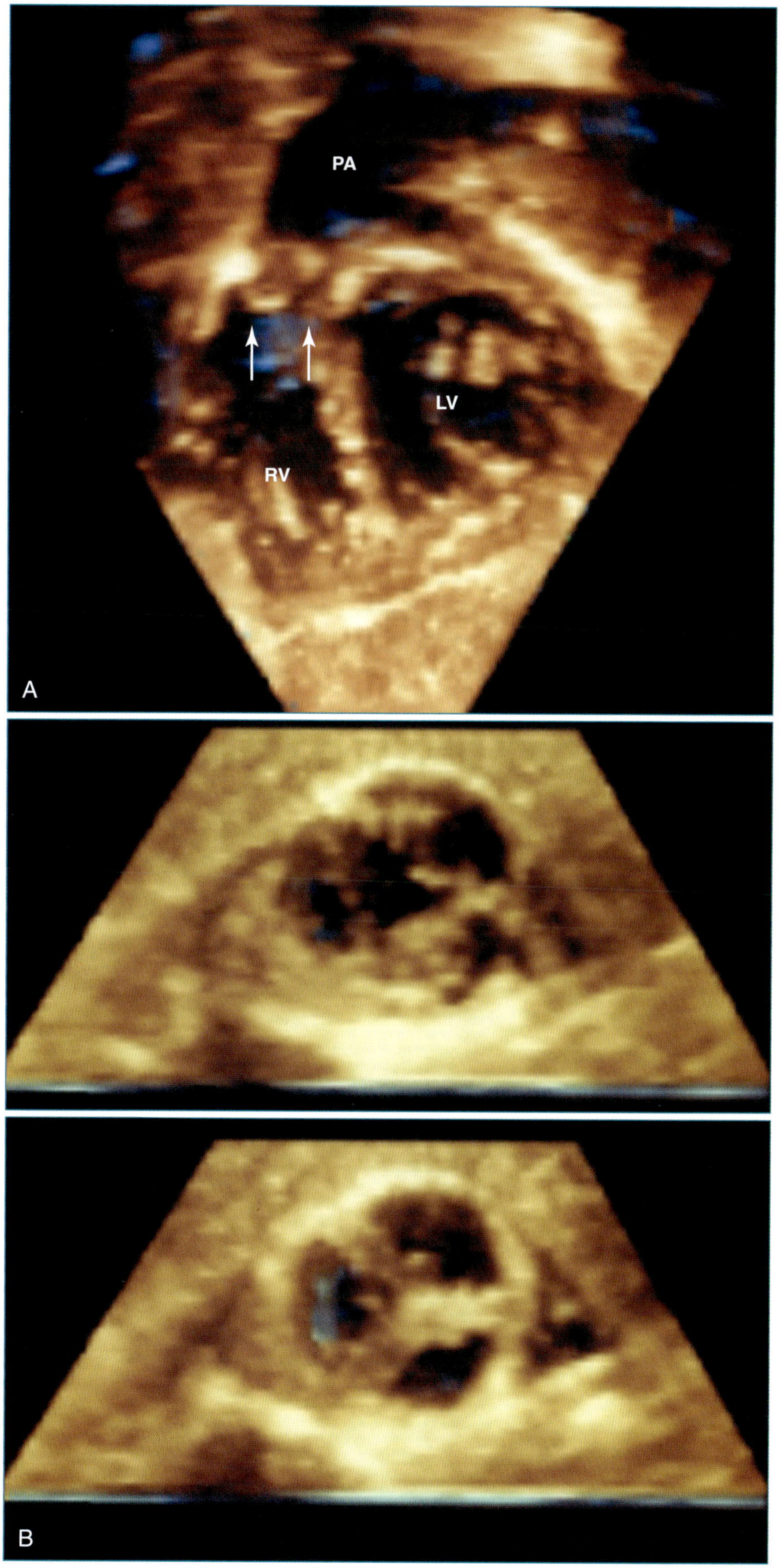

图 15-10　肺动脉瓣增厚、狭窄（箭头）。**A**，剪切自剑突下采集的三维数据显示右室（RV）流出道。LV，左室；PA，肺动脉。**B**，自胸骨旁采集的数据集显示瓣叶开放（上）和关闭（下）状态的瓣膜正面观。这例 6 个月大的患者存在心脏杂音并被发现患有中度肺动脉瓣狭窄

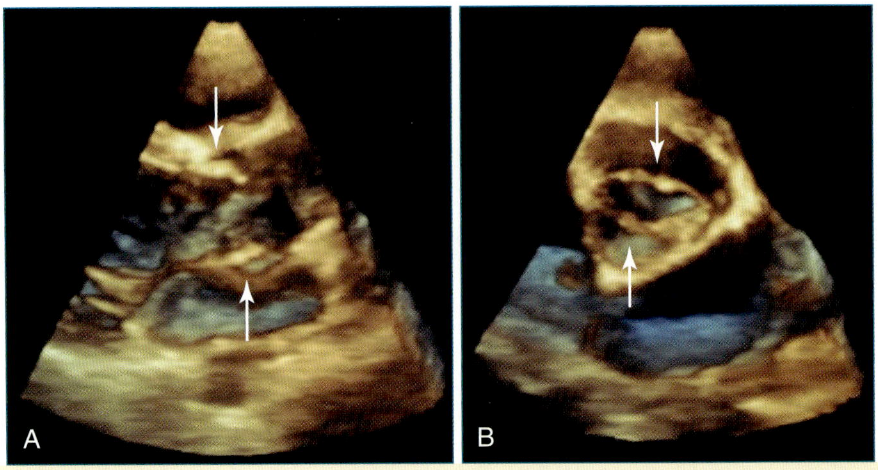

图 15-11 8 岁大的男孩患有主动脉瓣二叶畸形。箭头指示为瓣叶，分别于长轴观（**A**）和短轴观（**B**）显示。患儿由于明显心脏异常家族史而行儿童早期筛查，其父亲患有马方综合征主动脉根部扩张，姐姐患有二尖瓣脱垂，其家族基因检测为阴性

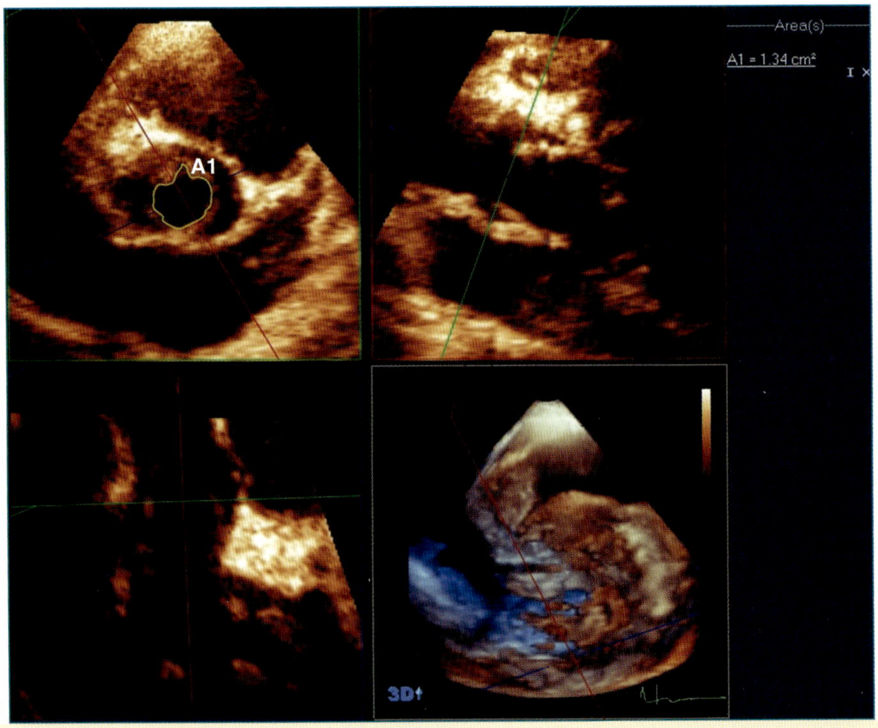

图 15-12 主动脉瓣狭窄患者。多平面模式下，主动脉瓣在三个平面被横切，其中两个平面分别在瓣膜长轴方向并彼此垂直，第三个平面为瓣膜真正的短轴。这三个平面被用于确定瓣膜的闭合点，短轴平面移动到瓣尖以确定瓣膜的有效瓣口面积。对于偏心性瓣膜开放，如果需要，可以在保持参考其他两个平面基础上适当倾斜平面。然后描记瓣口的周长来确定面积。该患者曾进行过两次球囊主动脉瓣成形术，第一次在 6 个月大时，第二次在 13 岁时。这次超声心动图检查刚好在其 15 岁第三次瓣膜成形术之前进行，手术取得很好的结果，跨瓣压力阶差明显减轻

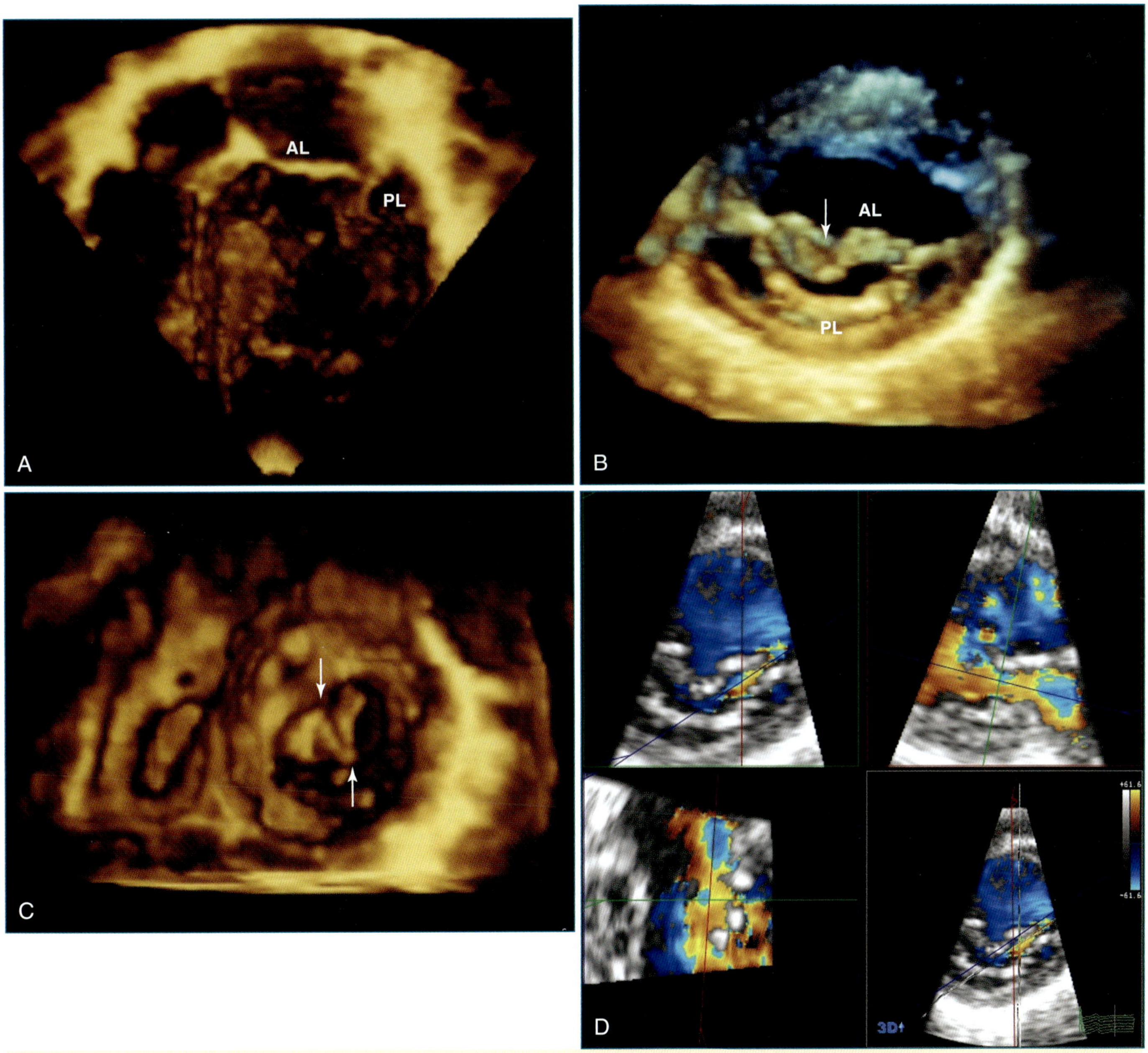

图 15-13 溃疡性结肠炎患者，8 岁时曾因感染性心内膜炎而使二尖瓣受到影响。感染性心内膜炎治愈后，患者出现明显的二尖瓣反流需要进行手术修复。**A**，二尖瓣前叶（AL）脱垂和后叶（PL）运动受限导致对合不良。分别自心房面（**B**）和心室面（**C**，**D**）观察前叶“折叠”（箭头）。多平面模式可以更全面地显示反流束的复杂形态

一个敏感的工具，而且对于那些可以从定量分析中获益的患者也可能是有用的评估，心脏 MRI 仍然是右室定量分析的金标准[26-28]。

RT3DE 也可以非常好地显示心腔内占位，并通过对占位体积的评估进行监测（图 15-15 至图 15-17）。

非同步性评估：局部左心室容积

和成年人一样，RT3DE 已经用来显示左心功能不全患儿的左室非同步性[29]。在先天性心脏病中，非同步性是导致心室功能不全的重要机

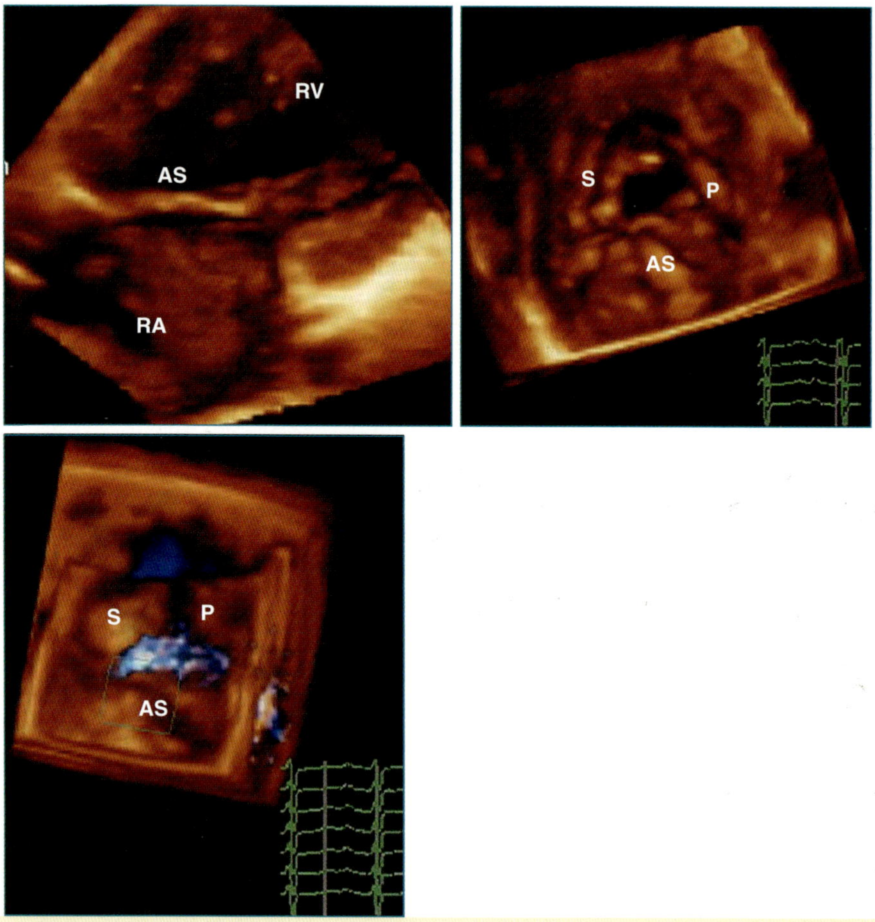

图 15-14　6 个月大患者，胎儿期已经诊断为左心发育不良综合征，患者接受了 Norwood 姑息治疗手术，右室（RV）作为全身循环心室。患者有明显三尖瓣反流。注意前上叶的增厚以及三个瓣叶的对合不良，反流束起源于三个交界。AS，前上叶；P，后叶；RA，右房；S，隔叶

制。关于局部容积变化时间对先天性心脏病患者非同步性诊断的潜在应用，其数据仍然有限。

干预计划

术前显像

通过增强对心内解剖结构的理解，RT3DE 可以用来增强手术的术前规划。在一些患者中，RT3DE 通过术前提供进一步的解剖细节而减少手术时间，例如在那些复杂流出道梗阻的患者中[18]。无论在简单还是复杂先天性心脏病中，RT3ED 的发现与解剖和手术结果均具有良好的相关性[18, 20, 30]。在对一小组患者的研究中发现，RT3DE 分析发现的新的临床重要信息明显改变了治疗进程[20]。

术中显像

术中心外膜 RT3DE 和术中 RT3DTEE 均被证实可以对先天性心脏

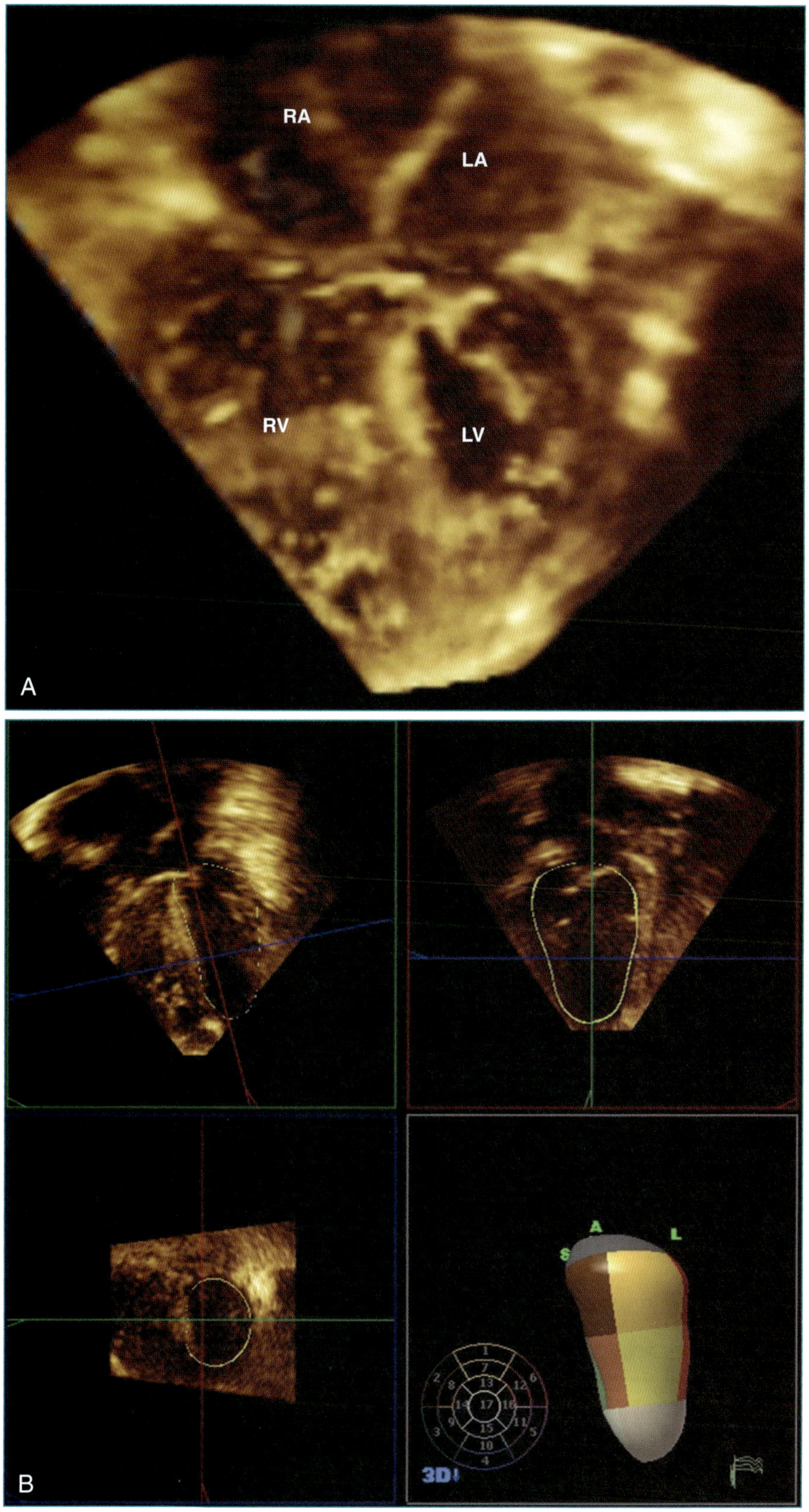

图 15-15　**A**，18 个月大患者，完全性房室间隔缺损，左心小于右心。**B**，左室容积分析有助于确定适合双心室修复还是单心室姑息治疗。该患者进行了双心室修复，这导致了术后一段时间某种程度的左侧房室瓣狭窄，随着生长发育房室瓣狭窄逐渐消失。LA，左房；LV，左室；RA，右房；RV，右室

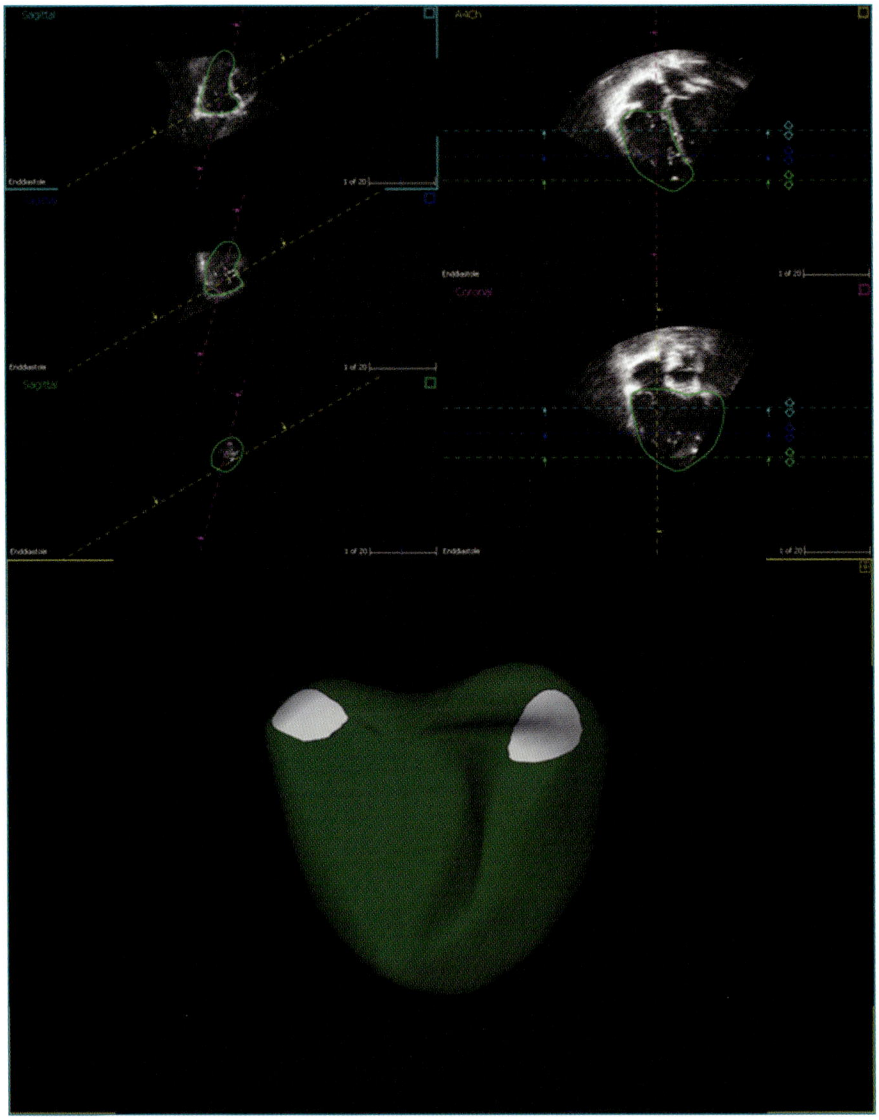

图 15-16 16岁患者，婴儿期行法洛四联症外科修补手术，以补片矫治发育不良的肺动脉瓣环，残余重度肺动脉瓣反流。右室逐步扩张需要超声心动图和心脏磁共振成像随访监测，以确定肺动脉瓣置换的最佳时机。商业软件可以允许操作者在多个平面（上）描记右室心内膜边界，然后生成三维模型（下图）并计算右室容积和功能

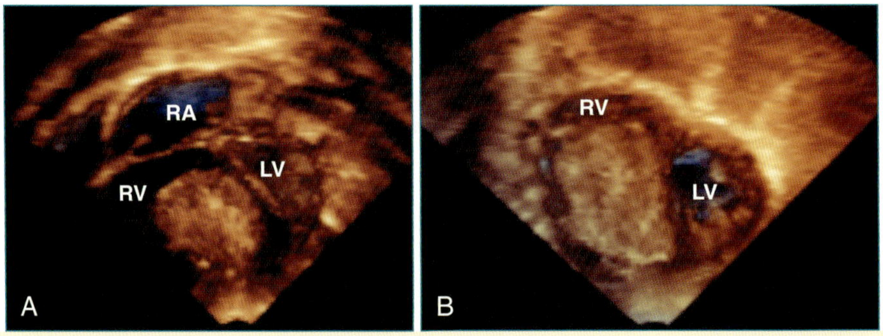

图 15-17 患者于胎儿期发现右室大的占位，但出生时无症状。该右室内占位没有阻塞三尖瓣。该占位是一个具有良性进程的横纹肌瘤。由于没有阻塞流入道或流出道，因此选择保守治疗。A，自心尖采集的三维数据。B，剑突下采集的图像。RV，右室；LV，左室；RA，右房

病外科修复术进行即刻评价[31]，两种技术在术中房室瓣显像中可以提供特别的附加价值[32]。经导管房间隔缺损封堵传统上由 2DTEE 或心腔内超声心动图引导，但 RT3DE 正单独或作为 2DE 辅助越来越多地使用。在一些手术中 RT3DE 可以减少 X 线透视的使用，例如，它已经成功地应用于指导儿童右室心内膜活检（图 15-18 至图 15-20）[33]。

胎儿心脏超声心动图

虽然 2DE 仍然是先天性心脏病产前诊断的主要影像方法，但在对一小组患者的研究中发现 3DE 可能会提供进一步的信息（图 15-21）[34-36]。

小　结

3DE 可用于先天性心脏病以帮助对复杂解剖结构的诊断，即便是在

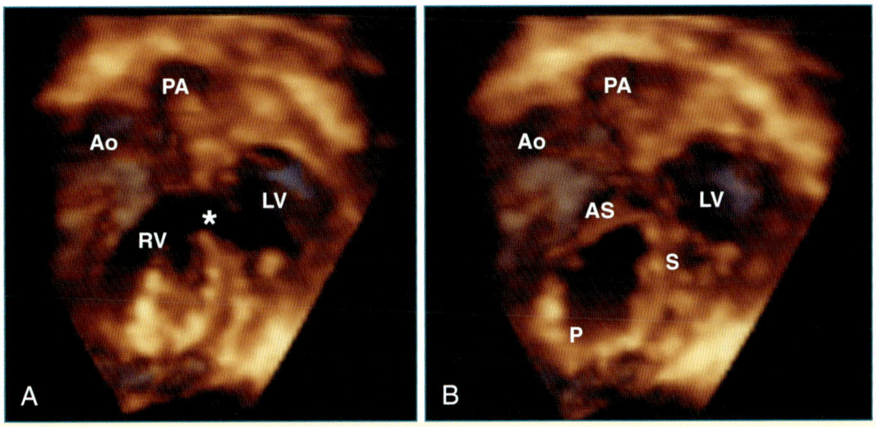

图 15-18　2 岁患者，右室双出口，主动脉（Ao）位于肺动脉（PA）右侧。**A**，三尖瓣关闭时的剑突下图像。星号为室间隔缺损。**B**，三尖瓣朝向流出道开放，这是规划外科修复术的重要切面。患者最初倾向于进行单心室姑息治疗，但是经过这次评估成功进行了双心室矫治。AS，前上瓣叶；LV，左室；P，后叶；RV，右室；S，上叶

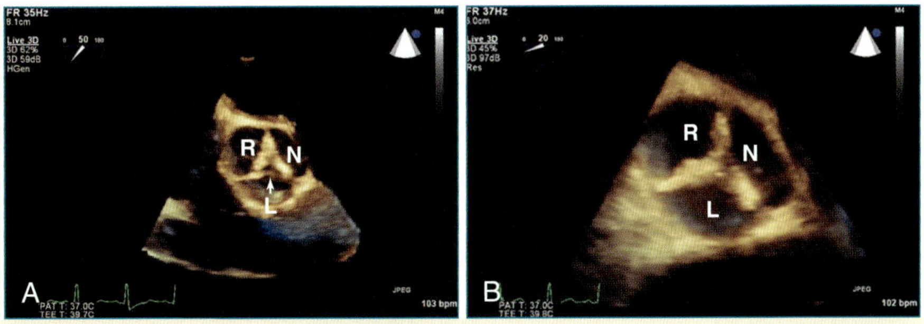

图 15-19　13 岁的患者，因主动脉瓣反流行外科修复术，术中实时三维经食管超声心动图。**A**，第一次修复后，仍然对合不良（箭头）导致明显的主动脉瓣反流。**B**，在此图像引导下进行第二次体外循环下再次修复后，三个瓣叶对合良好，无明显反流。患者术后恢复良好，目前没有症状。L，左冠瓣；N，无冠瓣；R，右冠瓣

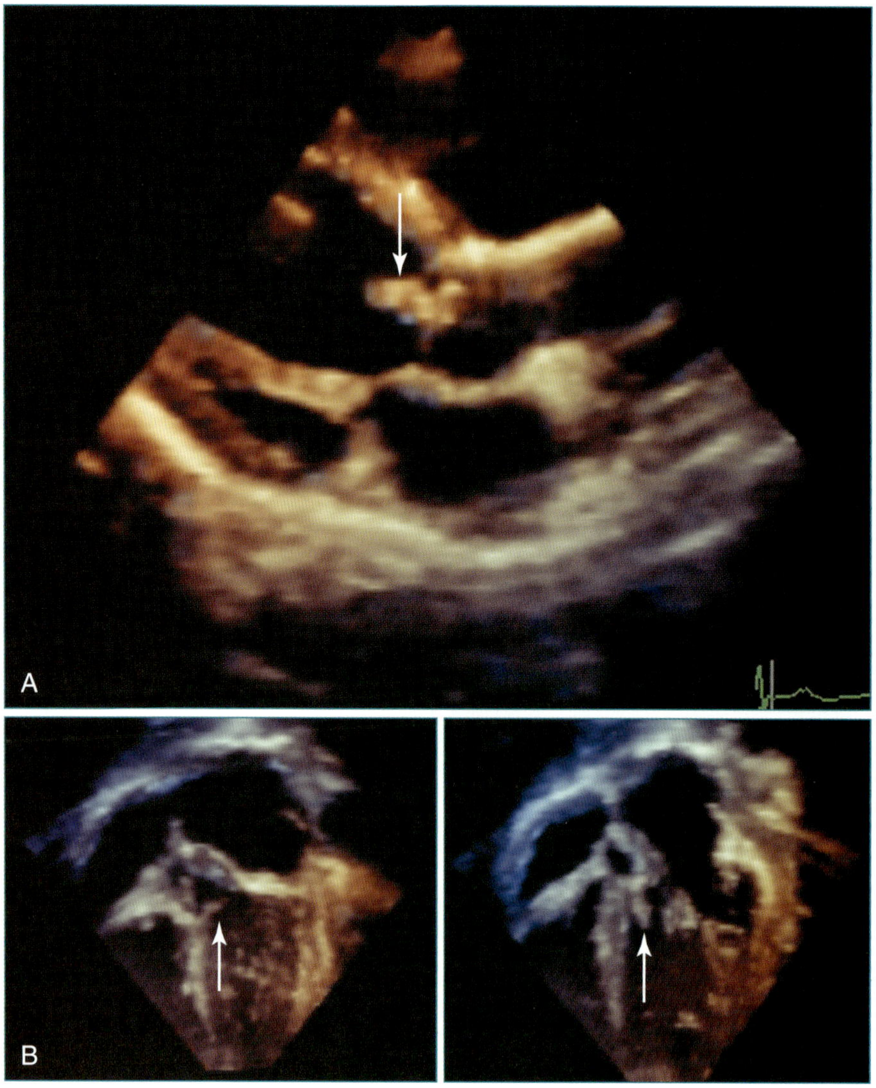

图 15-20 5岁患者，重度主动脉瓣狭窄行主动脉瓣球囊扩张术，第二次球囊扩张后出现重度主动脉瓣关闭不全。**A**，自胸骨旁采集的数据集显示右冠瓣（箭头）呈连枷样。**B**，收缩期（左）及舒张期（右）的心尖观。患者几周后进行了成功的 Ross 手术

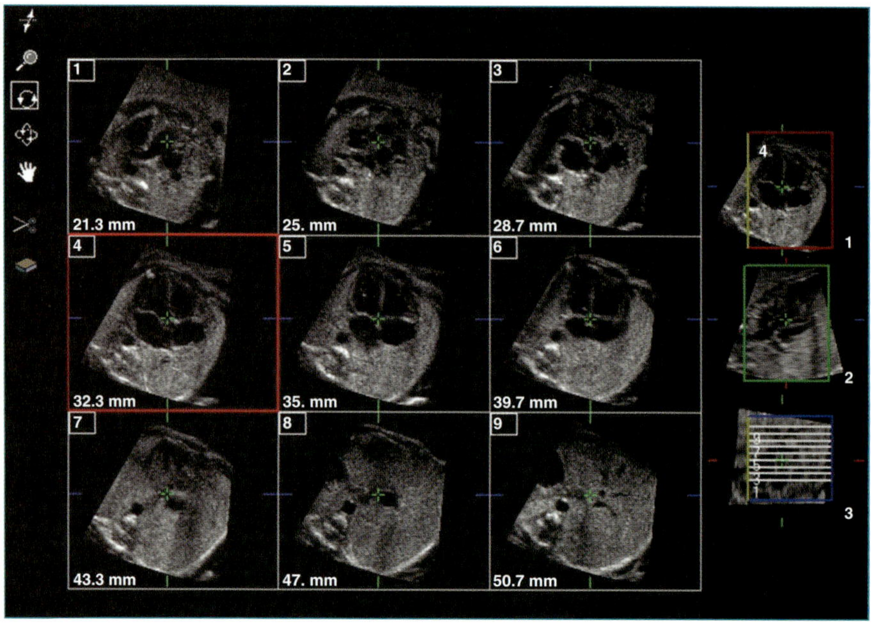

图 15-21 三维超声心动图可以快速采集胎儿心脏的全容积数据，并可以脱机分析。这例正常胎儿心脏的图像表明，一系列轴向切面可以用来分析心内解剖结构和大血管

小患者中也可应用。3DE 可较 2DE 提供进一步的信息，帮助制订术前及术中的处理计划。

参考文献

1. Shirali GS: Three dimensional echocardiography in congenital heart defects. *Ann Pediatr Cardiol* 1(1):8–17, 2008.
2. Cheng TO, Xie MX, Wang XF, et al: Real-time 3-dimensional echocardiography in assessing atrial and ventricular septal defects: an echocardiographic-surgical correlative study. *Am Heart J* 148(6):1091–1095, 2004.
3. Maeno YV, Benson LN, McLaughlin PR, Boutin C: Dynamic morphology of the secundum atrial septal defect evaluated by three dimensional transoesophageal echocardiography. *Heart* 83(6):673–677, 2000.
4. Handke M, Schafer DM, Muller G, et al: Dynamic changes of atrial septal defect area: New insights by three-dimensional volume-rendered echocardiography with high temporal resolution. *Eur J Echocardiogr* 2(1):46–51, 2001.
5. Saric M, Perk G, Purgess JR, Kronzon I: Imaging atrial septal defects by real-time three-dimensional transesophageal echocardiography: Step-by-step approach. *J Am Soc Echocardiogr* 23(11):1128–1135, 2010.
6. Takahashi K, Mackie AS, Rebeyka IM, et al: Two-dimensional versus transthoracic real-time three-dimensional echocardiography in the evaluation of the mechanisms and sites of atrioventricular valve regurgitation in a congenital heart disease population. *J Am Soc Echocardiogr* 23(7):726–734, 2010.
7. Bharucha T, Anderson RH, Lim ZS, Vettukattil JJ: Multiplanar review of three-dimensional echocardiography gives new insights into the morphology of Ebstein's malformation. *Cardiol Young* 20(1):49–53, 2010.
8. van den Bosch AE, van Dijk VF, McGhie JS, et al: Real-time transthoracic three-dimensional echocardiography provides additional information of left-sided AV valve morphology after AVSD repair. *Int J Cardiol* 106(3):360–364, 2006.
9. Barrea C, Levasseur S, Roman K, et al: Three-dimensional echocardiography improves the understanding of left atrioventricular valve morphology and function in atrioventricular septal defects undergoing patch augmentation. *J Thorac Cardiovasc Surg* 129(4):746–753, 2005.
10. Pai RG, Jintapakorn W, Tanimoto M, Shah PM: Role of papillary muscle position and mitral valve structure in systolic anterior motion of the mitral leaflets in hyperdynamic left ventricular function. *Am J Cardiol* 76(8):623–628, 1995.
11. Salgo IS, Gorman JH, 3rd, Gorman RC, et al: Effect of annular shape on leaflet curvature in reducing mitral leaflet stress. *Circulation* 106(6):711–717, 2002.
12. Bharucha T, Sivaprakasam MC, Roman KS, Vettukattil JJ: A multiplanar three dimensional echocardiographic study of mitral valvar annular function in children with normal and regurgitant valves. *Cardiol Young* 18(4):379–385, 2008.
13. Nii M, Roman KS, Macgowan CK, Smallhorn JF: Insight into normal mitral and tricuspid annular dynamics in pediatrics: A real-time three-dimensional echocardiographic study. *J Am Soc Echocardiogr* 18(8):805–814, 2005.
14. Vettukattil JJ, Bharucha T, Anderson RH: Defining Ebstein's malformation using three-dimensional echocardiography. *Interact Cardiovasc Thorac Surg* 6(6):685–690, 2007.
15. Singh A, Romp RL, Nanda NC, et al: Usefulness of live/real time three-dimensional transthoracic echocardiography in the assessment of atrioventricular septal defects. *Echocardiography* 23(7):598–608, 2006.
16. Hlavacek AM, Crawford FA, Jr, Chessa KS, Shirali GS: Real-time three-dimensional echocardiography is useful in the evaluation of patients with atrioventricular septal defects. *Echocardiography* 23(3):225–231, 2006.
17. Miller AP, Nanda NC, Aaluri S, et al: Three-dimensional transesophageal echocardiographic demonstration of anatomical defects in AV septal defect patients presenting for reoperation. *Echocardiography* 20(1):105–109, 2003.
18. Dall'Agata A, Cromme-Dijkhuis AH, Meijboom FJ, et al: Use of three-dimensional echocardiography for analysis of outflow obstruction in congenital heart disease. *Am J Cardiol* 83(6):921–925, 1999.
19. Sadagopan SN, Veldtman GR, Sivaprakasam MC, et al: Correlations with operative anatomy of real time three-dimensional echocardiographic imaging of congenital aortic valvar stenosis. *Cardiol Young* 16(5):490–494, 2006.
20. Bharucha T, Ho SY, Vettukattil JJ: Multiplanar review analysis of three-dimensional echocardiographic datasets gives new insights into the morphology of subaortic stenosis. *Eur J Echocardiogr* 9(5):614–620, 2008.
21. Poh KK, Levine RA, Solis J, et al: Assessing aortic valve area in aortic stenosis by continuity equation: A novel approach using real-time three-dimensional echocardiography. *Eur Heart J* 29(20):2526–2535, 2008.
22. Binder TM, Rosenhek R, Porenta G, et al: Improved assessment of mitral valve stenosis by volumetric real-time three-dimensional echocardiography. *J Am Coll Cardiol* 36(4):1355–1361, 2000.
23. Baker G, Flack E, Hlavacek A, et al: Variability and resource utilization of bedside three-dimensional echocardiographic quantitative measurements of left ventricular volume in congenital heart disease. *Congenit Heart Dis* 1(6):309–314, 2006.
24. Hascoet S, Brierre G, Caudron G, et al: Assessment of left ventricular volumes and function by real time three-dimensional echocardiography in a pediatric population: A TomTec versus QLAB comparison. *Echocardiography* 27(10):1263–1273, 2010.
25. Soriano BD, Hoch M, Ithuralde A, et al: Matrix-array 3-dimensional echocardiographic assessment of volumes, mass, and ejection fraction in young pediatric patients with a functional single ventricle: A comparison study with cardiac magnetic resonance. *Circulation* 117(14):1842–1848, 2008.
26. van der Zwaan HB, Helbing WA, Boersma E, et al: Usefulness of real-time three-dimensional echocardiography to identify right ventricular dysfunction in patients with congenital heart disease. *Am J Cardiol* 106(6):843–850, 2010.
27. van der Zwaan HB, Helbing WA, McGhie JS, et al: Clinical value of real-time three-dimensional echocardiography for right ventricular quantification in congenital heart disease: Validation with cardiac magnetic resonance imaging. *J Am Soc Echocardiogr* 23(2):134–140, 2010.
28. Mertens LL, Friedberg MK: Imaging the right ventricle-current state of the art. *Nat Rev Cardiol* 7(10):551–563, 2010.
29. Baker GH, Hlavacek AM, Chessa KS, et al: Left ventricular dysfunction is associated with intraventricular dyssynchrony by 3-dimensional echocardiography in children. *J Am Soc Echocardiogr* 21(3):230–233, 2008.
30. van den Bosch AE, Ten Harkel DJ, McGhie JS, et al: Surgical validation of real-time transthoracic 3D echocardiographic assessment of atrioventricular septal defects. *Int J Cardiol* 112(2):213–218,

2006.

31. Suradi H, Byers S, Green-Hess D, et al: Feasibility of using real time "live 3D" echocardiography to visualize the stenotic aortic valve. *Echocardiography* 27(8):1011–1020, 2010.
32. Rawlins DB, Austin C, Simpson JM: Live three-dimensional paediatric intraoperative epicardial echocardiography as a guide to surgical repair of atrioventricular valves. *Cardiol Young* 16(1):34–39, 2006.
33. Scheurer M, Bandisode V, Ruff P, et al: Early experience with real-time three-dimensional echocardiographic guidance of right ventricular biopsy in children. *Echocardiography* 23(1):45–49, 2006.
34. Meyer-Wittkopf M, Cooper S, Vaughan J, Sholler G: Three-dimensional (3D) echocardiographic analysis of congenital heart disease in the fetus: Comparison with cross-sectional (2D) fetal echocardiography. *Ultrasound Obstet Gynecol* 17(6):485–492, 2001.
35. Cohen L, Mangers K, Grobman WA, et al: Three-dimensional fast acquisition with sonographically based volume computer-aided analysis for imaging of the fetal heart at 18 to 22 weeks' gestation. *J Ultrasound Med* 29(5):751–757, 2010.
36. Nelson TR, Pretorius DH, Sklansky M, Hagen-Ansert S: Three-dimensional echocardiographic evaluation of fetal heart anatomy and function: Acquisition, analysis, and display. *J Ultrasound Med* 15(1):1–9, 1996.

第16章 心内占位病变评价

Elisa Zaragosa-Macias 和 *Edward A.Gill*
（蔡绮哲　译　吕秀章　校）

引　言

有可能比心脏内占位病变存在本身更大的挑战是在超声心动图上无任何发现，原因在于任何影像学方法对于组织定性都具有局限性。总体来说，断层显像的出现包括计算机化断层显像（CT）、磁共振成像以及超声心动图极大提高了心脏内占位病变的探测，但是区分占位病变的性质仍然是个难题。有些占位病变的诊断（尤其是血栓）可以根据伴行的特征来确定，比如血栓与节段性室壁运动异常的关系。同样，乳头状弹力纤维瘤通常在半月瓣的心室面被发现，心房黏液瘤则经常附着在房间隔。血管肉瘤通常起源于血管结构，尤其是上、下腔静脉。

除了这些一般性发现，诊断心内占位病变时其他的推断方法则非常有限。尽管实时三维超声心动图（RT3DE）能为判断心脏占位病变的组织特性提供一些信息，但其真正的优势还是对占位病变大小和体积以及占位与邻近心脏结构的关系进行准确评价。尽管问世不久，实时三维（RT3D）经胸超声心动图（TTE）以及 RT3D 经食管超声心动图（TEE）均已广泛应用于心脏占位病变的显像。

实时三维超声心动图显像的种类

2002 年，三维超声心动图（3DE）取得重要进步，RT3DTTE 替代了以前 3DE 门控采集方法。2007 年，RT3DTEE 显像更是极大改变了对心内占位病变的评价。

三维超声心动图较二维超声心动图的优势

3DE 评价心内占位病变的潜在及现有优势包括：①增强了邻近解剖结构空间关系的显示；②提高了对占位病变大小和体积评价的准确性；③通过三维软件剪切功能增进对占位病变同质性（或缺少同质性）的判断；④了解是否累及周边结构，如房间隔、室间隔、瓣膜或心肌；⑤了解占位病变的三维空间活动性，并判断是否有蒂存在。

心脏内占位病变：概述

心脏内占位病变包括血栓、赘生物、肿瘤、医源性材料、心外组织以及正常变异等。通过 2DE 缩小诊断范围，然后进行 3DE 显像。如前所述，组织定性仍然是显像的最高目标，但同样也最具有挑战性。非均质性占位提示为肿瘤，而高度均匀且固定的占位病变更多为血栓的特征。当然，血块溶解也可表现为高度不均匀性，血栓活动度也可能很大。明确的蒂提示肿瘤可能性大，但血栓偶尔也附着在明确的蒂上。对每一种占位病变的进一步细节描述将在下面介绍。

肿瘤：概论

心脏原发肿瘤非常少见，尸检报告显示发病率约在 0.001% ～ 0.03%[1]。最常见的原发肿瘤是黏液瘤，尽管如此，黏液瘤也是相对少见的。黏液瘤最常见于心房，尤其左房。通常黏液瘤会有明确的蒂连接在房间隔，3DE 可以清晰显示。黏液瘤通常为良性，而最常见的原发性恶性肿瘤为肉瘤，侵袭性强，均为致命性肿瘤。血管肉瘤在这一组中最为常见。心脏转移性肿瘤相比原发性肿瘤更多见，最常见的是乳腺和肺的肿瘤，通常转移至心包。实际上，因心外肿瘤继发的心脏肿瘤发病率约为原发肿瘤的 20 ～ 40 倍[1-3]。黑色素瘤特别容易发生心脏转移[4]。

肿瘤各论

黏液瘤

如前所述，黏液瘤是最常见的原发性心脏肿瘤（图 16-1 至图 16-3）。已报道经胸或经食管方法心房黏液瘤 3D 显像。相对于 2DE，3DE 显示黏液瘤的主要优点是①肿瘤蒂的识别；②肿瘤不均一性的评价。实际上，这两个特征经常在 2DE 中出现。Scohy 等人报告了首例 RT3DTEE 显示右房黏液瘤的病例（图 16-4）[5]。手术切除时发现肿瘤大小与 RT3DTEE 的评估高度吻合，事实上，3DTEE 测量的容量与其体外测量的相同，为 6.4ml。Butz 等人[6]也应用 3DTEE 术前测量左房黏液瘤，测量值与在术中切除的肿瘤测量值非常一致。在另外一个病例研究中，2DTEE 发现右室和三尖瓣黏液瘤，大小为 5.5cm×3.8cm，但 3DTEE 显示的结果明显增大（12cm×6cm）。3DTEE 提高了对肿瘤周围结构特殊关系的显示，以及三尖瓣是否受累及程度的识别，这些都是 2DTEE 很难做到的（图 16-5）[7]。Culp 等人[8]报道两例巨大黏液瘤造成明显二尖瓣阻塞，RT3DTEE 测量的大小与离体测量值一致，2DTEE 则低估了其体积（图 16-6）。

在这些文献发表之前，RT3DTTE 通过对黏液瘤和血管瘤成像已显示出在内部组成特征评价和体积计算方面的重要价值。在这个小系列的研究中，4 例左房肿瘤，包括 3 例黏液瘤和 1 例血管瘤，由 RT3D 显像评估，结果与组织病理学样本一致。与 2DE 比较，提示肿瘤内出血的透声现象在 3D 显像中更常看到。另外，3DTTE 探查到血管瘤整个瘤内更广泛、更密集的透声，而黏液瘤透声较为分散斑驳（图 16-7）[9]。

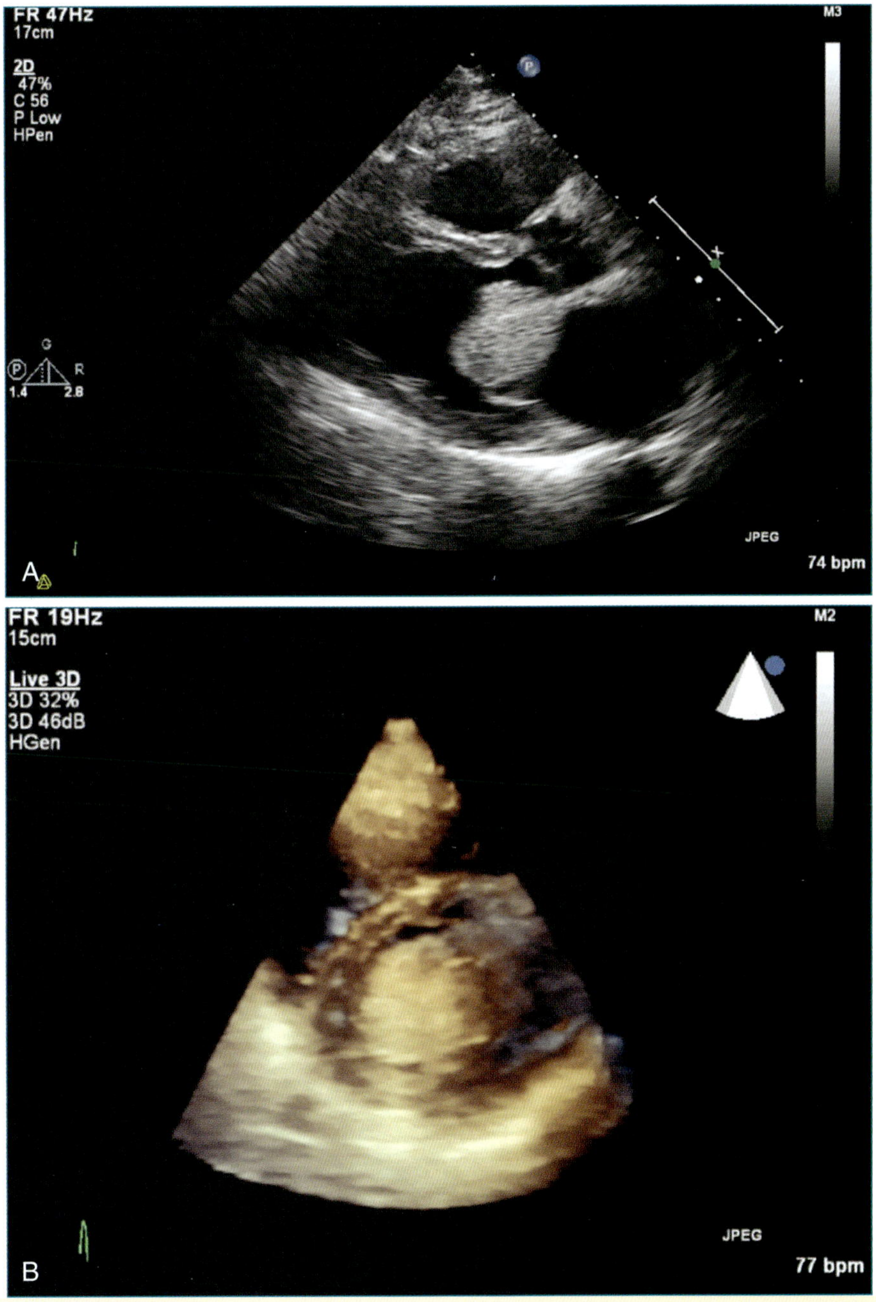

图 16-1　二维超声心动图（**A**）及三维超声心动图（**B**）短轴观显示左房黏液瘤

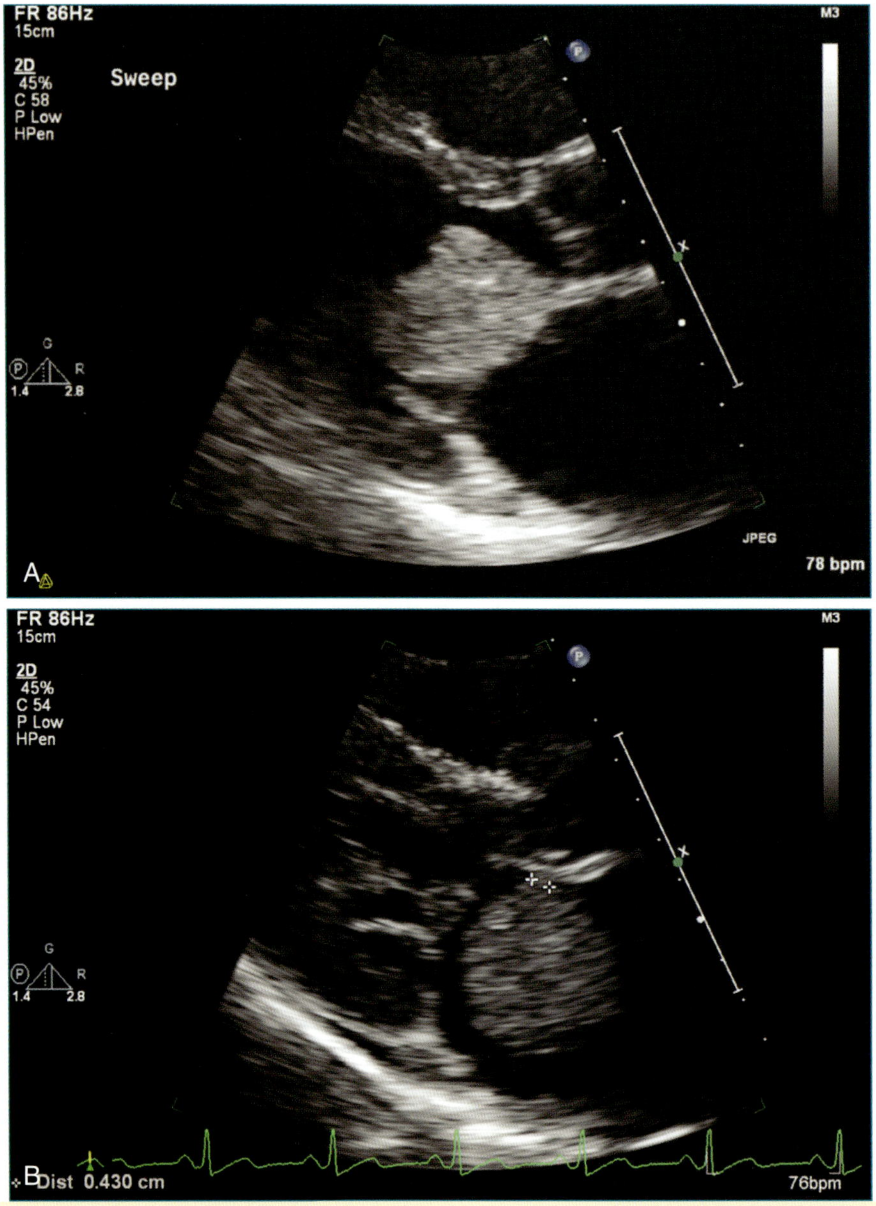

图 16-2 （**A**）二维超声心动图放大模式显示左房黏液瘤，其附着点位于左房壁（**B**）。注意附着点与二尖瓣前叶、主动脉瓣后瓣环关系密切

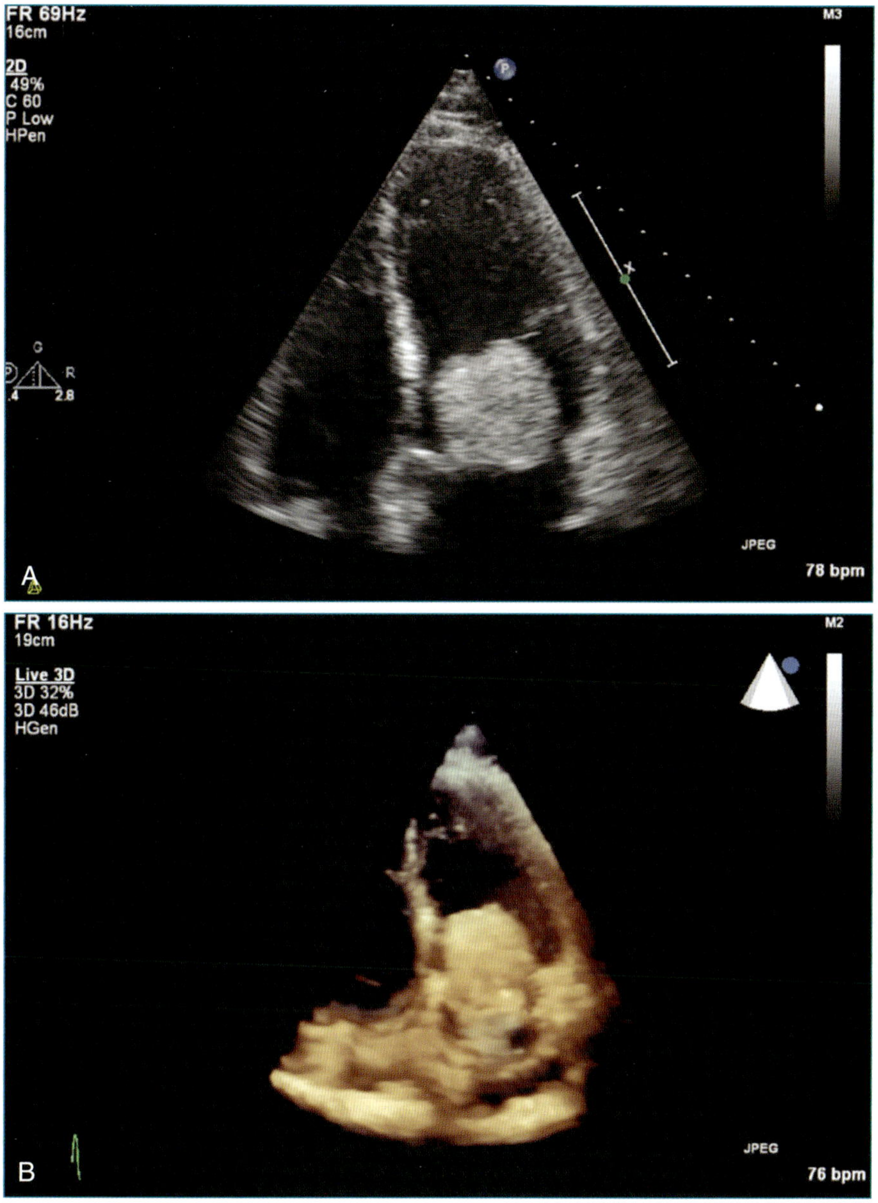

图 16-3　左房黏液瘤二维（2D）和三维（3D）超声心动图心尖四腔观。体积和大小以 3D 显示。注意，在这些视图中，尽管剪切后的 3D 图像可以识别连于房间隔上的瘤蒂，但 2D 图像更易显示

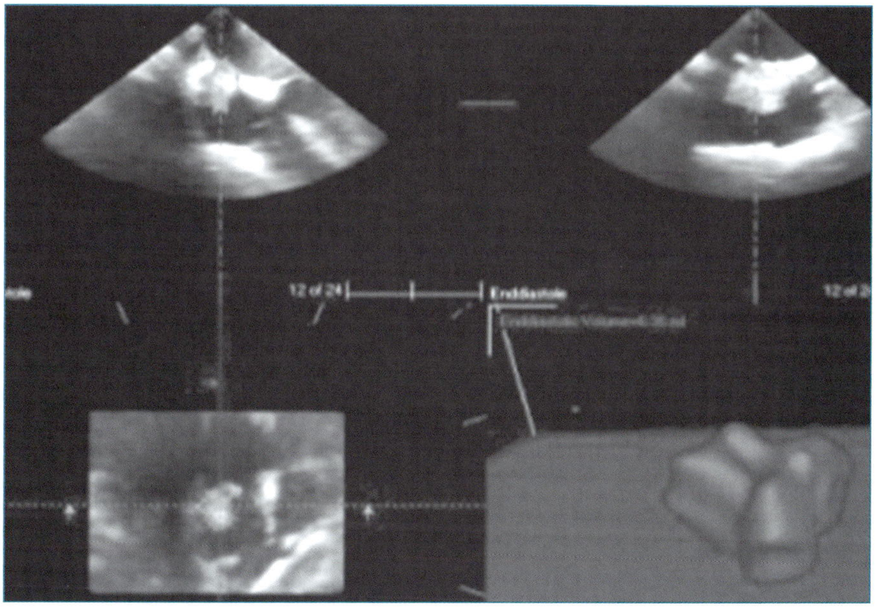

图 16-4　由 TomTec 软件（Munich，Germany）脱机分析的右房占位容积视图，四维图像可以进行体积测量，为 6.36ml，切除后测量为 6.4ml。（From ScohyTV，Lecomte PV，McGhie J，et al：Intraoperative real time three-dimensional transesophageal echocardiographic evaluation of right atrial tumor. *Echocardiography* 25：646-649，2008.）

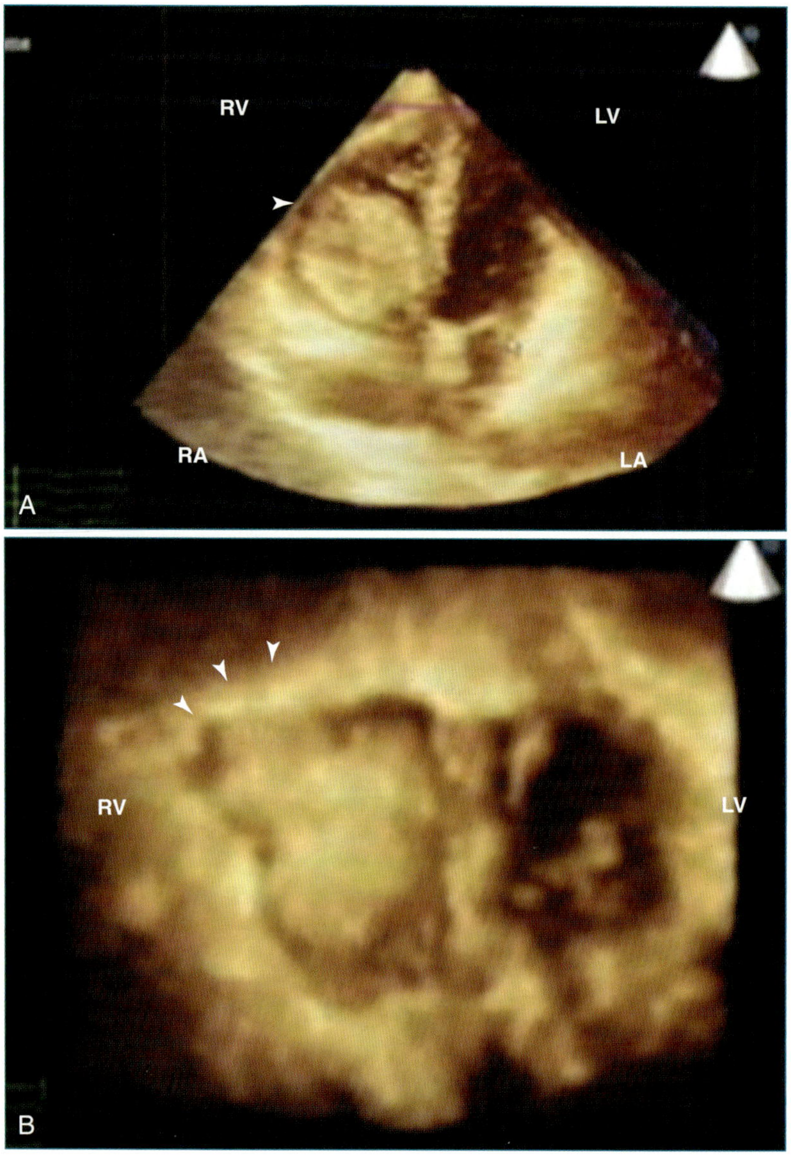

图 16-5　A 和 B，右室黏液瘤累及三尖瓣。二维超声心动图没有显示三尖瓣受累。LV，左室；RV，右室；RA，右房；LA，左房。（From Reddy VK，Faulkner M，Bandarupalli N，et al：Incremental value of live/real time three-dimensional transthoracic echocardiography in the assessment of right ventricular masses. *Echocardiography* 26：598-609，2009.）

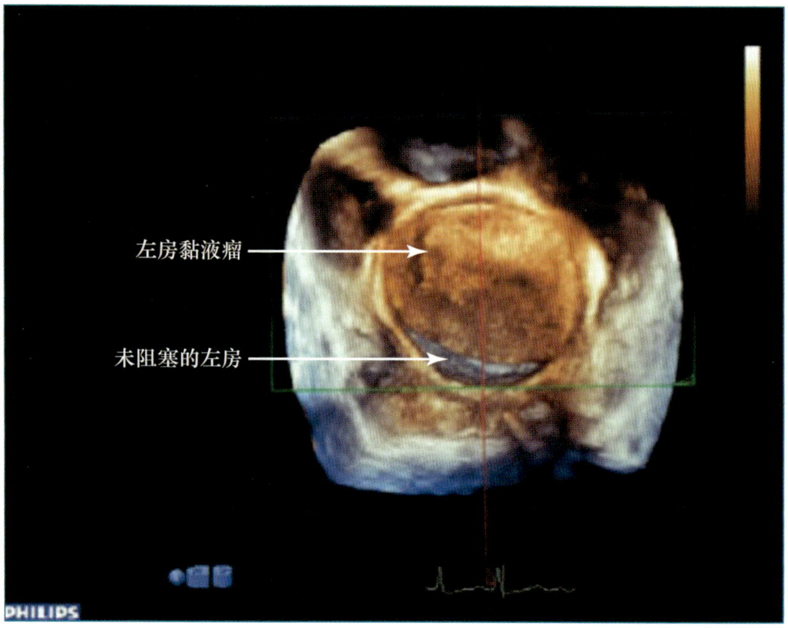

图 16-6　左房巨大黏液瘤阻塞二尖瓣口。（From Culp WC Jr，Ball TR，Armstrong CS，et al：Three-dimensional transesophageal echocardiographic imaging and volumetry of giant left atrial myxomas. *J Cardiothorac Vasc Anesth* 23：66-68，2009.）

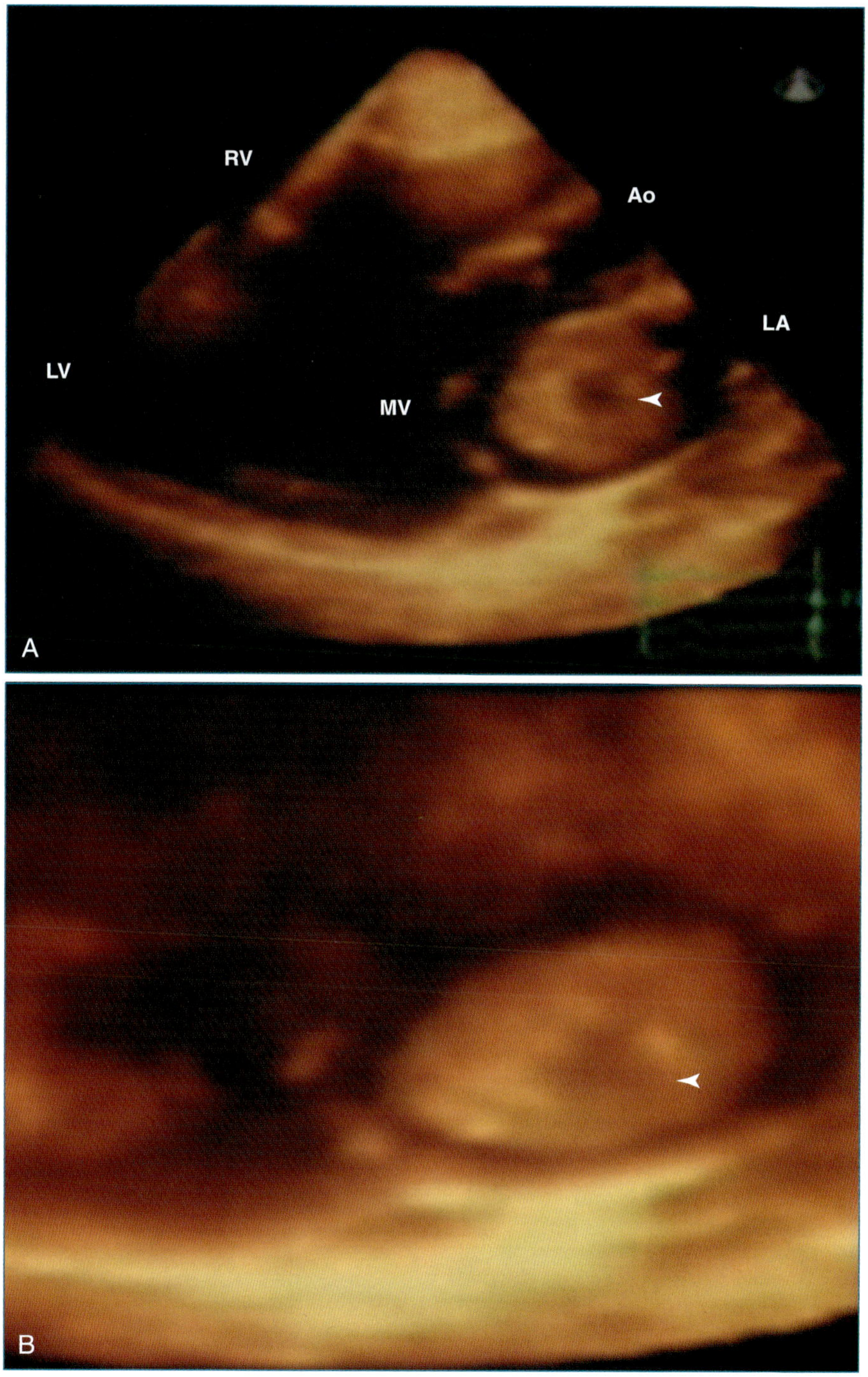

图 16-7　A 和 B，心脏占位病变的透声区，提示肿瘤内出血或坏死（箭头）。Ao，主动脉；LA，左房；LV；左室；MV，二尖瓣，RV，右室

纤维瘤

纤维瘤为先天性肿瘤，通常为儿童患病。由 2DTEE 诊断一例右室纤维瘤，该患者以前曾对纤维瘤进行不完全切除。此纤维瘤（图 16-8）RT3DTTE 测量值（9.0cm×2.8cm）显著大于 2DE 测量值（2.6cm×2.7cm）[7]。另一例左房纤维瘤（图 16-9）伴发 Gardner 综合征[10]。

乳头状弹力纤维瘤

乳头状弹力纤维瘤是第三个最常见的心脏肿瘤，在尸检中发病率约

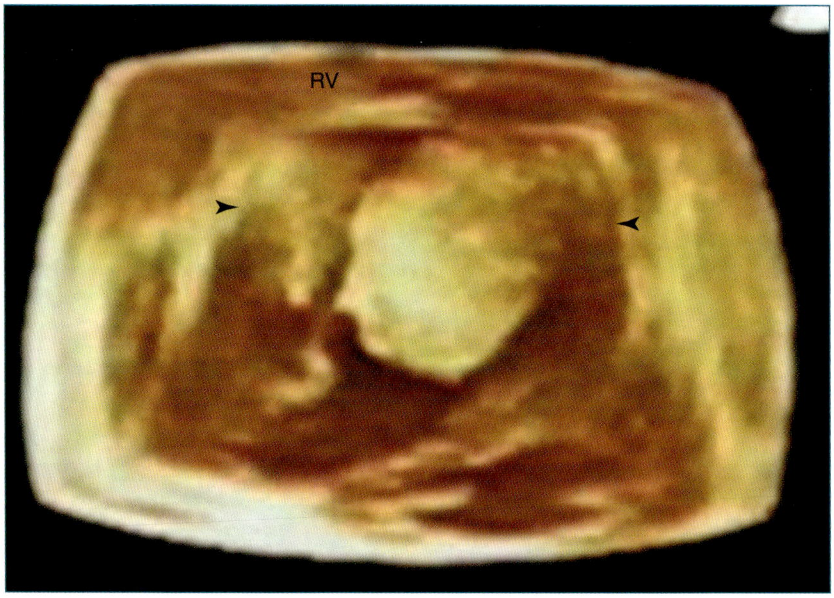

图 16-8 一例右室纤维瘤，患者有不完全切除手术史。三维经胸超声心动图显示的纤维瘤体积远大于二维经胸超声心动图的显示。RV，右室。（From Reddy VK，Faulkner M，Bandarupalli N，et al：Incremental value of live/real time three-dimensional transthoracic echocardiography in the assessment of right ventricular masses. *Echocardiography* 26：598-609，2009.）

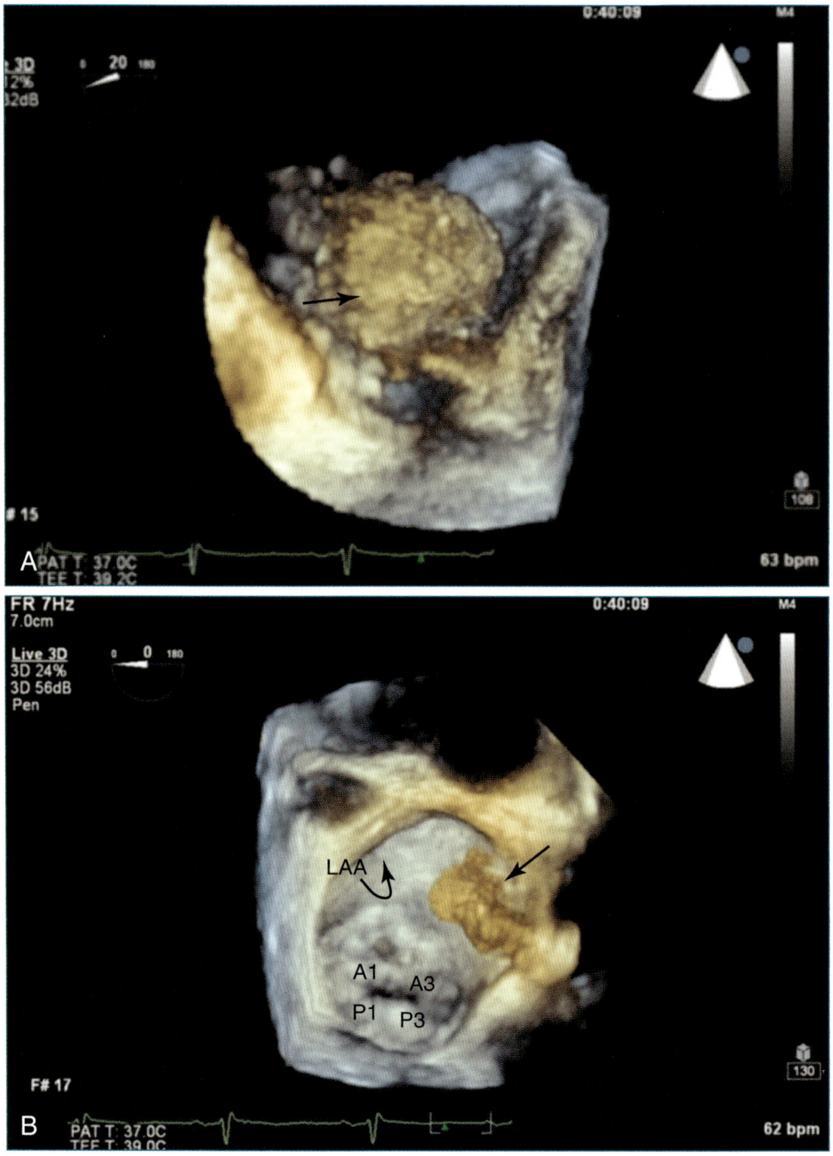

图 16-9 **A**，三维经食管超声心动图显示左房纤维瘤（箭头）。此占位与 Gardner 综合征相关（家族性肠息肉以及肠外纤维化，包括纤维瘤）。**B**，左房纤维瘤。LAA，左心耳；A1 和 A3，前叶扇区 1 和 3；P1 和 P3，后叶扇区 1 和 3。（From Yang HS，Arabia FA，Chaliki HP，et al：Images in cardiovascular medicine. Left atrial fibroma in Gardner syndrome：Real-time 3-dimensional transesophageal echo imaging. *Circulation* 118：e692-e696，2008.）

0.33%[11]。乳头状弹力纤维瘤是最常见的心脏瓣膜肿瘤，经常在主动脉瓣上被发现（图 16-10），但所有瓣膜均有报道（图 16-11）。Singh 及其

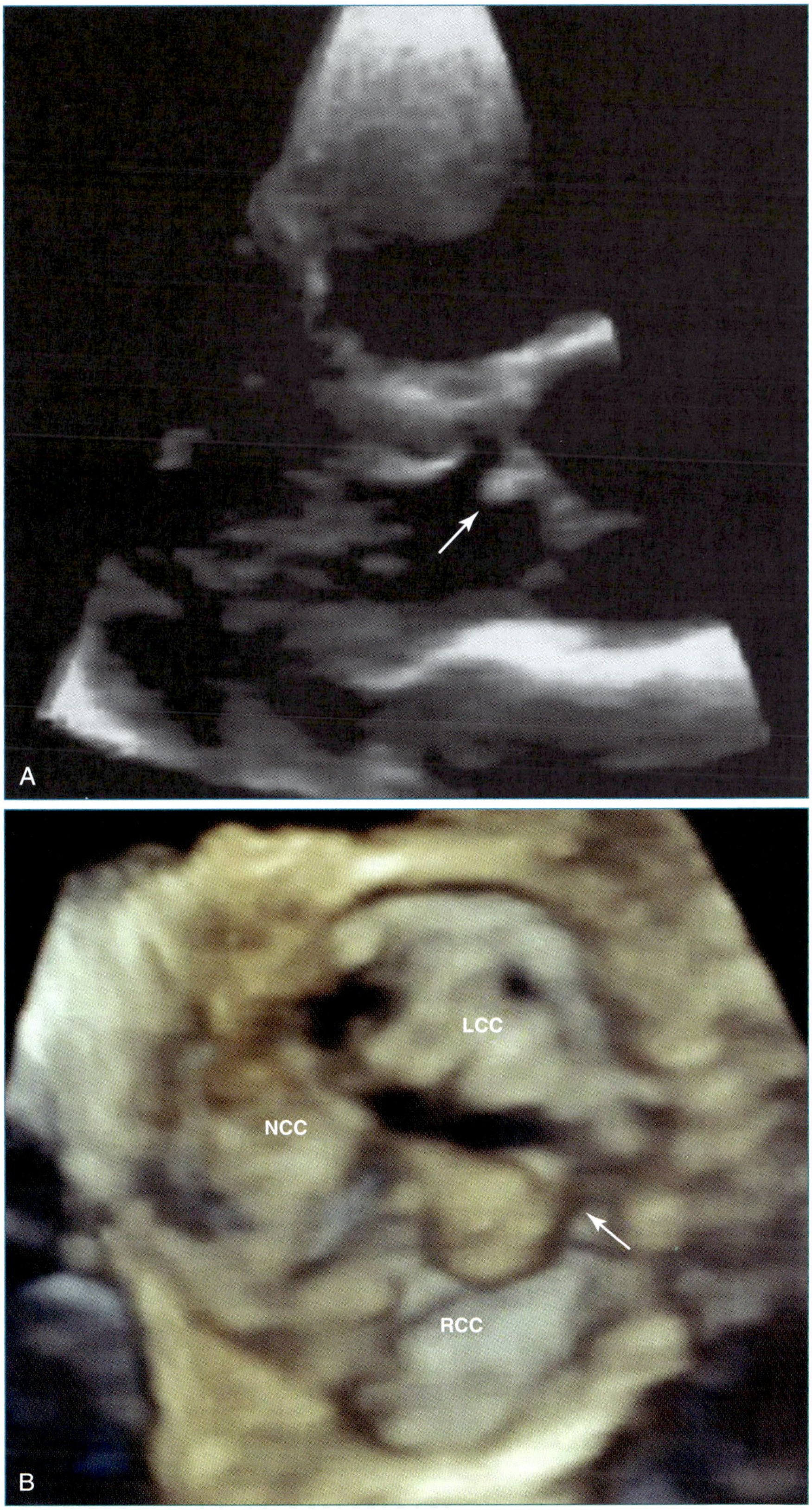

图 16-10　**A**，主动脉瓣弹力纤维瘤自主动脉瓣左室侧突出（箭头）。**B**，主动脉瓣弹力纤维瘤。LCC，左冠瓣；NCC，无冠瓣；RCC，右冠瓣。（From Le Tourneau T，Polge AS，Gautier C，Deklunder G：Three-dimensional echography：cardiovascular applications. *J Radiol* 87：1993-2004，2006.）

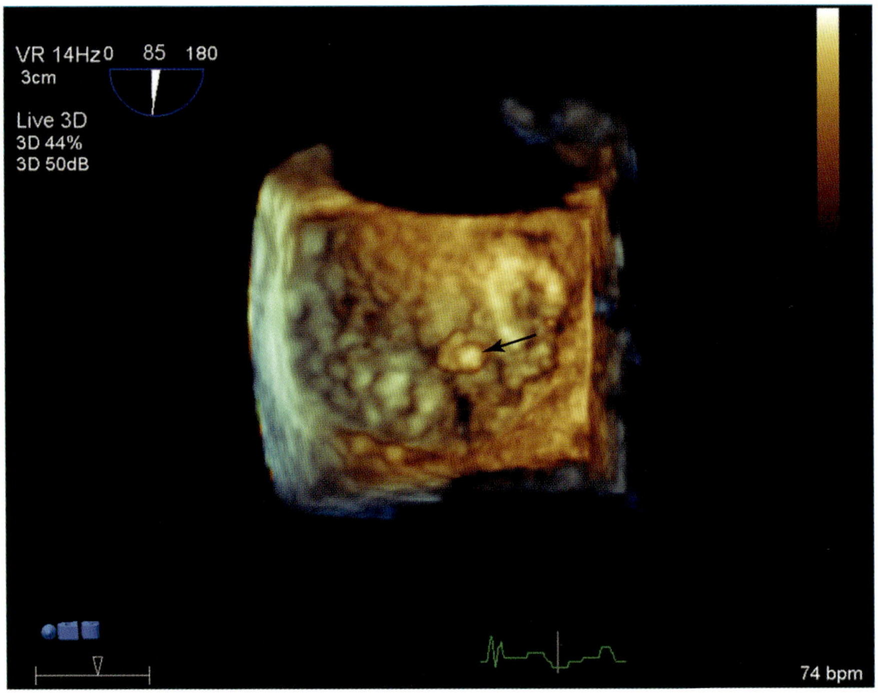

图 16-11 二尖瓣前叶瓣尖乳头状弹力纤维瘤（箭头）。此患者无症状，为偶然发现

同事[12]报道了 RT3DTTE 在一例肺动脉瓣乳头状弹力纤维瘤中的诊治价值。RT3DTTE 准确探查到附着点，这有助于规划保留肺动脉瓣的手术。另外，三维剪切技术可以通过多个垂直平面显示叶状投射和无透声现象，从而帮助与黏液瘤或血栓相区分（图 16-12）。Le Tourneau 及其同事[13]研究了 7 例手术切除病灶的该病患者，发现 3DE 对该肿瘤显像的可行性达 100%，而且 3DE 测量的大小与实际切除的肿瘤大小具有良好的相关性。他们认为，在 7 个患者中，RT3DTTE 为 3 个患者的手术方案提供了帮助，因为当计划进行保留瓣膜的手术时，手术方案至关重要。本研究中大部分病变（5/7）位于主动脉瓣上[13]。

肉瘤

肉瘤是罕见的心脏原发性肿瘤，然而却是恶性原发性心脏肿瘤中最常见的类型，尤其在成年人群中。血管肉瘤在心脏肉瘤中最常见，通常发生在右房，经常邻近上、下腔静脉。肉瘤多较大，具有侵袭性，有时占据大部分右房（图 16-13 至图 16-16）。Suwanjutah 等[14]描述了一例平滑肌肉瘤的 RT3DTTE 显像（图 16-17）。RT3DTTE 主要价值是鉴别肿块的组成，应用其剪切功能可以显示透声区域，提示由符合胶原蛋白的带状结构环绕的坏死或出血，图像呈现“多纳圈”样表现。切除标本及组织病理学结果显示了同样的坏死形式，以及在纤维化肿瘤之间的血管通道。本例由 RT3DTTE 显示的肿块形态提示为肿瘤而非血栓，RT3DTTE 测量的肿瘤大小也明显大于 2DTTE 的估测值。

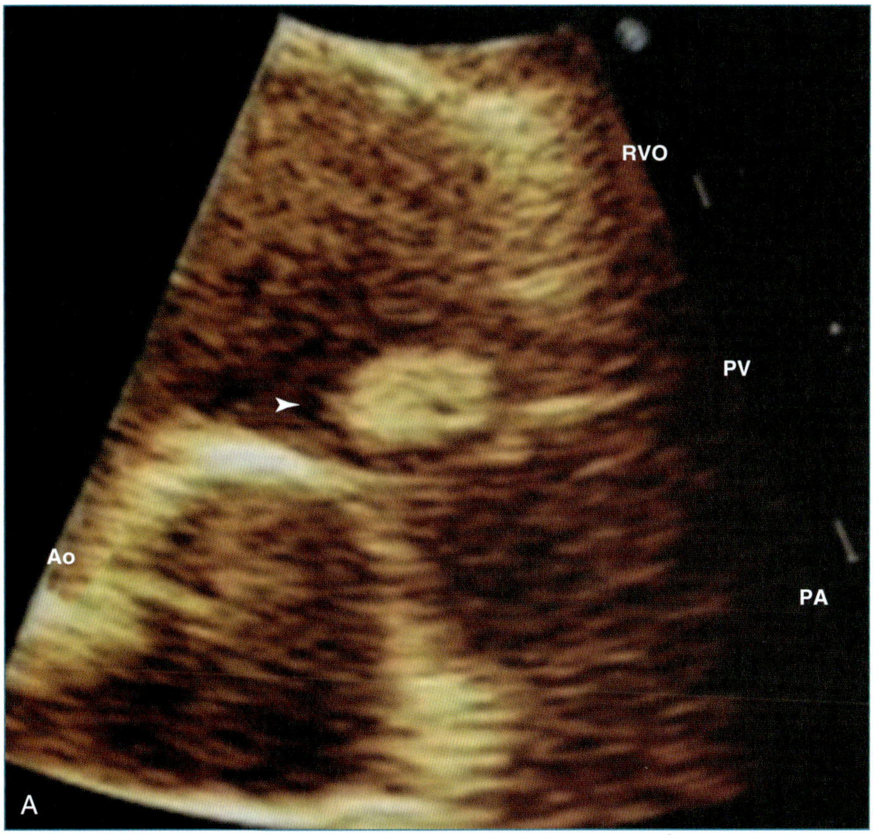

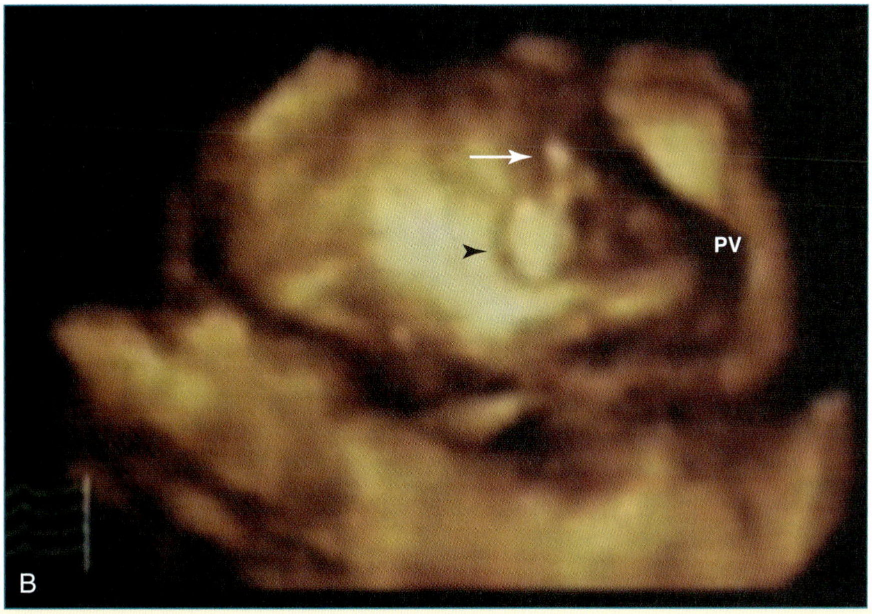

图 16-12 肺动脉瓣乳头状弹力纤维瘤。**A**，二维超声心动图显示的占位病变（箭头）附着于肺动脉瓣。**B**，同一病变由三维超声心动图显示（箭头）。箭头所指叶状结构附着于肺动脉瓣。Ao，主动脉；PA，肺动脉；PV，肺动脉瓣；RVO，右室流出道。（From Singh A，Miller AP，Nanda NC，et al：Papillary fibroelastoma of the pulmonary valve：Assessment by live/real time three-dimensional transthoracic echocardiography. *Echocardiography* 23：880-883，2006.）

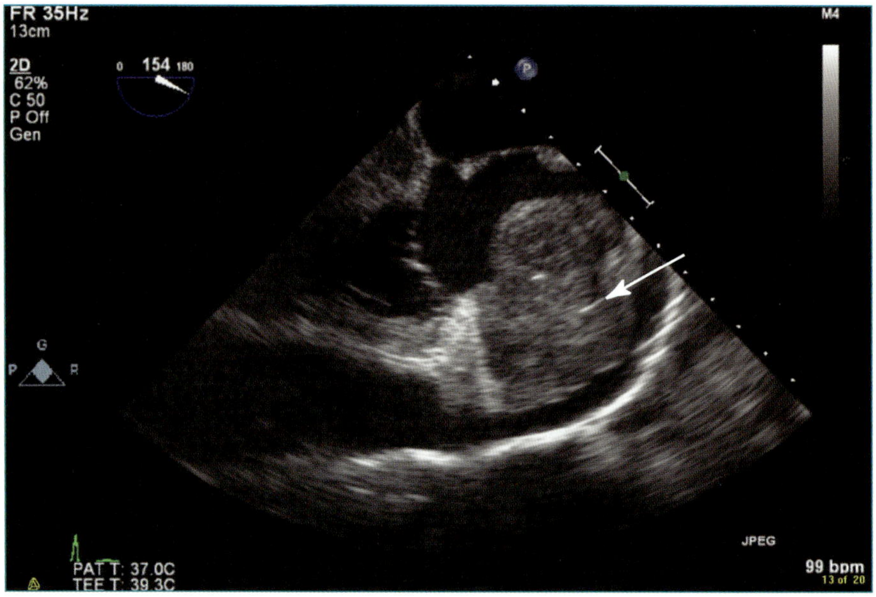

图 16-13 经食管二维超声心动图显示右房占位（箭头），活检结果为血管肉瘤。注意心包积液

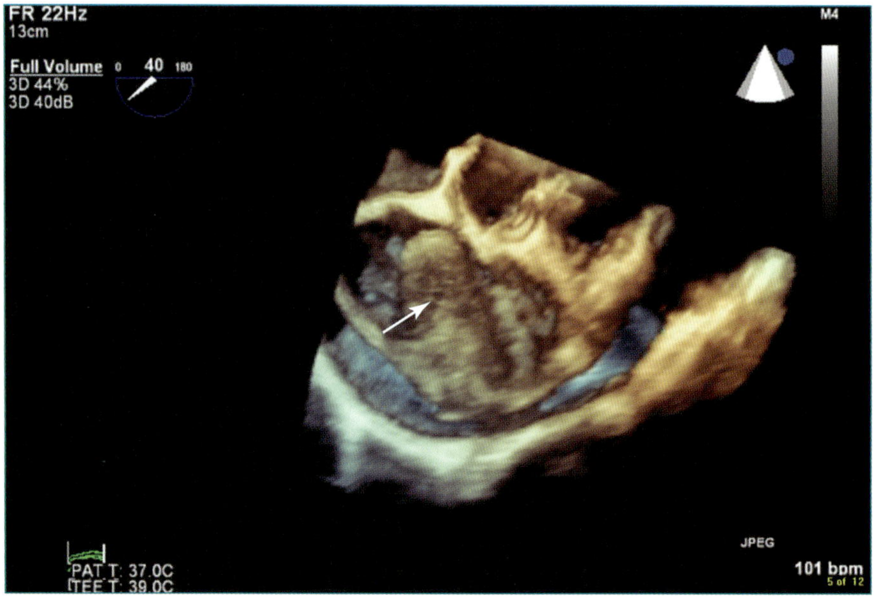

图 16-14 三维经食管超声心动图显示右房血管肉瘤（箭头）

淋巴瘤

淋巴瘤在原发性心脏恶性肿瘤中占 5%，由于症状无特异性，多数在生前无法明确诊断。一个病例描述并用 RT3DTTE 显像右房非霍奇金淋巴瘤，临床表现为心房颤动。RT3DTTE 随访显像对化疗进程很有帮助，显示肿瘤明显缩小[15]。

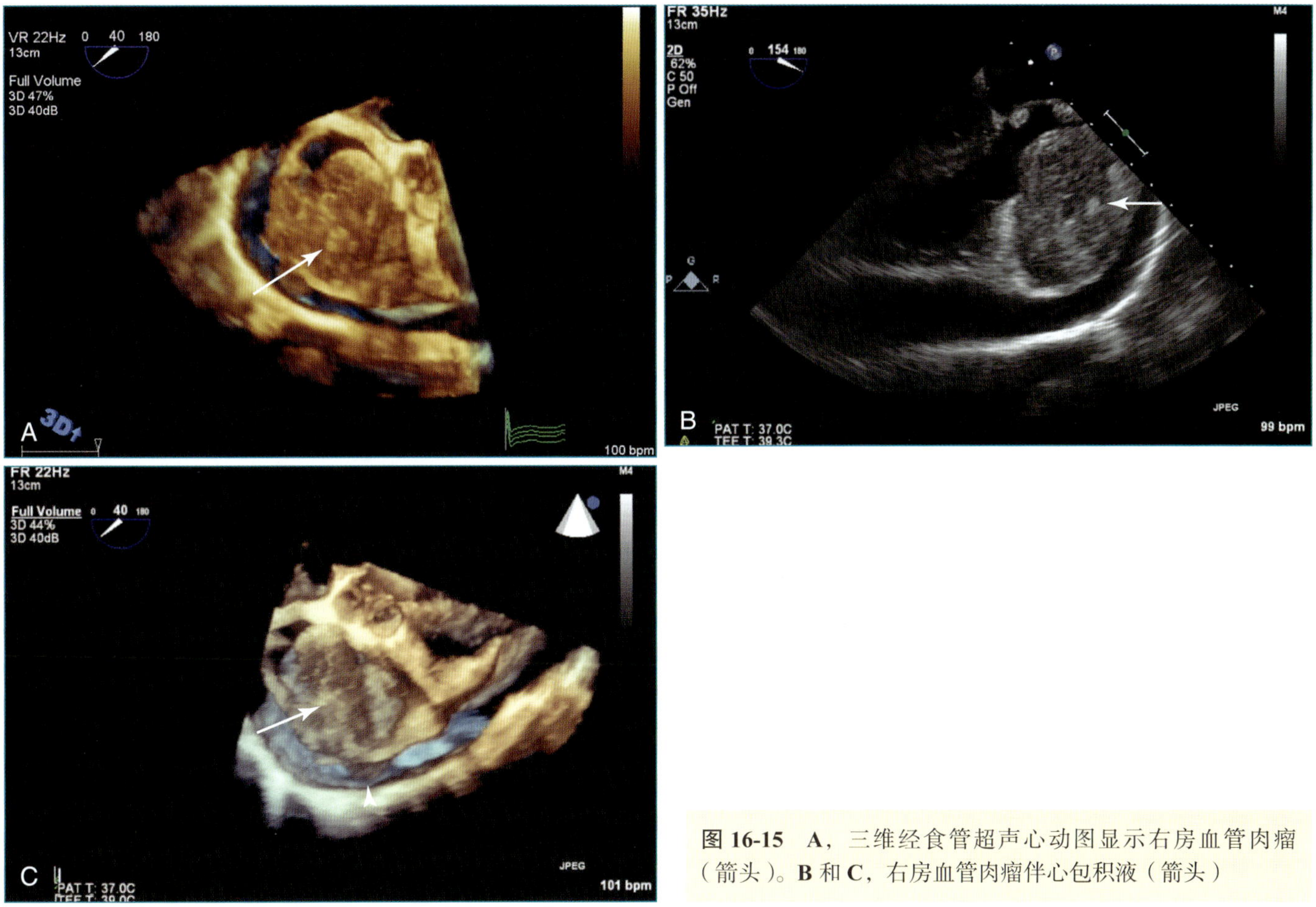

图 16-15　A，三维经食管超声心动图显示右房血管肉瘤（箭头）。B 和 C，右房血管肉瘤伴心包积液（箭头）

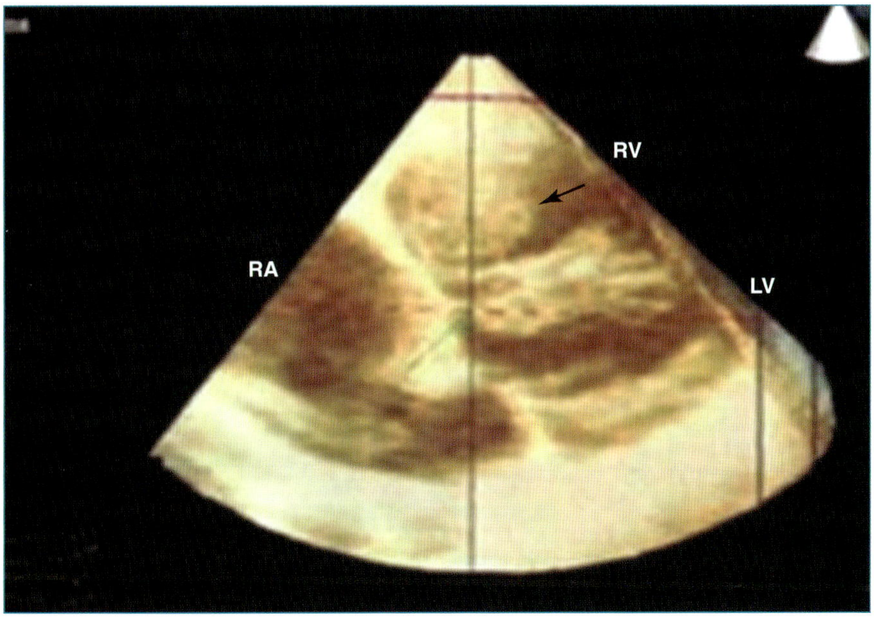

图 16-16　右房肉瘤（箭头）。LV，左室；RA，右房；RV，右室。（From Reddy VK，Faulkner M，Bandarupalli N，et al：Incremental value of live/real time three-dimensional transthoracic echocardiography in the assessment of right ventricular masses. *Echocardiography* 26：598-609，2009.）

类癌综合征

心脏受累的情况发生在超过 50% 的类癌综合征患者中，通常为右侧心脏瓣膜，尤其是三尖瓣。如前所述，肺动脉瓣的超声心动图显像特别具有挑战性。Nalawadi 及其同事[16]报道了三例心脏类癌综合征患者，RT3DTEE 能很好地确认三尖瓣和肺动脉瓣受累的情况（图 16-18）。三尖瓣正面观具有非常重要的价值，尤其通过 RT3DTTE 获得的正面观，它

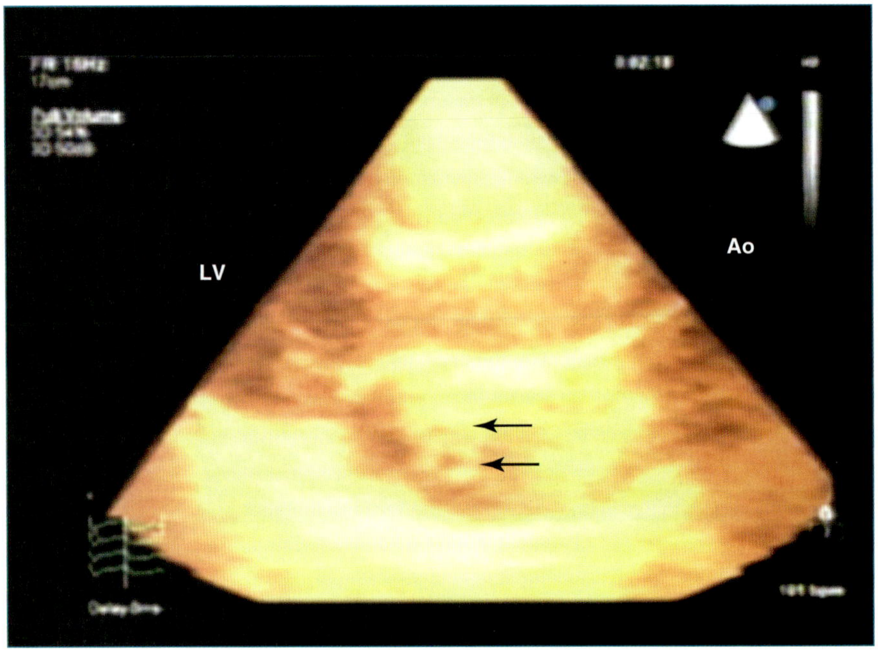

图 16-17 平滑肌肉瘤。箭头示肿瘤坏死区。Ao，主动脉；LV，左室。（From Suwanjutah T，Singh H，Plaisance BR，et al：Live/real time three-dimensional transthoracic echocardiographic findings in primary left atrial leiomyosarcoma. *Echocardiography* 25：337-339，2008.）

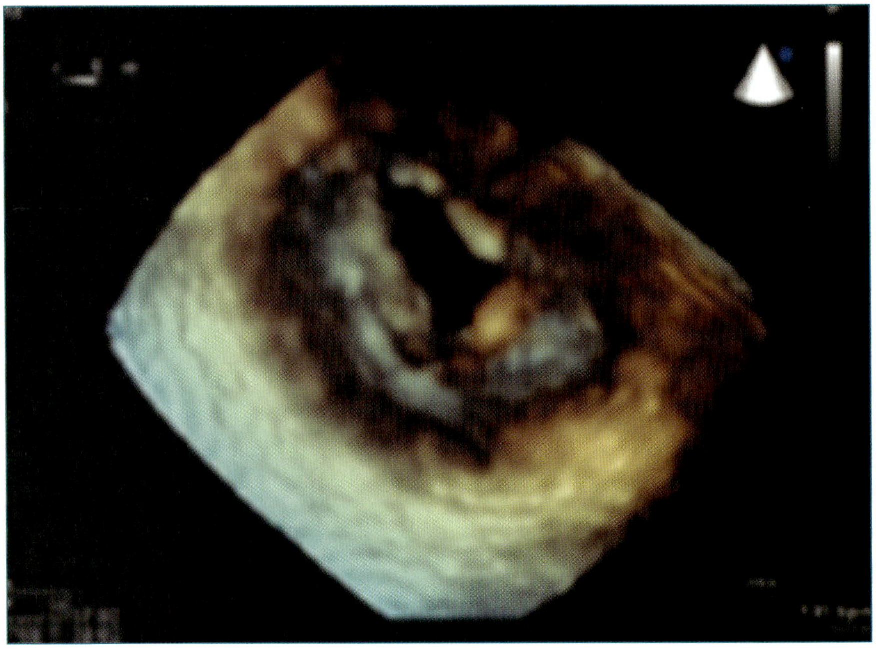

图 16-18 三维经食管超声心动图显示类癌综合征累及三尖瓣，三个瓣叶均增厚。收缩期瓣叶保持在开放状态，导致重度三尖瓣反流

可以显示重度反流三尖瓣的固定、开放的瓣叶。在另外 4 例报道中，仅 1 例肺动脉瓣显示良好，在提供的图像中 RT3DTEE 显像没有明显的发现。但作者认为“RT3D 在显示类癌综合征累及的肺动脉瓣的增厚、挛缩、卷曲以及瓣膜上的肿瘤方面很有帮助”。我们自己有关 RT3DTEE 在类癌综合征中的经验非常有限，可以肯定的是肺动脉瓣的主动脉弓显像对于这种情况是有价值的（参见第 10 章）。

少见的转移性肿瘤

一例转移至下腔静脉的肾细胞癌由 RT3DTEE 探头显像，其正面观显像较 2D 显像具有更重要的价值，显示肿瘤附着于下腔静脉右房入口处。RT3DTEE 显示肿瘤正面观，发现肿瘤间歇性阻塞下腔静脉[17]。

脊索瘤和黑色素瘤相对罕见，但是黑色素瘤有易转移至心脏的特性[1]，相反，脊索瘤则极少转移至心脏。尽管如此，脊索瘤和黑色素瘤分别转移到右房和右室已经由 RT3DTEE 显像和确认（图 16-19）[18-19]。在其中一个报道中，3DE 测量的脊索瘤体积（45ml）与切除后测量的体积（40ml）具有良好的相关性。3DE 显示的致密回声区域与纤维化区域相符，而透声区域则与坏死区域一致[19]。

心肌病或心肌致密化不全

在 Reddy 及其同事的一个系列研究中[7]，诊断 3 例右室心肌致密化不全，RT3DTTE 通过对右室心尖部心肌伸展缺乏的识别增强了对右室心肌致密化不全的确诊。另外一例由 Nemes 等[20]报道的患者，2DTTE 诊断为左室心肌致密化不全，其射血分数减低为 38%，而只有应用 RT3DTTE 才诊断出右室心肌致密化不全。Rajdev 等[21]阐述

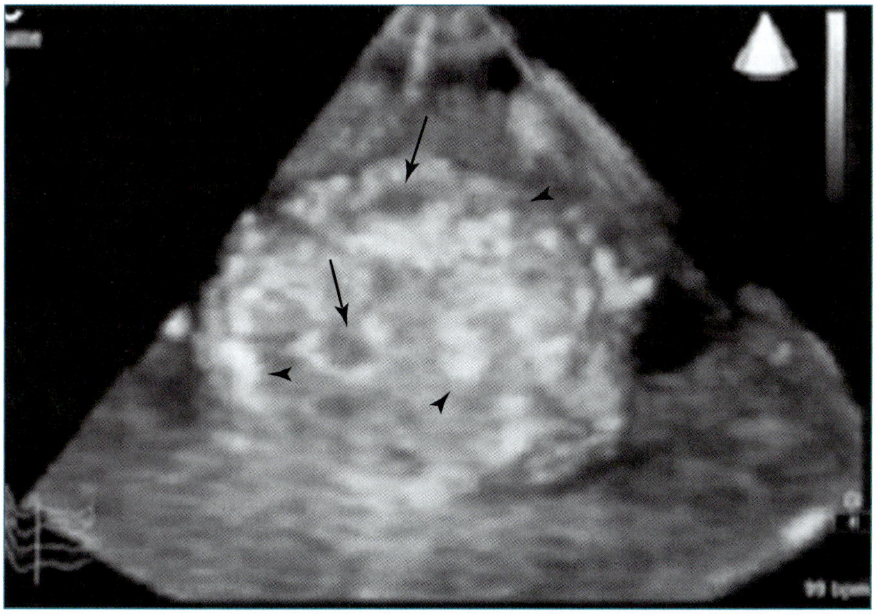

图 16-19 脊索瘤。箭头示出血和（或）囊性区。短箭头示纤维带。（From Pothineni KR，Nanda NC，Burri MV，et al：Live/real time three-dimensional transthoracic echocardiographic description of chordoma metastatic to the heart. *Echocardiography* 25：440-442，2008.）

了 3DE 在评价致密化不全综合征中的特别价值以及 2D 显像的作用，在对 21 例左室致密化不全患者的评价中发现，与 RT3DTTE 相比，2DTTE 低估了左室肌小梁的质量和数量[21]。应用标准 2D 和 RT3D 显像以及使用或未使用对比剂显示致密化不全的图像见图 16-20 至图 16-24。3D 显像与对比剂增强相结合可以帮助判断非致密化心肌的长度，即小梁隐窝血窦的长度，这是区分致密化不全与更常见的肌小梁增多的关键。心肌厚度与肌小梁厚度之比必须小于 0.5 才符合致密化不全[22]。一些研究者认为小梁隐窝血窦的数量对于诊断同样重要。

血栓

心房血栓比较常见，诊断难度主要在于与其他心内占位病变进行鉴别，比如黏液瘤。RT3DE 可以准确探查占位的附着位置：血栓很少附着于房间隔，而黏液瘤则相反。此外，3DE 尤其是 RT3DTEE 有时可以确认左心耳内 2DE 无法发现的血栓，RT3DTEE 评价左心耳血栓的另一个更

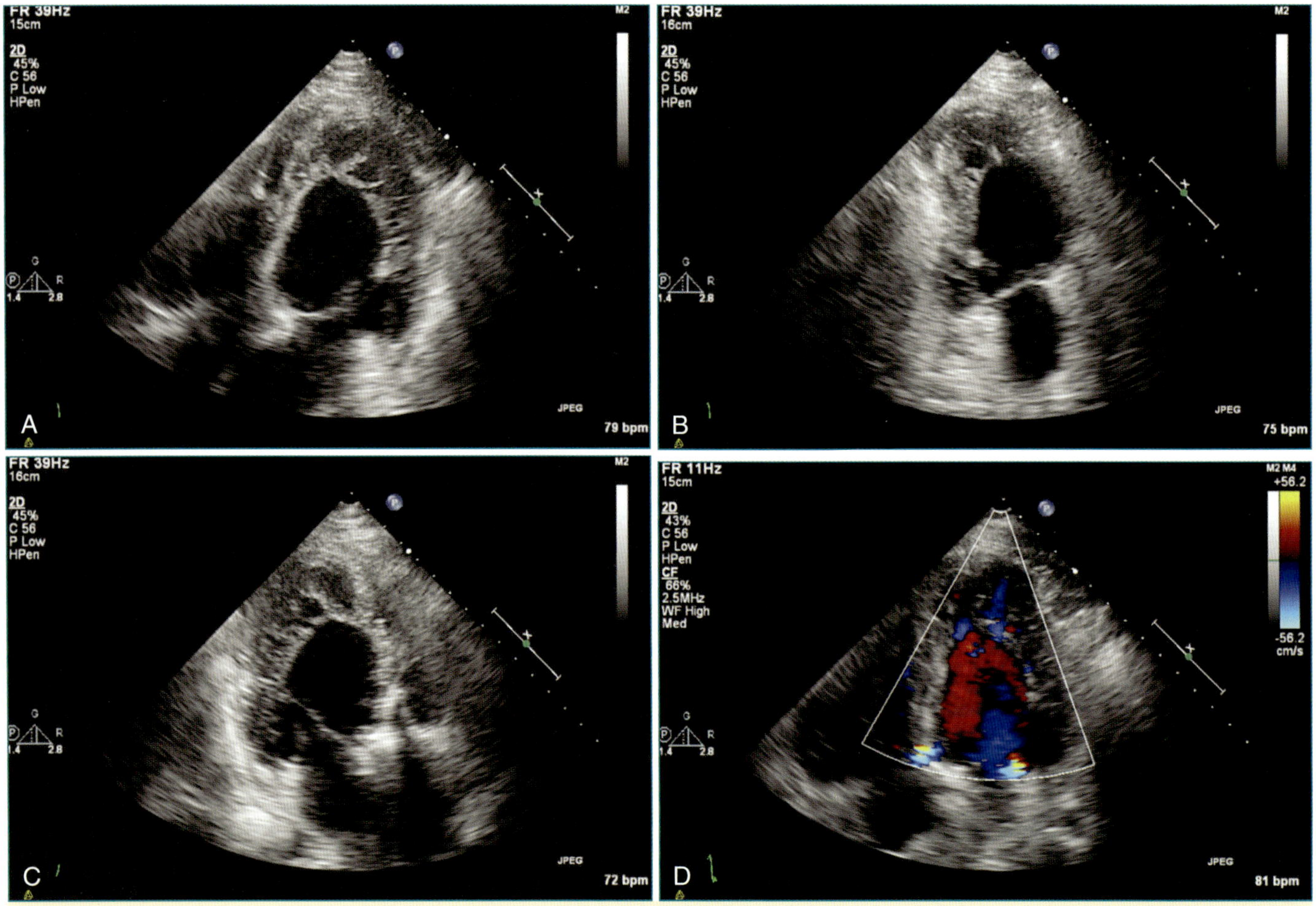

图 16-20 左心室致密化不全的二维超声心动图显像。**A**，心尖四腔心切面。**B**，心尖两腔心切面。**C**，心尖长轴切面。**D**，彩色多普勒重点显示心尖小梁隐窝

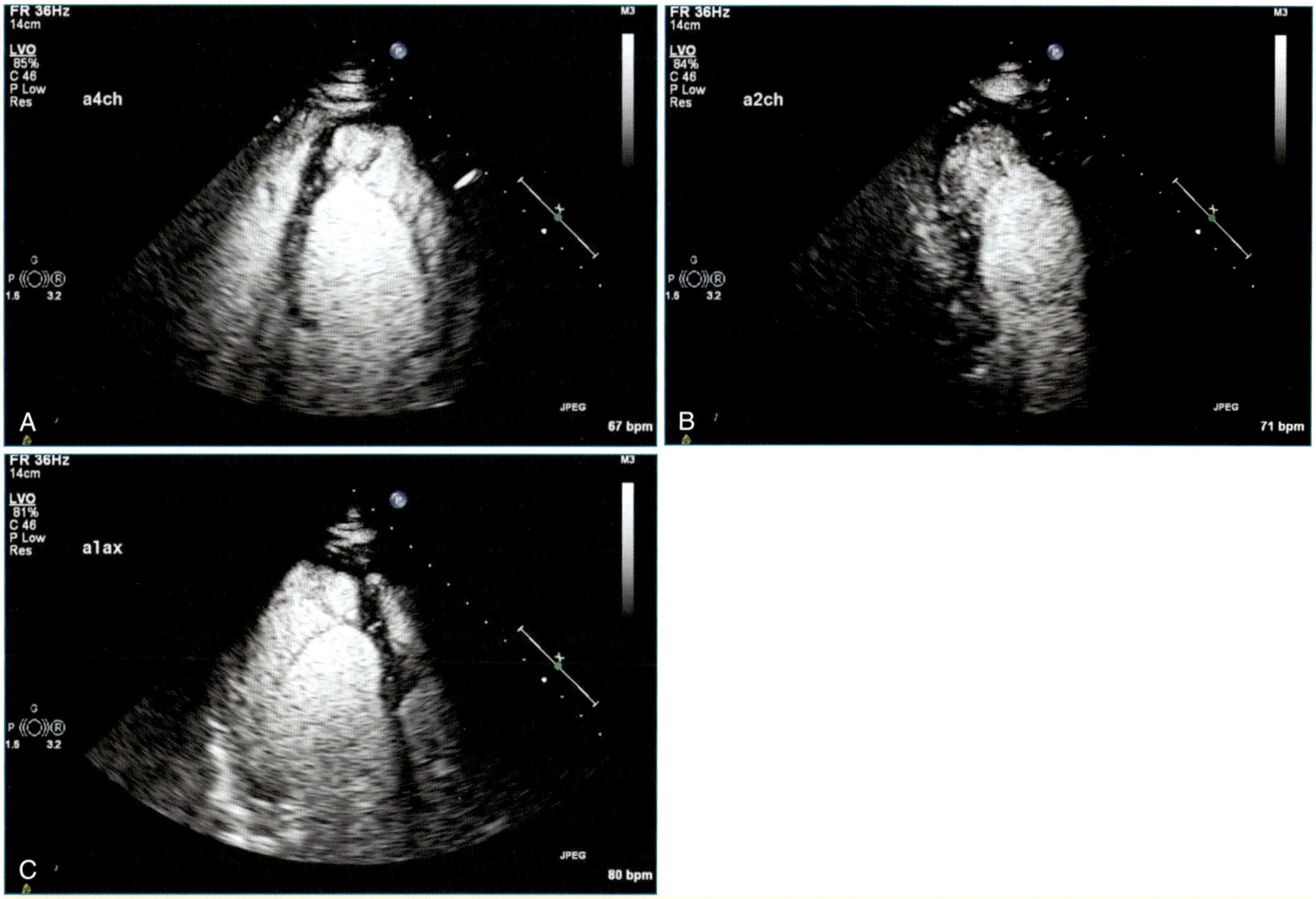

图 16-21　对比剂增强的左室致密化不全超声心动图显像。**A**，心尖四腔心切面。**B**，心尖两腔心切面。**C**，心尖长轴切面。与二维（2D）彩色多普勒相同，对比剂增强的 2D 超声心动图重点显示心尖小梁隐窝。隐窝长度比心内膜厚度更容易估测

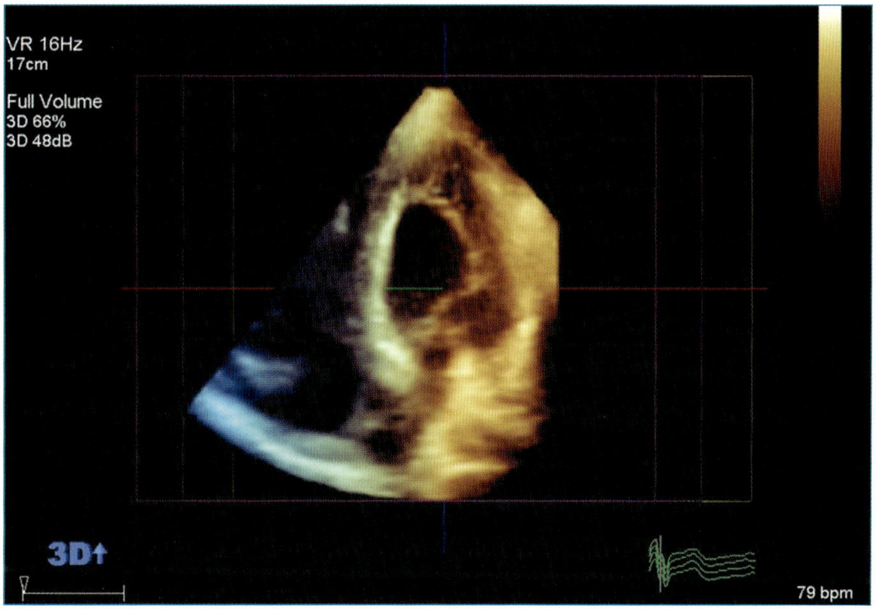

图 16-22　一心肌致密化不全患者，三维经胸超声心动图显示与致密化不全相对比的心尖肌小梁突出的区域

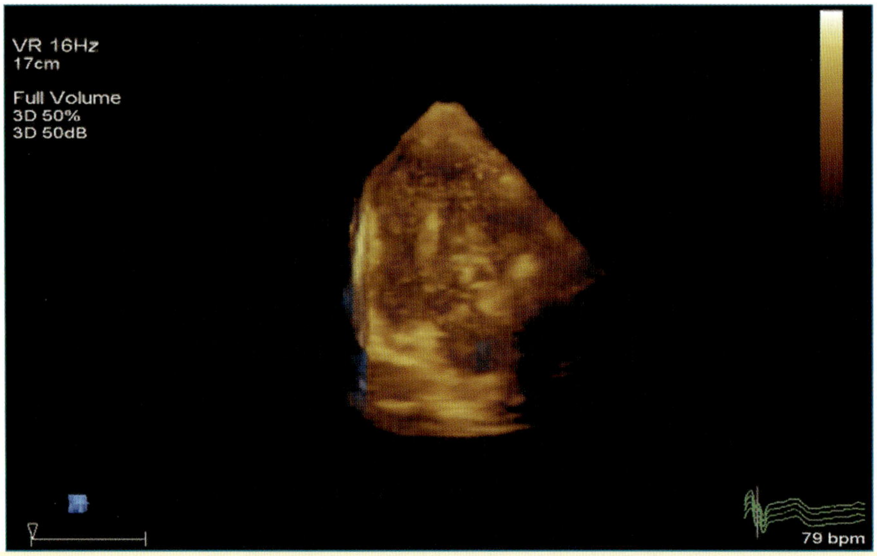

图 16-23 三维超声心动图显示左室心肌致密化不全

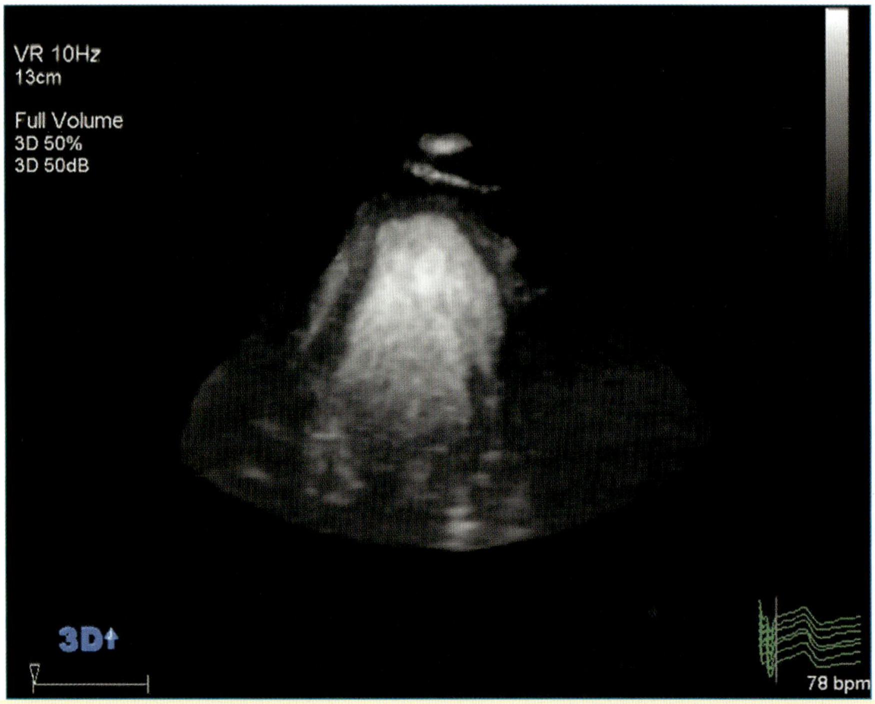

图 16-24 三维对比剂增强超声心动图显示左室心肌致密化不全

大获益是能够排除被 2DTEE“疑似”的血栓。RT3DTEE 的优势在于它可以区分血栓和左心耳“粗糙”区的正常小梁结构，这需要联合 X 平面模式 2D 显像（多个 2D 切面的同步正交视图）和实时 3D 显像来完成（图 16-25 至图 16-28）。RT3DTEE 能够正面观察左心耳开口，而且可以从左

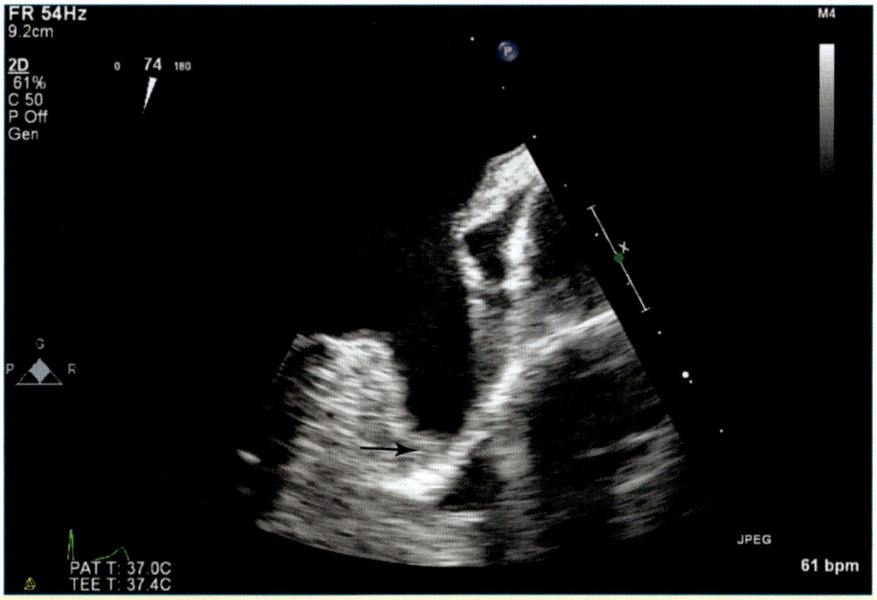

图 16-25　二维经食管超声心动图疑似血栓（箭头）。后证实为左心耳小梁结构（见图 16-26）。左心耳此切面容易将小梁结构误诊为血栓

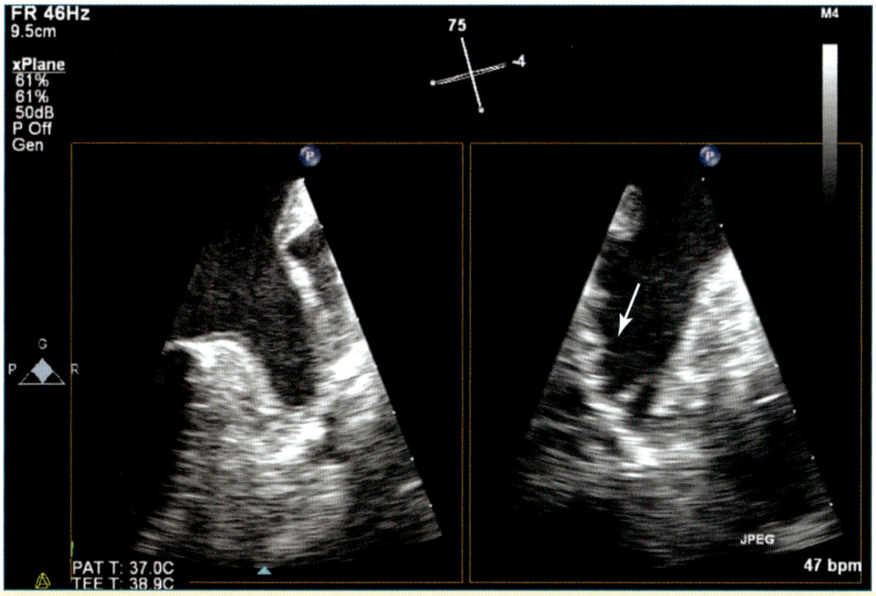

图 16-26　三维经食管超声心动图 X 平面模式同时显示左心耳的两个正交切面。90° 正交视图的第一个视图显示血栓表现，但实际为小梁结构。箭头所指为多个左心耳小梁结构

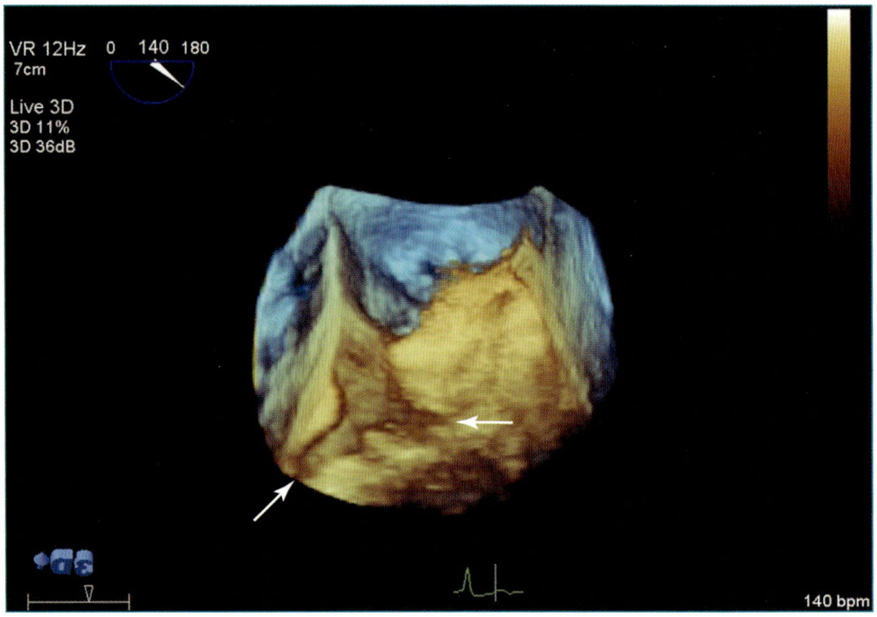

图 16-27 实时三维经食管超声心动图显示双叶左心耳。箭头所指为两个分叶

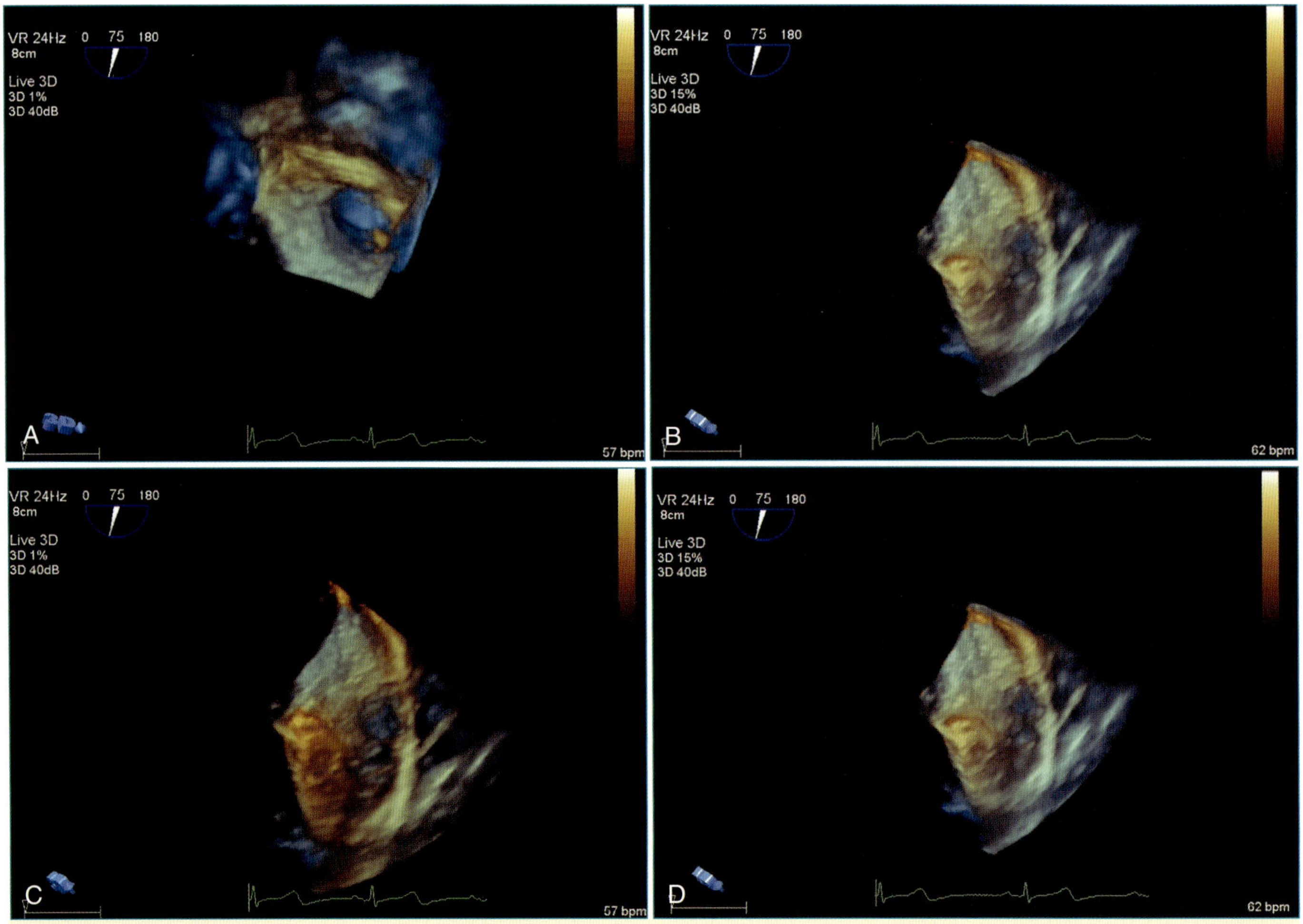

图 16-28 左心耳疑似血栓。B 至 D，多切面显示左心耳内小梁结构而非血栓

心耳开口至尖部任意方向剪切观察（图 16-29）。周边结构（如左上肺静脉）可以作为探头方向的定位标记。

应用 3DTTE 已经可以对左室血栓进行显像和描述[23]。3D 可以从侧面显示血栓，帮助确认附着点，通过剪切功能，可以确认血栓内溶解程度及范围（血栓内部大的无回声提示溶解），血栓内部的溶解提示抗凝治疗有效。Sinha 及其同事[23]报道了一例产后心肌病患者左室血栓的溶解，2DTTE 可以观察到血栓，但只有 RT3DTTE 可以显示与血栓内部溶解一致的无回声区（图 16-30 和图 16-31）。

Anwar 等[24]的研究表明，RT3DE 在评价血栓活动性、鉴别血栓与心肌、对血栓结构与大小变化的描述等方面均优于 2DE。RT3DE 诊断血栓的敏感性大于 90%，特异性大于 85%。另外，RT3DE 可以更好地显示左心耳血栓（78% *vs*. 2DE 的 33%）。在另外一个病例中，3DE 发现右室内血栓，而 2DE 没有显示（图 16-32）[25]。Lo 等[26]描述了一例心肌病患者心尖部三个血栓（图 16-33）。其他心尖部血栓病例显示在图 16-34 至图 16-36。

赘生物

除了左室收缩功能的评估，感染性心内膜炎赘生物的评价可能是 3DE 最有价值的应用。一些主动脉瓣赘生物的患者以及一例主动脉瓣穿孔患者显示在图 16-37 至图 16-41。1 例二尖瓣赘生物显示在图 16-42。RT3DE 测量的瓣膜赘生物大小以及范围均比 2DE 大。除了赘生物大小，RT3DE 还可以帮助显示赘生物复杂的形状以及活动性。赘生物大小的准

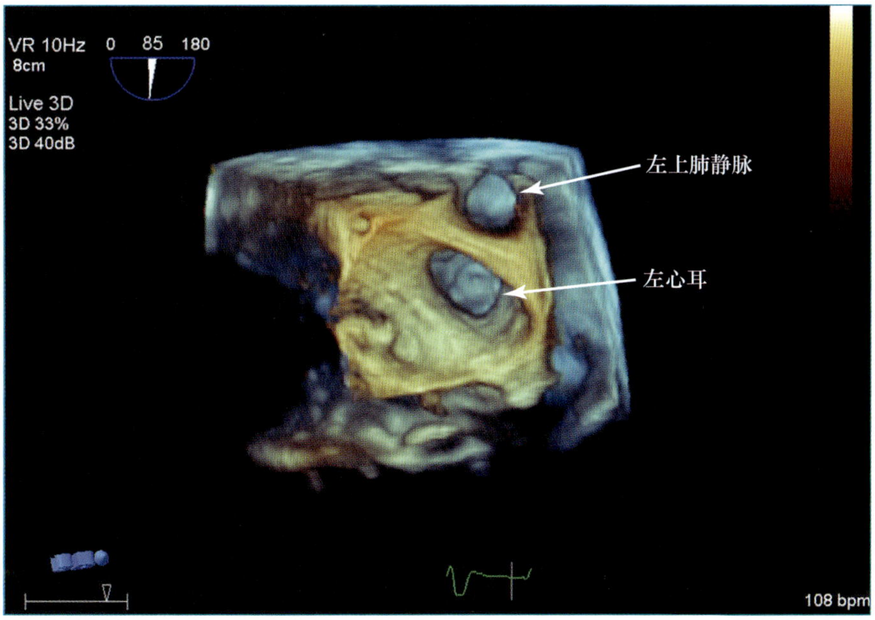

图 16-29 左心耳剪切示例

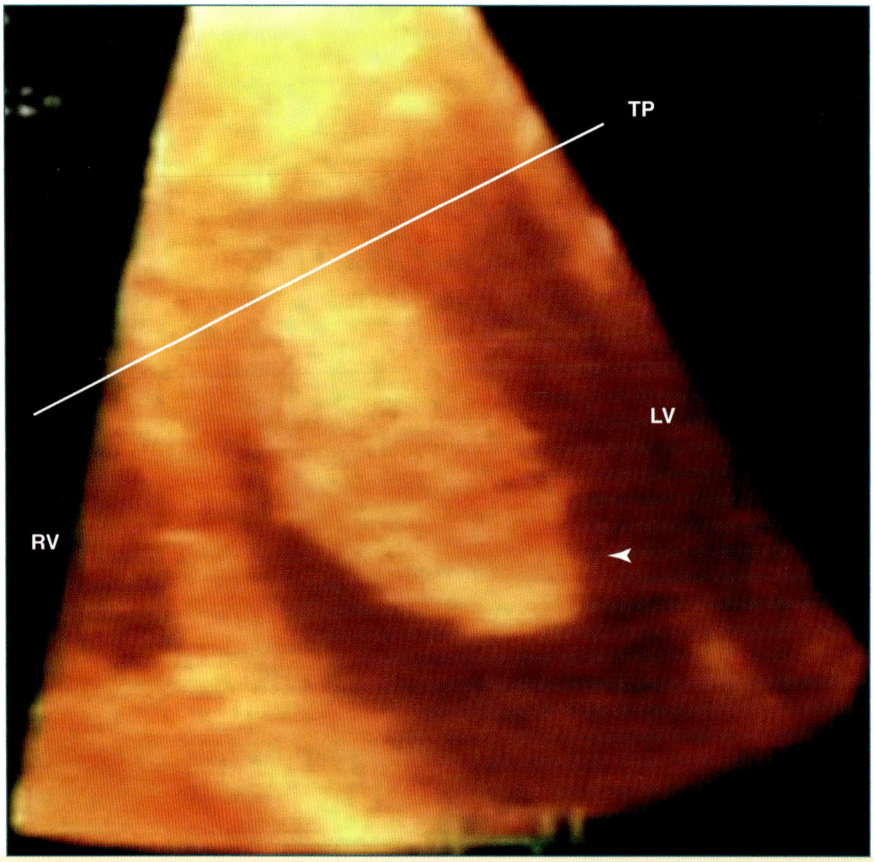

图 16-30 血栓透声区符合溶解。LV，左室；RV，右室；TP，横切平面。（From Sinha A，Nanda NC，Khanna D，et al：Morphological assessment of left ventricular thrombus by live three-dimensional transthoracic echocardiography. *Echocardiography* 21：649-655，2004.）

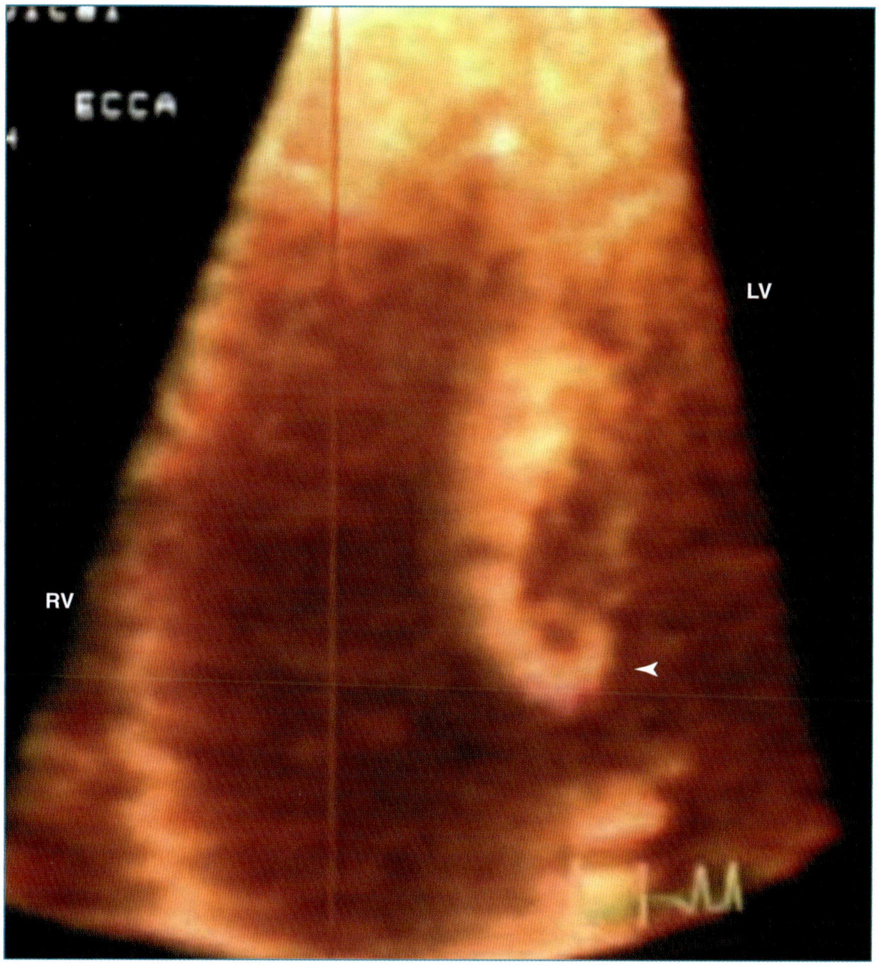

图 16-31　血栓透声区符合溶解（箭头）。LV，左室；RV，右室

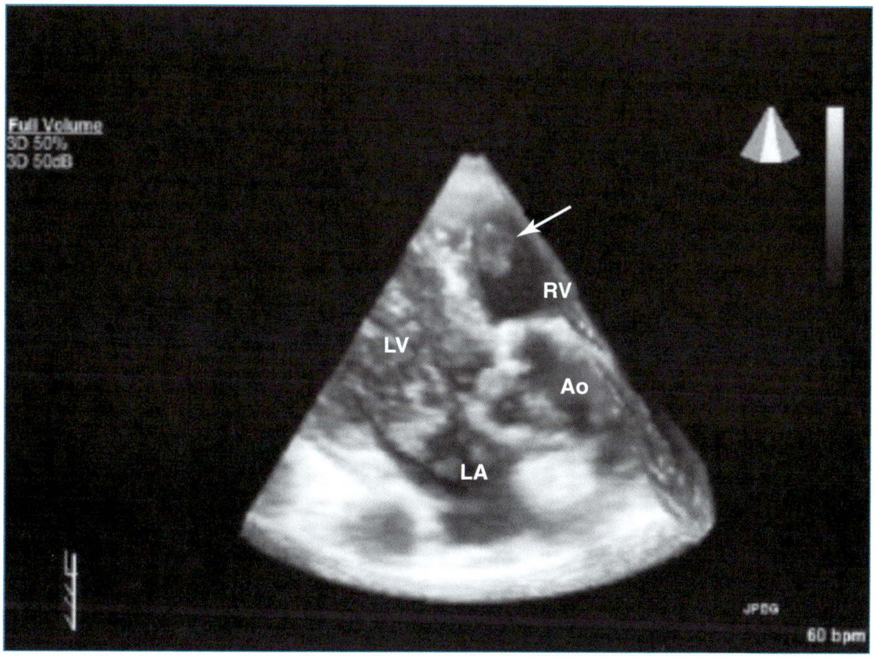

图 16-32　二维超声心动图没有显示右室血栓。Ao，主动脉；LA，左房；LV，左室；RV，右室（From Wertman BM，Goland S，Davidson RM，Siegel RJ：Right atrial and ventricular masses of unknown origin. *J Am Soc Echocardiogr* 21：776，2008.）

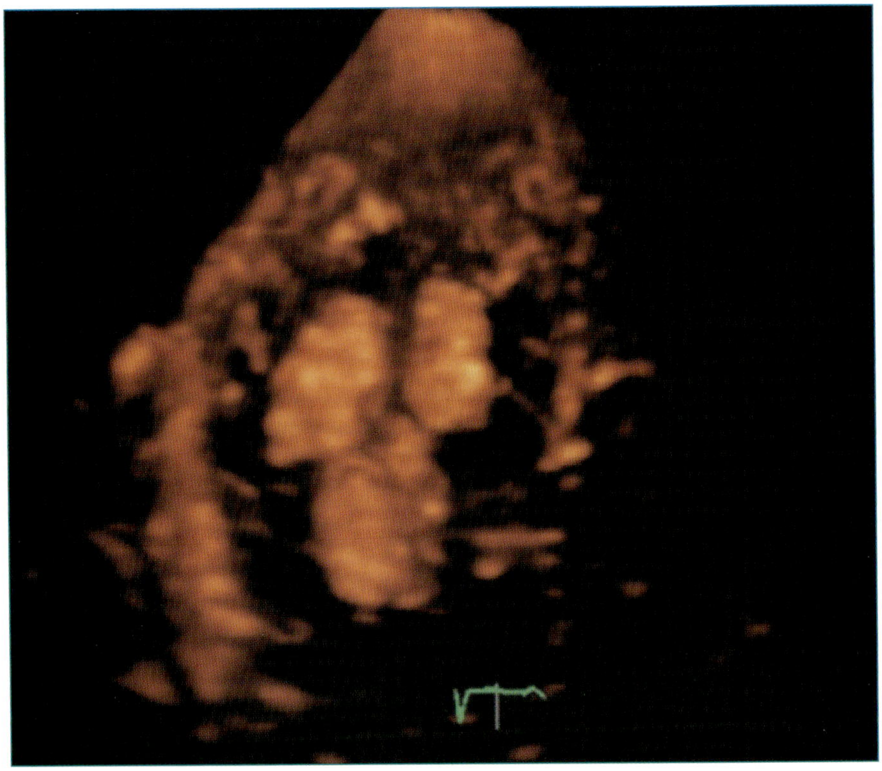

图 16-33 心肌病合并血栓。(From Lo CI, Chang SH, Hung CL: Demonstration of left ventricular thrombi with real-time 3-dimensional echocardiography in a patient with cardiomyopathy. *J Am Soc Echocardiogr* 20: e9-e13, 2007.)

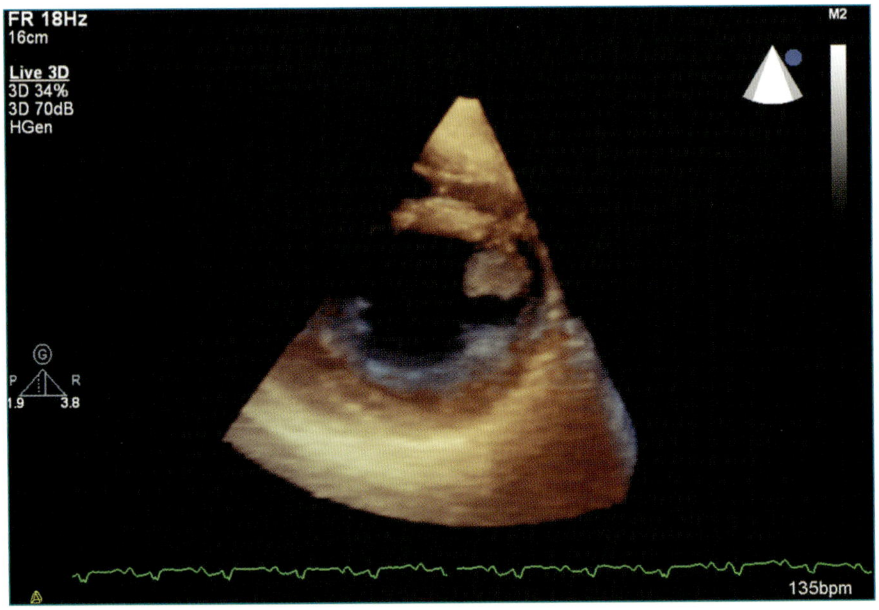

图 16-34 血栓及其附着点

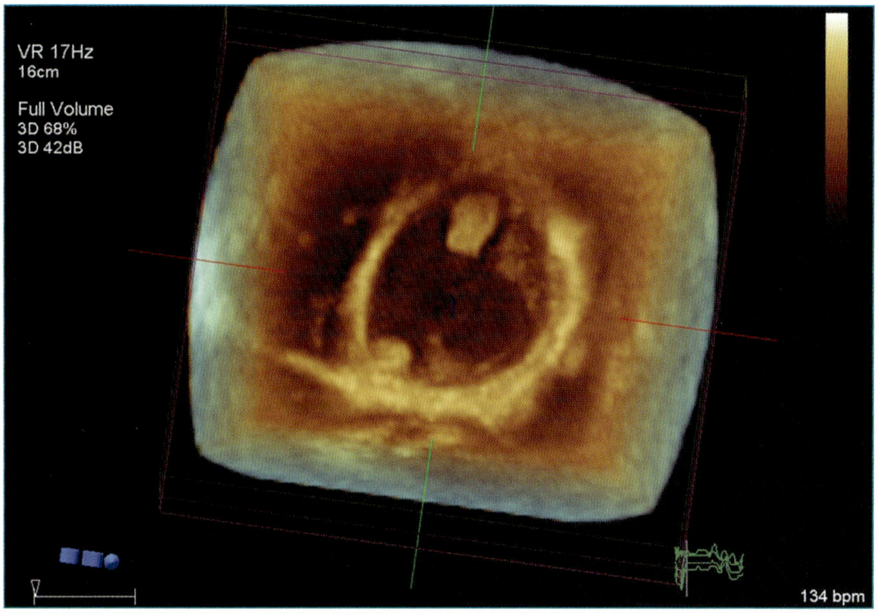

图 16-35　两个血栓

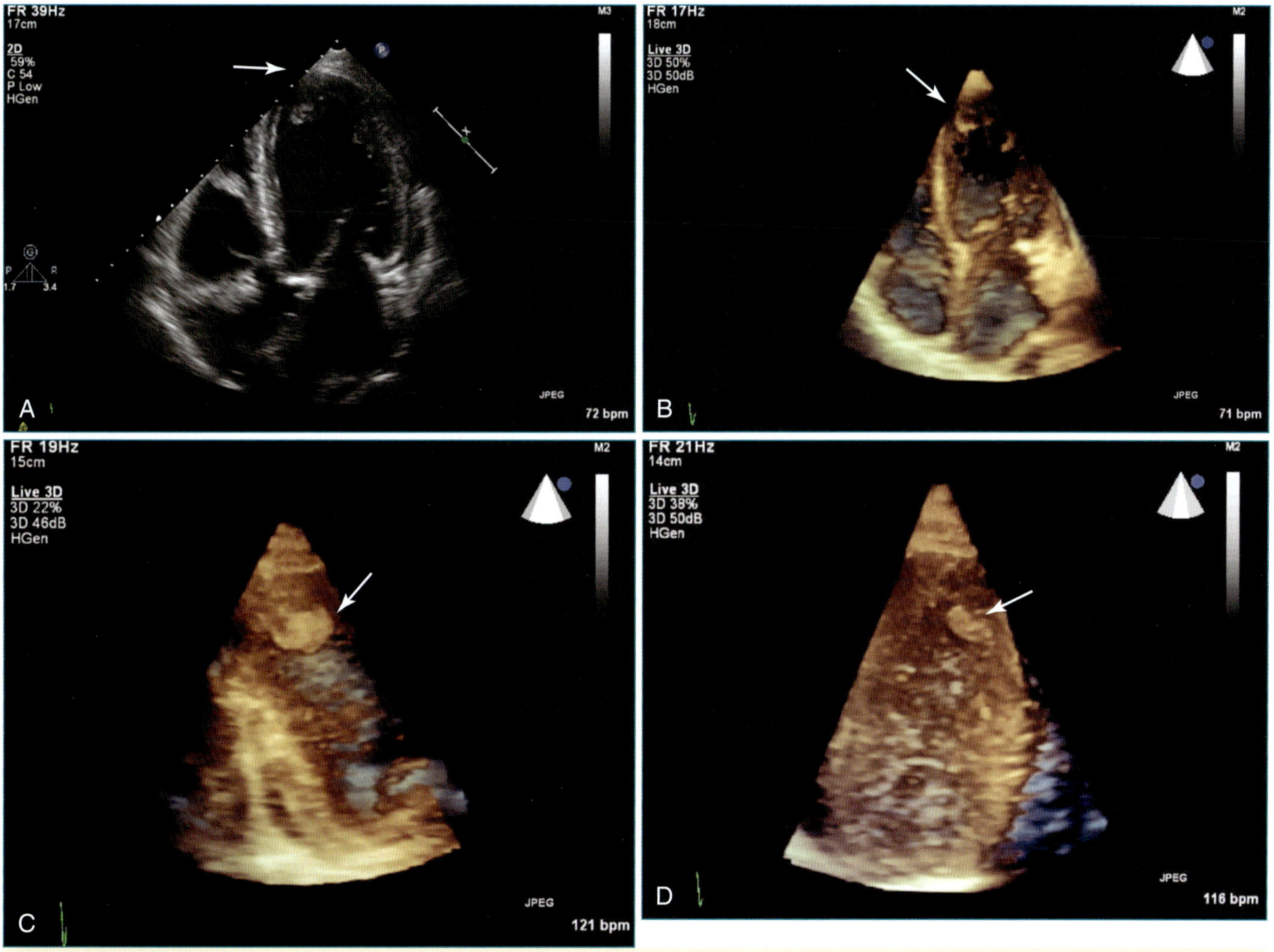

图 16-36　二维（A）和三维（B 至 D）经胸超声心动图显示左室心尖部血栓（箭头）

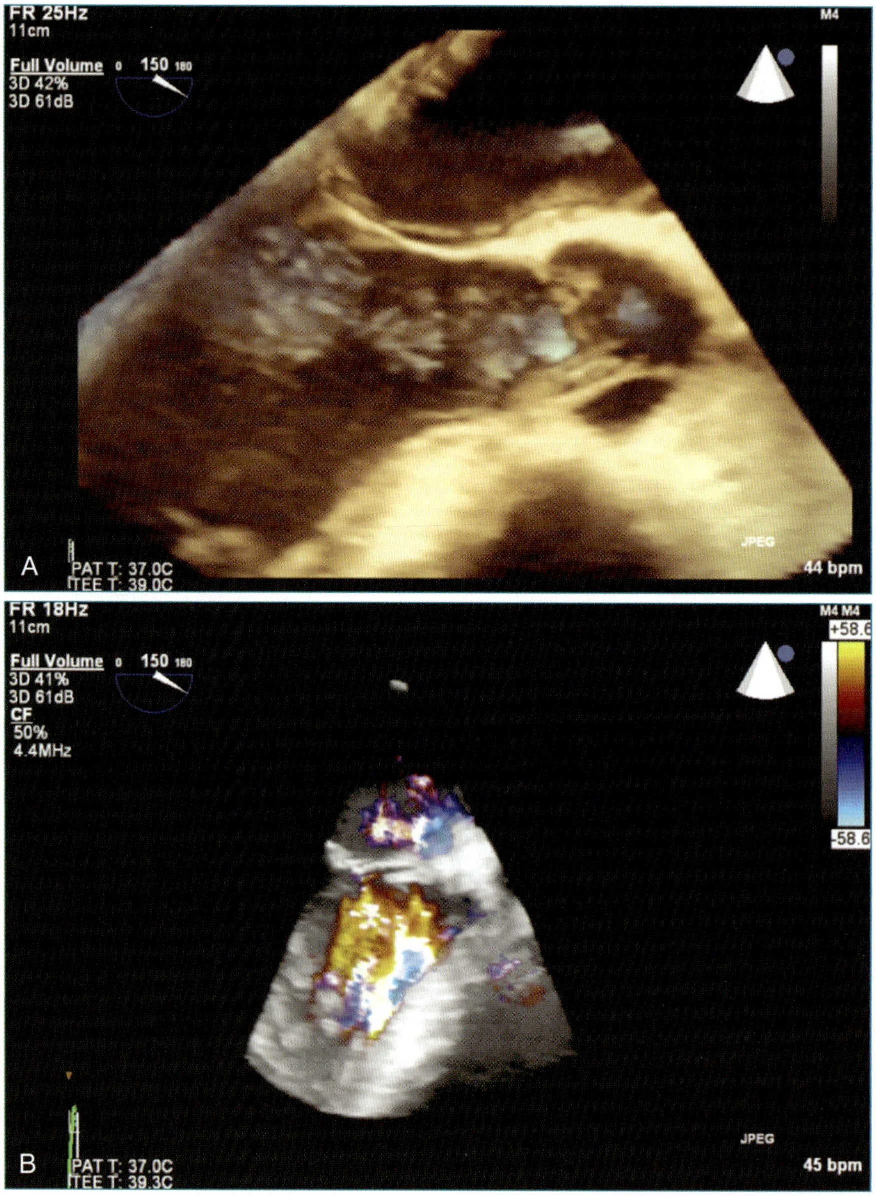

图 16-37 **A**，主动脉瓣右冠瓣赘生物经食管三维超声心动图显像。**B**，赘生物呈离散的乳头状附着

确评价具有临床价值，因为仅根据赘生物大小就可以改变外科治疗的适应证。RT3DTEE 尤其有助于诊断心内膜炎的各种并发症，如脓腔形成和瓣膜损毁，我们的经验支持应用 RT3DTEE 对脓肿进行探查。Liu 及其同事[27]研究了 46 例心内膜炎患者，对比 2DTTE 和 RT3DTTE，诊断心内膜炎的敏感性相似（92%），但 RT3DTTE 特异性更高（88% *vs*. 100%）。在这个研究中，发现 RT3DE 显示的活动“结节”为最准确的感染性心内膜炎诊断标志。另一个小型研究（包含 13 名患者）比较 2DTEE 和 RT3DTEE，发现 RT3DTEE 在赘生物大小的准确测量、体积测量、心肌内占位无回声区的发现、提高脓腔探查等方面具有更好的价值[28]。两者主要的区别是 RT3DTEE 能够显示瓣膜正面观以及确认受累的二尖瓣瓣区和腱索的数量。正面观显示可以诊断瓣膜穿孔以及

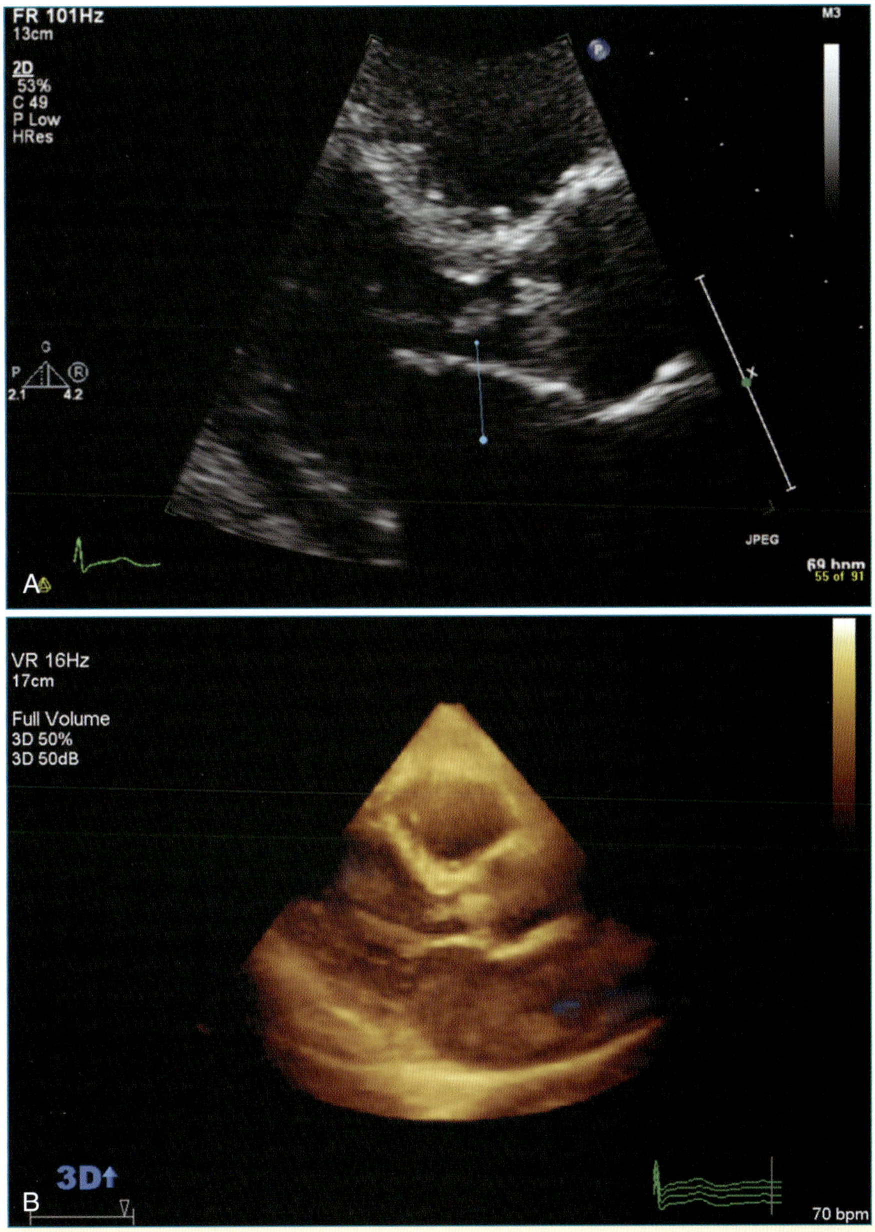

图 16-38　二维（**A**）和三维（**B**）经食管超声心动图显示主动脉瓣心室侧一赘生物。由于赘生物与左室流出道及左室壁的关系，其大小（尤其是长度）更容易由三维图像显示

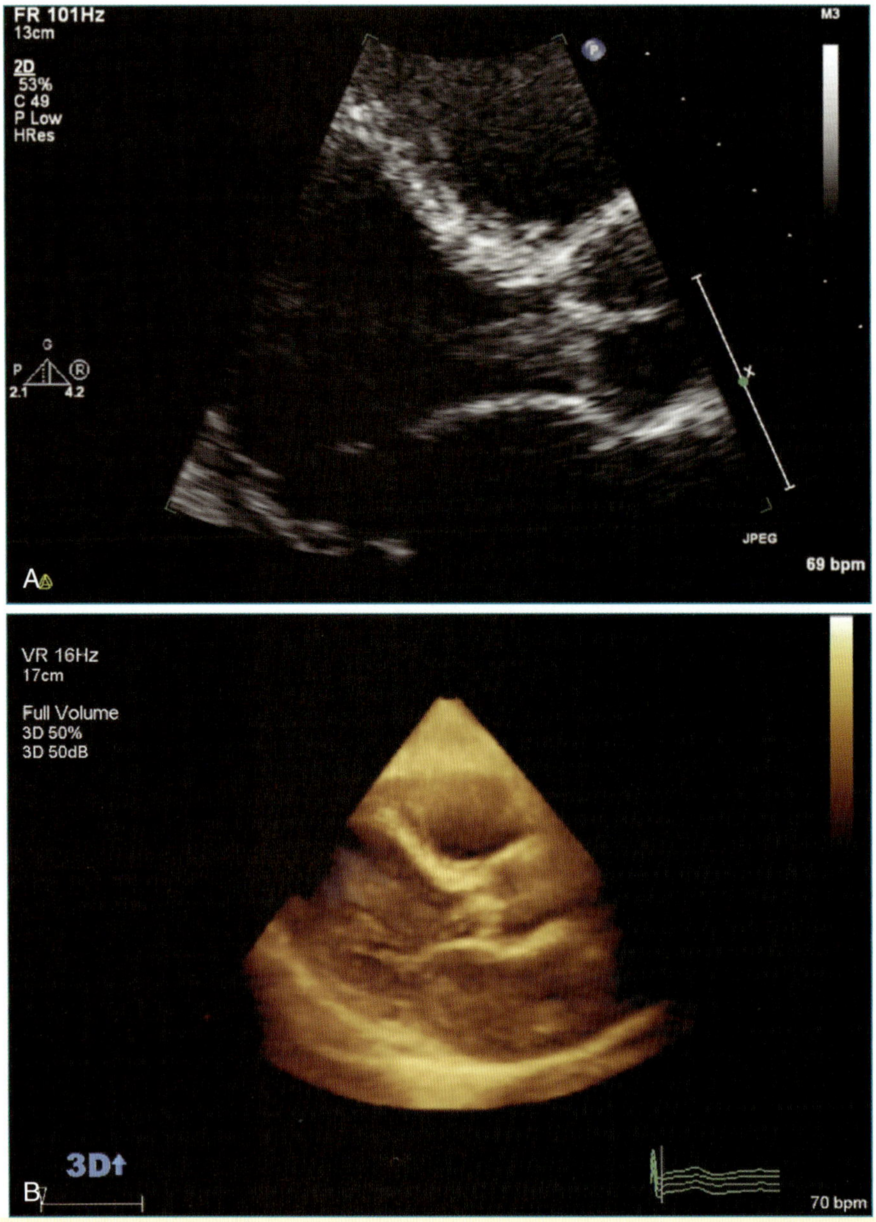

图 16-39 二维（A）和三维（B）超声心动图显示主动脉瓣赘生物

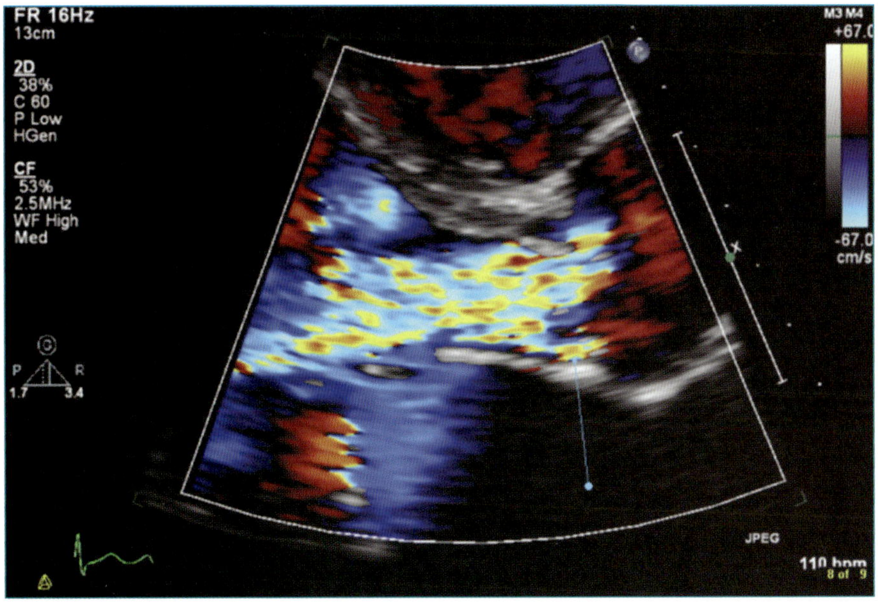

图 16-40　心内膜炎主动脉瓣毁损伴重度主动脉瓣反流

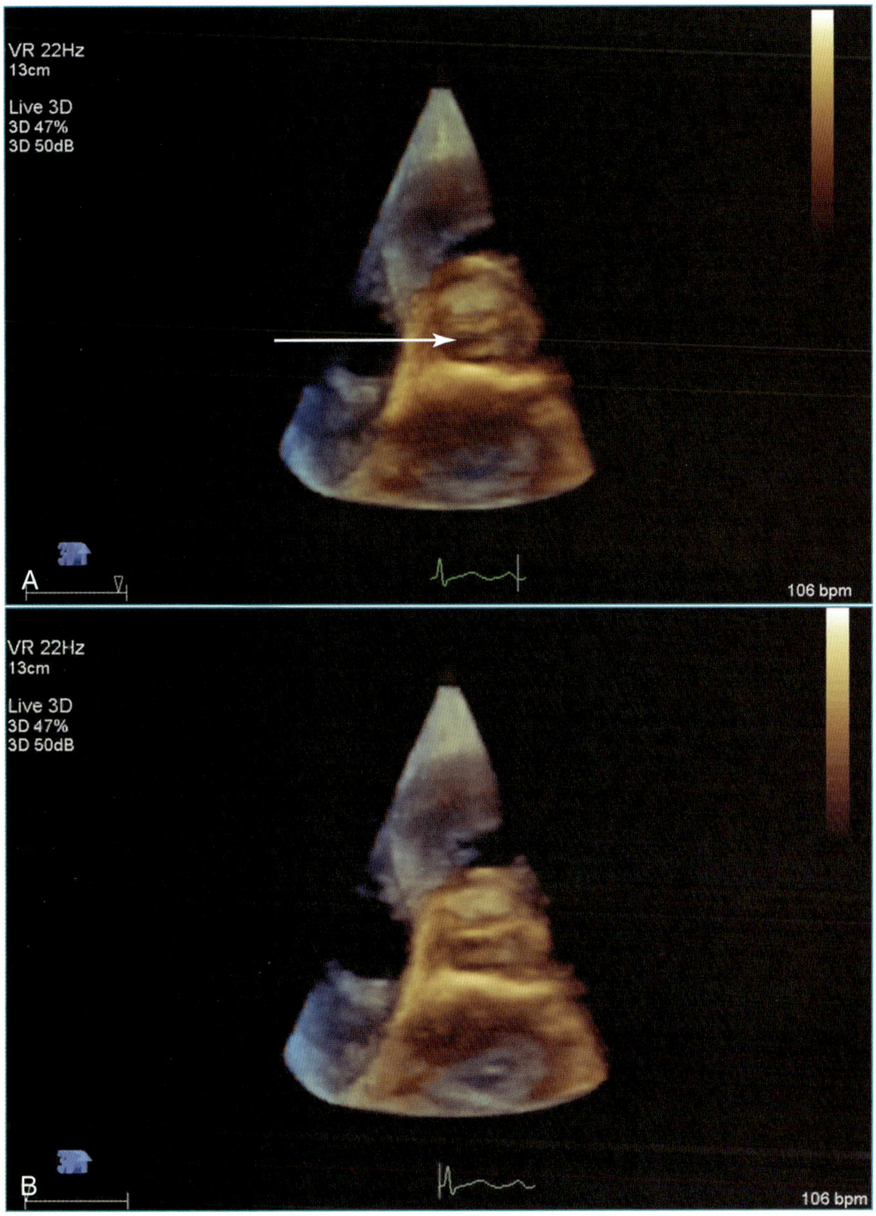

图 16-41　A 和 B，主动脉瓣赘生物伴无冠瓣裂隙，导致反流

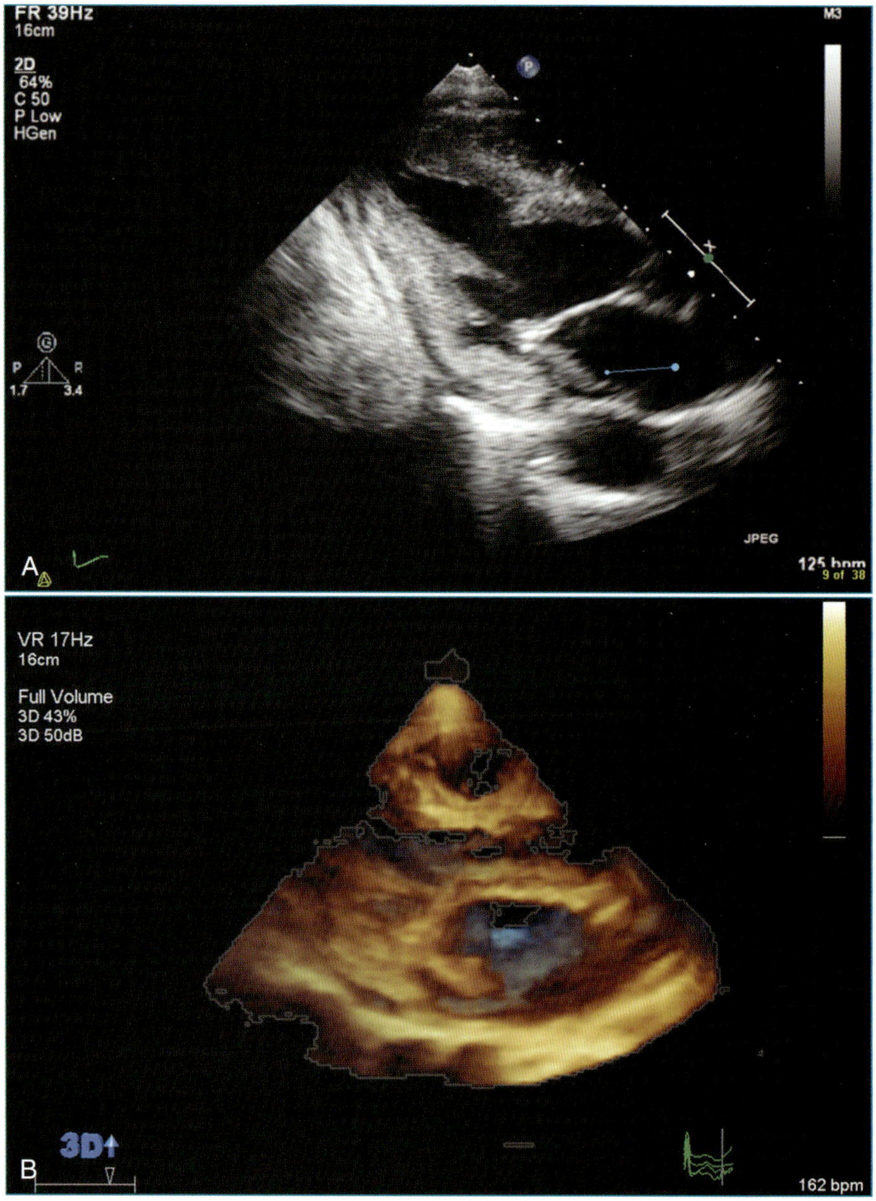

图 16-42　二维（A）和三维（B）经胸超声心动图显示二尖瓣赘生物

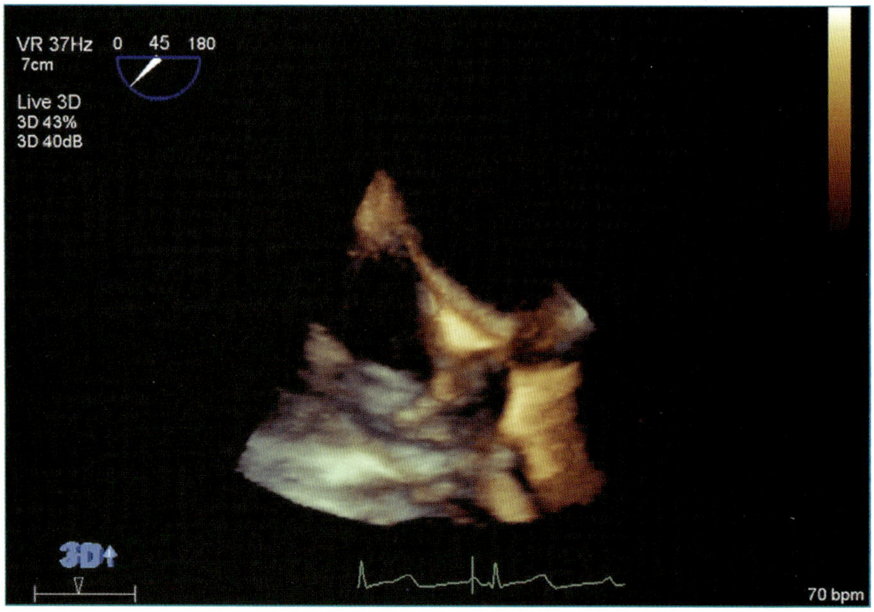

图 16-43　起搏器赘生物

受心内膜炎影响的瓣叶面积的测量。

尽管心脏 MRI 是评价心内膜炎很有前途的方法，但通常不适用于人工瓣膜的患者，尤其对于植入人工装置的患者。同时，由于 2DE 显示有时受到限制，RT3DE，尤其是 RT3DTEE 因此成为排除人工瓣膜（尤其是二尖瓣）赘生物或人工装置相关赘生物的理想显像方法。RT3DE 还可提供自体或人工结构的精确关系，帮助外科治疗决策。由于 RT3DE 已经在临床中应用，在已报告的一系列人工瓣心内膜炎病例中，RT3DE 能够发现更小的赘生物、缝合环运动（提示裂开）、人工瓣瓣周漏。RT3DE 显示与外科术中发现高度一致。

人工装置相关的占位病变

起搏器以及埋藏式心脏复律除颤器（ICD）感染率明显增高，一旦发生，经常面临治疗处理的挑战[29-30]。Paley 及其同事[31]报道一例与除颤器导线相关的感染性赘生物，2DTEE 无法判断占位病变是否附着于导线，然而，RT3DTEE 可以清晰显示这一附着关系。也有其他报道描述应用 RT3DTTE 对起搏器相关赘生物的类似评价[32]。Naqvi 及其同事[33]在一包括两名患者的病例报告中认为，RT3DE 对于确认赘生物源于 ICD 电极或是瓣膜本身非常有帮助。一例三尖瓣瓣环成形患者，2DE 无法判断赘生物起源于三尖瓣成形环还是 ICD 电极，但 RT3DE 可以明确赘生物仅与 ICD 电极相连（图 16-43）。基于这些信息，患者仅移除了 ICD 导线，术后再次显像显示无赘生物残留。

正常变异

经常应用 2DE 判断的典型正常变异结构包括 Chiari 网（明显突出的下腔静脉瓣），Lambl 赘瘤，Marshall 韧带（又称为“warfarin 嵴”，为划分左心耳和左上肺静脉的组织结构），以及左、右心室的假腱索。RT3DTTE 和 RT3DTEE 较传统的 2DTTE 和 2DTEE 能更好地显示这些正常变异。如左室常见的假腱索，图 16-44 显示一假腱索的三维显像，假腱索突出且活动度较大。尽管均可以清楚显示正常变异结构，但是 3D 显像可以呈现腱索的纵深以及与相应室壁的关系。有作者应用 RT3DTTE，通过在心尖四腔心切面将探头向后倾斜，显示右房界嵴以及欧氏嵴[34]。

二尖瓣和（或）主动脉瓣钙化在老年患者中非常普遍，钙化与肿瘤或赘生物间的鉴别有时非常困难，RT3DE 被用来帮助鉴别，以避免不必要的外科手术。Assudani 与同事[35]报道了一例干酪型二尖瓣环钙化，RT3DE 显示的特征与手术切除后的病理样本结果一致（图 16-45），其特征为清晰的高回声边界环绕的带状回声区域。图 16-46 显示了一例二尖瓣环钙化的 2DE 和 RT3DTTE 显像，3D 显像提供了纵深以及观察病变大小的视角。图 16-47 为一例通过 3D 数据集剪切的病例，将剪切平面向左房后壁移动少许，病变不再能够显示，因此可以推断二尖瓣瓣环钙化的厚度。

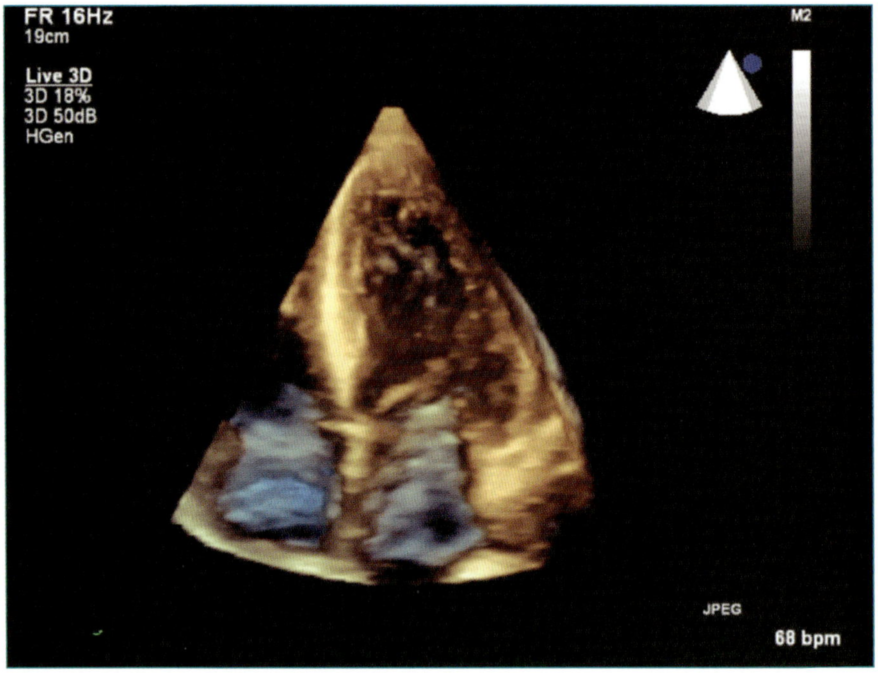

图 16-44 左室实时经食管三维超声心动图显示肌小梁和假腱索

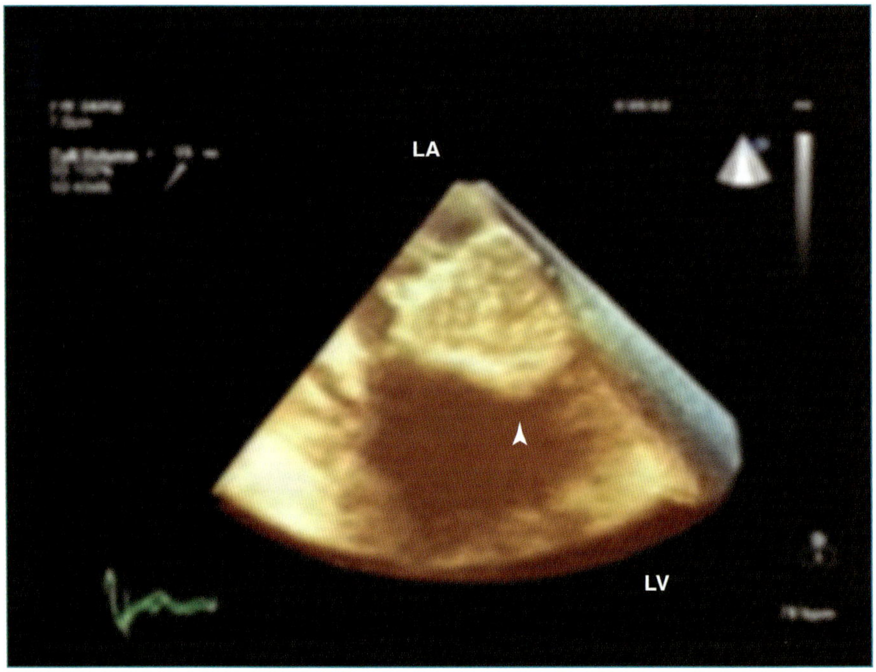

图 16-45 二尖瓣环钙化（箭头）。LA，左房；LV，左室。（From Assudanni J，Singh B，Samar A，et al：Live/real time three-dimensional transesophageal echocardiographic findings in caseous mitral annular calcification. *Echocardiography* 27：1147-1150，2010.）

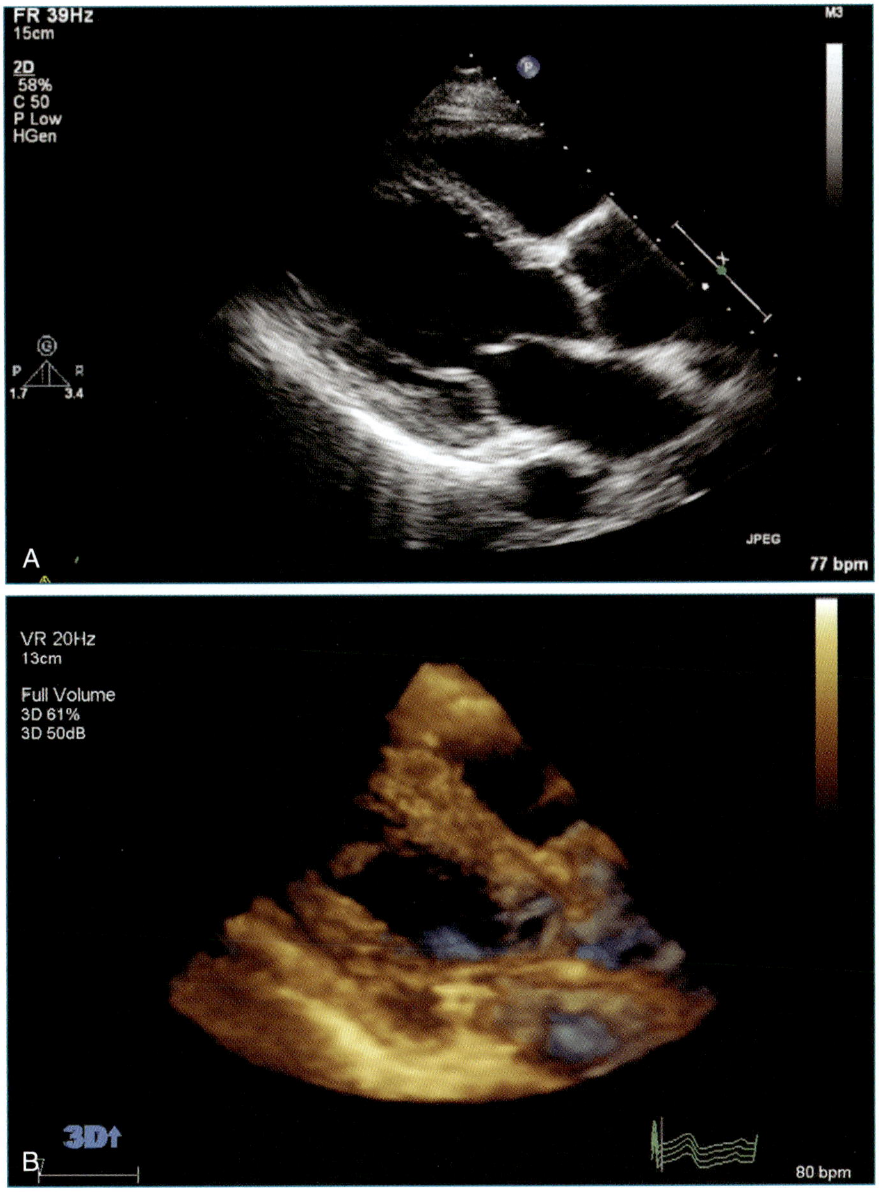

图 16-46　二维（**A**）和三维（**B**）经食管超声心动图显示二尖瓣占位，瓣环钙化可能性大

病例 1

患者女，55 岁，因眩晕和近晕厥入急诊。心电图检查示完全性传导阻滞，植入临时起搏器。患者无心脏病史。TTE 检查发现左房占位病变，TEE 检查显示病变范围较大，覆盖房间隔和室间隔，并于双房及左室流出道均发现病变，初步诊断为心脏肿瘤（图 16-48 至图 16-52）。外科手术仅能帮助诊断，无法完全切除病灶。植入永久性 DDD 起搏器，起搏器植入后，经皮活检显示病变组织为肉芽肿和炎性结构，而非肿瘤。患者有结核接触史，并有干扰素释放试验为基础的免疫学证据，然而胸片及胸部 CT 均无肺结核证据。由于高度怀疑占位病变为结核瘤，给予患者为期 1 个月的四联抗结核治疗，后因患者无法耐受而停止。髓过氧

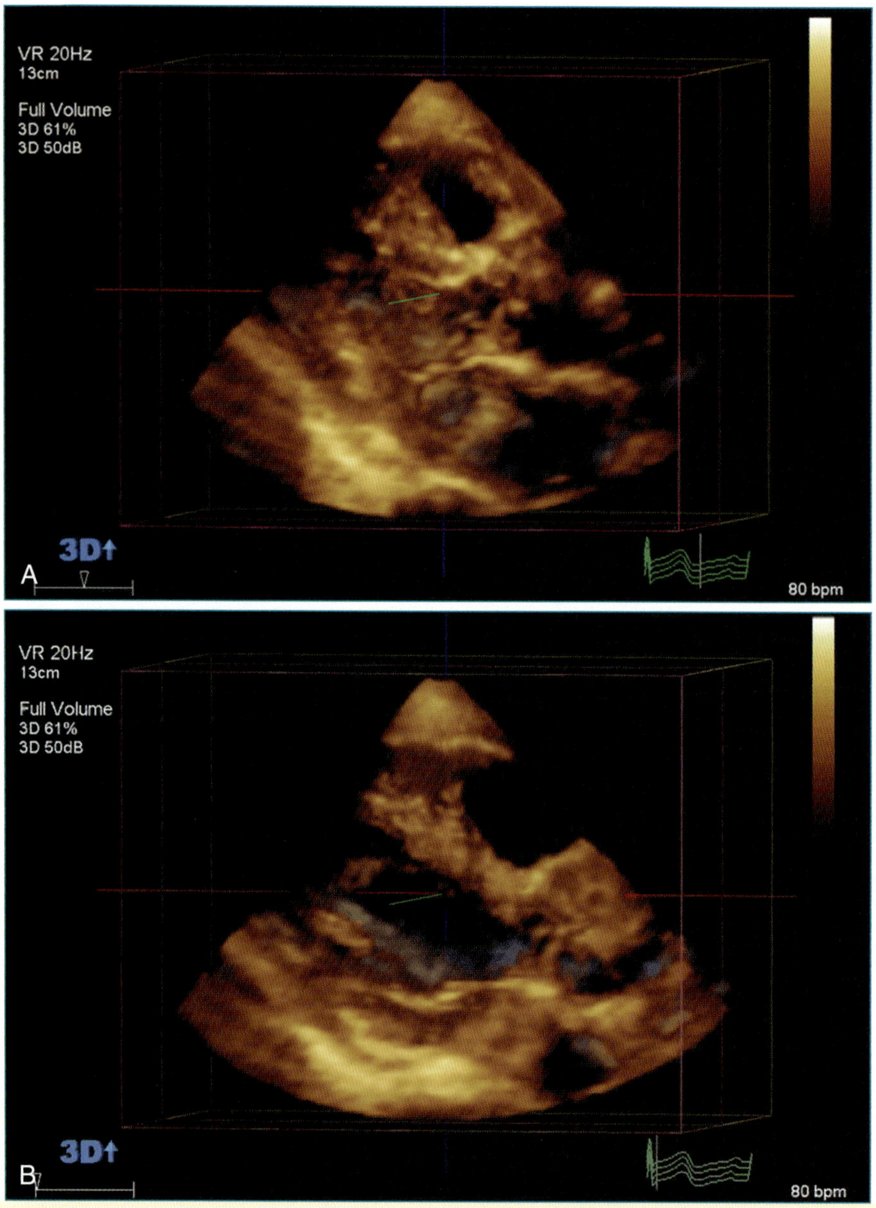

图 16-47　A，二尖瓣占位的剪切。**B**，进一步远离二尖瓣剪切后，病变消失

化物酶滴定阳性，初始为 2.0，后增加到 7.5。此外，抗中心粒细胞细胞质抗体试验由起初阴性转为 1∶64 阳性。因此，根据血清学确诊为韦氏（Wegner）肉芽肿病。

病例 2

45 岁女性患者，因急性左侧大脑中动脉事件入院。患者有风湿性心脏病及二尖瓣置换史。已停止服用华法林。2DTEE 显示左心耳血栓以及位于人工二尖瓣后叶的可能血栓病变（图 16-53）。RT3DTEE 显示瓣膜正

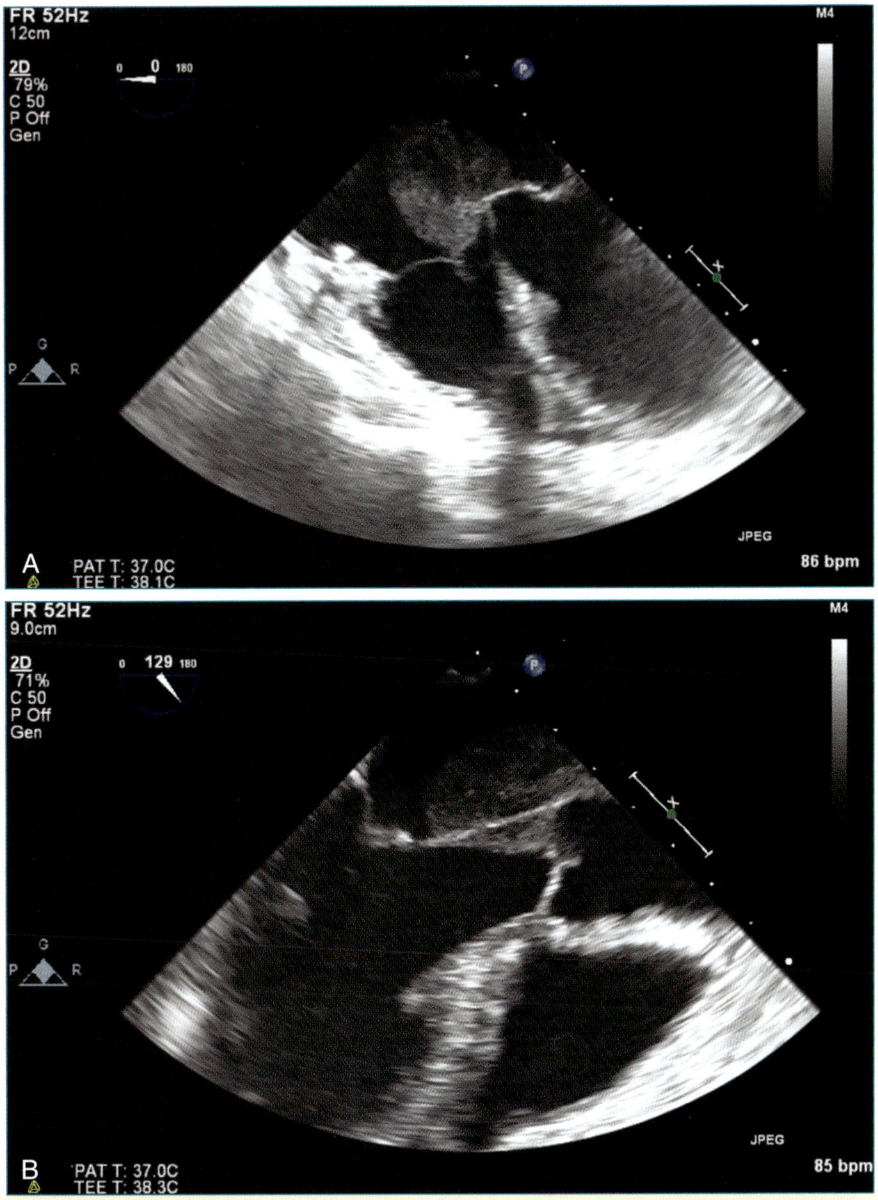

图 16-48　心内占位的二维显示。病变跨过房间隔和室间隔并侵犯二尖瓣前叶及左室流出道

面观，确认二尖瓣血栓，更重要的是 RT3DTEE 评价的血栓较 2DTEE 评价的大两倍。

病例 3

男性患者，43 岁，主动脉瓣二叶畸形，最后一次超声心动图随访距离现在三年。前次超声心动图显示主动脉瓣少量反流，左心室内径为正常上限。同时，患者因耐甲氧西林金黄色葡萄球菌菌血症入院。尽管二叶主动脉瓣上没有发现赘生物，但已经符合诊断心内膜炎的 Duke 标

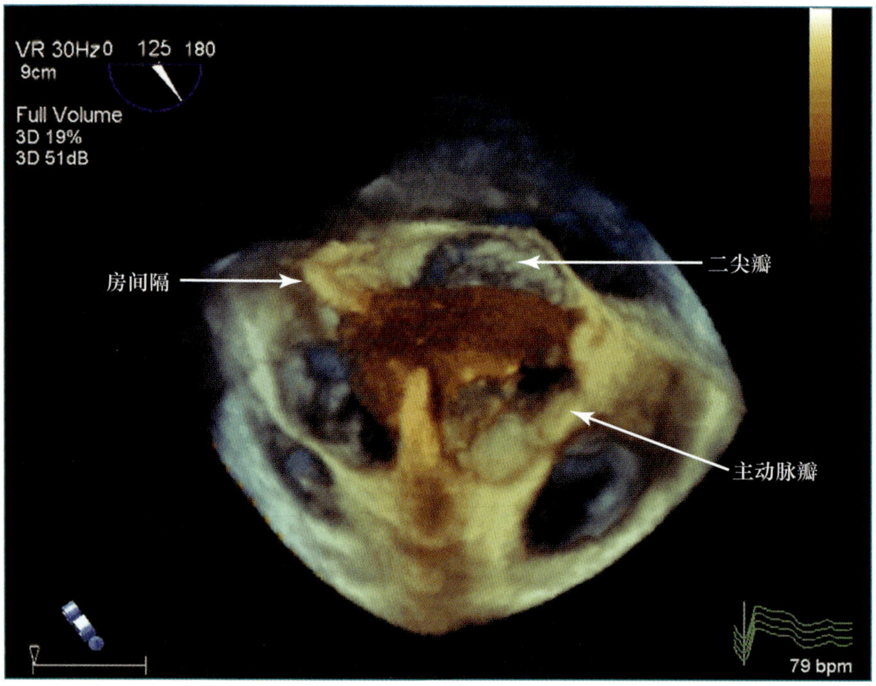

图 16-49 一例心内占位的三维显示

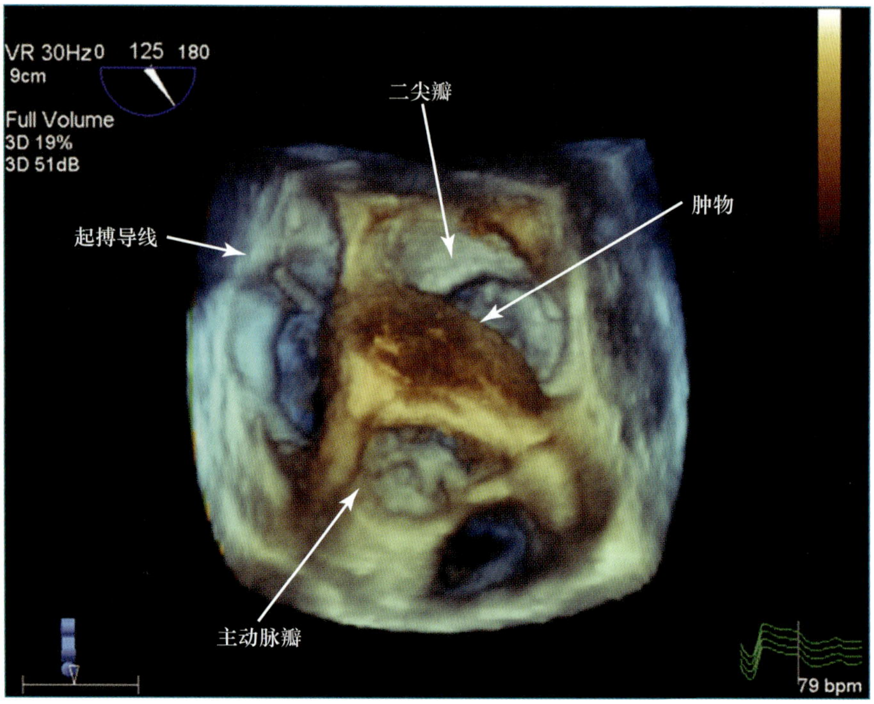

图 16-50 一例心内占位。在此视图，二尖瓣位于右，三尖瓣位于左，主动脉瓣位于图像下部。右房内看到起搏导线，其穿过三尖瓣

准，并进行了万古霉素长疗程治疗。令人惊讶的是，当前 2DTTE 和 RT3DTTE 检查均显示重度主动脉瓣反流，同时发现右冠瓣上占位病变。3DTEE 检查，确认二叶主动脉瓣的前叶有占位病变附着，解剖位置对应右冠瓣。该病变可能是赘生物，或由心内膜炎造成脱垂的瓣叶，

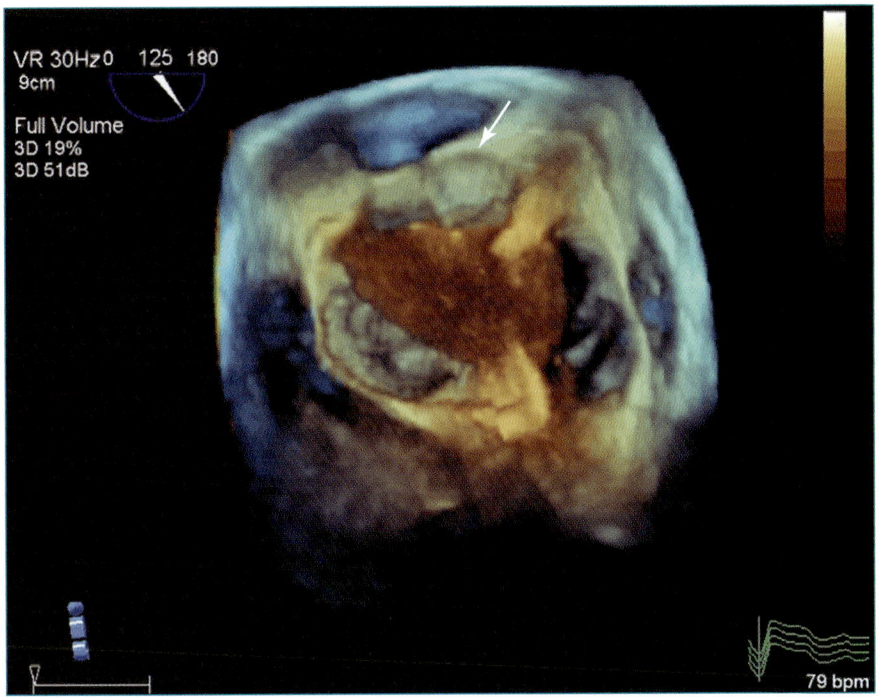

图 16-51　一心内占位的三维经食管超声心动图显示。此视图为外科视野显示，主动脉瓣（箭头）位于 11:00 位置

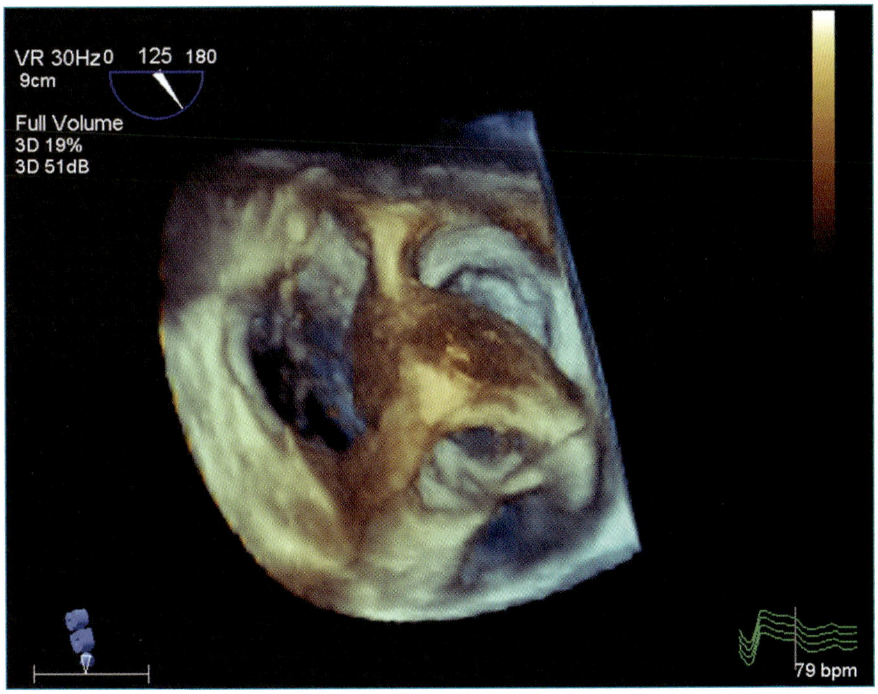

图 16-52　把图 16-51 稍倾斜显示主动脉瓣正面观。右房显示随之改善，起搏导线也显示得更明显

或瓣叶的慢性退行性病变。RT3DTEE 显示占位为离散结节；而 2DTEE 显示欠清晰并呈波状运动，符合赘生物表现（图 16-54）。然而，患者感染检查血培养阴性，无发热，白细胞计数正常，因此很明显患者并无复发性心内膜炎。本例中，RT3DTEE 可以清楚判断离散的小结节

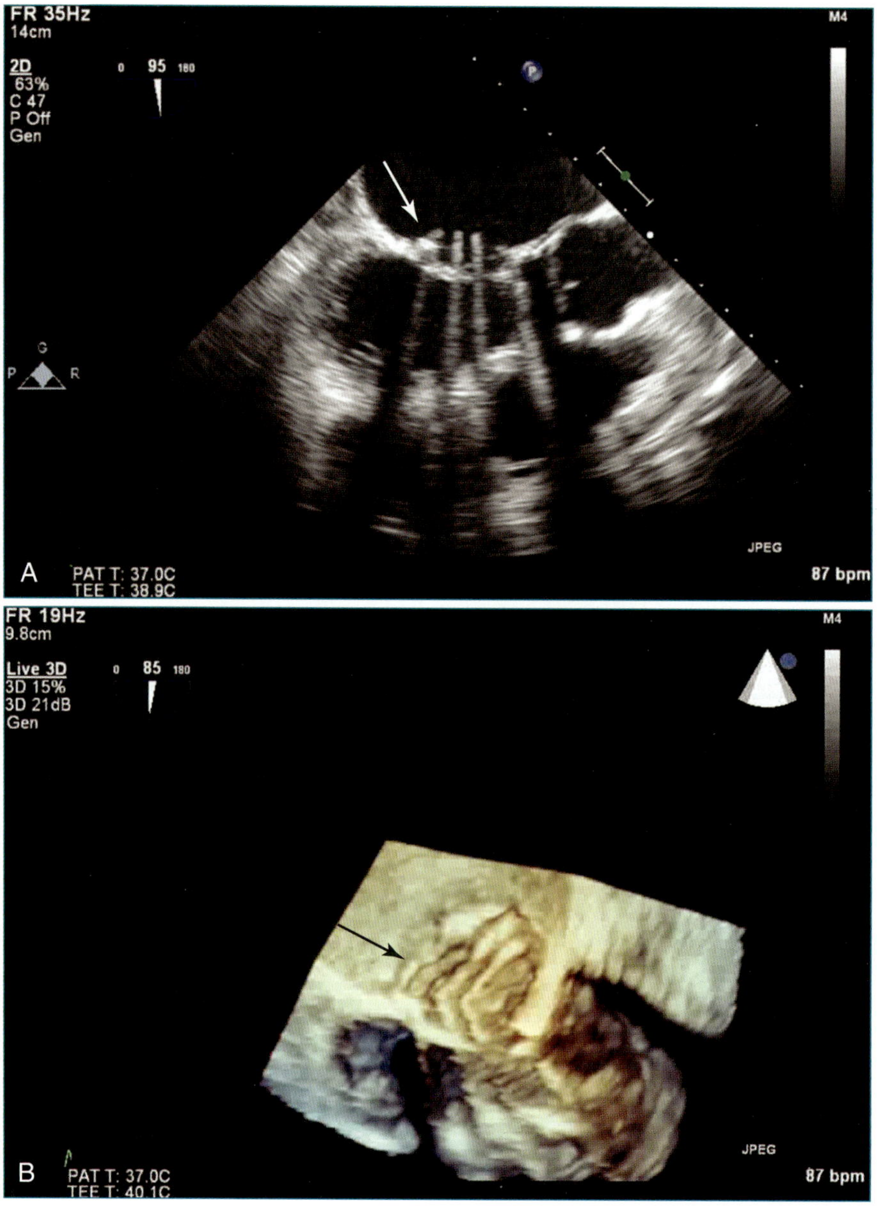

图 16-53 二维（**A**）和三维（**B**）经食管超声心动图（3DTEE）显示附着于双叶机械二尖瓣的左房血栓。3DTEE 视图可以显示整个血栓，几乎与瓣膜宽度一样长，并且明显大于二维 TEE 显示（箭头）

状占位，此改变更倾向于慢性而非急性。2DTEE 显示结节更加分散、活动度更大。

总 结

无论是经胸还是经食管的方法，RT3DE 均可为心内占位病变提供以前无法观察的视角，解决了许多（即使不是全部）困扰早期检查方法的难题，如门控技术。相比 2DE 的推测，应用 RT3DE 的直接测量对于大小、尤其是体积测量更容易获取。最后，RT3DE 显示心内占位病变相邻结构关系的能力是不可取代的。未来还需要更加快捷和简单的体积测量方法，加快图像处理进程，同时实时采集 2D 和 3D 图像并进行同步对比等。

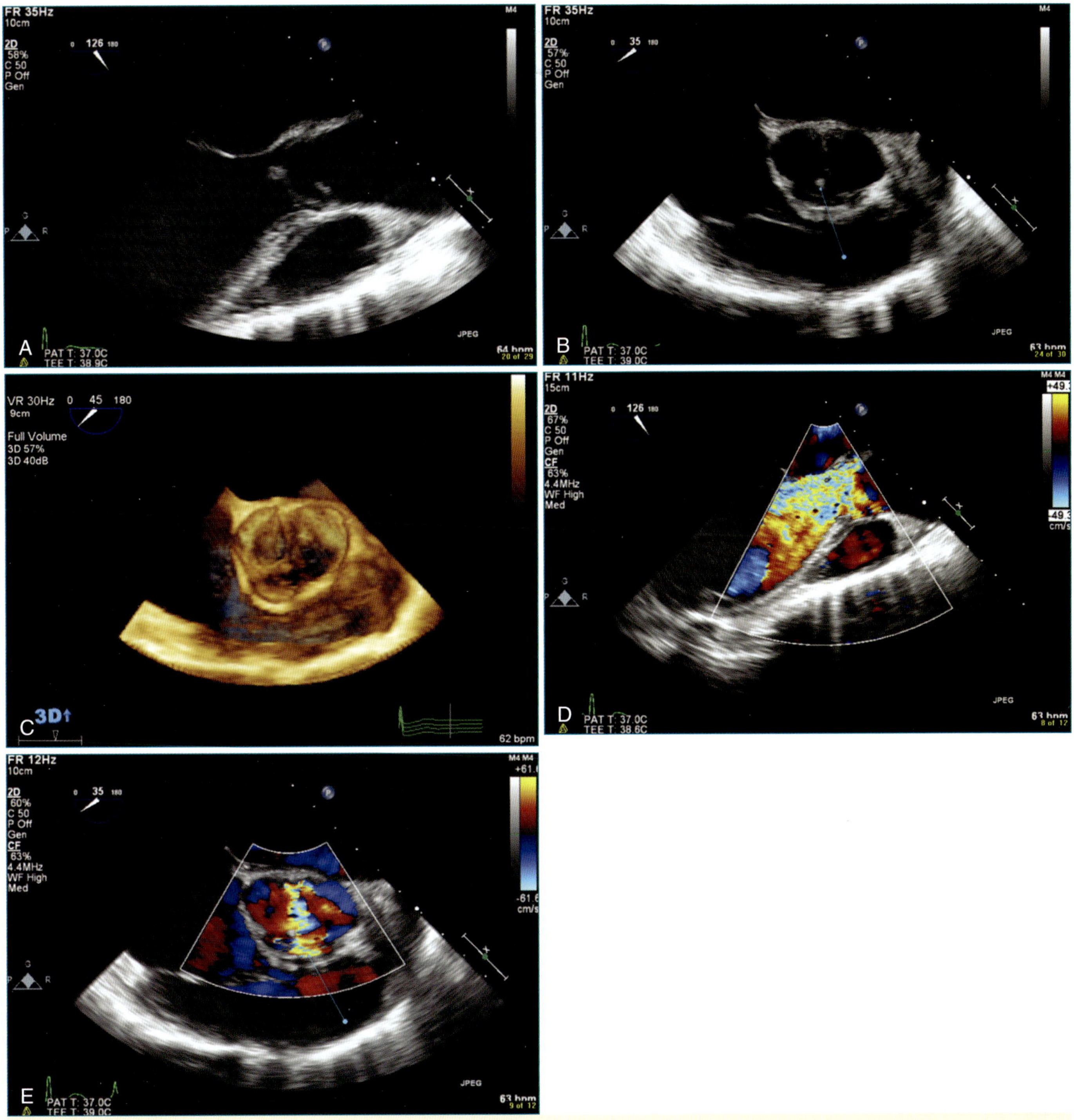

图 16-54　双叶主动脉瓣伴结节图像。**A**，二维经食管超声心动图（2DTEE）主动脉瓣长轴切面显示疑似赘生物的结节。**B**，2DTEE 主动脉瓣结节短轴切面显示结节疑似赘生物。**C**，三维 TEE 主动脉瓣结节短轴观显示其为一离散结节而非 2DTEE 所提示的波状运动占位。**D**，2DTEE 长轴切面显示重度主动脉瓣反流。**E**，2DTEE 短轴彩色多普勒显示通过双叶主动脉瓣的反流，与长轴切面比较主动脉瓣反流看上去并非重度，而长轴切面反流束充满整个左室流出道，然而短轴切面显示反流束窄而且没有那么严重

参考文献

1. Burke A, Virmani R: Tumors of the heart and other great vessels. In *Atlas of tumor pathology*, Washington, DC, 1996, Armed Forces Institute of Pathology.
2. Best AK, Dobson RL, Ahmad AR: Best cases from the AFIP: Cardiac angiosarcoma. *Radiographics* 23:S141–S145, 2003.
3. Grebenc ML, Rosado de Christenson ML, Burke AP, et al: Primary cardiac and pericardial neoplasms: Radiologic-pathologic correlation. *Radiographics* 20:1073–1103, 2000.
4. Abraham KP, Reddy V, Gattuso P: Neoplasms metastatic to the heart: Review of 3314 consecutive autopsies. *Am J Cardiovasc Pathol* 3:195–198, 1990.
5. Scohy TV, Lecomte PV, McGhie J, et al: Intraoperative real time three-dimensional transesophageal echocardiographic evaluation of right atrial tumor. *Echocardiography* 25:646–649, 2008.
6. Butz T, Scholtz W, Korfer J, et al: Prolapsing left atrial myxoma: Preoperative diagnosis using a multimodal imaging approach with magnetic resonance imaging and real-time three-dimensional echocardiography. *Eur J Echocardiogr* 9:430–432, 2008.
7. Reddy VK, Faulkner M, Bandarupalli N, et al: Incremental value of live/real time three-dimensional transthoracic echocardiography in the assessment of right ventricular masses. *Echocardiography* 26:598–609, 2009.
8. Culp WC, Jr, Ball TR, Armstrong CS, et al: Three-dimensional transesophageal echocardiographic imaging and volumetry of giant left atrial myxomas. *J Cardiothorac Vasc Anesth* 23:66–68, 2009.
9. Mehmood F, Nanda NC, Vengala S, et al: Live three-dimensional transthoracic echocardiographic assessment of left atrial tumors. *Echocardiography* 22:137–143, 2005.
10. Yang HS, Arabia FA, Chaliki HP, et al: Images in cardiovascular medicine. Left atrial fibroma in Gardner syndrome: Real-time 3-dimensional transesophageal echo imaging. *Circulation* 118:e692–e696, 2008.
11. Howard RA, Aldea GS, Shapira OM, et al: Papillary fibroelastoma: Increasing recognition of a surgical disease. *Ann Thorac Surg* 68:1881–1885, 1999.
12. Singh A, Miller AP, Nanda NC, et al: Papillary fibroelastoma of the pulmonary valve: Assessment by live/real time three-dimensional transthoracic echocardiography. *Echocardiography* 23:880–883, 2006.
13. Le Tourneau T, Polge AS, Gautier C, Deklunder G: Three-dimensional echography: cardiovascular applications. *J Radiol* 87:1993–2004, 2006.
14. Suwanjutah T, Singh H, Plaisance BR, et al: Live/real time three-dimensional transthoracic echocardiographic findings in primary left atrial leiomyosarcoma. *Echocardiography* 25:337–339, 2008.
15. Trifunovic D, Vujisic-Tesic B, Vuckovic M, et al: Multimodality imaging in the assessment of cardiac lymphoma presented as new-onset atrial fibrillation. *Echocardiography* 27:332–336, 2010.
16. Nalawadi SS, Siegel RJ, Wolin E, et al: Morphologic features of carcinoid heart disease as assessed by three-dimensional transesophageal echocardiography. *Echocardiography* 27:1098–1105, 2010.
17. Lokhandwala J, Liu Z, Jundi M, et al: Three-dimensional echocardiography of intracardiac masses. *Echocardiography* 21:159–163, 2004.
18. Chong JJ, Richards DA, Chard R, et al: Two-dimensional and three-dimensional transthoracic echocardiography in surgical planning for right atrial metastatic melanoma. *Eur J Echocardiogr* 9:286–288, 2008.
19. Pothineni KR, Nanda NC, Burri MV, et al: Live/real time three-dimensional transthoracic echocardiographic description of chordoma metastatic to the heart. *Echocardiography* 25:440–442, 2008.
20. Nemes A, Caliskan K, Soliman OI, et al: Diagnosis of biventricular non-compaction cardiomyopathy by real-time three-dimensional echocardiography. *Eur J Echocardiogr* 10:356–357, 2009.
21. Rajdev S, Singh A, Nanda NC, et al: Comparison of two- and three-dimensional transthoracic echocardiography in the assessment of trabeculations and trabecular mass in left ventricular non-compaction. *Echocardiography* 24:760–767, 2007.
22. Chin TK, Perloff JK, Williams RG, et al: Isolated noncompaction of left ventricular myocardium. A study of eight cases. *Circulation* 82:507–513, 1990.
23. Sinha A, Nanda NC, Khanna D, et al: Morphological assessment of left ventricular thrombus by live three-dimensional transthoracic echocardiography. *Echocardiography* 21:649–655, 2004.
24. Anwar AM, Nosir YF, Ajam A, Chamsi-Pasha H: Central role of real-time three-dimensional echocardiography in the assessment of intracardiac thrombi. *Int J Cardiovasc Imag* 26:519–526, 2010.
25. Wertman BM, Goland S, Davidson RM, Siegel RJ: Right atrial and ventricular masses of unknown origin. *J Am Soc Echocardiogr* 21:776, 2008. e5–e7.
26. Lo CI, Chang SH, Hung CL: Demonstration of left ventricular thrombi with real-time 3-dimensional echocardiography in a patient with cardiomyopathy. *J Am Soc Echocardiogr* 20:905, 2007. e9–e13.
27. Liu YW, Tsai WC, Lin CC, et al: Usefulness of real-time three-dimensional echocardiography for diagnosis of infective endocarditis. *Scand Cardiovasc J* 43:318–323, 2009.
28. Hansalia S, Biswas M, Dutta R, et al: The value of live/real time three-dimensional transesophageal echocardiography in the assessment of valvular vegetations. *Echocardiography* 26:1264–1273, 2009.
29. Cabell CH, Heidenreich PA, Chu VH, et al: Increasing rates of cardiac device infections among Medicare beneficiaries: 1990–1999. *Am Heart J* 147:582–586, 2004.
30. Voigt A, Shalaby A, Saba S: Continued rise in rates of cardiovascular implantable electronic device infections in the United States: Temporal trends and causative insights. *Pacing Clin Electrophysiol* 33:414–419, 2010.
31. Paley AJ, Kronzon I: A defibrillator wire vegetation: the contribution of 3D real time transesophageal echocardiography. *Echocardiography* 25:1014–1015, 2008.
32. Pothineni KR, Nanda NC, Patel V, Madadi P: Live/real time three-dimensional transthoracic echocardiographic detection of vegetation on a pacemaker/defibrillator lead. *Am J Geriatr Cardiol* 15:62–63, 2006.
33. Naqvi TZ, Rafie R, Ghalichi M: Real-time 3D TEE for the diagnosis of right-sided endocarditis in patients with prosthetic devices. *JACC Cardiovasc Imag* 3:325–327, 2010.
34. McKay T, Thomas L: Prominent crista terminalis and Eustachian ridge in the right atrium: Two dimensional (2D) and three dimensional (3D) imaging. *Eur J Echocardiogr* 8:288–291, 2007.
35. Assudani J, Singh B, Samar A, et al: Live/real time three-dimensional transesophageal echocardiographic findings in caseous mitral annular calcification. *Echocardiography* 27:1147–1150, 2010.

第17章 应用剪切工具显示感兴趣结构

Alicia A.Bourne，*Terese Tognazzi-Evans*，
Rachel Karl，*Denise McRee*，*Eric J.Sisk*，
和 *Edward A.Gill*
（吕秀章　译　蔡绮哲　校）

概　要

本章提供几个如何剪切实时三维（RT3D）图像以显示特定感兴趣结构的例子。这些例子应用飞利浦医疗系统的 Q-lab 软件程序，但其他相似的软件程序也可以应用。本章目的之一是展示如何进行三维思考以及如何去除三维（3D）数据集中不必要的部分来显示感兴趣结构。“拉下”和“推上”用来描述轨迹球或者鼠标在超声仪上如何移动以旋转数据集。

在三维数据集中，平面定义如下：

红色＝ X 平面

蓝色＝ Y 平面

绿色＝ Z 平面

主动脉瓣剪切：经食管图像

图 17-1 显示起点。

步骤

步骤 1（图 17-2）：主动脉瓣全容积采集。初始需要在经食管超声心动图（TEE）标准短轴切面显示主动脉瓣。该切面通常位于 30° 角。本例中，旋转角度为 75°。当主动脉瓣显示良好后，采集全容积数据。

步骤 2（图 17-3）：获取全容积图像后，应用轨迹球或鼠标将数据集朝向操作者拉下。

步骤 3（图 17-4）：调整各个剪切平面（X、Y 和 Z），以显示主动脉瓣瓣叶、瓣环。

步骤 4（图 17-5）：点击“剪切调整平面（Crop Adjust Plane）”以激活“任意平面（Any Plane）”。将“任意平面”移到右上角右冠窦侧的瓣环，并将切面调整条放到左侧 1/3 处。

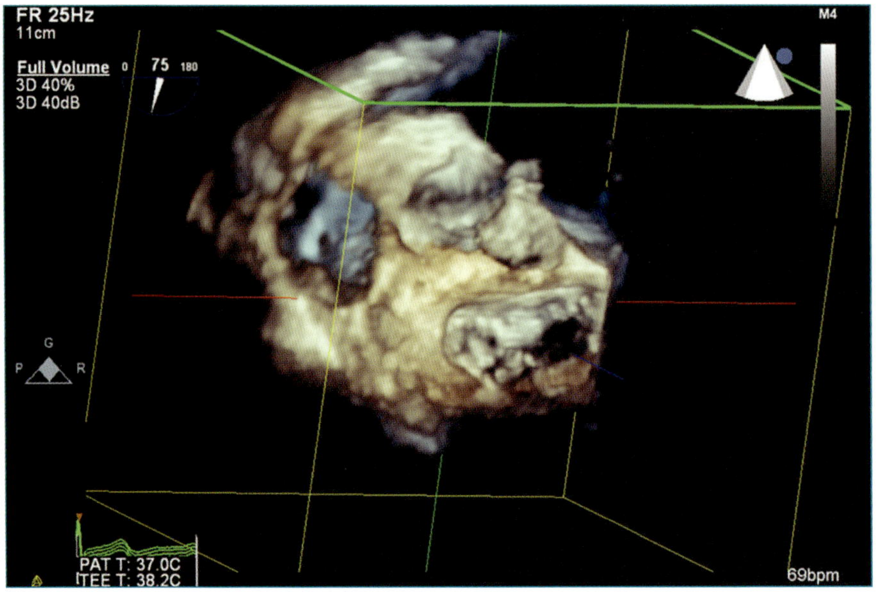

图 17-1 起始点

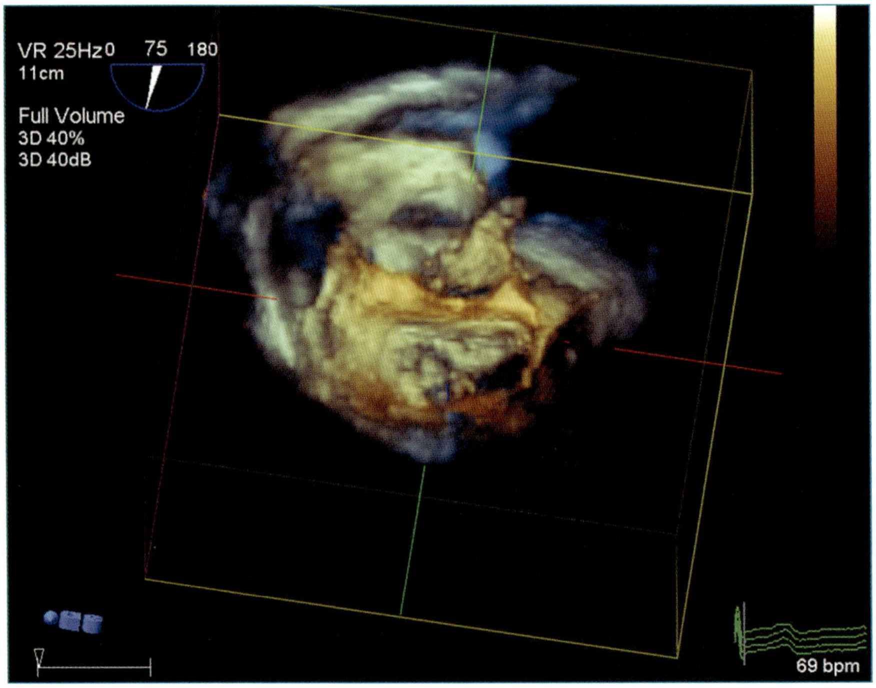

图 17-2 剪切框开启

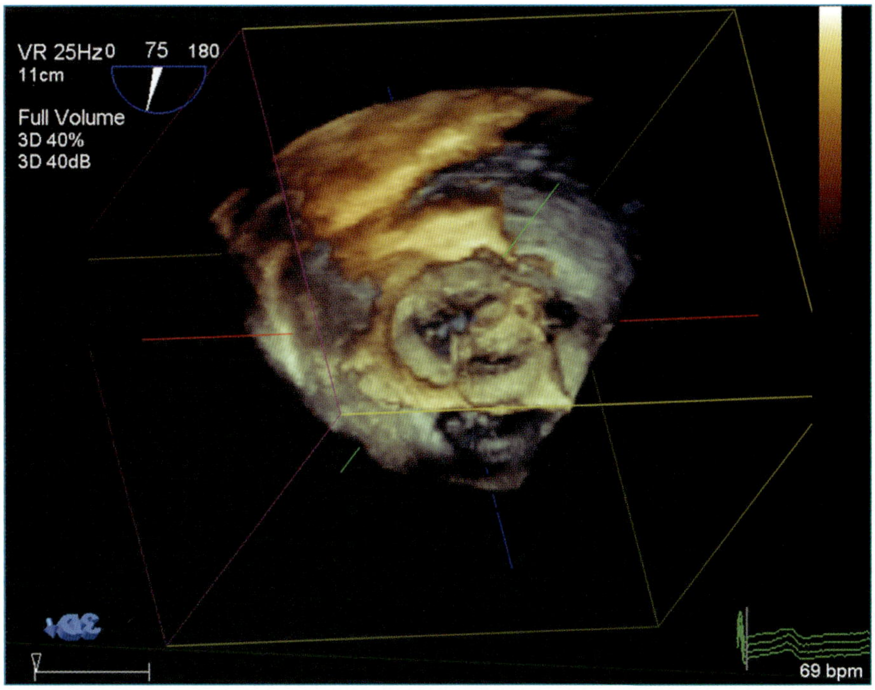

图 17-3　旋转至主动脉瓣

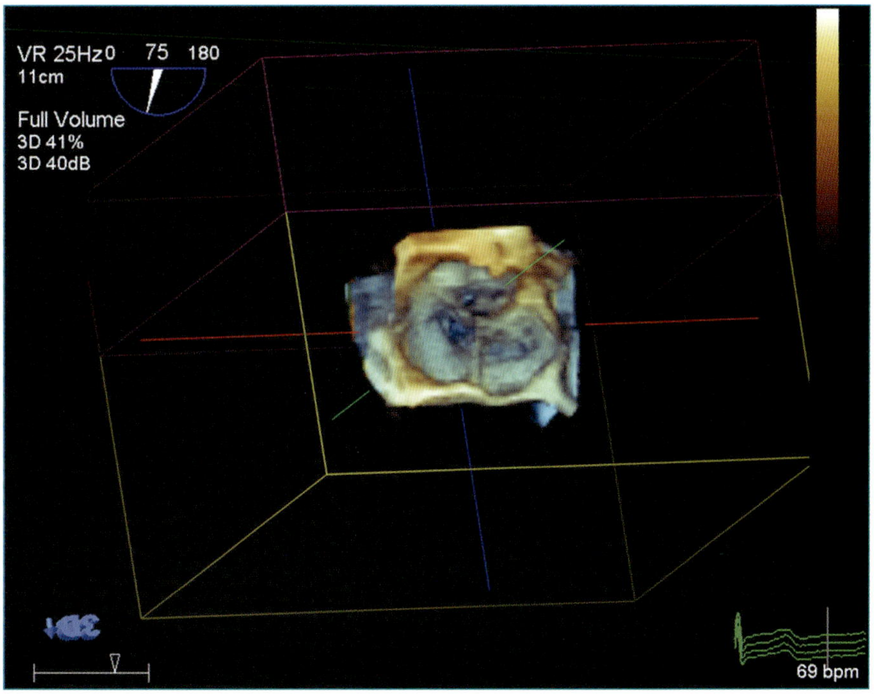

图 17-4　X、Y、Z 轴。本例中，Z 轴被下拉至最高点一半的位置

步骤5（图17-6）：点击“剪切调整平面”移除剪切框和“任意平面”。

步骤6（图17-7）：点击“B/W”选项优化图像，调整增益、亮度、压缩比以及平滑度直到获得所需要的显示。

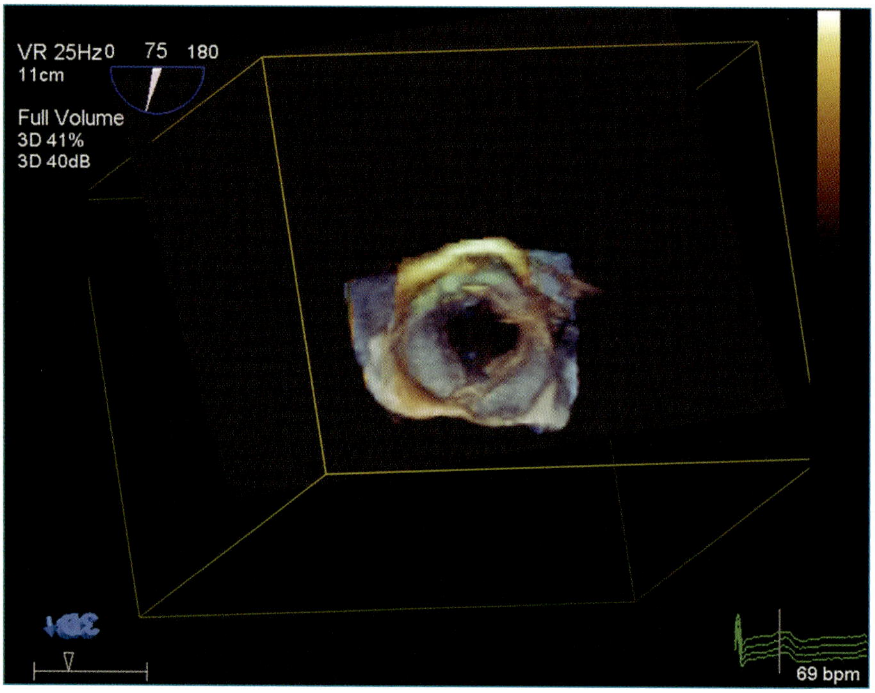

图 17-5　平面调整 4

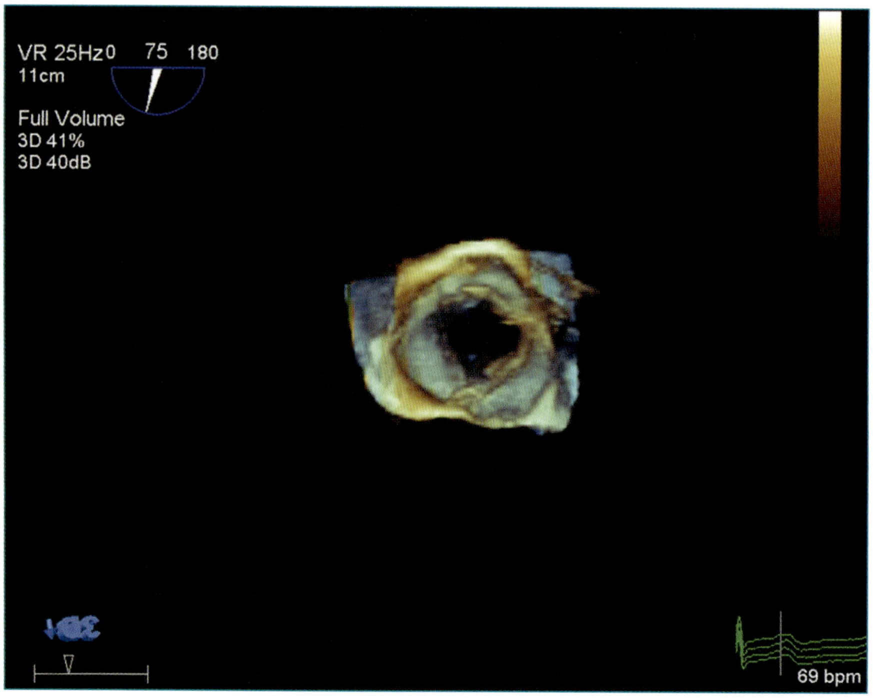

图 17-6　剪切框和平面调整关闭

二尖瓣：经胸图像

图 17-8 显示二尖瓣及左房的胸骨旁长轴观。

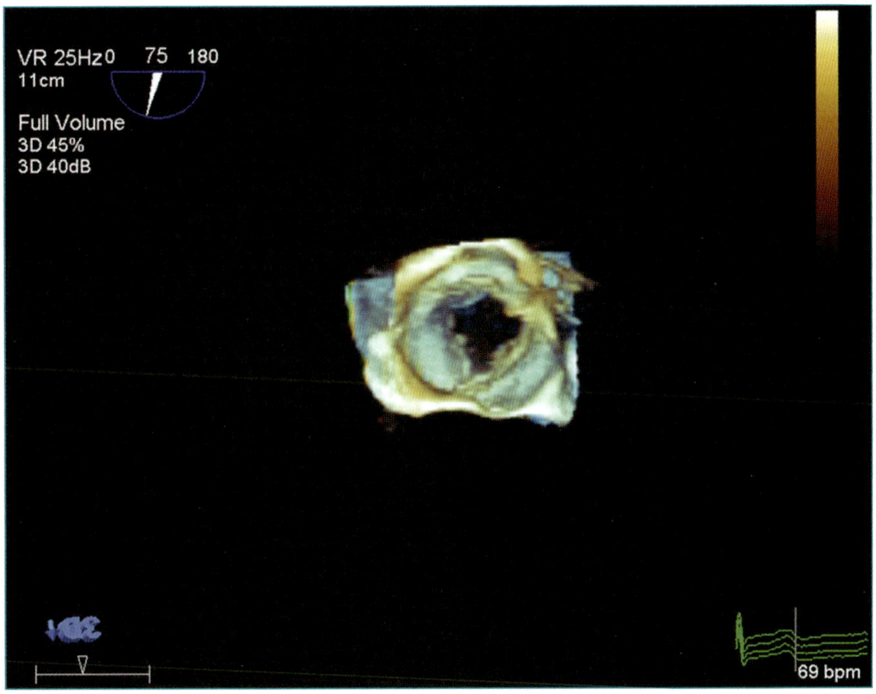

图 17-7 增益和亮度调整

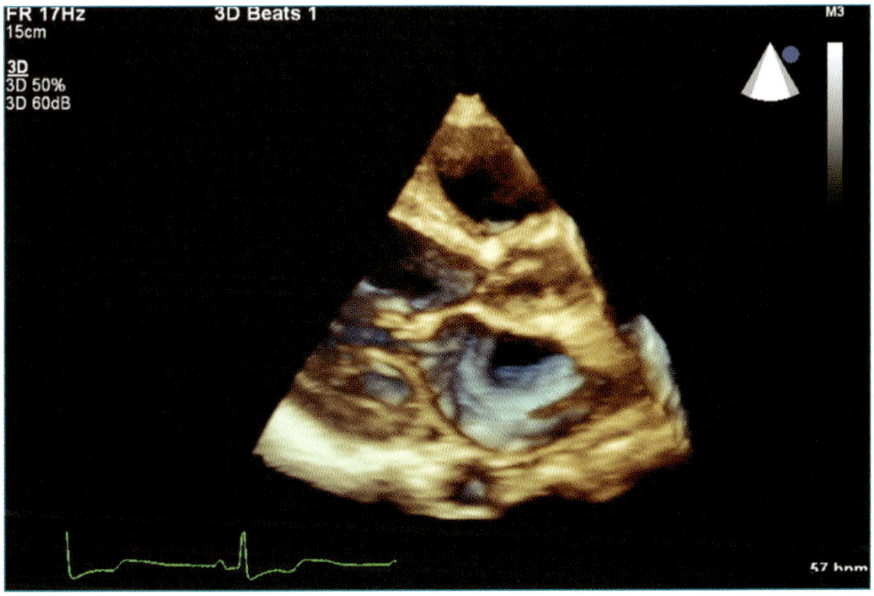

图 17-8 左室、左房和二尖瓣的全容积视图

步骤

步骤 1（图 17-9）：由胸骨旁长轴观采集全容积数据集。

步骤 2（图 17-10）：向右侧旋转数据集，正面显示 X 平面。

步骤 3（图 17-11）：将 Z 平面调至最大，显示二尖瓣短轴平面。当图像获取以后，自动剪切功能使得 Z 平面部分移入。将 Z 平面移动至最大，整个全容积数据集方能显示。

步骤 4（图 17-12）：调整或最小化 X 平面使瓣叶显示最佳。

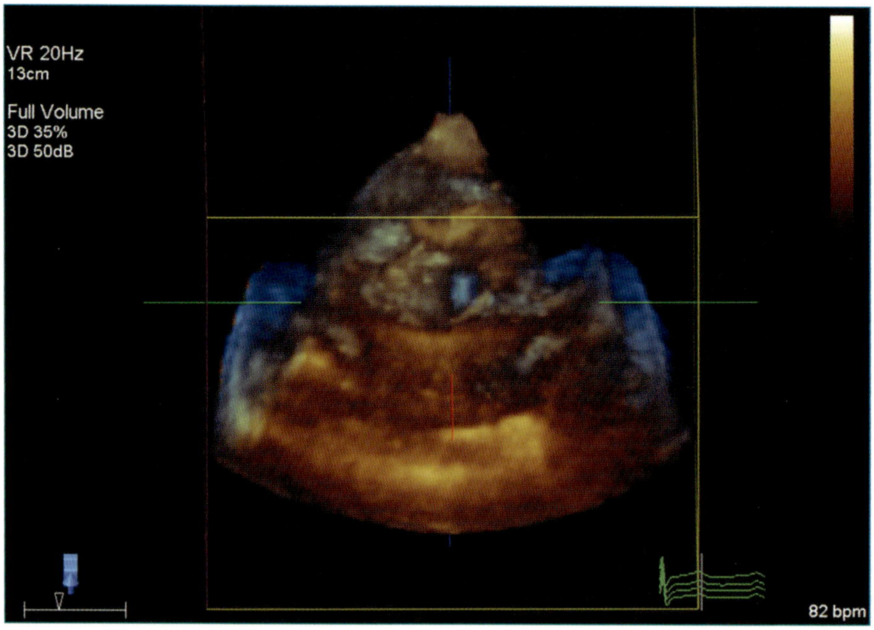

图 17-9 胸骨旁长轴左室全容积数据集

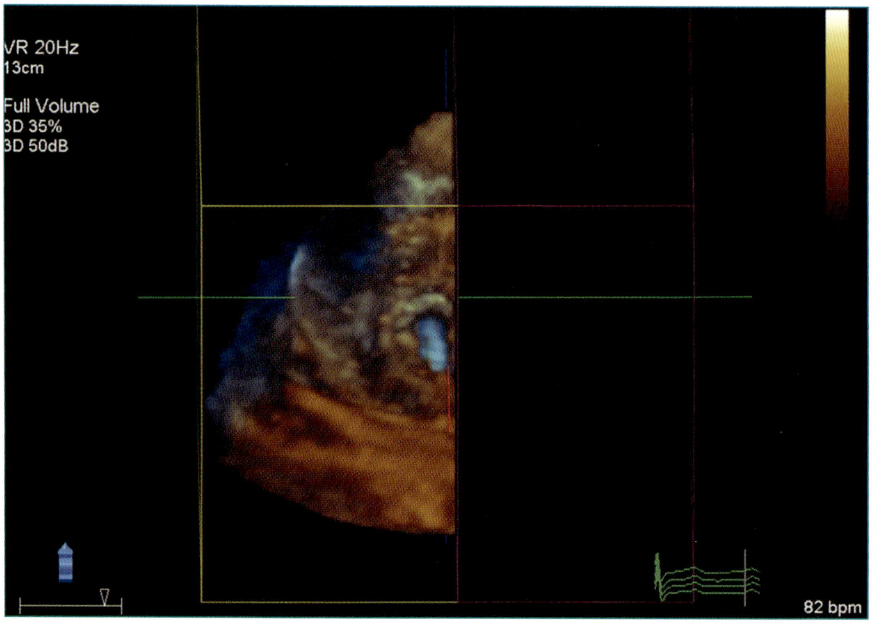

图 17-10 向右旋转

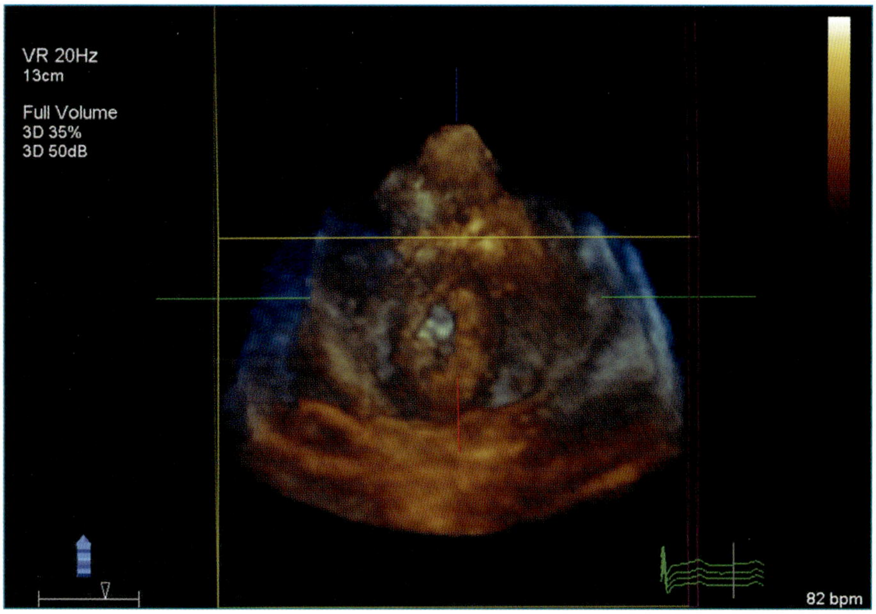

图 17-11　最大化 Z 平面

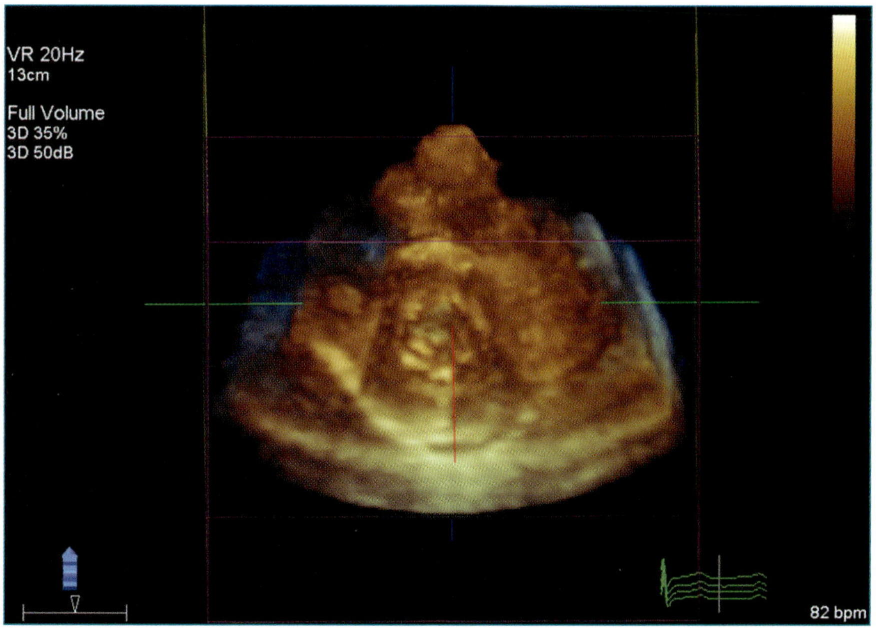

图 17-12　最小化 X 平面

步骤 5（图 17-13）：或者把步骤 3 中的数据集完全翻转，从左房面观察二尖瓣，轻微向上拉数据集，调整“X Max”至能够最佳显示瓣叶。

图 17-14 至图 17-16：显示左房和左室面的二尖瓣。

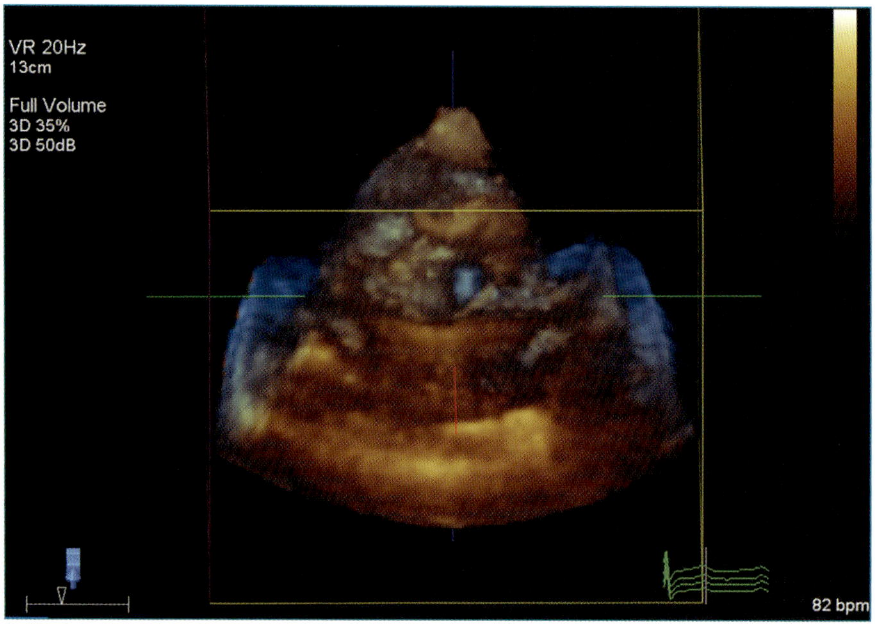

图 17-13 全容积背面

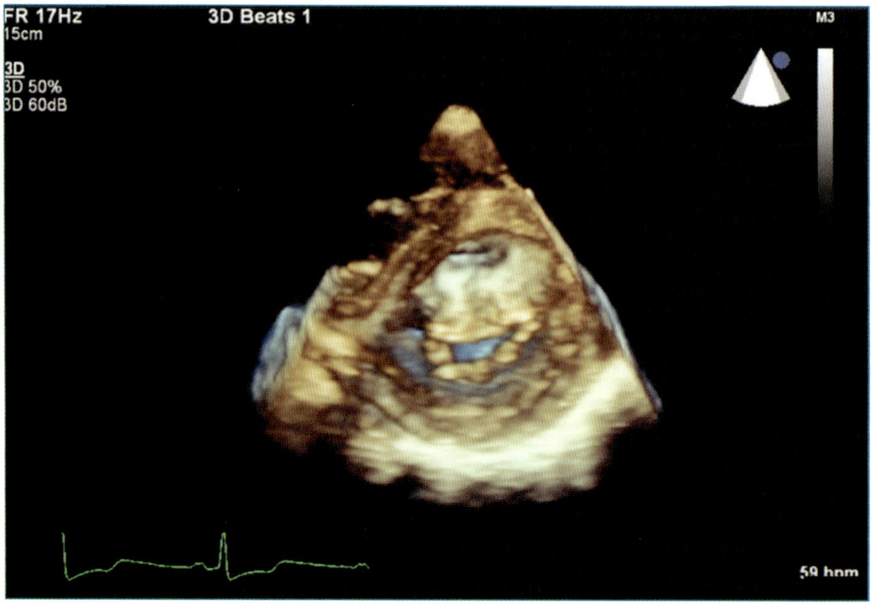

图 17-14 完成的左室侧二尖瓣短轴观

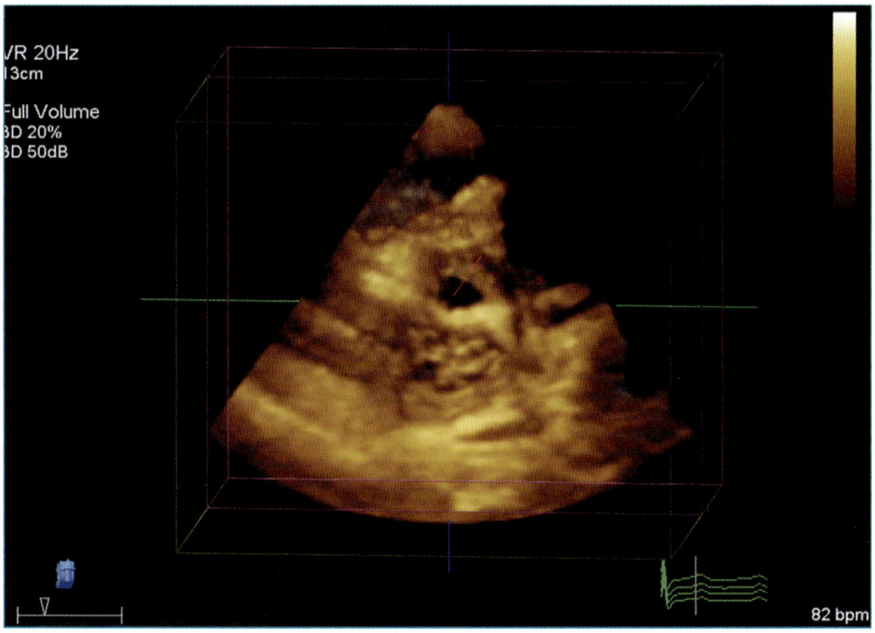

图 17-15 左室侧显示图 17-14 同一个数据集

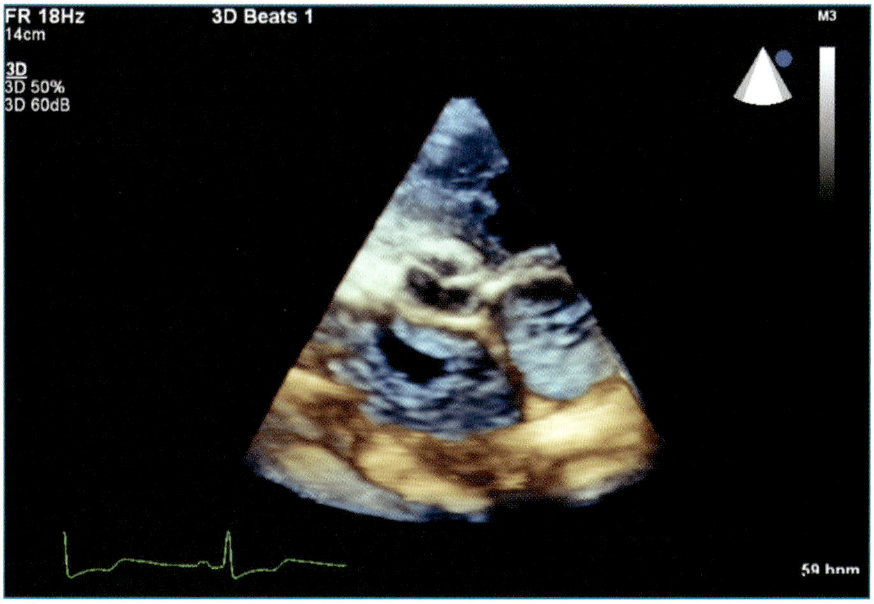

图 17-16 左房侧显示图 17-15 同一个数据集

三尖瓣：经胸图像

图 17-17 显示起始图像——右室（RV）、三尖瓣以及右房的全容积显像。

步骤

步骤 1（图 17-18）：显示在胸骨旁长轴观采集的全容积数据集。在自动切割的全容积数据集基础上，Z 平面调整至最大，于胸骨旁长轴观全容积数据集中最大化显示三尖瓣。

步骤 2（图 17-19）：将全容积数据集向右侧旋转至正面显示 X 平面。

步骤 3（图 17-20）：最小化 X 平面到三尖瓣环。

步骤 4（图 17-21）：最小化 Y 平面至容积的 1/3，刚好在瓣尖上。

步骤 5（图 17-22）：将数据集向下拉，显示左室侧三尖瓣以及二尖瓣正面观。

步骤 6（图 17-23）：点击“剪切调节框（Crop Adjust Box）”移除剪切框。

步骤 7（图 17-24）：如要从心房面观察三尖瓣，将数据集沿 X 平面向上拉，显示三尖瓣、二尖瓣以及主动脉瓣（三尖瓣位于数据集左侧）。

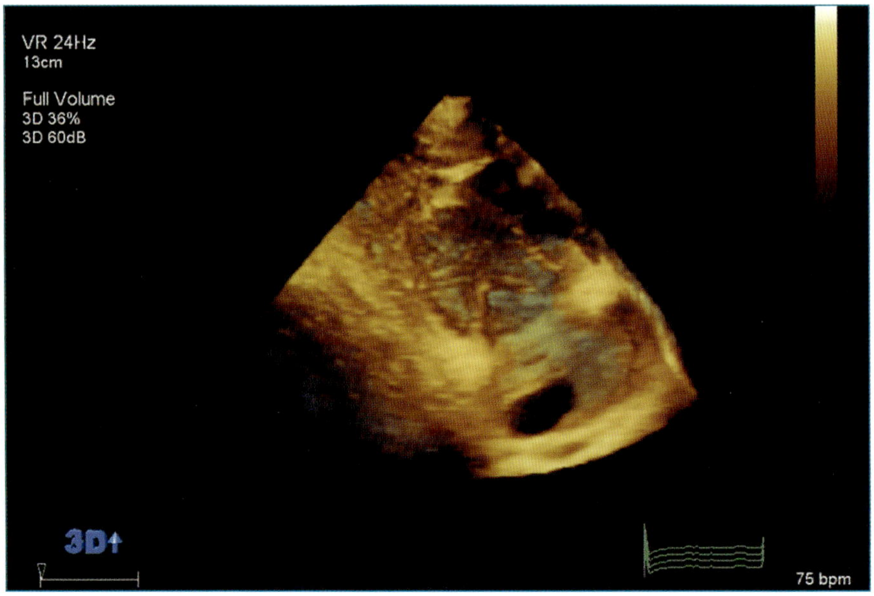

图 17-17 实时全容积起始点

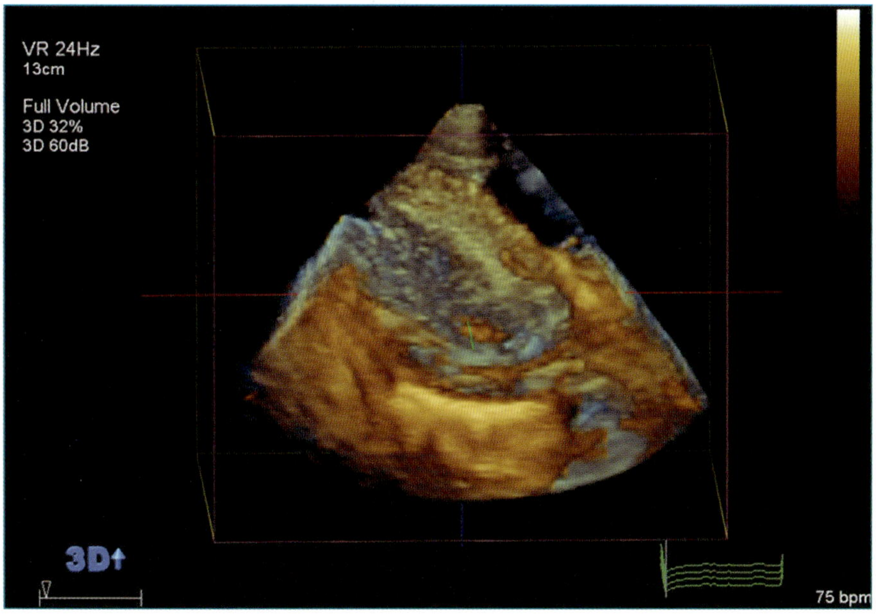

图 17-18　最大化 Z 平面

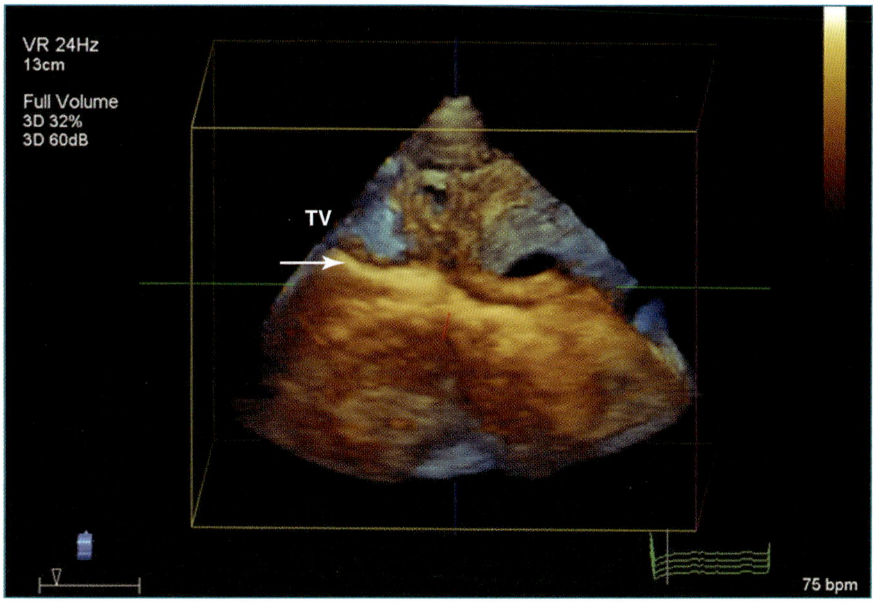

图 17-19　向右旋转全容积数据集显示 X 平面的正面。TV，三尖瓣

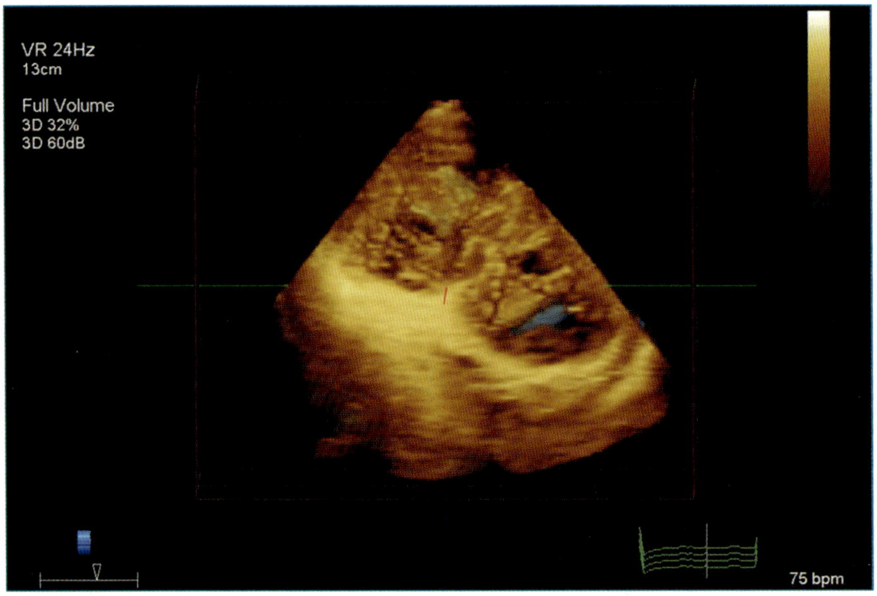

图 17-20 最小化 X 平面到三尖瓣环边缘

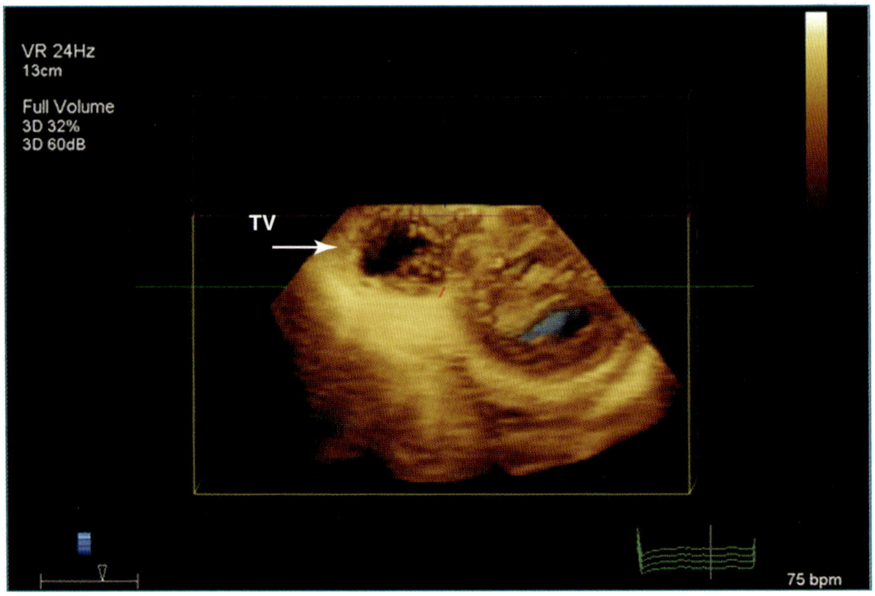

图 17-21 最小化 Y 平面至容积的 1/3（即刚好位于瓣尖上）。TV，三尖瓣

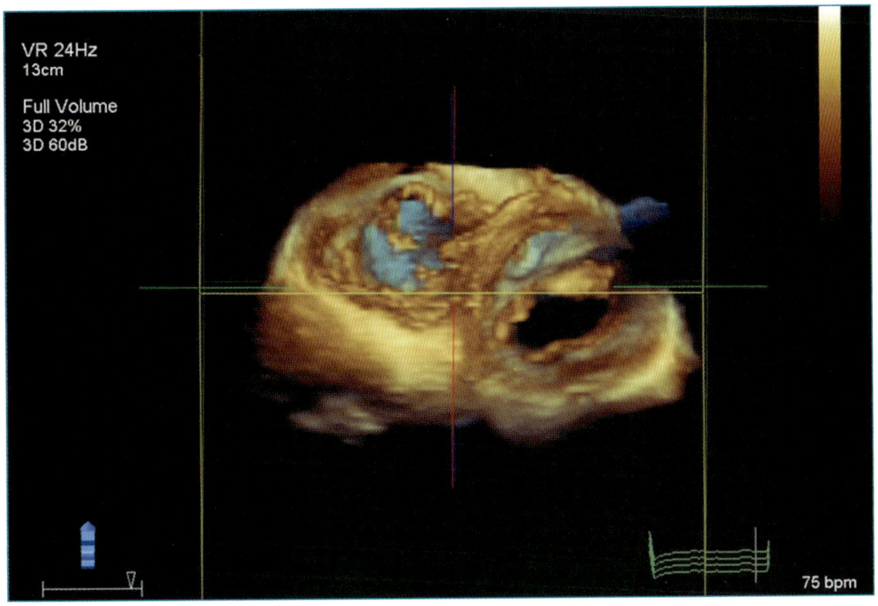

图 17-22 将数据集向下拉（轨迹球或鼠标向下）显示三尖瓣和二尖瓣左室侧“正面”观

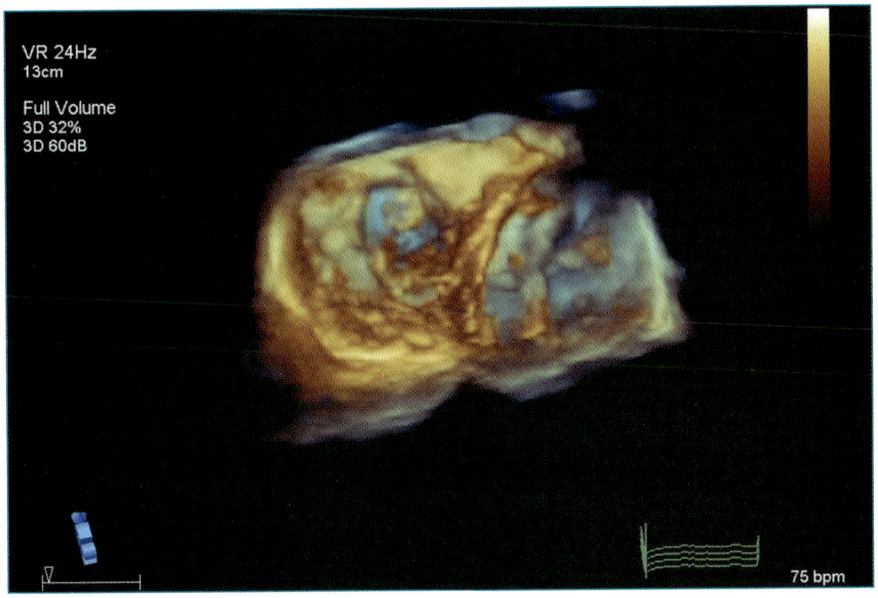

图 17-23 点击“剪切调整框（Crop Adjust Box）”，移除剪切框

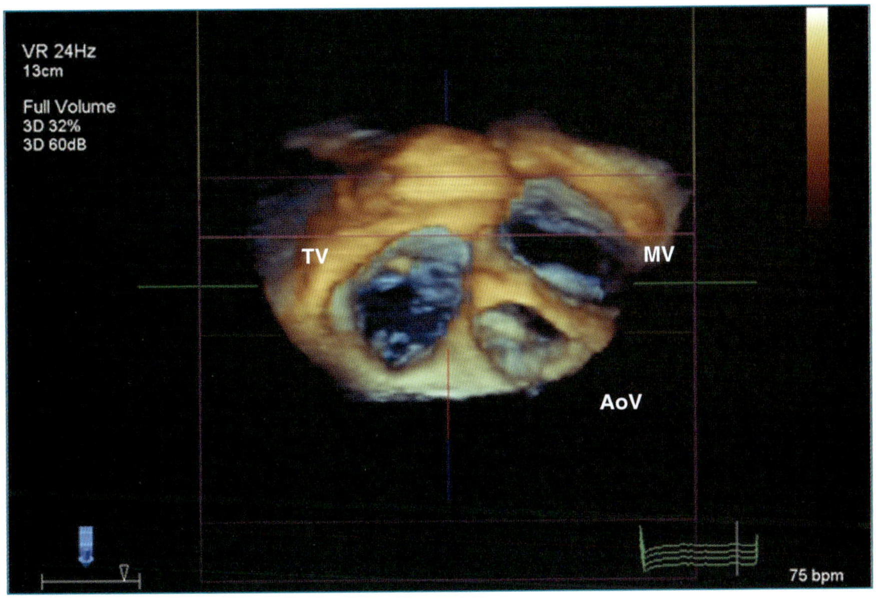

图 17-24 为了自左房面显示，向上拉数据集沿 X 平面显示，并沿 X 平面向后剪切，显示三尖瓣（TV）、二尖瓣（MV）和主动脉瓣（AoV）。注意三尖瓣位于数据集的左侧

上腔静脉：房间隔经食管三维放大视图

图 17-25 显示起始图像。

步骤

步骤 1（图 17-26）：将数据集向上翻转显示 Y 平面正面。

步骤 2（图 17-27）：逆时针旋转 90°，使 X 平面竖直。

步骤 3（图 17-28）：自 Y 平面向后切最大显示上腔静脉（SVC）（约向后一半）、下腔静脉（IVC）入口，以及卵圆窝。

步骤 4（图 17-29）：调整增益以显示需要的血管图像。

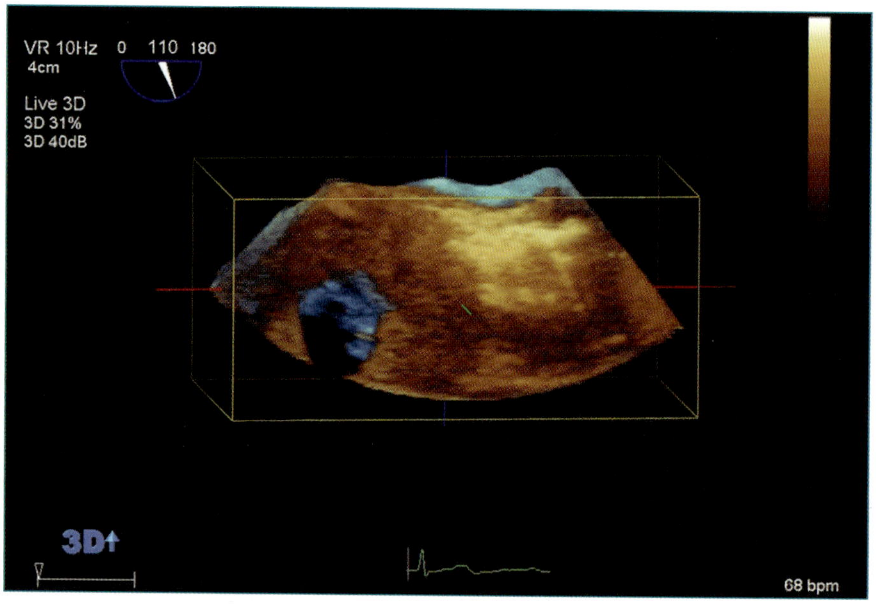

图 17-25　上腔静脉起始图像

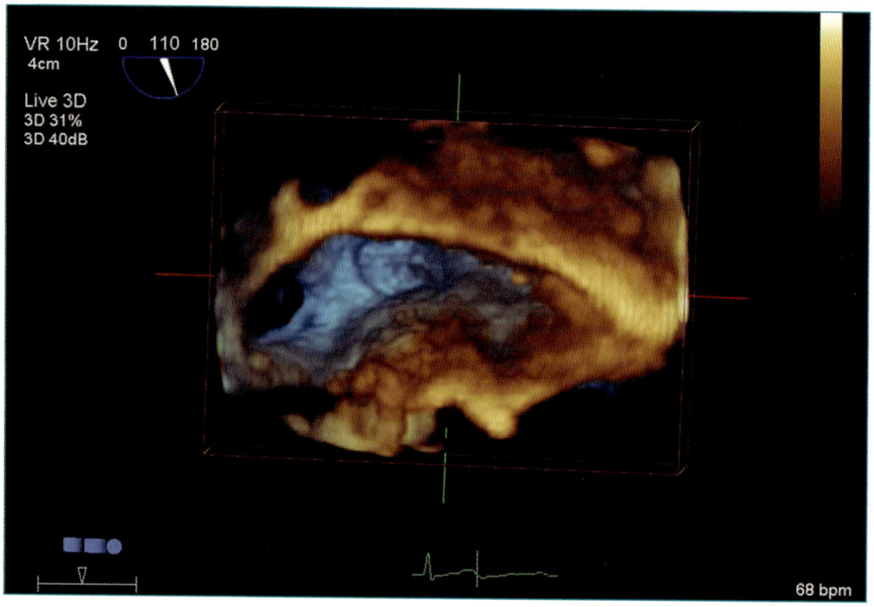

图 17-26　向上旋转数据集显示 Y 平面的正面

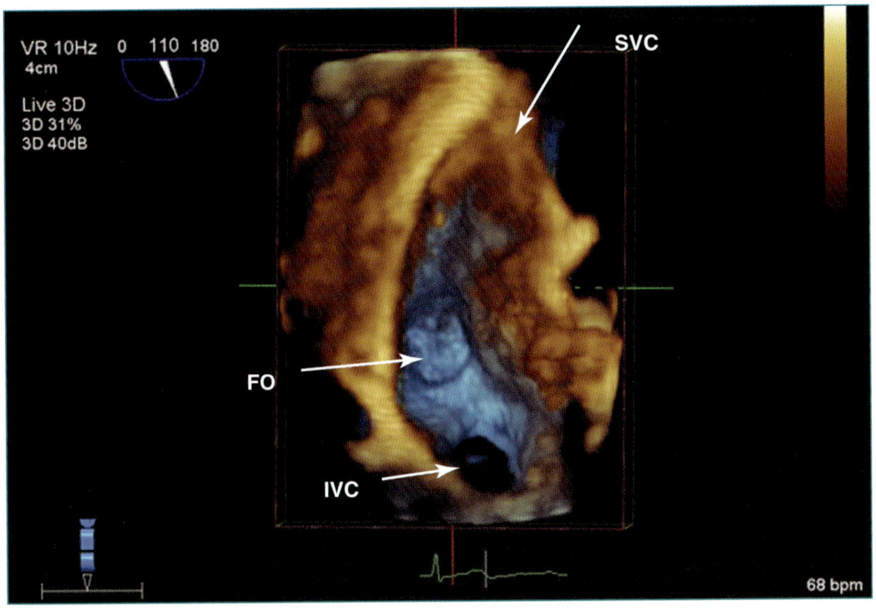

图 17-27　逆时针旋转数据集 90° 使 X 平面竖直。FO，卵圆窝；IVC，下腔静脉；SVC，上腔静脉

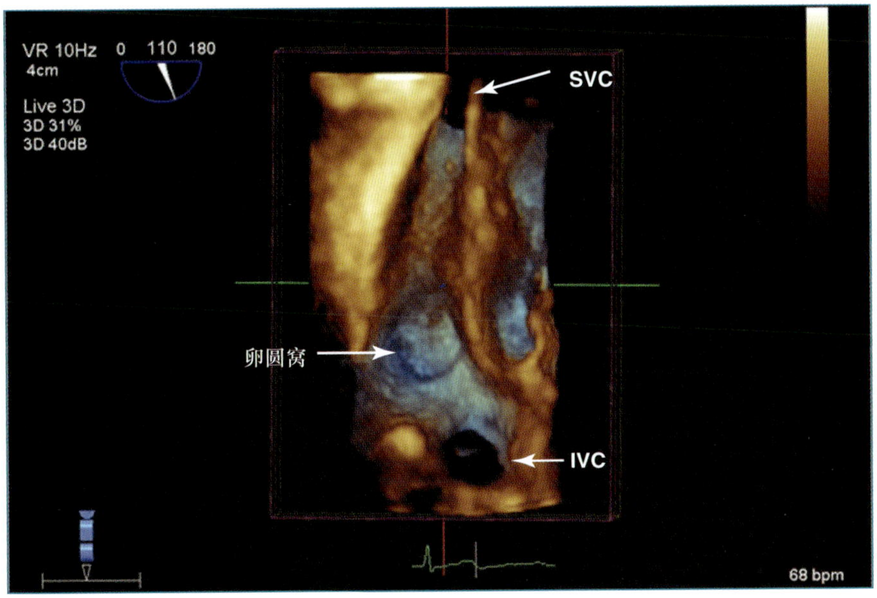

图 17-28　自 Y 平面向后切最大显示上腔静脉（SVC）（约向后一半）、下腔静脉（IVC）入口以及卵圆窝

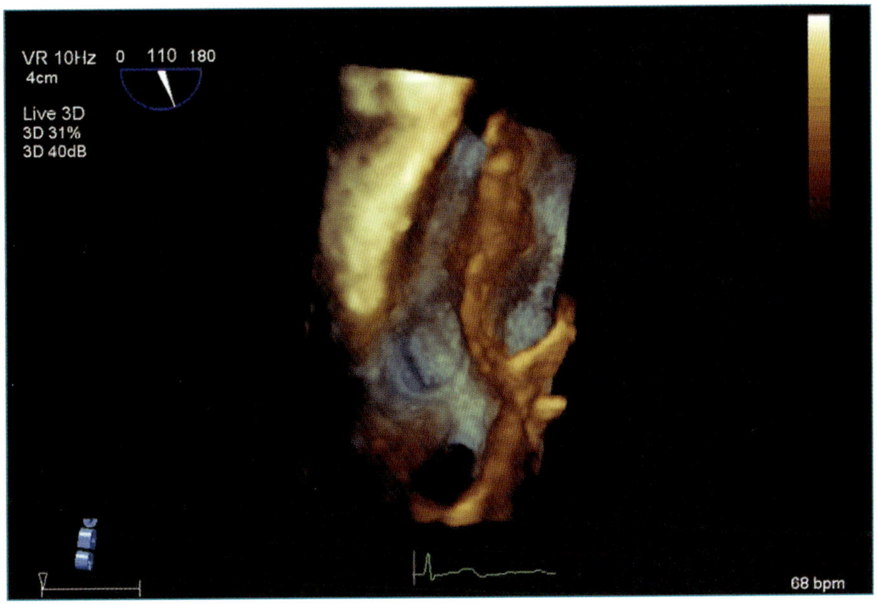

图 17-29　调整增益以显示需要的血管

房间隔剪切

图 17-30 显示 3D 剪切前，2DTEE 彩色血流通过房间隔缺损（ASD）。

方法 1

步骤 1（图 17-31）：显示实时三维图像开始位置。

步骤 2（图 17-32 和图 17-33）：从实时三维图像，将数据集向上推，显示房间隔右房面。将数据集向下拉则显示房间隔左房面。最大化或最小化 Y 平面来优化图像，注意 Chiari 网。

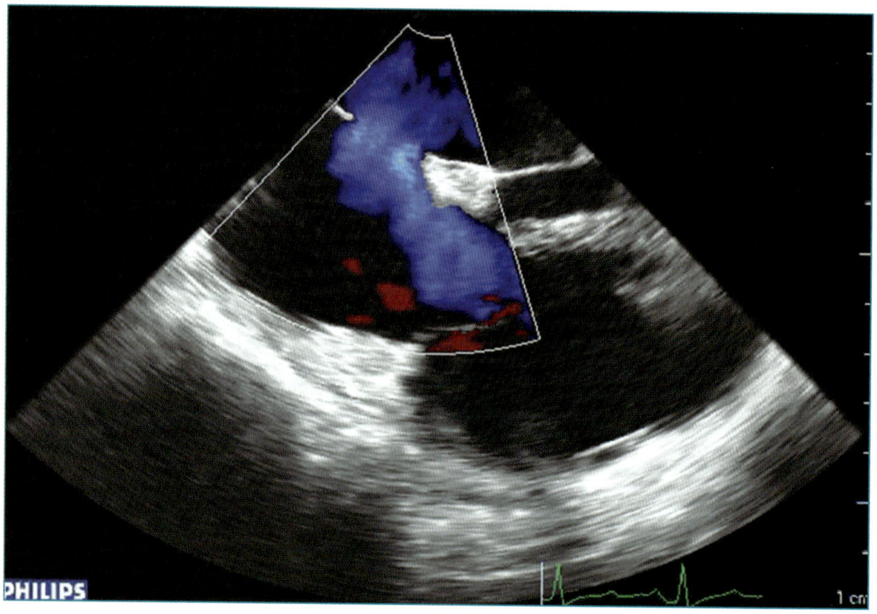

图 17-30 房间隔缺损的二维经食管超声心动图显像

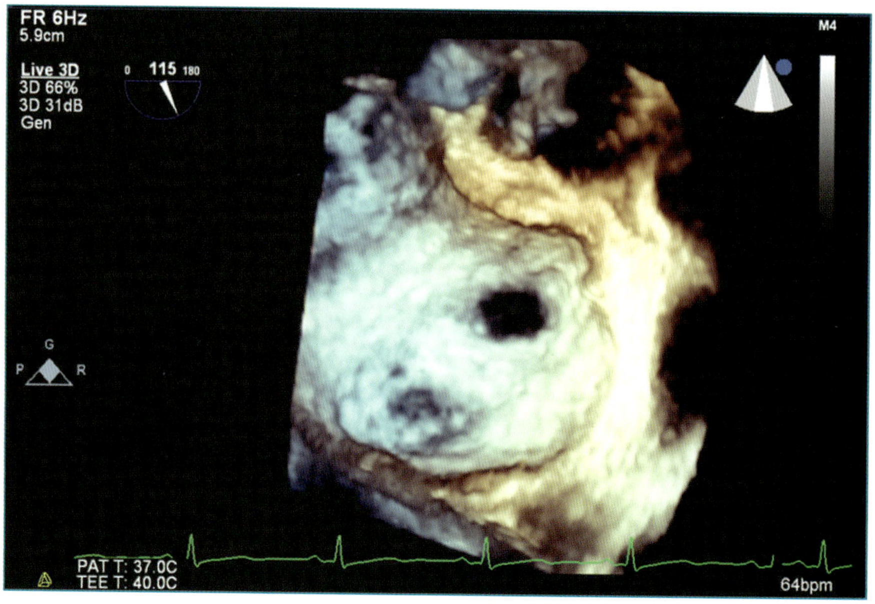

图 17-31 起始位置：实时三维采集初始图像

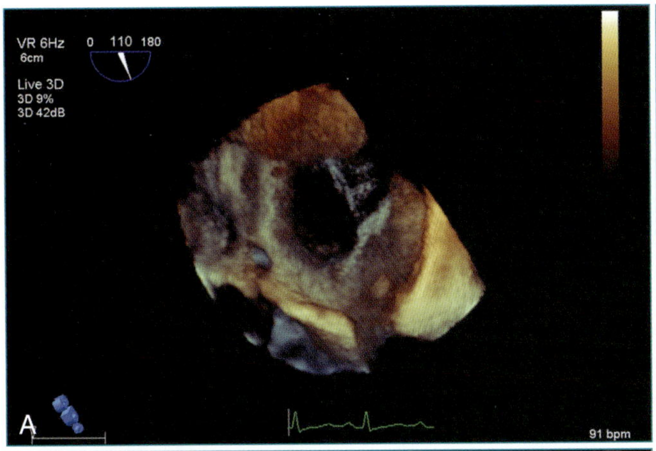

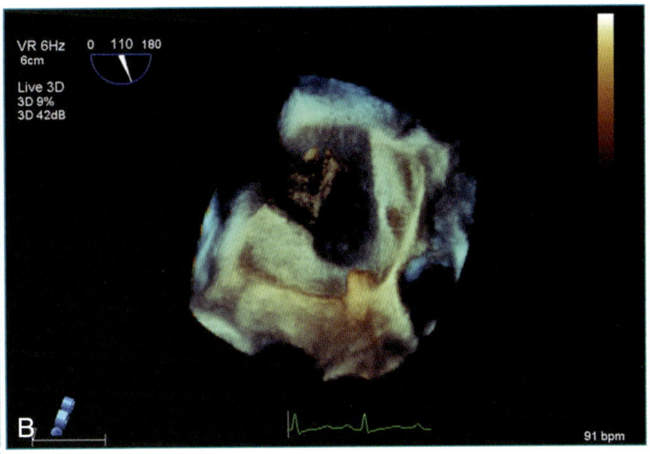

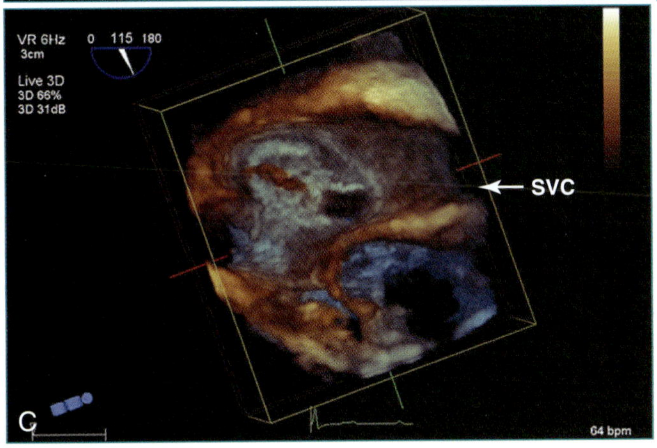

图 17-32　右房侧（**A**）以及左房侧（**B**）显示房间隔缺损。**C**，逆时针旋转至上腔静脉（SVC）解剖方位前，SVC 位于数据集右侧

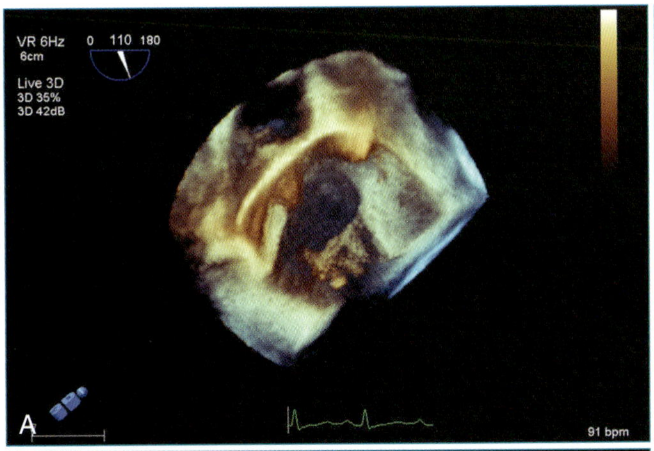

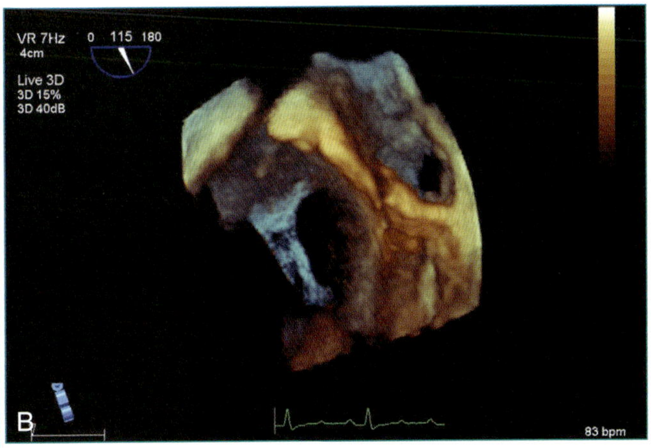

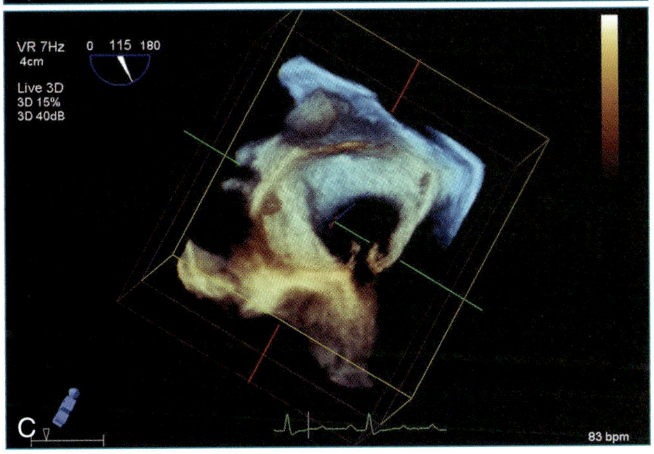

图 17-33　**A**，翻转前。**B**，**A** 的部分旋转。**C**，Y 平面最大化

步骤 3（图 17-34）：逆时针旋转 30°或直到上腔静脉（SVC）和下腔静脉（IVC）垂直排列，SVC 在上，IVC 在下。这是监测经导管封堵装置植入的理想视图，可以显示房间隔缺损、卵圆窝膨胀瘤或膨出，还可以显示卵圆窝与典型的继发性房间隔缺损之间的关系。

步骤 4（图 17-35）：降低增益显示上腔静脉。

步骤 5（图 17-36）：应用网格覆盖可以显示房间隔缺损的大小。

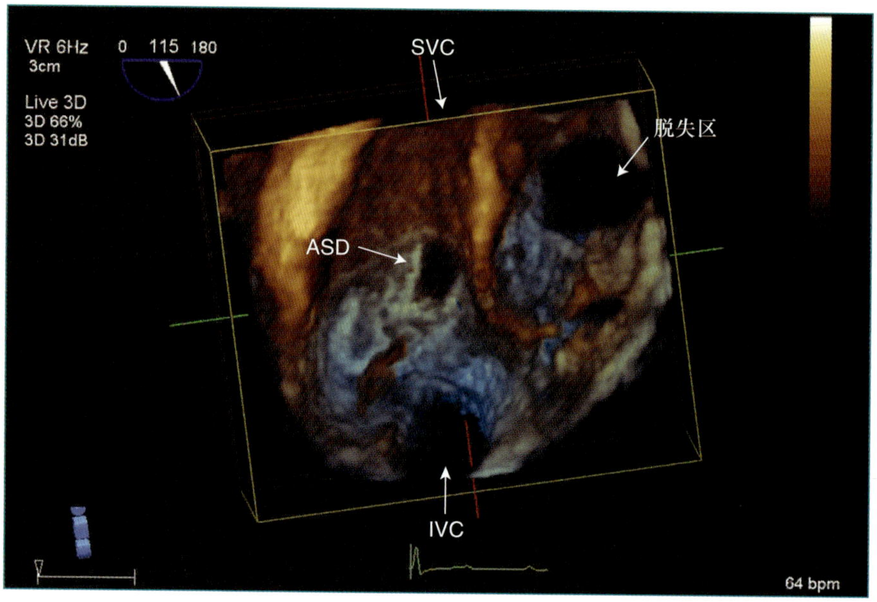

图 17-34 逆时针旋转 30°或直到上腔静脉（SVC）与下腔静脉（IVC）垂直排列，SVC 在上，IVC 在下。ASD，房间隔缺损

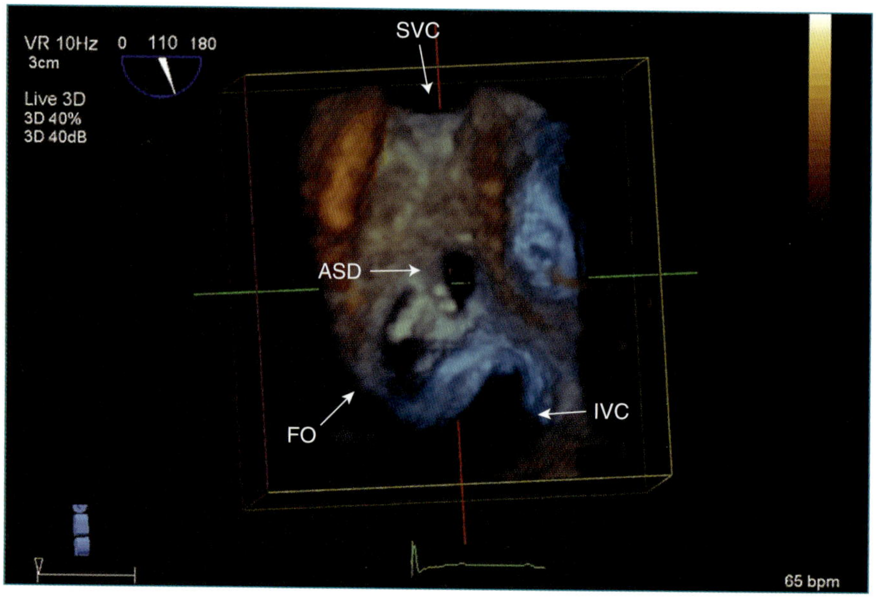

图 17-35 降低增益显示上腔静脉（SVC）。ASD，房间隔缺损；FO，卵圆窝；IVC，下腔静脉

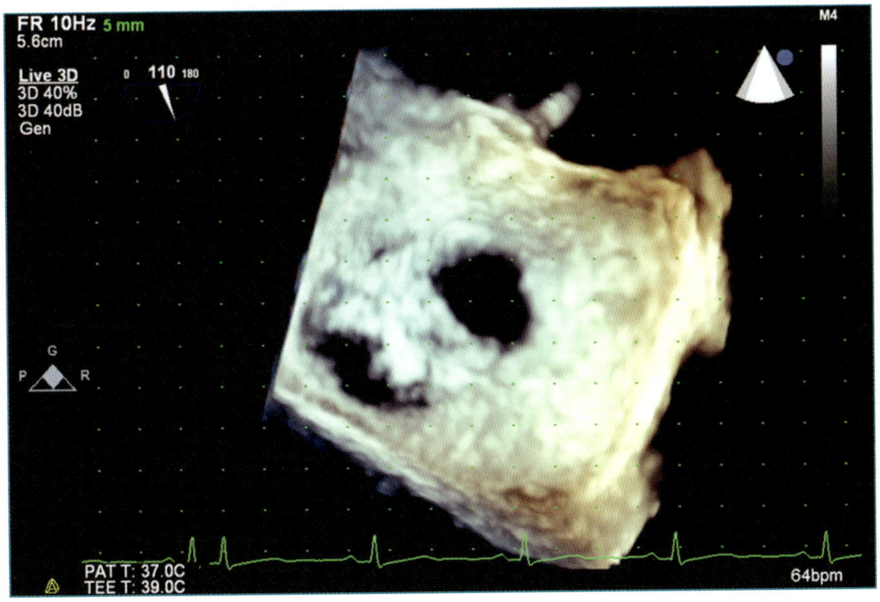

图 17-36　网格覆盖显示缺损大小

方法 2

图 17-37 和图 17-38 显示剪切前的房间隔缺损 3DTEE 基线图像。

步骤 1（图 17-39）：同一平面逆时针旋转 90°（围绕 Y 平面）。

步骤 2（图 17-40）：显示旋转的结果。

步骤 3（图 17-41）：显示剪切框开启。

步骤 4（图 17-42）：开始绕 X 轴顺时针旋转，本例为从左房侧旋转至右房侧的中途。

步骤 5（图 17-43）：完全从左房侧旋转到右房侧。当前显示的是右房侧。

步骤 6（图 17-44）：剪切框关闭。

步骤 7（图 17-45）：稍微调整图像。初始增益 40，亮度 40，3D 压缩 40，3D 平滑 5。在本例中，增益下调，亮度上调，压缩下调，平滑度上调。最后增益调节为 26，亮度 46，3D 压缩 19，3D 平滑 8。

步骤 8：图 17-46 为网格覆盖测量房间隔缺损大约 10mm×10mm。

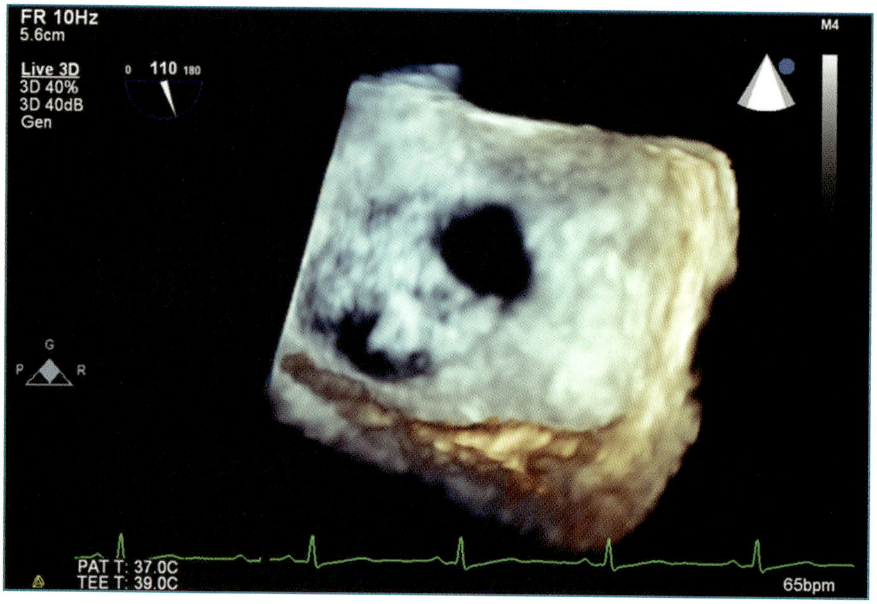

图 17-37 房间隔缺损三维经食管超声心动图剪切前图像

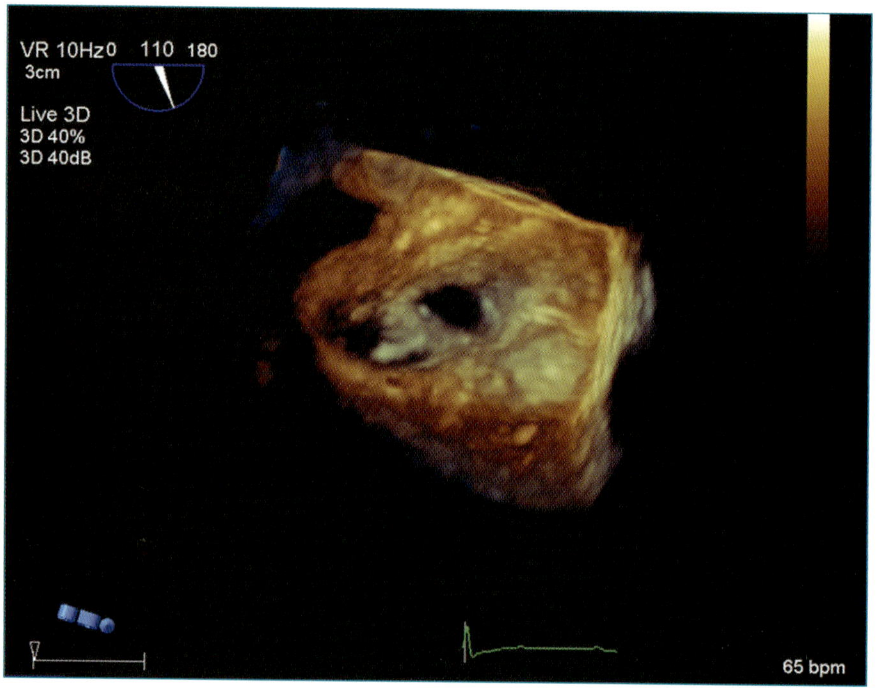

图 17-38 房间隔缺损三维经食管超声心动图剪切前图像

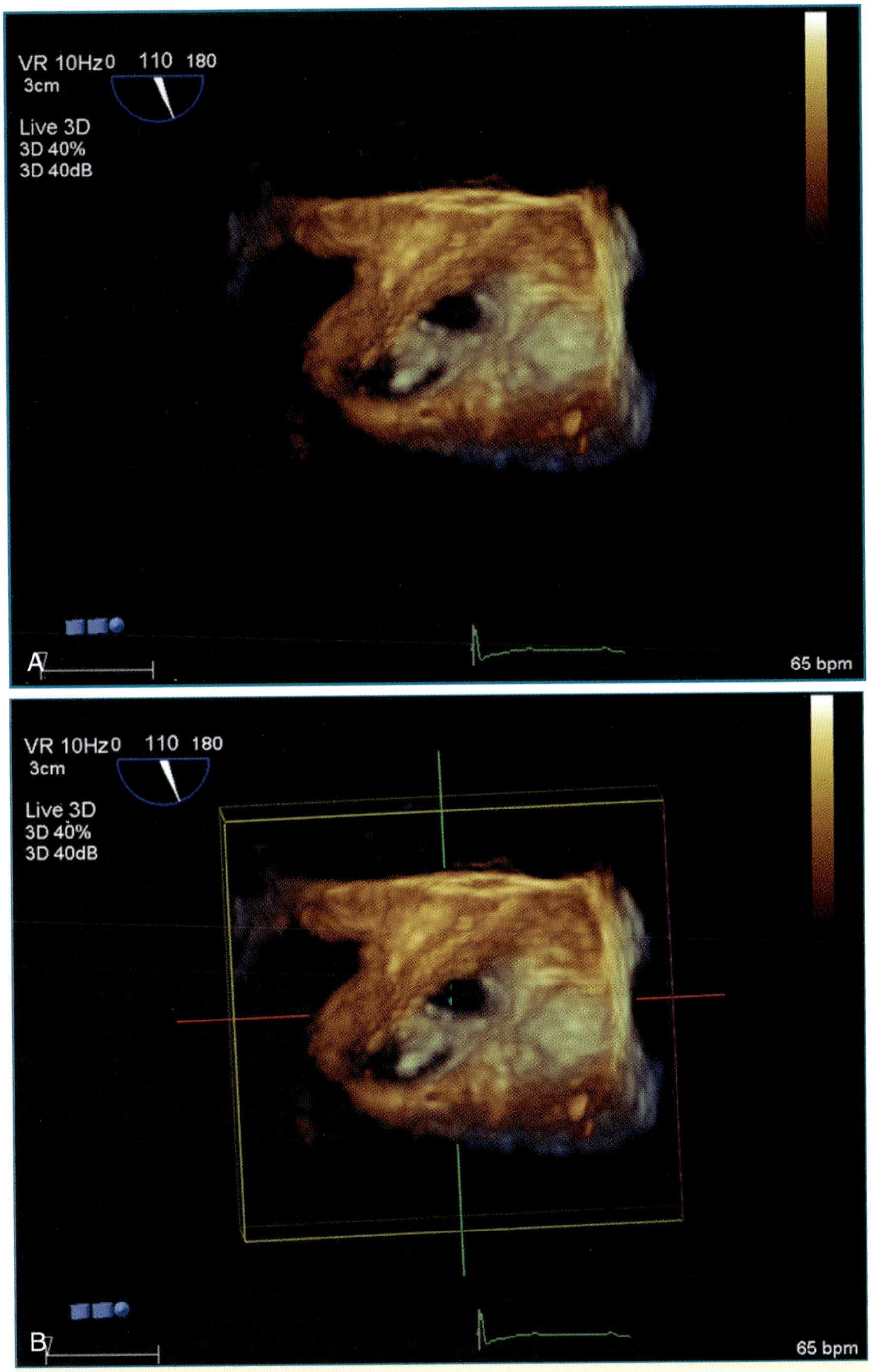

图 17-39　开始逆时针旋转，无（A）和有（B）剪切框

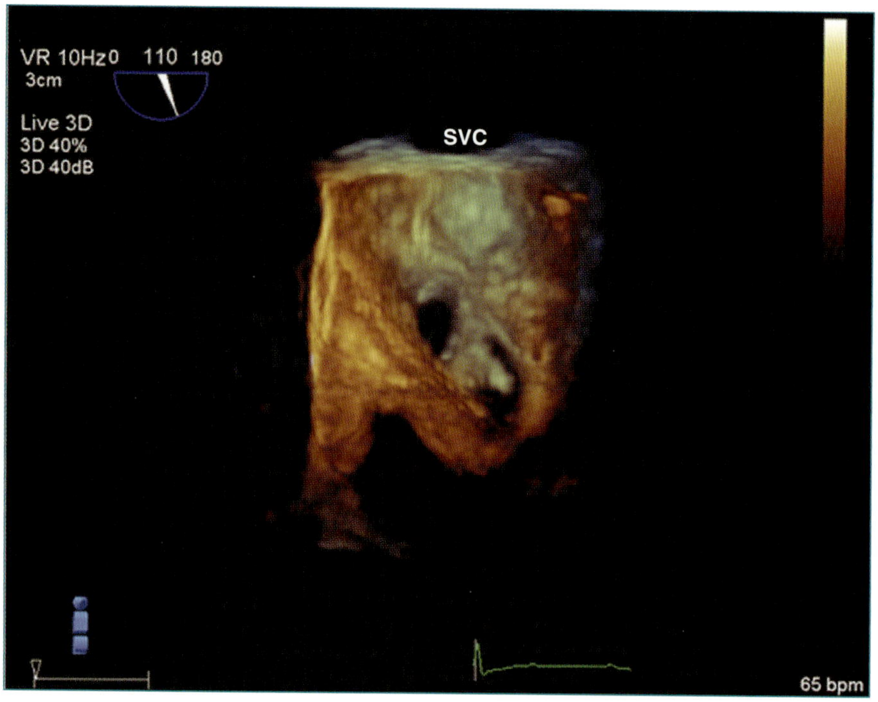

图 17-40 逆时针旋转结果。SVC，上腔静脉

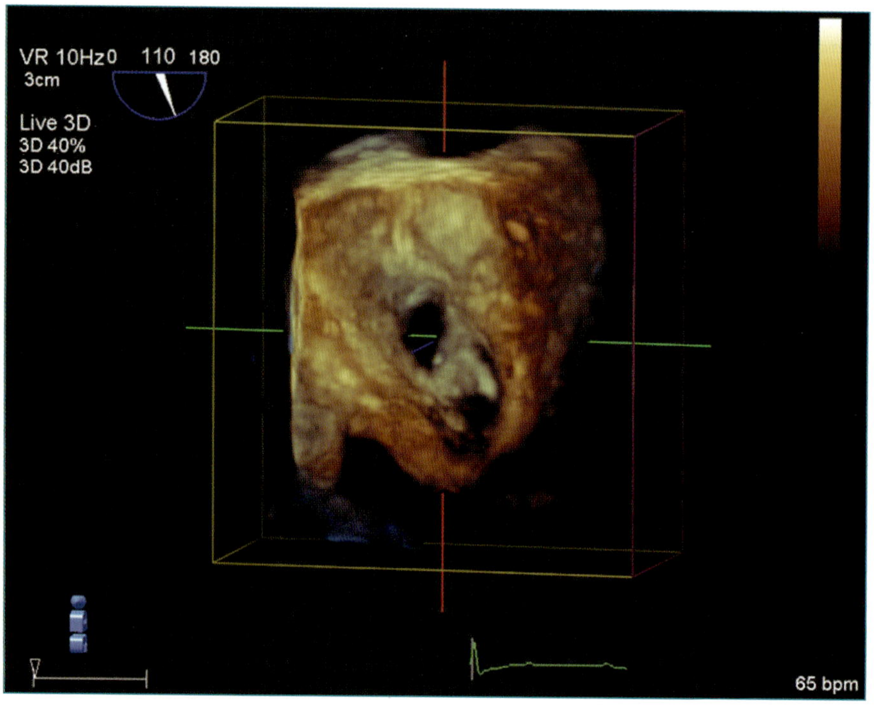

图 17-41 剪切框开启

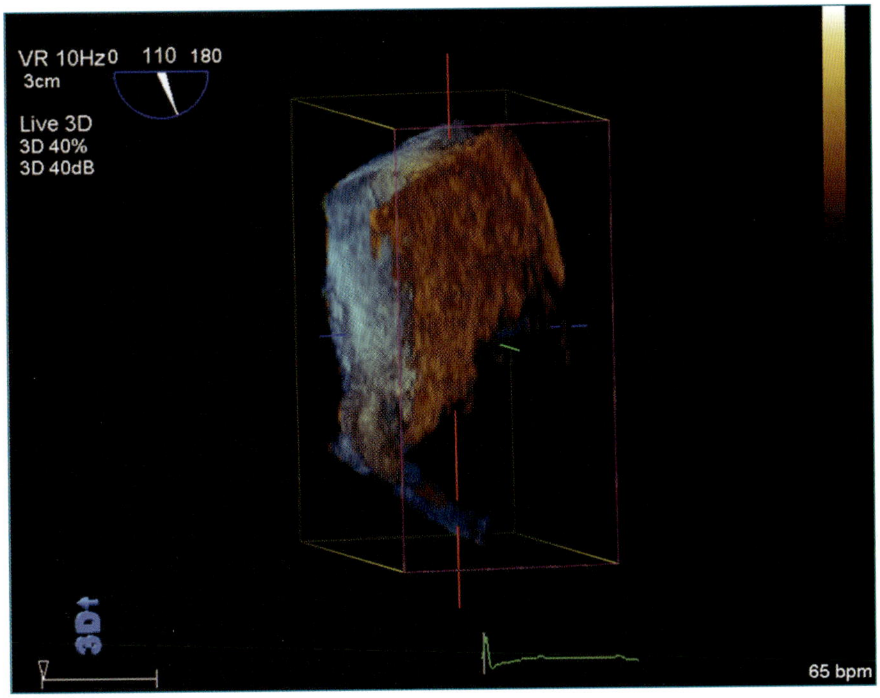

图 17-42　开始沿 X 轴旋转

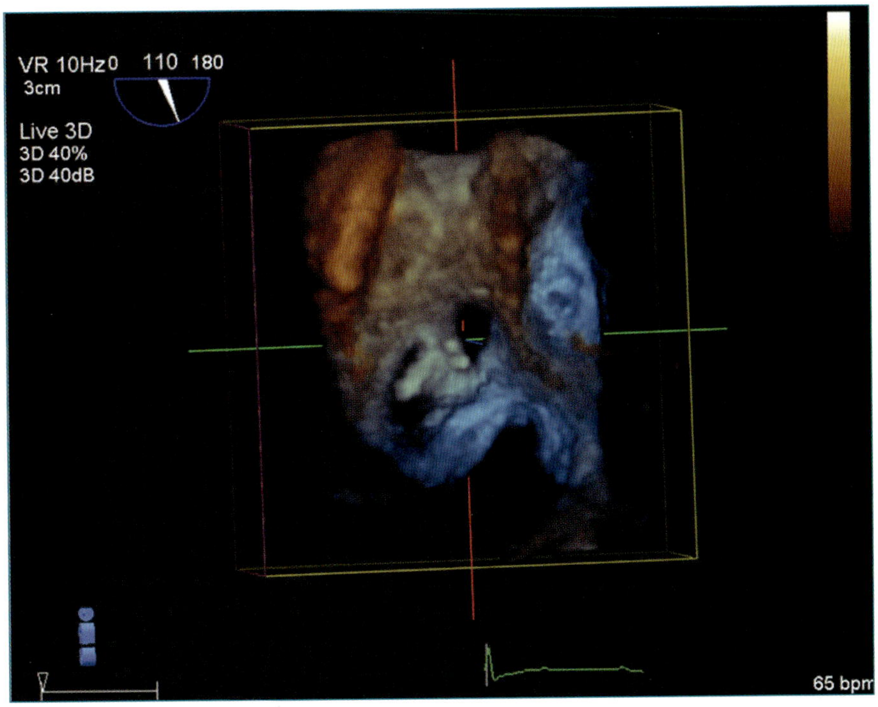

图 17-43　完成沿 X 轴旋转

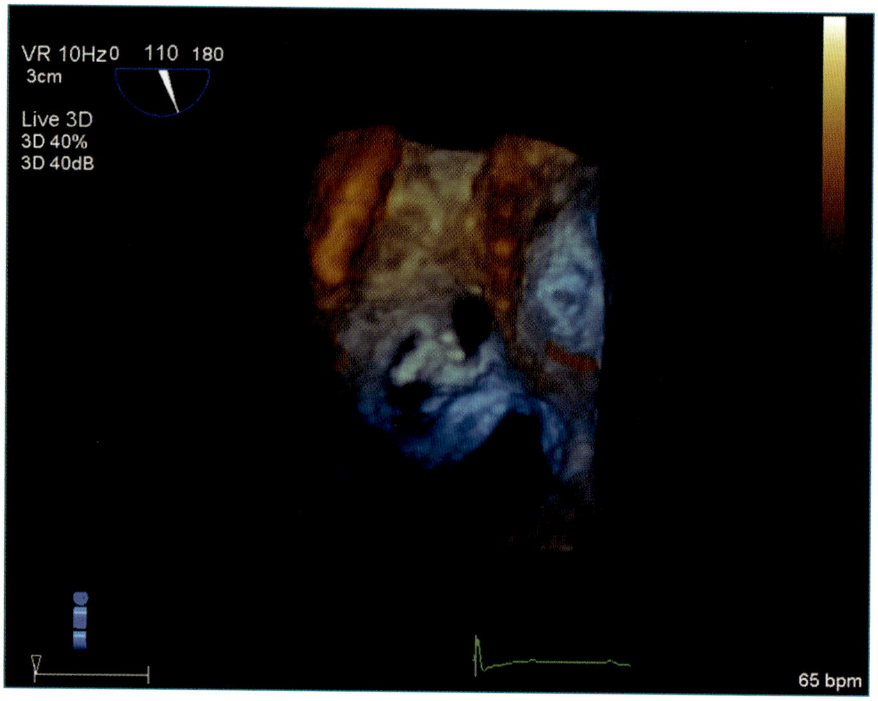

图 17-44 剪切框关闭

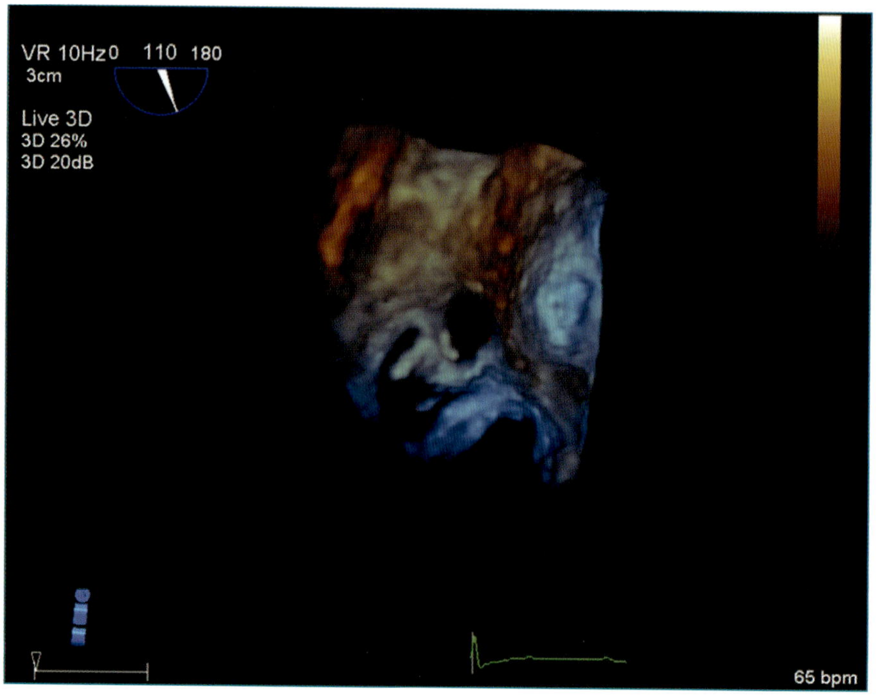

图 17-45 调整图像

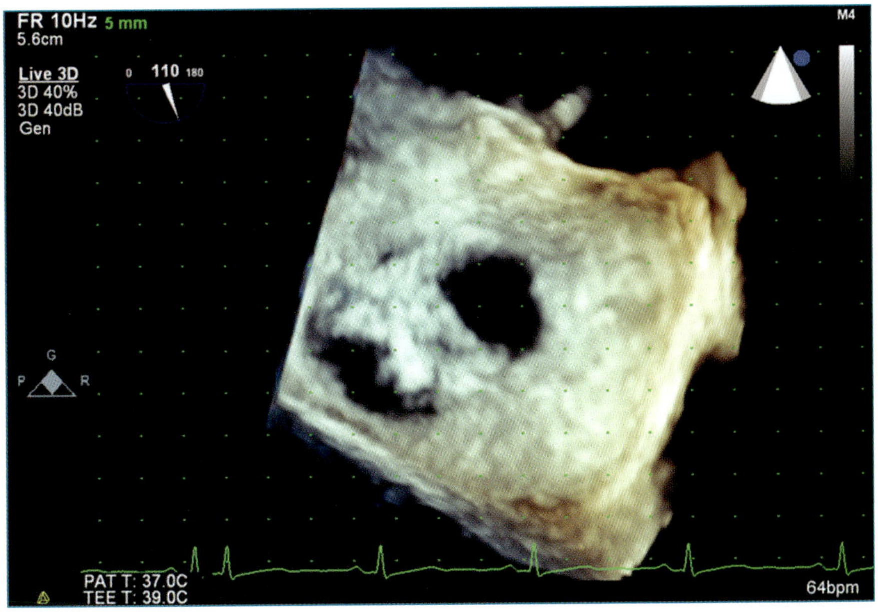

图 17-46　网格覆盖开启显示房间隔缺损大小约 10mm×10mm

右室起搏器：剪切显示起搏器电极

步骤

首先显示右室起搏器电极的 2D 图像（图 17-47）。

步骤 1（图 17-48）：于胸骨旁长轴观采集全容积数据。

步骤 2（图 17-49）：旋转整个数据集显示起搏器电极。本例中，将数据集逆时针沿 Y 轴旋转。

步骤 3（图 17-50）：自由平面（有时也称为“任意平面”）斜插入数据集。将自由平面放置在所需角度，便于在剪切数据集时剪切面移向起搏器电极，去除与起搏器电极相平行的“组织”。

步骤 4（图 17-51）：锁定自由平面角度，向起搏器电极推进，可以使起搏器电极显示得更加清楚。注意本图起搏器电极的头端似乎并未达到右室的心尖部。

步骤 5（图 17-52）：到达最佳位置后，锁定任意平面，使之无法再推进，整个剪切框则可进行旋转，显示最佳起搏器电极视图。

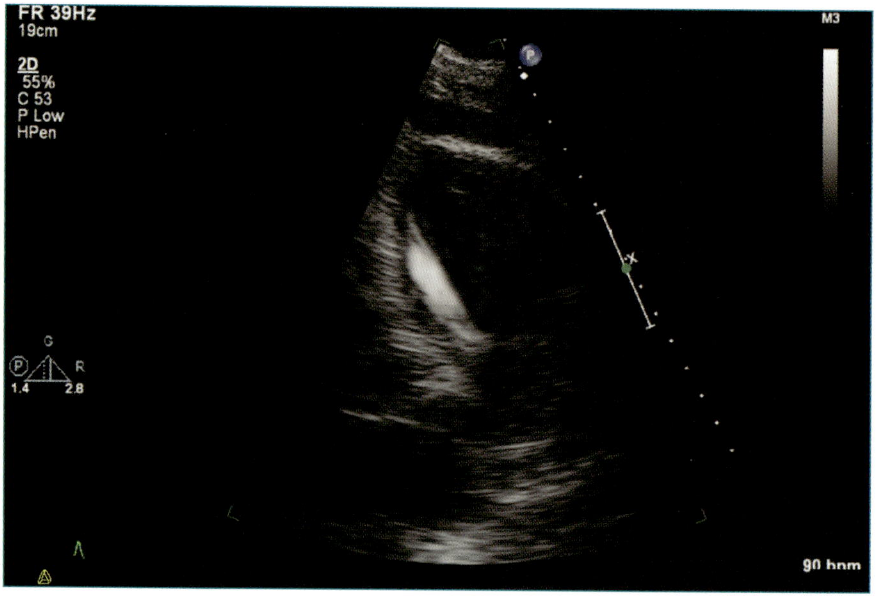

图 17-47　右室起搏器电极的二维图像

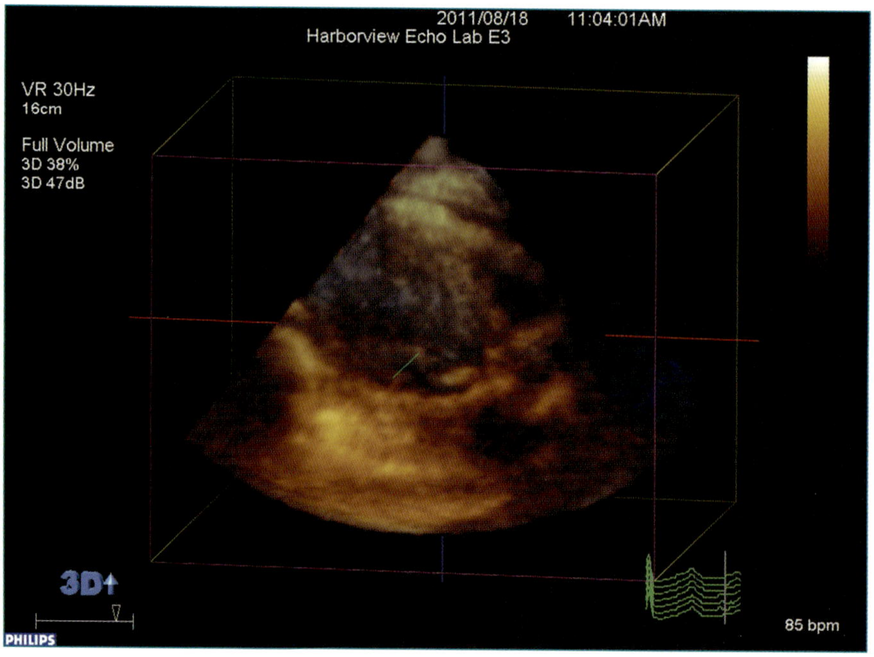

图 17-48　左室长轴全容积数据集起始图像

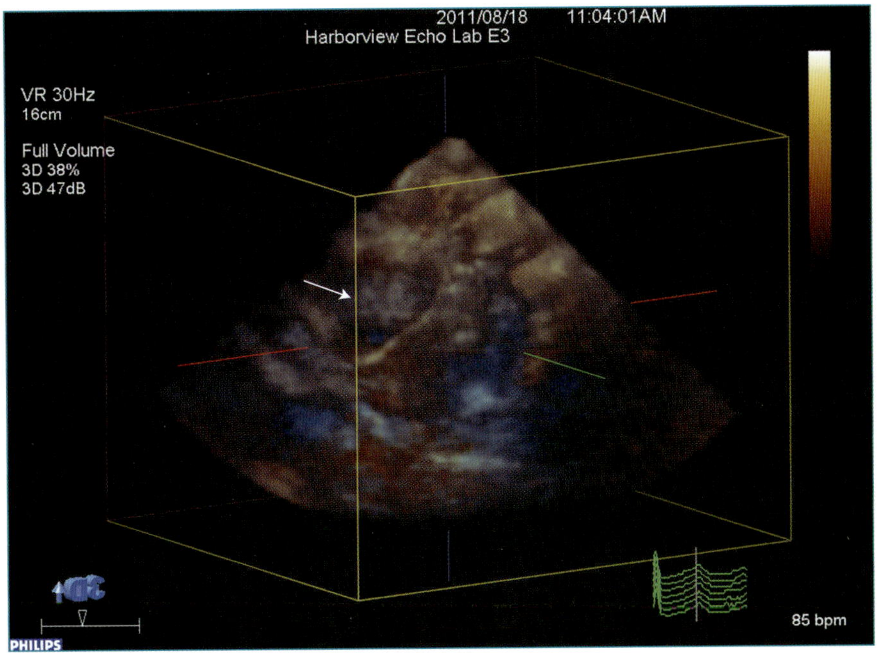

图 17-49　旋转整个数据集显示起搏器电极（箭头）

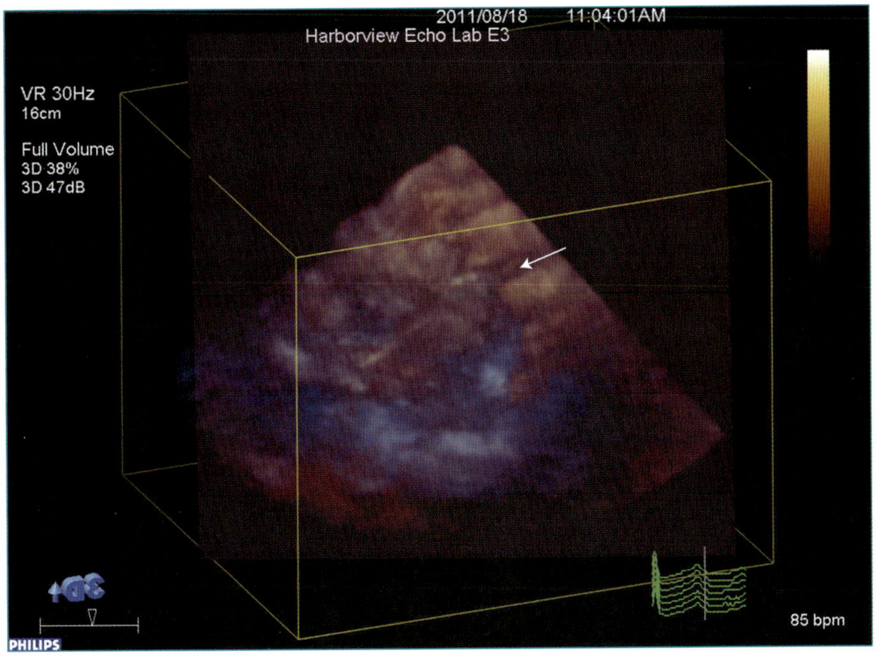

图 17-50　自由平面就位。箭头显示起搏器电极

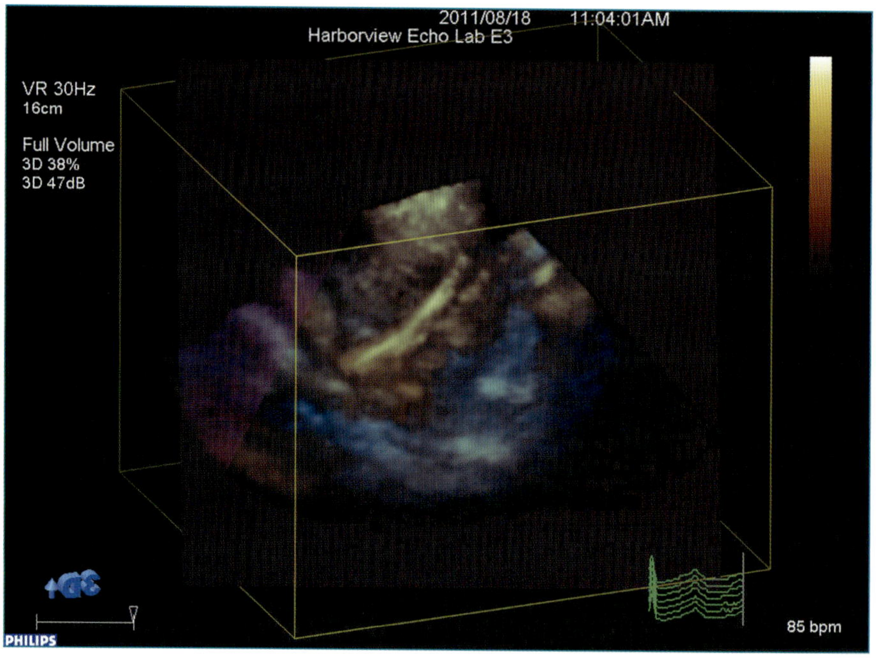

图 17-51 自由平面推进

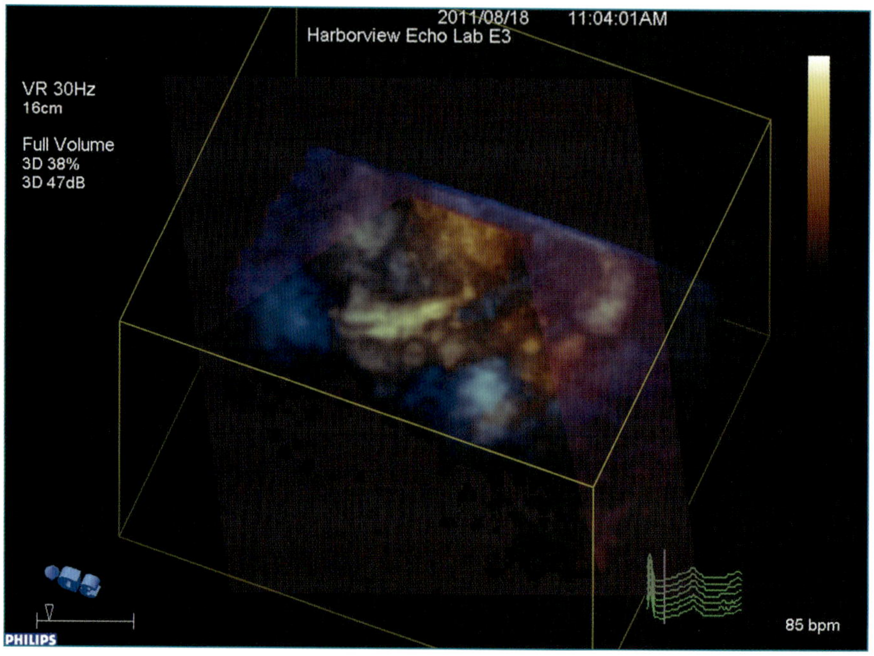

图 17-52 自由平面锁定，旋转数据集